结直肠癌诊治纵横：
新思维、新探索

JIE ZHI CHANG AI
ZHEN ZHI ZONG HENG
XIN SI WEI
XIN TAN SUO

主　编　黄　陈
审　订　王锡山　裘正军

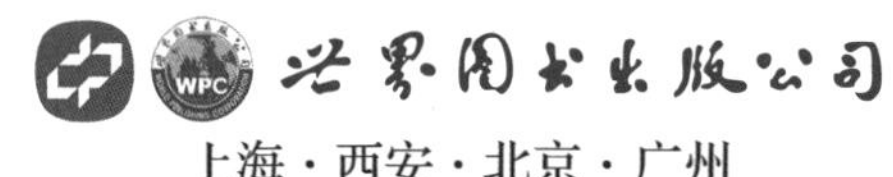
世界图书出版公司
上海 · 西安 · 北京 · 广州

图书在版编目(CIP)数据

结直肠癌诊治纵横：新思维、新探索 / 黄陈主编. —上海：上海世界图书出版公司，2022.1
ISBN 978 - 7 - 5192 - 8464 - 0

Ⅰ. ①结… Ⅱ. ①黄… Ⅲ. ①结肠癌—诊疗②直肠癌—诊疗 Ⅳ. ①R735.3

中国版本图书馆 CIP 数据核字(2021)第 197713 号

书　　名　结直肠癌诊治纵横：新思维、新探索
　　　　　Jiezhichang Ai Zhenzhi Zongheng: Xin Siwei、Xin Tansuo
主　　编　黄　陈
责任编辑　陈寅莹
装帧设计　南京展望文化发展有限公司
出版发行　上海世界图书出版公司
地　　址　上海市广中路 88 号 9－10 楼
邮　　编　200083
网　　址　http://www.wpcsh.com
经　　销　新华书店
印　　刷　苏州彩易达包装制品有限公司
开　　本　787mm×1092mm　1/16
印　　张　21.25
字　　数　420 千字
版　　次　2022 年 1 月第 1 版　2022 年 1 月第 1 次印刷
书　　号　ISBN 978-7-5192-8464-0/R·605
定　　价　160.00 元

编委名单

主　　编　黄　陈（上海交通大学附属第一人民医院）

审　　订　王锡山（中国医学科学院肿瘤医院）

裘正军（上海交通大学附属第一人民医院）

编写人员（以姓名拼音为序）

常　健（上海交通大学附属第一人民医院）

常文举（复旦大学附属中山医院）

董向燕（上海交通大学附属第一人民医院）

方　芳（上海交通大学附属第一人民医院）

方　霞（上海交通大学附属第一人民医院）

傅中懋（上海交通大学附属第一人民医院）

胡国勇（上海交通大学附属第一人民医院）

李　琦（上海交通大学附属第一人民医院）

李　琦（上海中医药大学附属曙光医院）

李　佑（上海交通大学医学院附属瑞金医院）

李百文（上海交通大学附属第一人民医院）

李康安（上海交通大学附属第一人民医院）

李瑞奇（吉林大学中日联谊医院）

李腾飞（上海交通大学附属第一人民医院）

刘　骞（中国医学科学院肿瘤医院）

刘　彧(复旦大学附属中山医院)
刘　正(中国医学科学院肿瘤医院)
刘恩瑞(中国医学科学院肿瘤医院)
刘长存(上海交通大学附属第一人民医院)
罗　再(上海交通大学附属第一人民医院)
倪建波(上海交通大学附属第一人民医院)
戎泽印(复旦大学附属肿瘤医院)
邵思惠(上海交通大学附属第一人民医院)
沈　漪(上海交通大学附属第一人民医院)
孙　晶(上海交通大学医学院附属瑞金医院)
王　姝(上海交通大学附属第一人民医院)
王玲玲(中国医学科学院肿瘤医院)
王庆国(上海交通大学附属第一人民医院)
吴　蓉(上海交通大学附属第一人民医院)
吴　珊(上海交通大学附属第一人民医院)
谢忠士(吉林大学中日联谊医院)
严东旺(上海交通大学附属第一人民医院)
杨　彦(上海交通大学附属第一人民医院)
余志龙(北京大学人民医院)
张　宏(中国医科大学附属盛京医院)
张　原(上海交通大学附属第一人民医院)
张　仲(上海交通大学附属第一人民医院)
章　靖(同济大学医学院)
章建明(上海交通大学附属第一人民医院)
赵晋华(上海交通大学附属第一人民医院)
仲光煦(中国医学科学院北京协和医院)
朱中林(复旦大学附属肿瘤医院)

主 编 简 介

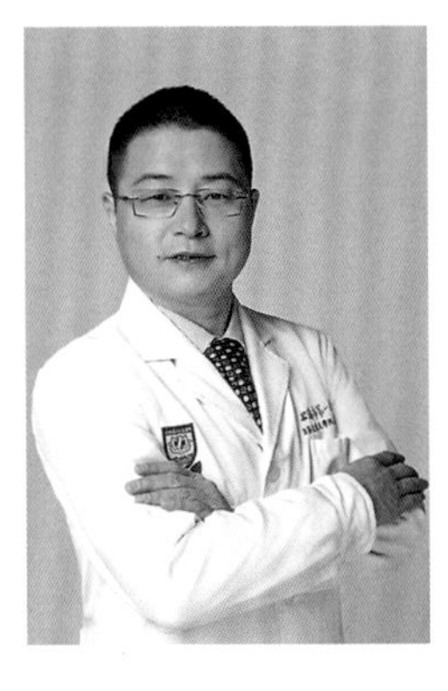

黄陈，上海交通大学附属第一人民医院胃肠外科主任，主任医师、博士生导师、博士后导师，上海交通大学医学院外科学博士、美国 MD 安德森癌症中心肿瘤学博士后、日本国立癌症中心访问学者。

长期从事胃肠肿瘤基础研究、转化研究和临床研究。主持国家自然科学基金四项，上海市科委、上海市卫健委等课题多项。申请实用新型专利三项、发明专利一项。在 Cancer Research、Clinical Cancer Research 等 SCI 期刊发表第一或通讯作者论文四十余篇。入选上海市科技启明星、上海市浦江人才、上海市“医苑新星”杰出青年医学人才、上海交通大学“晨星学者”、上海交通大学医学院“研究型医师”、上海交通大学医学院“杏林育才”等。

担任国家自然科学基金评审专家、教育部学位中心论文评审专家、中国博士后科学基金评审专家、中国临床肿瘤学会基金评审专家。担任中国临床肿瘤学会胃癌专家委员会委员、中国医师协会结直肠肿瘤专委会委员、中国医师协会外科医师分会肛肠外科医师委员会委员、中国医师协会外科医师分会胃肠道间质瘤专委会委员、上海市抗癌协会胃肠肿瘤腹腔镜专委会常务委员、上海市医学会普外科分会胃肠外科学组委员、上海市医师协会普外科医师分会委员等。

长期从事消化道肿瘤诊断与治疗，尤其在胃癌、结直肠癌微创外科治疗方面积累了丰富的临床经验，国内率先开展 AI 人眼追踪- 4K 高清-裸眼 3D 腹腔镜胃肠肿瘤手术和第四代达芬奇机器人单孔“肠肝同切术”，上海率先开展第四达芬奇机器人胃肠肿瘤手术和单孔结直肠癌手术，入选平安中国好医生榜上海最佳胃肠外科医师。

审订者简介

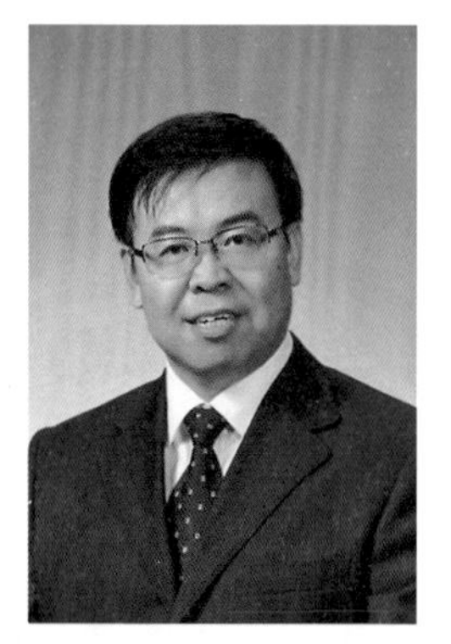

王锡山，中国医学科学院肿瘤医院结直肠外科主任，主任医师，博士生导师。担任中国医师协会结直肠肿瘤专业委员会主任委员、中国抗癌协会大肠癌专业委员会主任委员、国际 NOSES 联盟主席、中国 NOSES 联盟主席等学术任职、中国医师协会常务理事、中国抗癌协会整合肿瘤学分会副主任委员等学术任职。擅长结直肠肿瘤的微创手术和疑难手术，开创了一系列新术式和新技术。

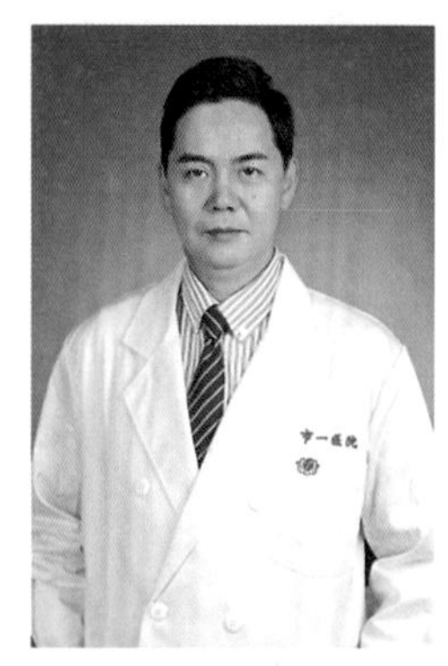

裘正军，上海交通大学附属第一人民医院普外临床医学中心主任，医学博士，主任医师、教授、博士生导师。上海医科大学博士学位。曾赴德国、日本短期进修胰腺外科和腹腔镜外科。长期从事胃结直肠外科、胆胰和腹腔镜外科，擅长胃结直肠肿瘤、胆胰肿瘤各种根治性手术、疑难复杂腹部手术及多学科综合治疗。主持国家自然基金面上项目 3 项。获得上海市科技进步奖一等奖 2 项。

担任上海市医学会普外分会微创外科学组组长、中华医学会外科学分会外科手术学组委员、中国医师协会结直肠肿瘤专委会委员、中国医师协会外科医师分会胃肠间质瘤专家委员会常会、中国抗癌协会胰腺癌专委会委员、中国临床肿瘤学会胰腺癌专家委员会委员、上海市医学会普外科专委会委员，上海市医师协会普外科分会委员，上海市普外科质控中心专家委员会委员，上海交通大学胰腺癌诊治中心常务副主任。

序

Preface

21世纪以来，随着微创外科技术的发展、结直肠癌综合治疗策略的进步，结直肠癌诊治得到了迅速发展。发达国家结直肠癌患者的5年生存率已超过60%，与之相比我国仍有差距，且各地诊治水平参差不齐。目前，手术是结直肠癌的主要治疗手段。随着基础和临床研究的不断深入、医疗设备和手术器械的不断更新，结直肠癌的外科治疗模式发生了根本性变化。

上海交通大学附属第一人民医院胃肠外科黄陈主任，作为胃肠肿瘤领域的中青年才俊，倾注心血和精力组织完成了《结直肠癌诊治纵横：新思维、新探索》一书的撰写工作。作为结直肠癌诊治的创新书籍，本著作非常适用于对结直肠癌领域感兴趣的外科医师、内科医师、影像医师和护理团队。

作为外科从业者，我品赏到了专著中，围绕结直肠癌的诊疗新技术，包含手术、化疗、放疗、影像学评估、病理学评估、消化内镜等诊疗手段，深入细致的介绍和讨论。此外，响应新时代"研究型医师"的号召，本书还囊括了结直肠癌基础研究的不同方法和各类研究热点，这也是其他同类书籍所不具备的。

目前，我国结直肠癌的发病率逐渐增高，虽然现阶段对于结直肠癌的治疗已经取得明显进步，结直肠癌病人的预后较以往也取得明显的改善，但是结直肠癌的形成是慢性迁延发展的过程，更需要普及结直肠癌的危险因素及常规的结直肠癌筛查，从源头上预防结直肠癌的发生。与此同时，应该继续探索结直肠癌发生发展的分子机制，规范结直肠癌手术、化疗、靶向、免疫治疗方案，推进结直肠癌全过程、多学科的诊治模式，努力改善我国结直肠癌的诊治现状，继续朝着个体化、精准化方向努力发展。

刘骞
中国医学科学研究院肿瘤医院

前言 | *Foreword*

结直肠癌是消化系统常见的恶性肿瘤，我国国家癌症中心最新的癌症统计数据显示结直肠癌的发病率和病死率在所有恶性肿瘤分别位居第3位和第5位，严重威胁我国居民的生命与健康。结直肠癌近年来在大城市的发病率明显上升，当前我国的结肠癌和直肠癌发病率在逐渐靠近，甚至在有些地区已经相似，且有结肠癌多于直肠癌的趋势。

以手术切除为主的多学科综合性治疗是当今结直肠癌的主要治疗原则。结直肠癌诊治过程中涉及消化内镜诊断、影像学评估、外科手术、围手术期放化疗、病理学评估、分子分型基因检测等诊疗手段。目前国内外关于结直肠癌综合诊治和研究的专著较少，多为以手术图像或图谱为主的结直肠癌外科手术或者内镜手术的介绍。近年来，国内外关于结直肠癌的诊治研究取得快速发展，新的诊断技术及治疗方法不断更新。本书结合最新的国内外研究现状，围绕结直肠癌的诊疗新技术、基础研究、转化研究及临床研究进展进行介绍，力求使读者以更广泛的视野了解结直肠癌诊治领域实用现况，更深入地理解结直肠癌诊治新思维和新探索，旨在推广结直肠癌新型诊疗技术普及、促进结直肠癌相关研究深入开展、提高医疗机构结直肠癌诊疗水平，不断改善结直肠癌患者预后，保障医疗安全、提高医疗质量。

随着基础研究的蓬勃发展和临床实践的不断深入，技术、研究、方法的不断更新与实践，结直肠癌的病死率有所下降，但发病率仍然居高不下，关于结直肠癌的预防和诊治仍然有很大的努力空间，漫漫医途，与君共勉。本书由不同医院、不同科室的专家分工撰写，尽管大家竭尽全力，但由于时间仓促，书中存在疏漏之处在所难免，望各位同道及读者予以理解，并欢迎批评指正。

身为中国当代医师，我们应该感谢这个幸福和豪迈的时代，令我们能够潜心学习、付诸努力、施展才华，体验医学探索的激情与成就。谨以此书与同仁共勉！

黄陈

上海交通大学附属第一人民医院

目录

Contents

第一章

结直肠癌流行病学和筛查诊断

第一节　结直肠癌流行病学统计

随着居民饮食结构的改变，结直肠癌（Colorectal Cancer，CRC）作为恶性肿瘤之一，其发病率逐年升高。CRC 可以发生在结肠或直肠的任何部位，以直肠、乙状结肠最为多见，其他好发部位依次见于盲肠、升结肠、降结肠及横结肠。由于临床上直肠癌的诊断难以与结肠癌准确区分，故诊断上直肠癌常与结肠癌合并，统称结直肠癌。

全球范围来看，常见癌症中结直肠癌发病率排名第三，病死率排名第二。统计显示，CRC 的全球发病率近年一直在上升。每年因结直肠癌而死亡的病例约占全世界因癌症而死亡的病例的 10%。另据我国最新癌症数据统计：CRC 发病率和病死率分别位居我国恶性肿瘤的第三位（38.8 万例）和第五位（18.7 万例）。随着发展中国家公民健康意识不断提高，且得益于体检筛查及肠镜检查的普及，CRC 的检出率越来越高。到 2035 年，全球结直肠癌发病预计将增至约 250 万。一般认为，CRC 的发病率与经济发达水平有一定的相关性，通常经济较为发达的国家或地区，CRC 的发病率相对较高。近年来随着我国经济和人民生活水平的提高，CRC 的发病率呈现明显的上升趋势，在大城市及沿海发达地区，CRC 尤为高发。

性别比例上，CRC 是女性确诊的第二大癌症，男性的第三大癌症。在男性和女性中，CRC 发病率虽然在 1975 年到 20 世纪 80 年代中期有所上升，但总体上来看有所下降。男性（4.4%）和女性（4.1%）罹患 CRC 的总体风险相近。但在 55～74 岁的人群中，男性的发病率要比女性高 40%～50%。

现下，CRC 的发病有以下几个特点：① 男性比女性多；② 发病群体年轻化；③ 直肠癌比结肠癌多见，且直肠癌多数位于直肠中下段，易经直肠指检发现；④ 近年大肠癌好发部位有由直肠向结肠过渡的趋势，直肠癌渐少，结肠癌渐多。

全球范围男女发病率和病死率（每 10 万人）。男性的发病率始终高于女性，并且各地区之间的差异很大。发生率最高的是澳大利亚和新西兰、欧洲和北美。

从发病年龄层次上看，伴随年龄增长，CRC 发病率迅速上升。60～64 岁，每 10 万人中有 90.2 人确诊；从 65～69 岁，每 10 万人中有 121.4 人确诊；85 岁以上，每 10

万人中有258.8人确诊。2000～2010年间由于医疗手段的进步和体检筛查的普及，老年人的发病呈持续快速下降趋势(65岁及以上老年人发病率平均每年下降3.3%，下降幅度最大的是远端结肠肿瘤)。而50～64岁的人群情况恰好相反，其发病率每年上升1%。50岁以下的人群中，结肠近端、远端以及直肠肿瘤的发病率每年增加约2%。

相对老年群体的发病率下降，有证据表明年轻群体的发病率正急速上升。事实上，CRC的患者群体正在迅速年轻化。例如，确诊的中位数年龄从1988～1989年的72岁下降到2015～2016年的66岁。在2008～2017年，65岁及以上的病死率每年下降3%，50～64岁的个人病死率每年下降0.6%，而50岁以下的人病死率每年上升1.3%。中国台湾省癌症登记处(1995～2014年)显示，年轻群体(包括下列"青年"等年龄范围都不明确)中CRC发病率：男性(结肠癌：4.9～9.7/10万；直肠癌：4.0～8.3/10万)；女性(结肠癌：5.1～9.7/10万；直肠癌：3.8～6.4/10万)。从1995到2014年，男性青年结肠癌发病从4.9/10万上升到9.7/10万，并且以每年3.7%的速度增长。女性青年结肠癌发病率也从5.1/10万上升到9.7/10万。韩国中央癌症登记中心(Korea Central Cancer Registry)显示，男性(结肠癌：5.0～10.4/10万；直肠癌：4.9～14.0/10万)；女性(结肠癌：4.1～9.6/10万；直肠癌：4.1～9.1/10万)。有文献基于近10年数据，指出50岁以下的成年人发病率在36个国家中的14个国家趋于稳定，奥地利、意大利和立陶宛3国下降，19个国家上升。其中9个国家的老年人发病率趋于稳定或下降(澳大利亚、加拿大、丹麦、德国、新西兰、斯洛文尼亚、瑞典、英国和美国)。在塞浦路斯、荷兰和挪威，年轻人的发病率上升速度是老年人的2倍。而年轻人发病率增长最快的国家是韩国和新西兰。9个高收入国家中，结直肠癌发病率被发现仅在年轻人中增加，这可能预示着大肠癌好发年龄段的变化。综上所述，大众群体关于结直肠癌只好发于中老年群体的认识亟待改变。

美国是一个多民族多种族聚居的国家，加上较好的病案管理，故CRC的统计较有代表性。在美国，CRC是男性和女性癌症死亡的第三大常见原因，CRC在因癌症死亡的相关病例数量中排名第二。在近5年的数据中，每年CRC发病率是38.7/10万(2012～2016年)，病死率是13.9/10万(2013～2017年)(图1-1)。美国癌症协会(American Cancer Society)预估在2021年，在美国约有149 500人将被诊断出患有CRC，其中包括104 270例结肠癌和45 230例直肠癌。预计有52 980人将死于该病，其中年龄在50岁以下的人有17 930例和3 640例死亡。统计显示，2012～2016年(图1-2)，亚裔的发病率为30人/10万，黑人45.7人/10万，确诊的中位年龄从1989年的72岁下降到2015年间的66岁。直肠癌确诊的中位年龄(63岁)比结肠癌(69岁)小，黑人(64岁)比白人(68岁)发病更早。近端结肠肿瘤的总发病率最高，远端结肠肿瘤的总发病率最低。65岁及以上个体中一半的CRC发生在近端。对比之下，50岁以下的人群中，直肠肿瘤最常见(37%)，其次是远端结肠肿瘤(25%)。

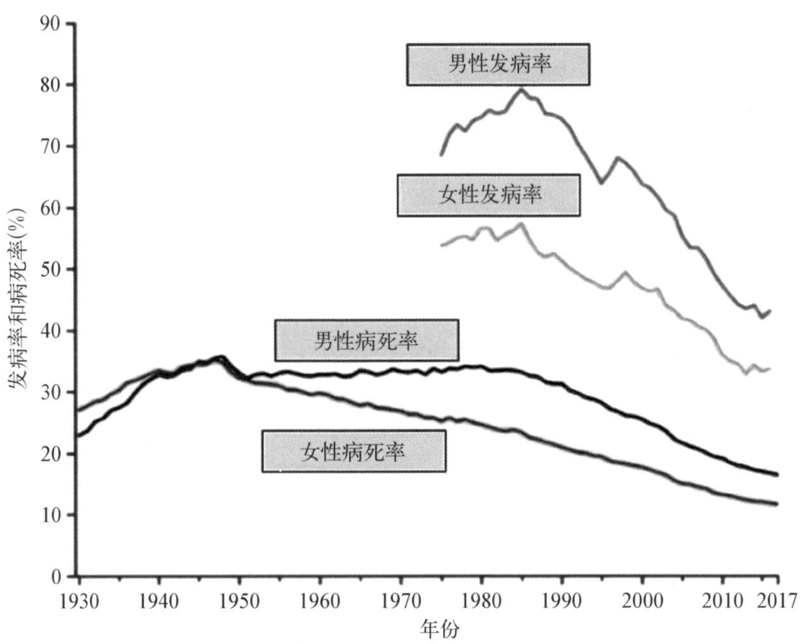

图 1-1　每 10 万人中 CRC 发病率(1975～2013 年)和病死率(1930～2014 年),按性别划分,美国

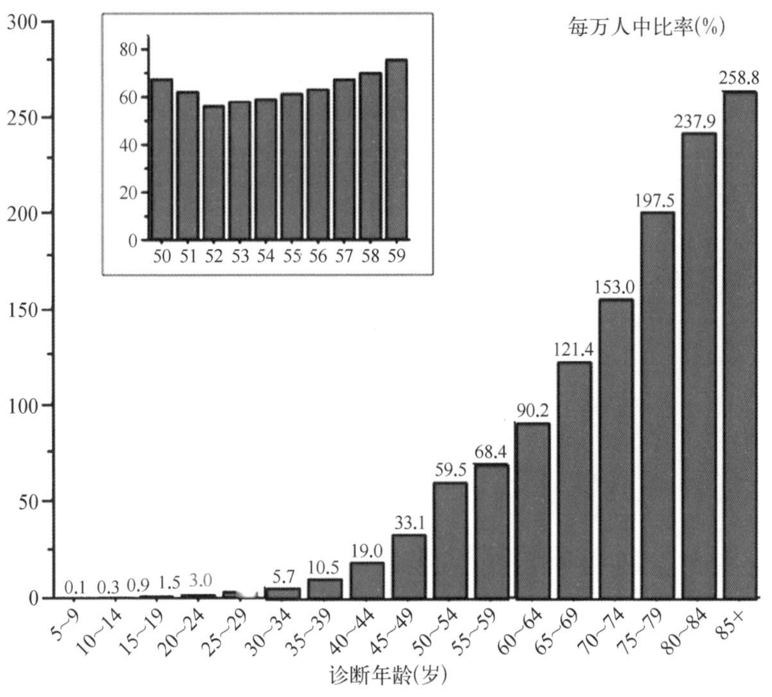

图 1-2　2012～2016 年,各年龄段的 CRC 发病率,美国

美国癌症协会基于癌症登记处的发病率数据（截至2016年）和国家卫生统计中心的病死率数据（截至2017年）（每3年更新），预计到2021年，约有149 500人将被诊断患有结直肠癌，52 980人将死于这种疾病，其中17 930例新发患者和3 640名死亡患者年龄在50岁以下。2012至2016年的发病率从亚洲/太平洋岛民的30人（每10万人）到黑人的45.7人（每10万人）和阿拉斯加原住民的89人（每10万人）不等。65岁及以上人群发病率在2011至2016年期间快速下降（每年下降3.3%），但在50岁至64岁人群中趋势相反，发病率每年增长约1%。在非西班牙裔白人发病率持续增长的发病趋势推动下，50岁以下CRC的发病率每年增加约2%。

在中国，CRC的发病从2003年的12.8/10万增至2011年的16.8/10万人，病死率从5.9/10万增至7.8/10万人（图1-3）。CRC发病率最高的年龄组是60～74岁，CRC死亡与>74岁的年龄层最为相关。此外，中国东部沿海地区的CRC病死率较高，分别为男性15/10万，女性10～14.9/10万，高于中部和西部地区的男性5～14.9/10万和女性5～9.9/10万（图1-4）。相较其他国家，中国CRC的发病率（14.2/10万），病死率（7.4/10万）和5年新发率（52.7/10万）比发展中国家低（图1-5）。但是，中国的病死率（14.0%）和发病率（52.1%）更高。

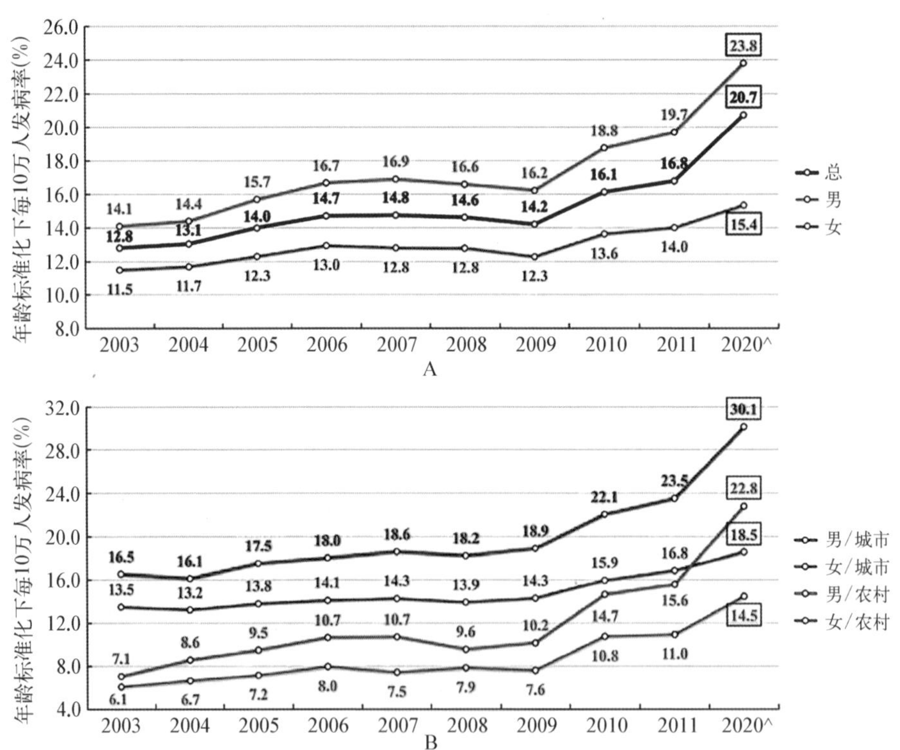

图1-3　性别（A）和城乡居民（B）（2003～2011年）分类的中国CRC的发病率趋势（每10万人）（2003～2011年），并预测至2020年

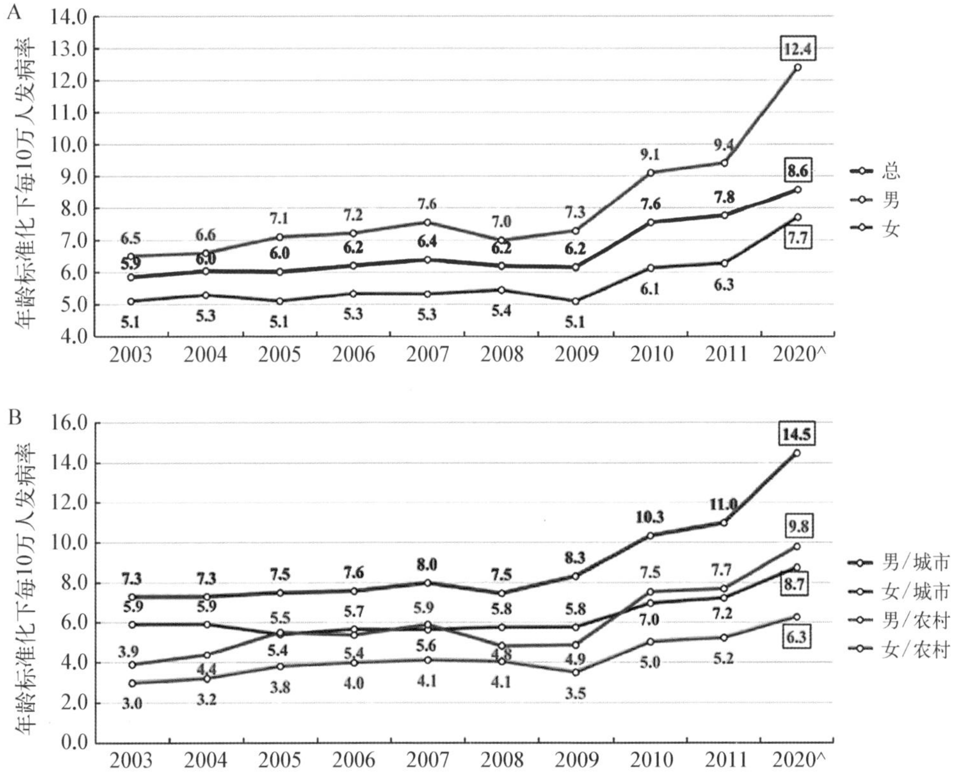

图 1-4　中国 CRC 的病死率趋势(每 10 万人),按性别(A)和城乡居住情况(B)(2003～2011 年)分类,并预测至 2020 年

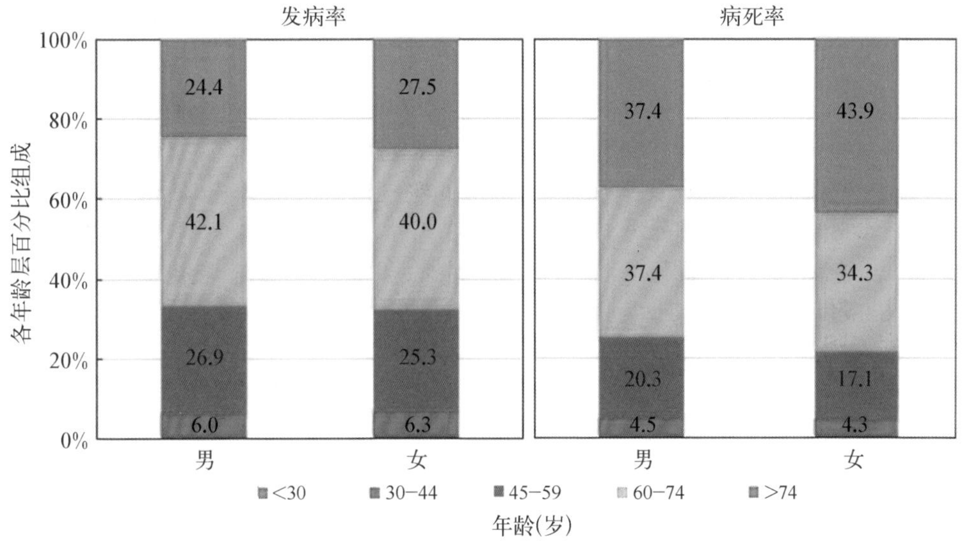

图 1-5　2015 年中国 CRC 的发病率和病死率中的年龄组百分比

第二节　结直肠癌风险因素

前述已表明，50 岁以下 CRC 患者数近年呈高发态势。流行病学研究中，男性与高龄因素一直是研究的重点。研究阐明，结直肠癌作为一种异质性疾病，通过遗传和表观遗传改变逐步积累形成。基于全基因组的结直肠癌相关研究已经成功确定与结直肠癌风险相关的易感基因，但一项基于双胞胎和家庭的研究显示，遗传因素与结直肠癌的罹患风险的关联达到了 12%～35%。遗传和环境等风险因素在 CRC 的发生发展中起到了不可忽视的作用。

遗传性结直肠癌综合征可细分为非息肉病（林奇综合征和家族性结直肠癌）和息肉综合征。深究 CRC 患者病史，大多数 CRC 都是由息肉引起的。此过程始于异常隐窝，逐渐演变成肿瘤前病变（息肉），最终在 10～15 年的时间内进展为结直肠癌。由于一线临床医生对息肉数量的警觉，息肉综合征更容易识别。而林奇综合征却经常被遗漏，因为这些患者的腺瘤很少，而且这些腺瘤在形态上类似于散发性病变，易致 CRC 的漏诊，加重了 CRC 的发病率。目前，大多数 CRC 的起源细胞被认为是干细胞或干细胞样细胞。这些癌症干细胞是遗传和表观遗传改变逐渐积累的结果。这些改变使抑癌基因失活并激活癌基因。一般认为，有两条主要的病变途径：传统的腺瘤-癌途径（即染色体不稳定序列）导致 70%～90%的 CRC，以及锯齿状瘤变途径致 10%～20%的 CRC。腺瘤-癌途径通常发生在 APC 突变之后，随后是 TP53 的 RAS 激活或功能丧失。而锯齿状瘤变途径与 RAS 和 RAF 突变以及以 CpG 岛甲基化表型为特征的表观遗传不稳定性有关，从而导致 CRC。在亚太地区，CRC 的发病率和病死率迅速上升，多数 CRC 呈散发态势，部分与家族遗传有关，6%就需归因于家族性腺瘤息肉综合征和遗传性非息肉病性结直肠癌。尤其一级亲属患有结直肠癌的患者风险增加最为明显，其风险可能会增加至两到三倍。

除此以外，研究人员猜测 CRC 的高发态势背后可能还有其他因素。如 CRC 呈上升态势的国家/地区都是工业化国家/地区，经济显著增长后短时间内发生了饮食转变。研究猜测相较过去生活方式的改变，如久坐不动、高脂高盐饮食和日益严重的肥胖问题可能是导致这种流行病学变化的因素。

东亚是早发性大肠癌增长最快，也是发病率最高的地区。究其历史，日本经历了战后的经济腾飞，中国则经历了改革开放物质条件的快速提高，而韩国更具有代表性。从韩国的饮食结构上看，20 世纪 60 年代末为应对粮食短缺，韩国从美国大量进口小麦，进而促使 70 年代生产了许多小麦衍生的加工食品。再之后，受年轻人欢迎的快餐店相继推出，韩国年轻人日益肥胖。由此，韩国成为世界上成年人和儿童体质量指数（Body Mass Index，BMI）增幅最大的地区之一。和高加索人相比，亚洲人的内脏肥胖水平极高。放眼欧洲，BMI 增长情况与此相似。例如，德国、奥地利、克罗地亚和意大利的男性平均体质量指数从 1975 年的 24 kg/m^2 增至 2014 年的 27 kg/m^2，特别是青壮年有所增加，而女性的体质量指数增幅相对较小。不可忽视的肥胖问题也是 CRC 的诱发因素之一。

在美国，CRC 超过半数病例和死亡可归因于癌症的常见高危因素，如吸烟、不健康饮食、大量饮酒、缺乏体育活动和肥胖。一项有关 CRC 的筛查试验，包括了 139 229 名受试者。研究人员分析了一段时间内 BMI 轨迹对 CRC 风险的影响。在长达 13 年的随访中，2 031 名被研究者罹患结直肠癌。与从未超重/肥胖的受试者相比，在 20 岁时 BMI 就超过 25 kg/m^2 值的被研究对象有更高的罹患结直肠癌风险。体质量指数轨迹分析显示，与保持正常体质量指数的受试者相比，BMI 异常的受试者发生结直肠癌的风险逐渐增加。对比之下老年人的 CRC 发病率下降，这种差异的可能原因在于老年群体减少了吸烟和广泛使用了消炎药如阿司匹林等。研究指出，健身及体力劳动、摄入足够的膳食纤维、乳制品以及新鲜水果和蔬菜，对于 CRC 患病率的降低可能起到一定作用。反之，吸烟、食用红肉或加工肉类、过量饮酒均会导致患病率增加。在西班牙进行的一项基于人群的多病例对照研究中，研究人员计算了膳食炎症指数和膳食总非酶抗氧化能力（NEAC），并将其与 CRC 相关联。研究包括了 1 852 例 CRC 以及 3 447 例对照病例。结果发现，促炎饮食（高能量、碳水化合物、蛋白质、总脂肪、饱和脂肪、反式脂肪、胆固醇、维生素 B_{12} 和铁）与结直肠癌风险的增加有关。这样的西式饮食模式与总体 CRC 风险在统计学上显著正相关，而且这种影响在男性中比女性更为凸显。

一项中国的调查研究发现，2012 年的 245 000 例大肠癌新病例和 13.9 万死亡病例中，115 578 例发病和 63 102 例 CRC 死亡与吸烟，饮酒，超重和肥胖，缺乏运动和饮食因素有关，其中蔬菜摄入量过低是主要危险因素。缺乏运动占到了 CRC 发病率和病死率的 8.9%。其他的如食用红肉及加工肉制品、较低的水果摄入量、饮酒、超重和吸烟分别占癌症的 8.6%、6.4%、5.4%、5.3% 和 5.3%。总体而言，CRC 的发病率和病死率中有 45.5% 归因于这几个风险因素的共同作用（图 1－6）。

最新研究也提供了影响 CRC 发生、发展的新的观点：即肠道微生物的变化影响了 CRC 肿瘤的发生。由此，可以考虑从肠道中清除这些细菌以减少肿瘤的形成，并可能延长家族性息肉病（FAP）患者避免结肠切除的时间。“结肠中有两类细菌，分别是大肠埃希菌（Escherichiacoli）和脆弱拟杆菌（Bacteroidesfragilis），促进慢性炎症，进而增加结肠癌的发生风险”，这是 2018 年分别发表在《Science》《CellHost & Microbe》期刊上两篇文章的最新结论，由约翰霍普金斯大学彭博基梅尔研究所领导的团队发现。具体而言，这两类细菌会侵入结肠的保护性黏液层，并相互“勾结”构建适合微生物生存的环境。这些入侵行为会引发慢性炎症以及 DNA 损伤。而且，细菌会刺激特定的免疫反应，进一步促进肿瘤的形成。有意思

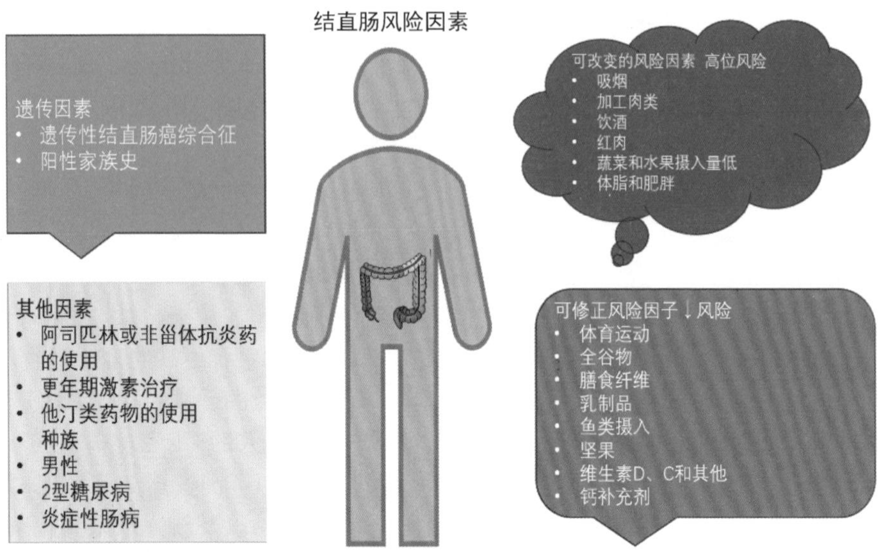

图 1-6 结直肠癌风险因素

的是，只有这两类细菌同时存在，才会增加肿瘤发生的风险。同时研究人员还发现这两种肠道菌群主要在年轻群体内繁殖生长，而这可能是导致年轻人结肠癌发病率上升的原因之一。不仅这些，胃癌高危因素幽门螺杆菌（Helicobacterpylori，Hp）与 CRC 的发生发展可能也具有关联性。研究人员调研了一个代表美国不同人群的 CRC 队列，其中包括 4 063 对个体的血清标本。总体而言，约 40%的血清 Hp 呈阳性，并且阳性样本与 CRC 风险增加呈正相关，这种相关性在非裔美国人中尤其明显。

第三节 结直肠癌预防筛查

CRC 起源于脾曲近端时（盲肠、升结肠和横结肠），划分为近侧结肠肿瘤或右半结肠癌。远端肿瘤指出现在结肠的远端（降结肠和乙状结肠），即左半结肠癌。早前对于 Lynch 综合征相关的研究使科学家对 CRC 好发于近端或称右半结肠（盲肠，升结肠和横结肠）的现象日益重视。科学家认为这可能预示着近端结肠和远端结肠之间的生物学差异，猜想可能是胚胎起源的差异导致肿瘤异质性的发生。临床数据显示，CRC 发病率最高的是右半结肠，左端结肠相对较低，65 岁及以上人群中有一半的 CRC 发生在右半结肠。50 岁以下人群中，直肠肿瘤最常见（37%），其次是左半结肠（25%）。30 岁以下成年人的结直肠癌与老年人确诊的结直肠癌有着明显不同，如肿瘤发生在远端结肠或直肠的频率更高，并表现出微卫星不稳定性及黏液、印戒细胞样结构。

CRC的临床症状有隐匿性或显性直肠出血、排便习惯改变、贫血或腹痛。然而至晚期之前，结直肠癌在很大程度上仍是一种无明显症状的疾病。因此CRC筛查的作用十分显著。学界一致认为，筛查可以早期发现无症状的群体，以实现早发现早治疗，切实改善患者预后。美国自1975～2015年，总体CRC病死率从28.1/10万下降到14/10万，有力地凸显了筛查手段的重要。

2018年，美国癌症协会（ACS）发布了一份新的CRC筛查指南，建议对有患病风险的人从45岁开始筛查。以前的指导方针建议从50岁开始筛查，这种改变主要是由于在年轻人和中年人中CRC发病的快速增加。研究显示，1990年前后出生的人患远端结肠癌的风险是1950年前后出生的人的2.6倍，患直肠癌的风险是后者的4.1倍。筛查手段包括每年一次的粪便免疫化学检查（FIT）、高敏感性的粪便隐血检测、每3年一次的粪便血液DNA检测、每10年一次的肠镜检查和每5年进行一次结肠CT造影。所有的非肠镜检查阳性结果都必须及时进行肠镜检查以进一步明确。肠镜检查和病理活检不仅可以作为结直肠癌诊断的金标准，并且发现和提早介入清除癌前病变，显著降低结直肠癌的发病率。虽检查方式具有侵袭性，但它仍具有很高的敏感和特异性，并具有直接切除癌前病变和早期肿瘤的优势。早期结直肠癌可能表现的细微黏膜病变在镜下可一览无余（图1-7）。此外，从正常黏膜到癌前疾病（即息肉）再到结直肠癌的转变需要十年甚至更长时间。一线工作中，临床医生应该考虑好发人群及是否有疑似病史（如结直肠癌家族史，排便习惯改变，不明原因的体重减轻，便中带血），并且利用辅助检查（如肠镜）来帮助明确诊断，尤其新发直肠出血，45岁及以上的患者更应重点关注。

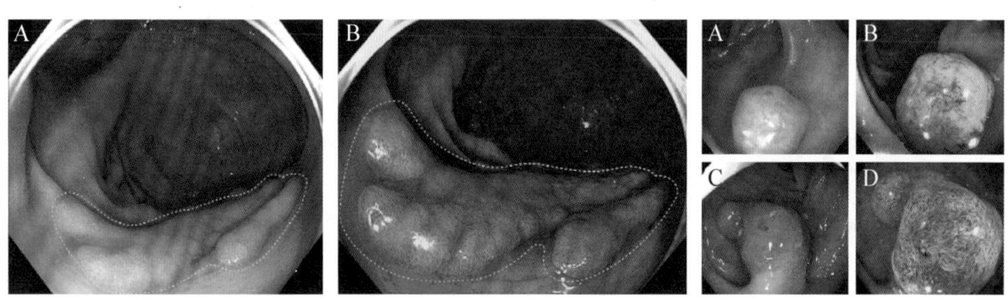

图1-7 扁平扩散的息肉

指南认为，健康状况良好、预期寿命超过10年的中等风险成年人（75岁以下）可进行肠镜筛查。是否筛查年龄为76～85岁的患者，应根据患者的偏好、预期寿命、健康状况和既往筛查史来决定。临床医生原则上应禁止85岁以上患者的肠镜检查。另外，接受手术切除梗阻性CRC的患者应在手术后3～6个月内进行肠镜检查。如果无法进行肠镜检查，应进行CT结肠造影（computed tomographic colonography，CTC）。若无CTC，可以尝试双向对比钡剂灌肠（Double-contrast barium enema）。

指南特别建议高危人群，如遗传性或家族性高危人群、长期溃疡性结肠炎患者以及既往有腺瘤或结直肠癌病史的患者应定期接受结肠镜检查。有结直肠癌家族史或已确诊晚期腺瘤的患者，其一级亲属年龄在60岁以下风险较高，应每5年接受一次结肠镜检查。确诊的60岁或以上的患者一级亲属的人应该从40岁开始进行筛查。如每5年一次结肠造影CT检查，每3年一次的粪便DNA检测，每5～10年一次的肠镜检查等。如果年龄至75岁、既往筛查结果阴性，或预期寿命不足10年，则可考虑停止筛查。

由于这样的多重筛查可能需要临床医生不断地与患者沟通解释，并推动了对患者的个性化筛查。如灵敏度高的测试反馈阴性，就可以排除CRC或癌前病变。除了肠镜这类有创检查外，无创检查如定量和自动化粪便免疫化学检测（Fecal Immunochemical Tests，FIT）也可以检测大肠癌的潜在标记物（如粪便中的血液或分子标记物）。检测呈阳性的患者再进一步接受肠镜检查。FIT也是欧洲医疗筛查程序的首选和最常用的方法，其中荷兰的应用率相对较高，接近73%。三项队列研究显示，在接受FIT筛查的患者中，结直肠癌病死率的相对风险降低了10%～40%。经济条件允许的情况下，多靶点粪便DNA检测（FIT结合粪便DNA检测，或FIT-DNA）是比FIT更好的选择，其对结直肠癌（FIT-DNA为92%，FIT为73.8%）和晚期癌前息肉（FIT-DNA为42%，FIT为23.8%）敏感性更为突出。

无创检查除了粪便检测（FIT）以外，CEA作为一种癌胚抗原也可以作为一种有效的检测途径。CEA是一种公认的血清肿瘤标志物，通常在胎儿胃肠道中产生，在健康成年人中含量较低，在结直肠癌患者中明显升高。虽然CEA不能用于结直肠癌的筛查（由于特异性较低），但它在预测预后方面的作用已得到证实。临床数据表明，术前CEA低于5 ng/mL的患者切除后若无复发则生存率显著提高。且无论术前CEA水平如何，术后低CEA也预示着更好的预后。CEA以5 ng/mL为标准时，CEA在检测癌症复发方面的敏感性为71%，特异性为88%。美国临床肿瘤学会（American Society of Clinical Oncology，ASCO）和国家综合癌症网络（National Comprehensive Cancer Network，NCCN）指南建议，对于CRC Ⅱ期术后患者，CEA应当每3～6个月监测一次，持续5～6年。另外，CT结肠造影是诊断息肉和结直肠癌的补充影像学手段，局部区域分期通常由MRI完成，并指导下一步的治疗决策。学界普遍认为，大幅提升指南建议的筛查、预防和治疗，系统阐明年轻人和中年人发病率上升的原因，将有效加快CRC的防治。

科学防治结直肠癌，首要在预防。权威指出，癌症风险因素中的大多数都与生活方式有关，一个人可以通过改变生活方式来降低其罹患CRC的风险。越来越多证据表明，戒烟、健康饮食和定期锻炼可以预防结直肠癌，有效降低患病风险。有报道建议，个人每天至少需要30 min的体能锻炼，食用牛奶、新鲜水果、坚果和蔬菜，以及一定量的钙摄入。此外，定期使用维生素补充剂也可以降低罹患结直肠癌风险。流行病学和临床数据表明，定期服用阿司匹林和非甾体抗炎药（NSAIDs）对降低结直肠癌风险也起到了一定的作用。2016 年，美国公共卫生机构建议在 50～69 岁的成年人中可使用低剂量阿司匹林作为心血管疾病和结直肠癌的一级预防手段，特别是阿司匹林对明确遗传倾向（如林奇综合征和息肉病）的患者可能会发挥更好的预防效果。

第四节　结直肠癌诊断流程

结直肠癌早期无症状，或症状不明显，仅感不适、消化不良、大便潜血等。中晚期主要表现为大便习惯改变、腹痛、便血、黑便、腹部包块、肠梗阻等，伴或不伴贫血、发热和消瘦等全身症状。肿瘤因转移、浸润可引起受累器官的改变，如尿频、尿急、咳嗽、咯血、骶尾部酸痛不适等。CRC 的诊断流程见图 1－8。

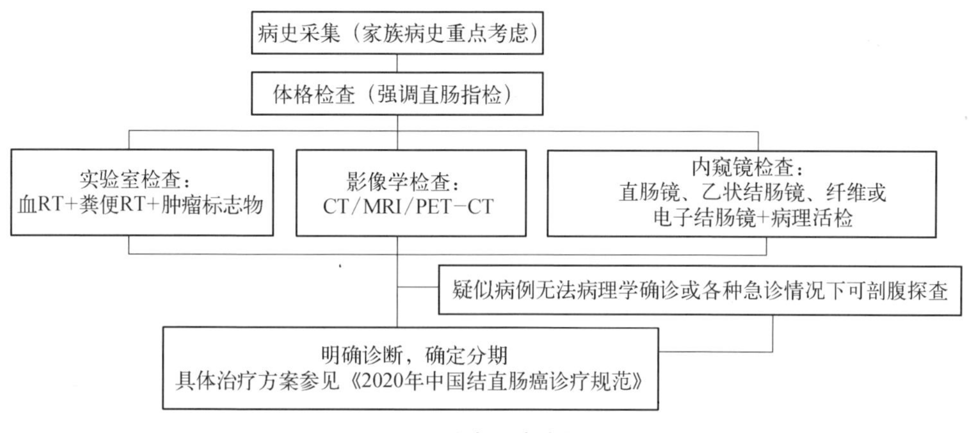

图 1－8　结直肠癌诊断流程

一、实验室检查

血常规、生化全项、尿常规、大便常规、粪便潜血、转铁蛋白等实验室检查，有助于了解患者有无缺铁性贫血、骨髓、肝肾功能等基本情况。肿瘤标记物癌胚抗原（CEA）和糖类抗原 199（CA 199）检测，有助于 CRC 诊断、疗效监测和后期的随访。值得注意的是，部分结直肠癌患者 CEA 和 CA 199 水平可不升高，部分健康人水平可轻度升高，需结合其他检查综合判断。

二、影像学检查

如钡剂灌肠（梗阻患者禁用）、胸部 X 线片，胸部、腹部、盆腔 CT 或 MRI 平扫+增强有助于明确诊断、疾病分期、疗效评估及复发监测。不推荐常规行全身PET/CT检查。目前PET/CT主要用于：帮助判断转移灶的范围及有无肝外远处转移灶（转移灶潜在可手术切除）；判断远处转移灶的特点（尤其是与CT联合时）；用于普通CT未发现复发病灶而CEA水平升高的患者。伴有骨痛或头痛、恶心、呕吐的患者，需行全身骨扫描或颅脑CT/MRI检查，以明确是否合并骨/脑转移。

三、内镜检查

电子结肠镜检查是将纤维结肠镜伸入到结肠起始部位回盲部，检查结肠和直肠肠腔，能够直观的观察肠道病变范围、有无出血等情况，并在检查过程中进行活检和治疗。结肠镜检查比钡剂灌肠X线更准确，尤其对结肠小息肉，通过结肠镜摘除并行病理学确诊。良性息肉摘除可预防其转变为结直肠癌，癌性息肉有助于明确诊断和治疗。

四、病理组织学检查

活体组织检查对CRC，尤其是早期癌和息肉癌变的确诊以及对病变进行鉴别诊断有决定性意义，可明确肿瘤的性质、组织学类型及恶性程度、判断预后和指导临床治疗。主要是通过电子结肠镜钳取组织或息肉摘除术进行病理组织学检查，以获取明确的诊断。当原发灶由于各种原因未能取得明确病理诊断时，可考虑行转移病灶的活检，如结直肠癌肝转移患者的肝肿物穿刺活检。后续的病理组织学是病理分期和后续治疗的基础。除了淋巴、神经和静脉侵犯的经典TNM分期、组织亚型、分级和组织学评估外，基于肿瘤的标记物的价值日益被认识。病理的标准评估应包括标本的形态描述、手术操作方式、肿瘤部位和大小的定义、肉眼识别肿瘤穿孔的存在与否、组织学类型和分级、肿瘤向肠壁和邻近器官的扩散（T期）、肿瘤与切除边缘的距离（近端、远端和放射状）、肿瘤沉积的存在或不存在、淋巴管和（或）神经周围侵犯、肿瘤萌芽的存在、切除的区域淋巴结的位置和数量以及癌细胞可能的浸润（N期）。最后的活组织检查（M期）还可能涉及其他器官（例如肝脏）。

五、基因水平的检测

在精准医疗，越来越强调个体化治疗的今天，基因检测对明确CRC的生物学行为、预后判断和治疗决策具有重要的意义。如BRAF基因突变检测阳性的患者预后普遍较差；家族性遗传性结直肠癌的APC、MMR基因突变或缺失；多基因分型检测有助于明确RAS基因状态，从而指导临床抗EGFR单抗治疗等。因此，在条件允许的情况下，可完善相关基因检测。

| 第二章 |

结直肠癌的分期研究现状和进展

第一节　结直肠癌传统分期

结直肠癌常用的临床病理分期包括 Dukes 分期(表 2-1)和 TNM 分期(表 2-2)。Dukes 分期由 Cuthbert Dukes 于 1932 年首次提出,该分期与结直肠癌患者的 5 年生存率有明显的相关性,从 A～D 期的 5 年生存率分别为 80%、65%、25%与 10%。但由于 Dukes 分期没有将区域淋巴结转移的数目考虑在分期中,同时也没有将仅局限于黏膜下层的肿瘤单独列项,不能满足现今对结直肠癌的认识,而 TNM 分期充分考虑了上述因素,比 Dukes 分期更为全面。因此,近年来在临床上 TNM 分期已逐渐取代 Dukes 分期。

一、Dukes 分期(全国结直肠癌病理研究协作组修订)

表 2-1　结直肠癌 Dukes 分期

分　期	特　　征
Dukes A 期	癌肿未穿出肌层,无淋巴结转移
A1	即早期癌(但不包括伴有淋巴结转移的病例)
A2	癌瘤侵入浅肌层,未累及深肌层
A3	癌瘤已侵入深肌层,但未穿出深肌层
Dukes B 期	癌瘤已穿出深肌层,侵入浆膜层、浆膜外或直肠周围组织,但无淋巴结转移
Dukes C 期	癌瘤已发生淋巴结转移(包括只浸润黏膜层伴淋巴结转移的病例)
Dukes D 期	癌瘤已发生远隔器官的转移(如肝、肺等)

二、TNM 分期

在最新版的美国国立综合癌症网络(National Comprehensive Cancer Network, NCCN)指南(2020. V2)、中国临床肿瘤学会(Chinese Society of Clinical

Oncology，CSCO）指南（2019 版）和欧洲肿瘤内科学会（European Society for Medical Oncology，ESMO）指南（2017 版）中，均采用国际抗癌联盟（Union for International Cancer Control，UICC）/美国癌症联合委员会（American Joint Committeeon Cancer，AJCC）第 8 版结直肠癌 TNM 分期系统作为结肠癌患者的分期标准。该分期适用于原发于结肠和直肠的病理类型为腺癌、鳞癌、高级别神经内分泌癌的肿瘤，不适用于阑尾癌。TNM 可以进一步分为临床分期（cTNM）和病理学分期（pTNM）（表 2－3）。

表 2－2 UICC/AJCC 第 8 版结直肠癌 TNM 分期系统

原发肿瘤（T）	
Tx	原发肿瘤无法评价
T0	无原发肿瘤证据
Tis	原位癌，黏膜内癌（肿瘤侵犯黏膜固有层但未突破黏膜肌层）
T1	肿瘤侵犯黏膜下层（肿瘤突破黏膜肌层但未累及固有肌层）
T2	肿瘤侵犯固有肌层
T3	肿瘤穿透固有肌层到达结直肠旁组织
T4a	肿瘤穿透脏层腹膜（包括肉眼可见的肿瘤部位肠穿孔，以及肿瘤透过炎症区域持续浸润到达脏层腹膜表面）
T4b	肿瘤直接侵犯或附着于邻近器官或结构
区域淋巴结（N）	
Nx	区域淋巴结无法评价
N0	无区域淋巴结转移
N1	有 1～3 枚区域淋巴结转移（淋巴结中的肿瘤直径≥0.2 mm），或无区域淋巴结转移、但存在任意数目的肿瘤结节（TD，tumor deposit）
N1a	有 1 枚区域淋巴结转移
N1b	有 2～3 枚区域淋巴结转移
N1c	无区域淋巴结转移，但浆膜下、肠系膜内，或无腹膜覆盖的结肠/直肠周围组织内有肿瘤结节
N2	有 4 枚以上区域淋巴结转移
N2a	有 4～6 枚区域淋巴结转移
N2b	有≥7 枚区域淋巴结转移
远处转移（M）	
Mx	远处转移无法评价
M0	影像学检查无远处转移，即远隔部位和器官无转移肿瘤存在的证据（该分类不应该由病理医生来判定）

续　表

远处转移(M)	
M1	存在一个或多个远隔部位、器官或腹膜的转移
M1a	远处转移局限于单个远离部位或器官，无腹膜转移
M1b	远处转移分布于两个及以上的远离部位或器官，无腹膜转移
M1c	腹膜转移，伴或不伴其他部位或器官转移

表 2-3　解剖分期/预后组别

当 T 为…	且 N 为…	且 M 为…	则期别为…
Tis	N0	M0	0
T1，T2	N0	M0	Ⅰ
T3	N0	M0	ⅡA
T4a	N0	M0	ⅡB
T4b	N0	M0	ⅡC
T1-T2	N1/N1c	M0	ⅢA
T1	N2a	M0	ⅢA
T3-T4a	N1/N1c	M0	ⅢB
T2-T3	N2a	M0	ⅢB
T1-T2	N2b	M0	ⅢB
T4a	N2a	M0	ⅢC
T3-T4a	N2b	M0	ⅢC
T4b	N1-N2	M0	ⅢC
任何 T	任何 N	M1a	ⅣA
任何 T	任何 N	M1b	ⅣB
任何 T	任何 N	M1c	ⅣC

TNM 分期说明

1. Tis：包括肿瘤细胞局限于腺体基底膜(上皮内)或黏膜固有层(黏膜内)，未穿过黏膜肌层达到黏膜下层。

2. T4b：T4b 的直接侵犯包括穿透浆膜侵犯其他肠段，并得到镜下诊断的证实(如盲肠癌侵犯乙状结肠)，或者位于腹膜后或腹膜下肠管的肿瘤，穿破肠壁固有肌层后直接侵犯其他的脏器或结构，例如降结肠后壁的肿瘤侵犯左肾或侧腹壁，或者中下段直肠癌侵犯前列腺、精囊腺、宫颈或阴道。肉眼观察到肿瘤与邻近器官或结构粘连分期为 cT4b，若显微镜下该黏连处未见肿瘤存在则分期为 pT3。

3. TD：淋巴结有转移时，肿瘤种植的结节数目不纳入淋巴结计数，单独列出。

4. V 和 L 亚分期：用于表明是否存在血管和淋巴结浸润（LV1），而 PN1 则用以表示神经浸润。

5. cTNM 是临床分期，pTNM 是病理分期；前缀 y 用于接受新辅助（术前）治疗后的肿瘤分期（如 ypTNM），病理学完全缓解的患者分期为 ypT0N0cM0，可能类似于 0 期或者 Ⅰ 期。前缀 r 用于经治疗获得一段无瘤间期后复发的患者（rTNM）。

第二节　肿瘤间质成分在 CRC 分期和预后评判中的价值

结直肠癌（Colorectal Cancer，CRC）是全球最常见的消化道恶性肿瘤之一，中国国家癌症中心 2019 年的癌症统计数据显示，中国国内 CRC 的发病率和病死率在所有恶性肿瘤中分别位居第三位和第五位，Ⅱ 期 CRC 比例约占 25%，其中 15%～25%的患者出现复发。结直肠癌患者的预后在很大程度上取决于诊断时肿瘤的分期。在美国，局部（Ⅰ期）、局部（Ⅱ期和Ⅲ期）和远处（Ⅳ期）肿瘤切除术后 5 年生存率分别为 91.1%、71.7%和 13.3%。目前对 CRC 的标准治疗方案包括一期和大部分二期 CRC 的单独手术切除，以及术后辅助性 5-氟尿嘧啶（5-FU）化疗治疗高危二期和三期 CRC。对于转移性Ⅳ期疾病，一般在手术切除原发性 CRC 和（或）转移性病灶后，采用多种化疗和靶向治疗。因此，每个阶段的病死率，8%～13%（Ⅰ/Ⅱ期），11%～47%（Ⅲ期）和大约 89%（Ⅳ期），较高的病死率证实了当前治疗的局限性，因此需要更精确的诊断措施和有效的治疗。目前Ⅳ期 CRC 的免疫治疗，可使用免疫抑制剂，包括抗 CTLA-4 抗体、抗 PD-1 抗体和抗 PD-L1 抗体，已经大幅度改善了肿瘤治疗结果。有结果表明在 CRC 中微卫星不稳定（MSI）亚群[而非微卫星稳定（MSS）亚群]对免疫治疗有良好的反应。因此，这些免疫抑制剂的治疗效果表明，即使在Ⅳ期 CRC 中，适应性免疫应答对于肿瘤的消除也起着关键作用。

肿瘤免疫治疗将是未来肿瘤患者的一种治疗方法，因此了解肿瘤免疫反应异质性的原因和治疗结局非常重要。目前有学者认为，肿瘤微环境中的这种免疫异质性可能源于单个恶性细胞之间的遗传、表观遗传、转录和翻译差异。近年来，肿瘤免疫和肿瘤微环境两个关键领域取得了显著进展，这可能对今后结直肠癌的诊断和治疗产生很大影响。在过去的十年中，通过对细胞和分子特征的高通量定量测量，对原发性结直肠癌患者的预后和免疫环境之间的关系进行了各种研究。这些研究结果表明，结直肠癌的炎症-免疫反应在患者中是异质性的，肿瘤组织中 T

细胞反应，特别是成熟记忆性 T 细胞的生成，使患者预后得到了极大的改善，但肿瘤组织中的癌相关成纤维细胞（CAF）的高表达和患者的预后差相关，这两个因素之间的平衡在很大程度上决定了疾病的预后。根据肿瘤微环境的免疫状态对 CRC 进行分类，可以准确地预测患者的预后，识别出Ⅰ/Ⅱ/Ⅲ期 CRC 患者术后复发的风险高低。

一、肿瘤微环境概述

肿瘤微环境（Tumor Microenvironment，TME）中肿瘤实质和肿瘤间质之间的相互作用是癌症发生发展的主要驱动力。肿瘤间质的一些基本成分包括肿瘤浸润淋巴细胞（Tumor-infiltrating Lymphocytes，TILs）、肿瘤相关的巨噬细胞（Tumor-associated Macrophages，TAMs）和肿瘤相关成纤维细胞（Cancer-associated Fibroblasts，CAFs）（图 2－1）。研究表明，肿瘤间质成分可通过与肿瘤实质成分的相互作用，影响 CRC 的进展和肿瘤转移能力，有望成为肿瘤治疗和干预的有力靶点。因此本章节探究 CRC 的肿瘤微环境、TSR、TILs、TAMs 和免疫评分在 CRC 分期和预后评判中的价值，及其 TNM 不同分期之间的区别和互补作用。

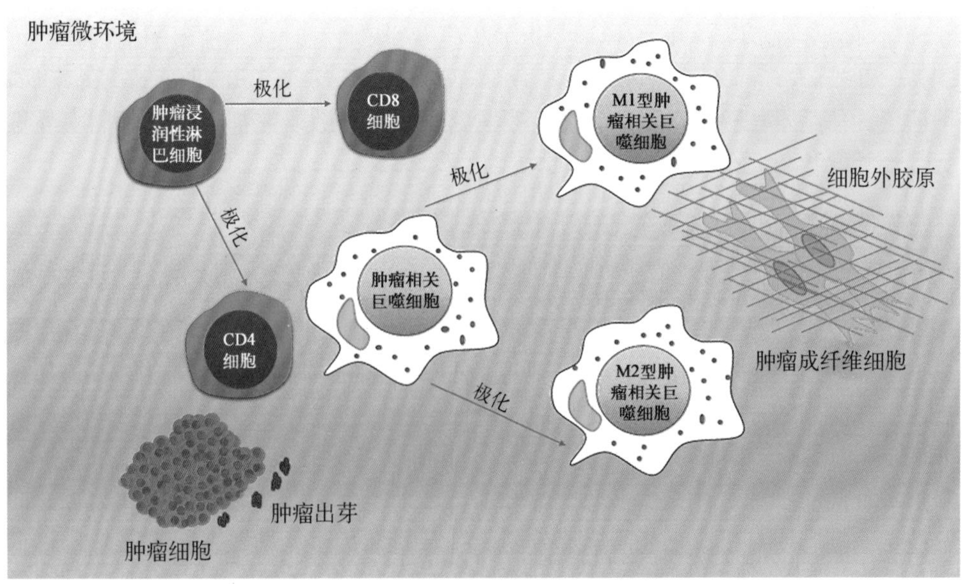

图 2－1　肿瘤微环境中的肿瘤细胞和肿瘤间质成分

实体肿瘤组织由不同类型的细胞组成，包括恶性细胞、天然免疫细胞（粒细胞、肥大细胞和单核巨噬细胞）、适应性免疫细胞（T 和 B 细胞）、成纤维细胞和内皮细胞。这些细胞本身或与其他细胞类型一起，通过细胞间接触和分泌细胞因子、趋化因子，促进肿瘤组织的炎症发生。

肿瘤微环境（Tumor Microenvironment，TME）由多种类型的细胞组成，如巨噬细胞、自然杀伤细胞（NK）、B 细胞、T 细胞（$CD3^+$）、细胞毒性 T 细胞（$CD8^+$）和记忆性 T 细胞（CD45 Ro^+）。TME 中 TILs 的位置、类型和密度直接影响结直肠癌的癌变，在肿瘤间质中免疫反应的作用变得明显，TME 在肿瘤行为中起着积极的作用。通过与癌细胞相互作用，它影响肿瘤的进展和肿瘤的转移能力，TME 或肿瘤间质对肿瘤细胞的调控具有重要作用，它通过诱导肿瘤细胞的干细胞样特性和上皮-间充质转化（EMT）参与肿瘤的发生。高间质比的肿瘤在结直肠癌和其他实体上皮肿瘤中的预后较差。

TME 是结直肠癌重要的预后特征和治疗靶点，目前临床上以 AJCC 指南提供的 TNM 病理分期判断结直肠癌的预后和辅助治疗方案，然而目前的这种分期不能考虑到疾病分期的增加并不一定反映肿瘤相关病死率的增加，TME 特征是疾病进展和生存的重要决定性因素，TME 中的各种非肿瘤细胞发挥着不同的功能，TME 中的其他成分，如肿瘤相关间质，具有额外和互补的预后价值，除了判断预后外，TME 也可能有助于判断结直肠癌患者的非手术治疗、局部免疫反应和肿瘤相关间质对化疗和放疗的反应。此外，TME 本身可能是新疗法的潜在靶点，例如免疫检查点阻断和 TGF－β 抑制。然而，对手术切除标本的综合评估虽然有助于判断预后，但是限制了 TME 指导治疗以及根据 TME 特征选择术前新辅助治疗的可能性。此外，它还排除了通过综合评估 TME 来预测转移或局部进展迅速的疾病，不适于评估手术切除的患者的预后。尽管之前的大多数研究都集中在肿瘤实质细胞上，但 TME 也是影响癌症发展的主要因素。

二、肿瘤间质成分在 CRC 中的作用

TME 包括肿瘤实质细胞、间质细胞、细胞外基质和细胞分泌的细胞因子等，其在肿瘤的发生、发展和转移中起着重要作用，因此被认为具有广阔的肿瘤治疗前景。肿瘤间质细胞主要由 TILs、TAMs、CAFs 等组成，其通过分泌趋化因子和生长因子在肿瘤的发展中起着关键作用，并可导致肿瘤实质细胞增殖、运动性和侵袭性增强，也可促进炎症和血管生成。解剖上，肿瘤实质细胞被血管和淋巴管包围，并由多种间质细胞营养支持，如巨噬细胞、成纤维细胞、淋巴细胞、内皮细胞等。而肿瘤实质细胞通过招募这些间质成分来诱导其恶性转化及进展。间质成分一旦被招募，可通过分泌多种细胞因子、趋化因子、生长因子和酶等，影响肿瘤实质的发生、发展、侵袭和转移。因此，肿瘤间质成分有望为肿瘤治疗提供新的靶点。

三、肿瘤浸润性淋巴细胞在 CRC 分期和预后评判中的价值

CRC 的生存预后主要和肿瘤 TNM 分期有关，但临床处于同一 TNM 分期的 CRC 可以表现为不同的生存期，故目前 TNM 分期不能全面、有效地指导 CRC 的

治疗及评估预后。事实上，TNM 分期没有考虑到间质成分中宿主免疫反应，而只是关注到了肿瘤实质细胞的作用。有越来越多的证据表明，肿瘤间质中的免疫反应与肿瘤进展密切相关。目前许多研究试图寻找新的免疫生物标记物，作为治疗新靶点并克服 TNM 分期的弊端。

TILs 是指从肿瘤组织中浸润淋巴细胞，富含肿瘤特异性细胞毒性 T 细胞和自然杀伤(Natural Kill，NK)细胞，文献报道，TME 中 TILs 的位置、类型和密度直接影响 CRC 的发生和进展。且 TILs 浸润密度的增加与临床预后密切相关，高密度的 $CD3^+$、$CD8^+$ 和 $CD45Ro^+$ 浸润与较长的无病生存期(Disease Free Survival，DFS)以及总生存率(Overall survival，OS)有关。Naito 等首次报道 $CD8^+$ 是结直肠癌独立的预后因素。Koch 等人研究表明 TILs 浸润密度与 CRC 的预后密切相关，与其他相关免疫细胞相比，高密度的 $CD3^+$ 和 $CD8^+$ 浸润具有更好的生存期，且与 TNM 分期相比，$CD8^+/CD3^+$ 比值被认为是更好的预后标志物。Trabelsi 等人利用免疫组化染色及图像分析软件，定量分析肿瘤中心(Tumor Center，TC)及侵袭边缘(Invasive Margin，IM)的 $CD3^+$、$CD8^+$，结果表明联合标志物 $CD3^+$、$CD8^+$ 不仅具有可靠的预后评估价值，而且对选择最佳的肿瘤治疗方案也有帮助。此外，TILs 比值($CD3^+/CD8^+$、$CD3^+/CD45RO^+$ 或 $CD8^+/CD45RO^+$)比传统的 UICC 分期的Ⅰ～Ⅲ期 CRC 有更精细的分层和更准确的预后评估价值。

四、肿瘤相关巨噬细胞在 CRC 分期和预后评判中的价值

肿瘤相关的巨噬细胞(Tumor-associated Macrophages，TAMs)是一种多功能的抗原递呈细胞，其是单核细胞通过与肿瘤实质细胞相互作用进而分化形成的，参与了免疫抑制、肿瘤侵袭和转移等过程，影响其炎症反应。在肿瘤实质招募的各种免疫细胞中，TAMs 是最常见的细胞。在肿瘤进展的各个阶段 TAMs 计数丰富并占据主要地位，并可表现促癌或抑癌作用。研究指出，在不同类型的肿瘤中，高浸润比例的 TAMs 与不良预后和预后较差有显著相关性。

TAMs 可以分为 M1 和 M2 两个亚型，其中 M1 型(抑癌型)以 iNOS、$CD86^+$、$CD169^+$ 等为主，M2 型(促癌型)以 $CD163^+$、$CD206^+$、$CD204^+$ 等主。在多种恶性肿瘤中，TAMs 密度越高，尤其是 M2 亚型为代表的 TAMs，临床预后越差。TAMs 高密度浸润或 TAMs 的极化通路被认为是恶性肿瘤治疗的新靶点。在炎症因子刺激下，M1 型被激活获得吞噬肿瘤实质细胞的能力，从而抑制肿瘤进展，M2 型则促进肿瘤生长和转移，维持血管生成和间质重塑功能。

目前 TAMs 最常用的标志物是巨噬细胞普遍标志物 $CD68^+$，但是测定单一 TAMs 中的 $CD68^+$ 浸润密度，不可避免地会忽略 TME 中不同功能的巨噬细胞亚群的作用潜力。在 CRC 和胃癌中，发现高比例 TAMs 浸润具有更好的预后。Pinto 对 151 例 CRC 标本进行免疫组化染色，以 $CD68^+$ 为巨噬细胞普遍标志物，

$CD80^+$ 为促癌型巨噬细胞标志物，$CD163^+$ 为抑癌型巨噬细胞标志。通过计算机辅助定量方法分析肿瘤中心、侵袭边缘和癌旁正常黏膜(Adjacent Normal Mucosa, ANM)的 TAMs 密度分布，结果发现抑癌型 $CD163^+$ 主要分布在 IM，而促癌型 $CD80^+$ 几乎只分布在 ANM，提示 TAMs 具有明显的抑癌极化作用。根据肿瘤分期分层，TAMs 特别是 $CD163^+$ 患者在Ⅱ期肿瘤中所占比例较高，而 $CD80^+$ 患者在侵袭性较小的 T1 期肿瘤中占优势。另外，在Ⅲ期肿瘤中，高比值 $CD68^+$ 和低比值的 $CD80^+/CD163^+$ 与总生存率降低相关。通过分析 TAMs 亚群浸润比例和随访预后信息可以发现，TAMs 亚群对 CRC 有不同的预后，并可筛选出哪些高危 CRC 可能受益于针对不同亚群巨噬细胞的免疫治疗。Zhang 等人发现 $CD68^+$、$CD163^+$ 和 $CD80^+$ 巨噬细胞在右半结肠的 ANM 中更为普遍。除 TAMs 外，其他免疫细胞，即某些 T 细胞亚群，也被报道为右半结肠肿瘤区域的主要免疫细胞(表 2-4)。

表 2-4　TILs 和 TAMs 亚型与结直肠癌预后的相关性

细胞类型	细胞亚型	位置	预后
TILs	$CD3^+$,$CD4^+$,$CD8^+$,$CD45R0^+$	TC	DFS,OS
	$CD3^+$	IM	OS
	$CD4^+$,$CD8^+$,FOXP3	TC	OS
	$CD8^+$	TC	DFS
	$CD8^+$,$CD45R0^+$,FOXP3	IM	OS
	$CD3^+$,$CD8^+$,$CD45R0^+$,FOXP3	IM	CSS
TAMs	CD163	IM,ANM	OS
	CD80	ANM	DFS
	CD68	ANM	OS
	CD80,CD163	ANM	OS
	CD206,CD68	TC	DFS,OS

TC：Tumor Center　IM：Invasive Margin　ANM：Adjacent Normal Mucosa
OS：Overall Survival　DFS：Disease Free Survival
CSS：Cancer Specific Survival

五、肿瘤相关成纤维细胞在 CRC 中预后评判中的价值

肿瘤相关成纤维细胞(Cancer-associated Fibroblasts, CAFs)是肿瘤间质的重要组成部分，不仅为上皮细胞提供营养支持，而且是肿瘤的关键功能调节因子，以环境依赖的方式促进或延缓肿瘤的发生发展。转录组学和免疫组化研究表明，肿瘤间质纤维增生性与患者预后不良相关，结缔组织增生反应主要由活化的 CAFs

组成，高密度 CAFs 浸润与结直肠癌不良预后密切相关。

CAFs 是肿瘤间质的异质性成分最主要的细胞之一。CAFs 在起源、亚型、生物学甚至定义方面也是最不为人所知的细胞类型之一。在结构和功能上，CAFs 通过多种机制影响肿瘤的发生和发展。例如，CAFs 释放多种促肿瘤因子，如细胞因子和趋化因子，营养支持肿瘤细胞生长和血管生成。在功能上，CAFs 可分为促癌型 CAFs 和抑癌型 CAFs，对 CAFs 生物学功能的进一步研究，可衍生出对间质成分的新诊断、预测和治疗的方案。肿瘤间质中的 CAFs 一个突出表现是，其能够将对 TME 中肿瘤生长的抑制转变为促进作用。CAFs 在几个方面促进了肿瘤的生长，有助于肿瘤的耐药，从而促进肿瘤生长。TSR 比例高的肿瘤可能更多地受益于肿瘤的促生长能力，这可以解释高间质比例患者预后较差的原因。

随着间质在肿瘤生长中的作用越来越明显，对开发针对间质的治疗研究日益增多。例如，针对 CAFs 生长因子的抗体、针对转化生长因子的抗体，以及针对间质 T 细胞免疫疗法的研究。目前，临床上尚未存在大规模针对间质成分的靶向治疗应用，但是间质成分的靶向治疗可能在未来变得更加重要。目前针对肿瘤间质成分中的 CAFs 的新靶向疗法正在研发中，并可进一步提高对肿瘤患者 TSR 的评估价值。

六、肿瘤出芽在 CRC 分期和预后评判中的价值

肿瘤出芽(Tumor Budding，TB)定义为存在侵袭边缘的单个或小簇肿瘤细胞，被认为是 CRC 中影响预后的高危因素，TB 比例高与 CRC 的不良预后相关，并可预测早期 CRC 的区域淋巴结转移。ITBCC(International tumor Budding Consensus Conference)建议将 TB 与其他临床病理因素一同加入未来的 CRC 指南中。目前 TNM 分期通常被认为是 CRC 分期的金标准，但是按照 TNM 分期标准，同一分期的肿瘤患者可能会有不同的临床结局。TB 的相关数据可在常规苏木精和伊红(H&E)染色切片中轻松获得，研究表明 TB 与肿瘤复发显著相关，而肿瘤生长模式与肿瘤复发无关。

TB 可作为预测和评估高复发风险患者的独立预后因素，特别是在可从辅助治疗中获益的Ⅱ期高复发风险 CRC 患者，TB 可作为原发性结直肠癌新的分期系统的良好候选方案。有研究结果显示，TB 能够有效地将可手术切除的原发性肿瘤的肿瘤特异性生存(Cancer Specific Survival，CSS)进行分层。此外，与其他肿瘤特征，包括 T 分期和 N 分期相比，TB 的复发危险率最高，约为其他肿瘤特征的 3 倍。在 T1 和 T2 肿瘤中，只有 TB 有显著的预后价值。这表明 TB 的发生在肿瘤侵袭的早期，代表了恶性肿瘤的有侵袭性特征，如细胞黏附力丧失和局部侵袭。

七、肿瘤间质比在 CRC 分期和预后评判中的价值

TME 中肿瘤实质细胞和间质细胞是一个整体，与肿瘤的发生、发展和转移均

密切相关，间质成分的比例高低是多种肿瘤重要的预后因素。研究表明，高间质比例的肿瘤患者预后差，并且可作为一种重要的高复发风险因素的参考。肿瘤间质比（Tumor Stroma Ratio，TSR）是指肿瘤实质面积和间质面积比值，在传统的苏木精和伊红（HE）染色石蜡切片，在肿瘤最具有侵袭性部位通过人工评估获取比值。TSR 在 CRC 的研究进展及Ⅱ期肠癌中的预后价值尚不完全清楚，因此探究 TSR 在 CRC 中的预后价值显得尤为重要。

目前常用于临床决策的分期是美国癌症联合委员会（AJCC）的肿瘤淋巴结转移（TNM）分期，按照 TNM 分期标准对肿瘤的浸润程度进行评判，可为临床医师提供治疗决策。由于没有考虑到肿瘤的异质性和生物学特征，同一 TNM 分期的 CRC 患者有不同的预后，并且其中 25%的Ⅱ期肠癌患者五年内会出现复发，除此之外，有些ⅡB 期比ⅢA 期患者的预后更差，导致在某些情况下Ⅱ期 CRC 治疗不足而Ⅲ期 CRC 治疗过度。因此，临床上急需新型分期方法以优化目前常用的 CRC 患者的 TNM 分期。最近，Park 等人通过对 331 例Ⅰ～Ⅲ期 CRC 的研究，指出 TSR 是 CRC 根治术后复发的高危因素，并与 CRC 的生长和侵袭密切相关。有学者通过对 530 例 CRC 术前的肿块进行活检并计算出 TSR，成功预测出 CRC 的术前淋巴结转移状态并提出最适合的治疗方案，同时建立出预测 CRC 术前淋巴结转移状态的 Nomogram 模型。研究表明Ⅱ期高复发风险 CRC 可从辅助化疗中获益，因此可将新的高复发因素纳入现有的病理分期分级。综上，TSR 可作为一种独立的 CRC 预后因素，并可预判 CRC 术后复发，同时可为Ⅱ期 CRC 提供重要的治疗决策。

八、免疫评分在 CRC 分期和预后评判中的价值

研究证实肿瘤微环境中的免疫细胞浸润情况与患者的预后密切相关。因而，国际上有学者提出免疫评分（immunoscore）系统，即用微环境中的免疫细胞量化来预测肿瘤患者的生存周期，近期研究表明其对肿瘤患者临床预后的预测较 TNM 分期更准确，目前在结直肠癌中的研究较为广泛。有学者将与肿瘤患者的 DFS 和 OS 相关的获得性免疫因素统称为“免疫结构”（immunecontexture），该结构由肿瘤中心区域和交界区域中的 $CD8^+$ T 细胞、$CD45RO^+$ 记忆性 T 细胞、三级淋巴结构和其他功能黏附相关分子（如 MADCAM1、ICAM1、颗粒溶解素和粒酶 B 等）共同组成。在结肠癌组织芯片中发现在肿瘤中心区域与肿瘤浸润交界区域中，$CD3^+$、$CD8^+$、粒酶 B 和 $CD45RO^+$ 高表达与患者的生存预后存在明显的正相关。通过反复系统比对，肿瘤区域的免疫特征被进一步缩小到仅需要观察 $CD3^+$、$CD8^+$、$CD45RO^+$ 和 $GZMB^+$ 细胞的密度和区域，同样可以准确地预测患者的术后生存周期。基于上述研究背景，Galon 提出免疫评分这一概念，在结直肠癌患者中进行评分，即通过量化肿瘤微环境中的 T 细胞和细胞毒 T 细胞密度来预测患者术后的总

生存期。

Galon 研究发现结直肠癌患者生存预后与免疫评分正相关，在Ⅰ期结直肠癌患者中，免疫评分低，则患者生存预后很差，证明免疫评分比 TNM 分期更为准确。Pages 运用免疫评分方法对 TNM 早期（Ⅰ/Ⅱ期）的结肠癌患者进行随访，发现免疫评分 4 分患者与评分为 0 分患者在 DFS 和 OS 中的差异具有统计学意义。其中免疫评分为 4 分的患者生存期较长，且 95%的患者在结直肠癌术后数年内没有复发；而 50%评分为 0 分患者在结直肠癌术后 2 年内即出现复发或转移。由于在 TNM 早期患者中看到很好的预测效果，研究人员在 2011 年开始针对各个肿瘤阶段（TNM Ⅰ～Ⅳ期）的患者进行免疫评分的效果验证，结果显示免疫评分可以预测不同分期的结直肠癌患者的预后。

由于直肠癌的临床病理学和治疗标准与结肠癌存在区别，癌症免疫治疗协会（SITC）并没有将直肠癌纳入免疫评分研究。而 Anitei 等人开展了一个辅助性的研究，进一步评估免疫评分在局部直肠癌患者中的效用，发现高免疫评分组和低免疫评分组存在统计学差异，免疫评分为 0～1 分的预后最差，结合其他可能与临床预后相关的指标，发现只有淋巴结阳性比率（Lymph Node Ratio，LNR）和免疫评分与患者的 DFS 和 OS 具有显著的相关性，$CD3^+$ 细胞的密度与直肠癌的复发呈负相关（$CD8^+$ 细胞的数据未出），在直肠癌组织的活检组织中，$CD3^+$ 细胞的浸润密度与术前放化疗的疗效呈正相关。Mlecnik 等人研究发现有远处转移的结直肠癌患者，肿瘤内的淋巴细胞密度（如 $CD3^+$、GZMB、$CD8^+$、T - Bet、$CD57^+$ 和 $CD45RO^+$ 等）是显著降低的。在肿瘤的 IM 区域，高免疫评分、高淋巴管密度（Lymphatic Vessel Density，LVD）和高密度的 GZMB 细胞会降低肿瘤转移的可能性。所以，免疫评分是肿瘤发生远处转移的关键决定性因素，可以作为患者生存预后的重要标志物。

九、肿瘤间质成分在Ⅱ、Ⅲ期 CRC 中的区别和互补

肿瘤间质成分通过与肿瘤实质成分的相互作用，影响 CRC 的进展和肿瘤转移能力，并可作为肿瘤治疗和干预的有力靶点。目前以氟尿嘧啶为基础的术后辅助化疗方案已被广泛应用于 CRC 以降低复发率和提高生存率，然而其对Ⅱ期 CRC 的疗效仍存在争议。传统的临床病理高危因素不能很好的确定预后差和高复发风险。鉴于辅助化疗的副作用和成本等其他因素，急需准确的 CRC 预后价值和预测的生物标志物，并寻找高复发风险因素并筛出可能受益于辅助化疗的Ⅱ期高复发风险 CRC 患者。

对于Ⅱ期 CRC，有学者通过对 84 例Ⅱ、Ⅲ期的结直肠癌患者资料进行回顾性研究，TILs 可作为预测 CRC 生存期可靠的指标，因此 TILs 在 CRC 中有更好的预后价值并在Ⅱ期 CRC 中具有较广阔的应用前景。另外，Eriksen 通过对 573 例

Ⅱ期CRC的HE染色切片计算TSR，研究表明在Ⅱ期CRC中TSR可提供重要的预后价值，将TSR纳入当前的风险分层可更好地筛出Ⅱ期高复发风险CRC。此外，Sickert等人发现当根据肿瘤分期评估TAMs数量时，与Ⅳ期相比，Ⅱ期CRC中$CD68^{+}$和$CD163^{+}$浸润比例更高。对于Ⅱ期CRC，术后辅助化疗的疗效仍存在争议，Feng等人指出在根治性切除的Ⅱ期CRC中，$CD206^{+}/CD68^{+}$比值越高，则复发风险越高、预后越差，并可受益于辅助化疗。同时Feng等人评估了TAMs作为术后辅助化疗的生物标志物的预后价值，与传统的临床病理高危因素和的后评估和疗效预测做出比较，指出将TAMs比值结合传统的临床病理高危因素，更有助于精准化、个性化治疗，对于预后良好且复发风险较低的患者，可以优先使用化疗辅助，因此TAMs作为生物标志物在CRC中有更好的预后价值并在Ⅱ期CRC中具有较广阔的应用前景。

目前CAFs在Ⅱ期CRC中报道较少，但通过对CAFs浸润评分有助于进一步肿瘤分期分层。对于肿瘤出芽，有学者研究指出肿瘤浸润性生长模式与组织学亚型和淋巴管浸润显著相关，而高TB与T分级和N浸润显著相关，证明TB是Ⅱ期CRC进展的独立预测因子，TB可独立预测AJCC/UICC Ⅱ期CRC的预后，因此可通过综合多模式治疗用于准确预测、患者咨询和临床实验设计。

TME对CRC的预后具有重要影响，显著的肿瘤周围炎症（高TILs浸润）与良好的预后相关。TSR已被证实是CRC患者OS的一个独立的分期指标，有助于TME评分的发展，补充现有的TNM分期系统。TNM分期系统虽然已被广泛应用于评估CRC的预后，但它不能预测治疗的反应，难以作为一个强有力的预后标志物。因此TME中的肿瘤间质成分在CRC中的作用及预后有望与TNM分期系统相结合，并在Ⅱ期CRC中具有广阔的应用前景。

| 第三章 |

结直肠癌预后预测模型建立

尽管目前已经有越来越多的技术和手段在一定程度上提高了结直肠癌的早期检出率、优化了结直肠癌的诊疗手段、提升了结直肠癌患者的总体生存期（Overall Survival，OS）和无疾病生存期（Disease Free Survival，DFS），但仍有不少患者在结直肠癌根治性术后发生局部复发和转移。因此，如何个性化地精准评估结直肠癌患者预后情况，为不同患者制定个性化的治疗方案，是目前结直肠癌个性化诊治工作中亟待解决的重要问题。

一、概述

结直肠癌的预后预测在 CRC 临床诊治中具有重要意义，可以辅助临床医生给患者制定个性化治疗方案，辅助临床医生对不同预后风险的患者进行临床决策支持，也可以帮助患者认识自身疾病状况，配合临床医生的诊治工作。在当前临床实践中，针对结直肠癌患者预后预测的主要手段包括经典的 TNM 分期和新近的预后模型。TNM 分期由于仅从 T（肿瘤的浸润深度）、N（区域淋巴结转移数目）、M（是否发生远处转移）三个方面来评估预后，而忽略了其他临床病理因素，在临床应用中难免会存在不足。而新型的预后模型则综合考虑患者的临床和非临床因素，更加全面的分期与患者预后相关的特征，从而来预测患者在未来特定时间内出现特定结局（包括死亡和疾病进展等）的风险概率。考虑到不同患者之间的基因组、疾病病因、临床表现和治疗方式存在差异，单一类型的特征因素很少能对 CRC 患者做出精准预测。因此，精准地预测 CRC 患者的预后对“医患共赢”具有重要价值，一方面指导医生在针对不同预后风险的 CRC 患者采取不同的临床决策；另一方面可以告知不同 CRC 患者其未来的疾病风险概率，加强配合医生的治疗。

目前临床上对结直肠癌患者的病理分期、化疗方案制定、手术方案制定以及预后判断往往依赖于 UICC/AJCC 的 TNM 分期系统。然而，TNM 分期仅包含肿瘤的浸润深度、区域淋巴结转移数目和是否远处转移 3 个方面的信息，未能全面反映肿瘤的异质性。一方面是结直肠癌 TNM 分期系统存在单调性和反常现象，例如 ⅡB/C 期（T4a/bN0）患者的预后明显差于 ⅢA（T1 - 2N1）期的患者；另一方面是同一 TNM 分期的结直肠癌患者在 OS 和 DFS 上存在显著差异，评估的准确性不高，这可能与患者本身的基因、细胞和组织病理学特征上存在的差异有关，降低了临床应用中的准确性和可靠性。综上，TNM 分期可能不足以个性化地精准预测不同 CRC 患者的生存时间。因此，亟待完善现有的 TNM 分期，临床实践中需要更加个性化而又准确客观的预测模型对 CRC 患者的预后进行预测，完善 CRC 患者全程治疗决策。

二、新型预后预测模型

随着 TNM 分期在临床运用中存在的缺陷逐渐显露，越来越多的学者在基于 TNM 分期系统和临床特征的基础上，开始着眼于 CRC 患者的其他特征变量，包括其他病理特征（如肿瘤位置、组织学类型、分化程度和脉管浸润等）、肿瘤标记物（CEA 和 CA199 等）、染色体情况（如染色体不稳定、微卫星不稳定和 CG 岛甲基化表型）和蛋白表达情况（P53、APC、K - Ras 和 B - Raf 等）等，将这些特征变量纳入预后判断体系中来构建结直肠癌预后预测模型。目前用于预后预测模型建立的主要有 3 种方法：① 参数方法，根据样本数据估计分布模型参数，从而获得生存时间的概率分布模型。但由于该方法要求数据服从某种特定的分布限制了其应用；② 半参数法，是参数方法和非参数方法的结合。其中，最常用的模型建立方法是 Cox 比例风险回归模型；③ 机器学习方法，包括随机生存森林和生存支持向量机等方法。研究表明，这些模型可以比 TNM 分期更加准确的预测不同 CRC 患者的预后，为 CRC 患者提供了一个更为个性化的预后预测系统（图 3 - 1）。

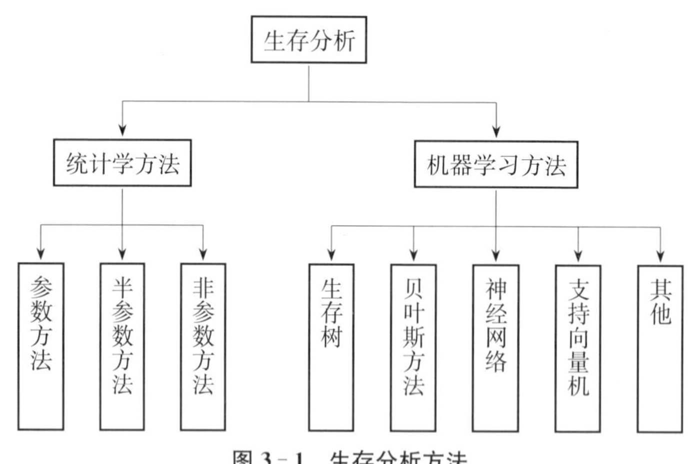

图 3 - 1 生存分析方法

1. 基于半参数法的诺莫图（Nomogram）

半参数法，最常用的是 Cox 比例风险回归模型。由于 Cox 比例风险回归模型具有较强的泛化外推能力，预测表现较为稳定，可以忽略事件的生存事件分布，因此许多研究均采用 Cox 比例风险回归模型来构建预后预测模型。其建模流程主要包括三个部分：① 整理数据并进行变量赋值；② 利用单因素分析其中有预后意义的变量并纳入后续多因素 Cox 比例风险模型；③ 筛选得到独立预后因子来构建预后预测模型，并对模型进行评价。诺莫图，又称列线图，具有使用方便和预测准确等优势，在临床诊疗中被广泛用于建立预后预测模型。诺莫图通过整合不同的独立风险预后因素，以图形化方式来呈现预后风险的一种预后模型。诺莫图根据模型中各个影响因素对结局变量的影响程度的高低（回归系数的大小），给每个影响因素的每个取值水平进行赋分，然后再将各个评分相加得到总评分，最后通过将总评分与结局时间发生概率之间的函数转换关系，从而得到个体临床事件发生的概率。它能够生成个体临床事件发生的概率，满足了我们对预后模型的需求，也满足了我们对个性化医疗的需求。

Valentini 等人利用 2 795 例直肠癌患者的资料，以年龄、性别、T 分期、N 分期、辅助化疗、手术方式及放疗剂量等常见临床病理学指标构建 Cox 比例风险回归模型，并建立了针对欧洲人群的直肠癌预后预测列线图，其训练组和验证组模型的 C－index 分别为 0. 680 和 0. 700，具有潜在的临床应用价值。王等人通过纳入 2 641 例结直肠癌根治性术后的患者的临床病理资料，建立基于个体化的非转移性结直肠癌预后的列线图预测模型，通过单因素和多因素 COX 比例风险回归模型分析纳入年龄、pT、pN、CEA、肿瘤大体形态和神经侵犯 6 个独立预后因素来建立列线图预测模型。采用 Bootstrap 法计算 c 指数，并与 AJCC 分期的 C 指数进行比较。结果发现该列线图的 C 指数为 0. 718，高于第 7 版 AJCC 分期（C 指数为 0. 683），细化了 pT 分期及 pN 分期及其他相关因素对预后的贡献，有助于对患者预后的评估。

徐等人通过分析 509 例结直肠癌患者的临床病理资料，通过单因素分析筛选得到 17 个有临床预后意义的指标。并进一步通过多因素 COX 比例风险模型进行验证分析，结果发现具有独立预后意义的指标包括确诊时的年龄、确诊时淋巴结转移情况、神经周围侵犯、肿瘤出芽（肿瘤芽）、确诊时远处转移情况、P53 阳性率和 IGFBP7 阳性率等 7 个指标。最后计算每个独立预后指标对应的预后指数并分组来建立死亡风险预测模型，直接利用预后指数进行 1 年、3 年、5 年生存情况判别时曲线下面积分别达到 0. 944、0. 954 和 0. 923，诊断准确性较高。曲等人通过常氧和缺氧状态下培养的结直肠癌细胞进行高通量测序筛选出 52 个缺氧诱导的 miRNA，通过单因素分析和多因素 COX 回归分析，结果得到 4 个 miRNAs（miR－197、miR－26a、miR－210 和 miR－375）是结直肠癌预后的独立危险预后因子。最后通过多变量 COX 回归模型的回归系数来加权 4 个 miRNA 分子来建立 Nomogram 模型，该模型的 3 年 AUC 为 0. 763，5 年 AUC 为 0. 752，具有较好的鉴别能力。

熊等人通过单因素分析和多因素 COX 回归模型将 CST1 表达水平、肿瘤 T 分期、肿瘤 N 分期、CEA 水平及肿瘤分化程度 5 个独立预后因子进行诺莫图模型构建。通过比较该列线图模型和 TNM 分期对结直肠癌患者 OS 和 DFS 的一致性指数（C - index）发现，该列线图模型的 OS 和 DFS 的 C - index 分别为 0.767（0.723～0.811）和 0.743（0.700～0.786），而 TNM 分期的 OS 和 DFS 的 C - index 分别为 0.647（0.599～0.696）和 0.630（0.583～0.677），说明该列线图模型在预测结直肠癌患者 3 年和 5 年的 OS 和 DFS 方面要优于 TNM 分期，具有良好的辨别力和校准能力，对个体化辅助治疗等后续以及随访同样有益。

近期有研究通过大样本测序发现，在所有完成测序的肿瘤样本中，发生超突变的样本占总数的 17%（每 100 万个碱基对包含>10 个突变事件称为超突变）。目前认为高度微卫星不稳定（MSI - H）的结直肠癌患者对传统的化疗敏感性较差，且该部分患者易发生超突变，发生超突变的结直肠癌在肿瘤发生发展、临床表现以及诊疗方案上与未发生超突变的结直肠癌患者相比存在较大差异。因此，针对存在超突变的结直肠癌患者，需要更加个性化的预测模型来筛选可接受免疫治疗的 CRC 患者以及预测发生超突变的 CRC 患者预后。蔡等研究人员将结直肠癌标本进行二代测序，选出其中超突变的患者，将该部分患者作为训练集，运用 R 语言及 Python 进行加权运算，结合癌症基因组图谱（TCGA）数据库中获取匹配的人群作为独立的验证集，最终建立一个由四基因（DOCK2、ACVR2A、APC 和 POLE）组成的预后预测模型，该模型预测 OS 的 C - index 为 0.748，具有较好的预后预测能力和有较高前景的临床运用价值。

诺莫图将复杂的回归方程，转变为了简单且可视化的图形，使预测模型的结果更具有可读性，具有更高的使用价值。而这种优点使得列线图在医学研究和临床实践中得到了更多的关注和应用。

2. 基于机器学习方法的预测模型

机器学习是近年来新兴的交叉学科，涉及概率论、统计学及计算复杂性理论，属于人工智能技术范畴。机器学习不对数据进行假设，而是从数据中挖掘规律，进而对未知数据进行预测，常被用于复杂数据的挖掘。近年来，机器学习方法由于对非线性关系的建模能力和模型的预测性能优势，在各个应用领域取得了显著的效果。在生存分析中，机器学习方法面临的主要挑战是难以正确处理缺失数据和生存时间估计。

尹等人通过支持向量机模型将 2 951 例结直肠癌术后患者的性别、年龄、肿瘤大小、肿瘤位置、组织病理类型、T 分期、N 分期、M 分期和 G 分期等临床指标和 CEA、PCNA、P53、CD34、S - 100、NM23、CerB - b2、P21、Ki - 67 等病理指标进行整合，分别建立基于临床指标的 SVM1、基于病理指标的 SVM2 和基于临床指标和病理指标汇总的 SVM3。模型 SVM1 纳入了 9 个临床指标，最优的 C 值为 8.00，Gamma 值为 0.35，准确率为 83.4%；模型 SVM2 纳入了 5 个病理指标，最优的 C 值为 4.0，Gamma 值为 0.35，准确率为 78.8%；模型 SVM3 纳入 4 个临床指标和 2

个病理指标，最优的C值为1.00，Gamma值为2.83，准确率为81.8%。结果表明年龄、M分期等临床指标和CerB－b2、S－100和PCNA等病理指标与CRC患者预后有一定的关联性。在预测CRC患者预后方面，临床指标较病理指标可能具有更大优势，但仍需要进一步高质量的大样本数据进行验证。由于该研究中的病理指标缺失率高，可能会在一定程度上削弱病理指标对于CRC患者预后的预测作用。

尽管机器学习在建模过程中能在训练集中较好地预测预后，但与Cox比例风险回归模型相比，机器学习算法容易导致过拟合，导致其泛化外推能力较差。

3. 基于模型组合运用的预测模型

单一预测模型各有其局限性，针对不同人群、不同预测变量的情形时，其预测效果差异很大，必然严重影响模型外推预测的准确性。为了分别利用各单一模型的特定优势，提高预测模型的预测准确性和模型泛化外推能力稳定性，Van der Laan等人提出了一种基于损失函数的学习方法——Super learner。Super learner的基本原理是将适用于不同数据类型和具有其特定优势的单一模型组合起来，基于损失函数最小化原理赋予不同的权重，构建组合预测模型，从而使交叉验证风险最小化。李等人基于新近发展的Super learner理论方法框架下，组合运用Cox比例风险模型、随机生存森林、加法风险模型、Weibull回归模型、指数回归模型、对数正态回归模型、对数logistic回归模型以及基于条件推理树的随机森林共8种预测方法，构建新一代结直肠癌预后预测模型。与其他单一预测模型相比，Super learner组合预测模型在数据结构相对简单和预测变量数目较少的模拟情景下的预测效果更好，在较为复杂的真实世界结直肠癌预后队列中具有稳定的外推泛化能力。总体而言，基于Super learner组合预测策略的结直肠癌预后预测模型，具备稳健性强、准确性高以及外推泛化能力强的优良特征，为临床结直肠癌预后预测提供了新方法。

数据驱动的预后预测模型被认为是提高结直肠癌预后预测准确性的重要工具。此外，模型的泛化能力，即利用训练数据学习获得的预后模型在面向更多医疗机构真实临床数据的应用中均能获得良好的预测效果，具有重要意义。池等人通过验证结直肠癌预后预测因子的时间依赖和非线性效应，提出了基于深度学习的半监督多任务生存分析方法，有效提高了预后模型的准确性，并利用半监督逻辑回归方法来提高风险预测模型的泛化能力，促进预后预测模型在临床实践中的应用。

在当前的预后研究中，关于预后模型建模方法的研究很多，预后模型进行外部数据验证确定模型泛化能力的研究却很少。用于结直肠癌预后预测的模型中，只有部分基于逻辑回归的预后预测模型进行过泛化能力验证，且这些验证研究发现模型并不具备泛化能力；基于其他机器学习方法的预后预测模型的泛化能力还有待研究。此外，模型在外部数据上预测性能不佳时，研究人员会采用模型更新方法对模型进行更新，提高模型在新数据上的泛化能力，这是一个复杂繁琐的过程。为特定模型确定最佳的模型更新策略可能需要尝试截距更新、调整甚至重新估计回归系数或添加更多的预测因子。因此，利用先进的机器学习技术开发具有良好泛化能力的模型，对预后模型研究和应用具有重要意义。

三、预后预测模型的前景

随着信息技术的发展，诺莫图开始以 web 应用的方式呈现给用户使用。预后模型中的复杂公式被包含在基于计算机或智能手机的计算器中，用户只需要在界面上输入特定的变量并提交，web 应用就可以返回个体临床事件发生的概率。现有研究中，已经有一些用于结直肠癌预后预测的诺莫图。其中，由纪念斯隆-凯特琳癌症中心开发的诺莫图可以在其官方网站上在线预测（https：//www. mskcc.org/nomograms）。2011 年，Weiser 等人基于 128 853 例结肠癌根治性手术后的患者数据，开发了一个预测总体生存概率的诺莫图。Liu 等人使用中国大型医疗中心的患者数据对 MSKCC 开发的诺莫图进行了外部验证，研究结果显示 MSKCC 开发的诺莫图具有良好的准确性和泛化能力。诺莫图通过用户友好的数字界面进行快速计算，与传统分期相比，具有更高的准确性和更容易理解的预后，这使得诺莫图可以帮助临床决策，有良好的临床应用前景。

| 第四章 |

结直肠癌发病的分子机制

肿瘤发病机制始终是临床及基础研究中的热点问题。随着科学技术的进步和思想观念的发展，研究者对结直肠癌的形成机制的认识逐渐深入，同时也存在着较多的争议：传统观点认为结直肠癌的发生是多种原癌、抑癌基因突变的结果，即多基因突变介导的多阶段成瘤过程，新的观点则发现部分蛋白及非遗传性因素同样参与了肿瘤的发生与发展。目前较为成熟的分子机制分类将结直肠癌的发生机制分为染色体不稳定（Chromosome Instability，CIN）、微卫星不稳定（Microsatellite Instability，MSI）、甲基化表型（CpG Island Methylator Phenotype，CIMP）等 3 种途径。这 3 种途径既出现于散发性结直肠癌中，也出现于遗传性结直肠癌综合征中。下面我们将从结直肠癌发生的表观途径入手，深入探究其内在的分子机制。

第一节　结直肠癌分子分型及其相关机制

精准医学概念的诞生和发展，对于结直肠癌的精准分型与精准治疗也提出了更高的要求。参与结直肠癌发生的基因繁多，机制复杂，难以在单一层面就结直肠癌的分子分型达成一致。近年来，为解决各分子分类系统之间的矛盾，研究人员综合结直肠癌在生物学行为、转录组学、蛋白组学等方面的差异，制定出结直肠癌的共识分子亚型（Consensus Molecular Subtype，CMS），按照结直肠癌发生机制，主要将其分为四大类型：① CMS1 型，又称 MSI 免疫型，约占 14%，具有高突变、高甲基化、微卫星不稳定及强免疫反应的特征；② CMS2 型，又称经典型，约占 37%，属上皮来源的肿瘤，具有高体细胞拷贝数变异（Somatic Copy Number Alteration，SCNA）、染色体不稳定（Chromosome Instability，CIN）的特征，由 wnt/myc 通路激活引起；③ CMS3 型，又称代谢型，约占 13%，属上皮来源的肿瘤，是由于代谢失调控引起；④ CMS4 型，又称间充质型，约占 23%，常以 TGF－β 激活、补体激活、血管生成、基质重塑、上皮间质转化（Epithelial-Mesenchymal Transition，EMT）、黏附分子上调及基质浸润为特征。其他 13% 为兼具上述两种或多种特征，又称过渡表型或肿瘤内异质型。而 4 种亚型之间，既相互关联，又可互相转化（图 4－1）。

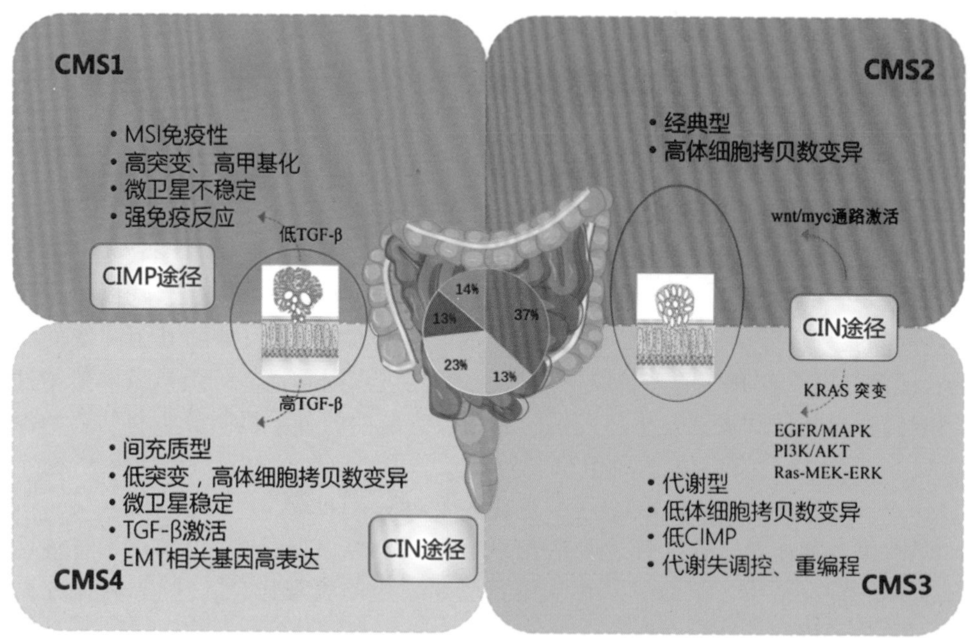

图 4－1 结直肠癌共识分子亚型及与传统分子机制

CMS1 型常有 BRAF 基因 v600E 位点的突变，继而通过上述 CpG 岛甲基化表型途径引起肿瘤发生，除此之外还可发现 MSH6、RNF43、ATM、TGFBR2、PTEN 等基因的突变。CMS1 常体现为弥漫性免疫浸润基因表达增强，引起 $CD8^+$ T 细胞、Th1 细胞、NK 细胞等免疫细胞浸润。同时，CMS1 型存在着明显的病理特征，常发生于女性、右半结肠，镜下呈实性/小梁性/黏液性结构，组织病理学分期较高，生存率较低。CMS2 型是最常见的一种类型，常可见到癌基因 EGFR、ERBB2（HER2）、IGF2、IRS2、HNF4α、cyclin28 等的高表达。CMS2 型常发生于左半结肠，镜下呈管状结构，生存率较高。

CMS1 及 CMS2 是临床上最常见的两种亚型，且能够与结直肠癌的癌前病变建立对应关系。根据统计数据，在散发性息肉中，80％的 AP 为 CMS2 亚型，57.1％的 HP 及 76.5％的 SSL 为 CMS1 亚型，而在遗传性息肉中，86.7％的 AP 为 CMS2 亚型，71.4％的 HP 及 96.2％的 SSL 为 CMS1 亚型。这一结果表明，腺瘤样息肉来源的结直肠癌多为 CMS2 亚型，大多数增生与锯齿状息肉来源的结直肠癌多为 CMS1 亚型，而 HP 与 SSL 在一定程度上丰富了 CMS1 及 CMS4 亚型。但也有观点认为，锯齿状腺瘤在低 TGF－β 诱导下发展为 CMS1 型结直肠癌，在高 TGF－β 诱导下发展为 CMS4 型结直肠癌，而腺瘤样息肉则形成 CMS2 及 CMS3

型结直肠癌。

CMS3 型相对较为少见，其常因 KRAS 基因的突变导致代谢失调控、代谢重编程。VDAC1 作为糖酵解途径的关键调节因子，在 KRAS 突变时表达上调，通过与己糖激酶相互作用促进肿瘤细胞高糖酵解率。因肿瘤细胞代谢需要，谷氨酰胺转运蛋白 SLC25A22 表达上调，谷氨酰胺水解产能增加，促进天冬酰胺合成增加以适应谷氨酰胺消耗，从而促进肿瘤细胞生长和增殖。同时受到影响的还有脂肪酸和脂质代谢，脂肪生成激活，外源性脂肪、脂蛋白、胆固醇合成增加。HGF/MET 信号的激活，也有利于肿瘤细胞抵抗抗血管生成治疗。因此，KRAS 突变通过 EGFR/MAPK，PI3K/AKT，Ras－MEK－ERK 等多条途径，改变糖酵解、丝氨酸生物合成、谷氨酰胺利用、脂肪酸和脂质代谢等代谢通路，进而影响肿瘤的生物学行为。CMS3 型镜下多为乳头状形态，且具有低 SCNA 及低 CIMP 的特点。代谢组学研究也发现，体内多种物质在结直肠癌发生时产生明显变化，牛磺酸作为肠道微生物代谢产物，含量明显增加；次黄嘌呤、支链氨基酸、血浆胆红素水平等在肿瘤发生时含量明显下降。由于癌细胞增殖率高，溶血磷脂酰胆碱（Lysophosphatidylcholines, LysoPCs）降解率提高，而使得 LysoPCs 与溶血磷脂酰乙醇胺（lysophosphatidylethanolamines, LysoPEs）含量下降。烟酰胺非活性代谢产物 1－甲基烟酰胺参与 COX－2/PGI2 途径，在结直肠癌中含量下降。

CMS4 型常有 TGF－β 及 EMT 相关基因的高表达，一方面通过促进肿瘤血管生成、癌相关成纤维细胞间质浸润促进肿瘤的生长和迁移，另一方面可以促进髓源性抑制细胞（Myeloid-Derived Suppressor Cells, MDSCs）、B 细胞及 Treg 细胞增殖，抑制细胞毒性免疫。其镜下表现为间质成分多，结缔组织增生反应明显，纤维连接密集，病理分期较晚，且预后不良。血小板的激活是 CMS4 型的关键特征，且与其他各项改变相互关联。在受到损伤或肿瘤细胞分泌的凝血酶、ADP、TXA2 等刺激时，体内血小板活化，释放出含有细胞因子、生长因子、黏附分子等物质的颗粒型异质性混合物，一方面协调免疫反应，结合、激活并引发骨髓来源细胞如单核细胞、中性粒细胞、T 细胞的定向迁移与定植，一方面通过血小板源性生长因子激活肿瘤细胞，并诱导间充质细胞如内皮细胞、平滑肌细胞、肿瘤相关成纤维细胞的募集，形成肿瘤微环境。同时，血小板源性基质衍生因子 1 的表达促进血管生成，TGF－β 的释放增强了致瘤作用，也降低了 NKG2D 受体的表达，对 NK 细胞起到抑制作用。C3a、C5a 释放也激活了补体系统，起到扩大炎症反应的效果。同时，血小板激活所释放的颗粒型混合物也促进了原发肿瘤的远处转移。上述机制都起到了促进血管生成和基质重塑的作用，并为结直肠癌的增殖和转移创造了条件。

上述四类共识分子亚型相互独立，又与传统的 CIN、MSI、CIMP 机制及其他分子机制相互交叉，互为补充，丰富了结直肠肿瘤发生的内在机制，为结直肠癌临床治疗提供了新的思路。

第二节 结直肠癌传统分子机制

一、腺瘤样息肉途径

作为结直肠肿瘤经典的发生途径，“腺瘤-腺癌”顺序（adenoma-to-carcinoma sequence）最先于 1996 年由 Vogelstein 及 Fearon 等人提出，并得到广泛的认可。正常的肠上皮细胞在多种原癌基因及抑癌基因突变的情况下，出现异常增殖，形成腺瘤样息肉（Adenomatoid Polyp，AP），并逐渐发展为腺癌。从分子分型的角度，该途径被定义为染色体不稳定（CIN）型，通过该途径形成的肿瘤约占所有结直肠癌的 75%，且好发于男性、左半结肠。

CIN 途径表现为染色体的改变，包括缺失、插入、扩增、非整倍体改变、杂合性缺失等。这一过程存在众多相互作用的基因改变，包括 *APC*、*c-myc*、*KRAS*、*P*53、*p*16、*DCC*、*MCC*、*DPC*4 等。其中 *c-myc* 基因过表达、*P*53 基因突变及 *von Hippel-Lindau* 基因缺失最为常见，约 60%的 CIN 型肿瘤中含有 *P*53 基因的突变，且 *P*53 突变的结直肠癌常发病较早（≤50 岁）。

其经典的癌变过程是由抑癌基因如 *APC*、*P*53 的杂合性缺失，原癌基因如 *KRAS* 的突变引起。*APC* 基因丢失可通过 wnt/β - catenin - Tcf 通路，激活促细胞增殖基因（如 MYC、CCND1、VEGF、过氧化物酶体增殖物激活受体 δ 等基因）转录，引起肠上皮异常增殖，导致腺瘤发生，继而在 *KRAS*、*P*53 突变，18*q* *SMAD*2、*SMAD*4 基因杂合性缺失（LOH）等条件下形成腺癌。这一过程可能与端粒酶及其他基因异常亦存在关联。

二、锯齿状息肉途径

锯齿状息肉是一类显微镜下呈现锯齿状外观的息肉，主要包含增生性息肉（Hyperplastic Polyp，HP）、传统锯齿状腺瘤（Traditional Serrated Adenomas，TSAs）和无蒂锯齿状病变（Sessile Serrated Lesions，SSLs）3 种类型。其中，HP 是最常见的类型，大多体积较小，形态较平坦和规则，异质性较低，一般不引起结直肠癌的发生。SSL 约占锯齿状息肉的 25%，体积较大，平均直径为 5～7 mm，多分布于近端结肠，而 TSA 较为罕见，多见于远端结肠。SSL 与 TSA 常通过锯齿状息肉途径引起结直肠肿瘤发生，约有 25%的散发型结直肠癌经由该途径产生。

原癌基因 *BRAF* 通过 MAPK/ERKs 信号通路调节细胞分裂、分化，该基因 v600E 位点的突变多为该途径的初始突变，引起正常的肠上皮向增生性息肉的转变，见于 10%的结直肠癌，且好发于女性、右半结肠。*BRAF* 的突变引起多种抑癌基因 *CpG* 岛高甲基化而转录沉默，进一步促进增生性息肉向 *TSA*、*SSL* 的恶性转化，故而该途径又被称作 *CpG* 岛甲基化表型（CpG Island Methylator Phenotype，CIMP）。CIMP 途径的定义最初是根据 5 个基因（*MINT*1，*MINT*2，*MINT*31，*CDKN2A* 及 *hMLH*1）的甲基化情况，后逐渐扩展为全基因组的甲基化水平，约有 20%的结直肠癌经由该途径发生。

CDKN2A 基因的超甲基化在 TSA 中较为常见，而 CIMP 后期亦可引起 SSL 中 DNA 错配修复基因 MLH1 启动子的表观失活，错配修复缺陷，进而导致微卫星不稳定（Microsatellite Instability-High，MSI－H）的结直肠癌发生。MSI 途径出现于 15%的散发性结直肠癌及 Lynch 综合征中，主要为 MLH1 基因启动子超甲基化，同时也存在于其他 DNA 修复、调节细胞增殖、细胞周期、凋亡相关基因中。事实上，CIMP 途径与 MSI 途径存在交叉关系，大部分 MSI－H 肿瘤存在 CIMP，但 CIMP 不局限于 MSI－H 的肿瘤中，半数 CIMP 肿瘤也不存在 *MLH*1 基因的甲基化失活。

三、遗传性结直肠癌综合征

遗传性结直肠癌综合征，与散发性结直肠癌不同，占到所有结直肠的 5%～10%，不同类型的致癌机制也不尽相同。根据是否有肠息肉作为前体病变，可将这些综合征划分为息肉病综合征和非息肉病综合征两大类。

息肉病综合征主要包括：① 家族性腺瘤样息肉病（Familial Adenomatous Polyposis，FAP），表现为结直肠多发性腺瘤样息肉，结直肠癌风险接近 100%，且常有肠外恶性表现，致病机制为 APC 基因杂合性丢失或提前编码终止密码子；② MUTYH 相关性息肉病（MUTYH－Associated Polyposis，MAP），表现与 FAP 相似，结直肠癌风险约 80%，但少有结肠外表现，致病机制为编码碱基切除修复蛋白的 *MUTYH* 基因双等位基因突变；③ 聚合酶校对相关息肉病（Polymerase Proofreading-Associated Polyposis，PPAP），表现为寡腺瘤样息肉病、早期结直肠癌及子宫内膜癌，致病机制为 DNA 聚合酶 POLE 和 POLD1 之一的校对区域的胚系突变；④ 青少年息肉病综合征（Juvenile Polyposis Syndrome，JPS），表现为全胃肠道多发的有蒂的错构瘤样息肉，结直肠癌风险约 50%，致病机制为 *BMPR*1*A* 或 *SMAD*4 基因的胚系突变；⑤ 家族性黏膜皮肤色素沉着胃肠道息肉病（Peutz-Jeghers Syndrome，PJS），表现为良性皮肤黏膜色素沉着及错构瘤样息肉，结直肠癌风险为 39%，致病机制为编码丝氨酸/苏氨酸激酶家族成员的 *STK*11 基因的胚系突变；⑥ PTEN 错构瘤肿瘤综合征（PTEN Hamartoma Tumor Syndrome，PHTS），表现为错构瘤样息肉及颅骨、骨骼、皮肤的异常，结直肠癌风险为 9%～16%，致病机制为肿瘤抑制基因 *PTEN* 突变；⑦ 锯齿状息肉综合征（Serrated Polyposis Syndrome，SPS），表现为结直肠多发性锯齿状息肉，结直肠癌风险约 25%～40%，尚未发现与之相关的基因突变，考虑可能与多种抑癌基因启动子超甲基化抑制有关。

非息肉病综合征(Hereditary nonpolyposis colorectal cancer, HNPCC)主要指Lynch综合征(Lynch Syndrome, LS),LS的患者好发多种癌症,结直肠癌的发病风险高达60%~80%。其主要致病机制为DNA错配修复基因(DNA Mismatch Repair, MMR)突变。LS中的MMR基因主要包括*MLH*1、*MLH*2、*MLH*6、*PMS*2,其中以*MLH*1、*MLH*2占比较高。LS的发病符合“二次打击”学说,即患者本身携带有某种MMR基因的一个等位基因的遗传性显性突变,而后天另一等位基因突变引起错配修复缺陷。错配修复机制缺陷使DNA微卫星灶(单核苷酸、双核苷酸、三核苷酸串联重复序列)容易受到复制错误的影响,而进入微卫星不稳定型(MSI)途径。尽管BRAF突变引起的MLH1启动子超甲基化是85%的错配修复缺陷的原因,但在LS相关的结直肠癌中这一超甲基化过程较为鲜见(图4-2)。

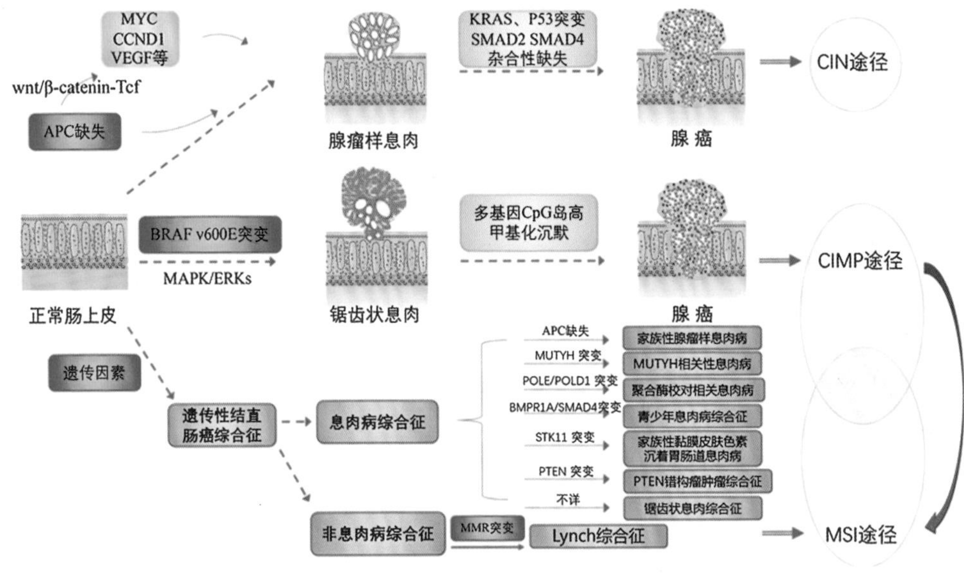

图4-2 结直肠癌传统分子机制

第三节 其他分子机制

一、其他相关基因

除上述基因及通路外,还有部分其他基因被证实在结直肠癌发生中存在明显的表达差异。如位于X染色体的ANOS1基因(又称KAL1)通过共表达伴侣CTHRC1基因促进wnt/β-catenin信号的激活,刺激结直肠癌细胞的增殖、侵袭和转移。蛋白质酪氨酸磷酸酶 PTPN4 在 Tyr705 残基处通过直接相互作用使 pSTAT3 去磷酸化，抑制 STAT3 的转录活性，在 PTPN4 表达缺失时，STAT3 通路激活，引起肿瘤发生。APC 基因的缺失可以驱动 DKK2 表达，通过 LRP5C 与 STAT5 的相互作用，阻止磷酸化 STAT5 的细胞核定位，从而抑制 IL－15 信号传导，抑制 NK 细胞及 $CD8^{+}$ T 细胞活化，引起微卫星稳定的结直肠癌的发生。Csnk1a1（CKIα）下调可以诱导衰老相关炎症反应（Senescence-associated Inflammatory Response，SIR），导致生长停滞，在 *P*53 缺失的情况下，SIR 的旁分泌作用可以促进结肠上皮细胞的生长、侵袭与癌变。*TRIB*2 基因也可通过与 *AP*4 的相互作用抑制 *P*21 表达，从而阻止细胞衰老，在结直肠癌发生中充当新型原癌基因的作用。其他基因如 *HMGA*2、*RHPN*2 等也已被证明与结直肠癌的发生有关。除此以外，还有很多抗衰老/抗凋亡基因的表达与结直肠癌发生存在关联，并值得进一步研究发现。

二、表观遗传学改变

表观遗传学改变指的是非基因序列改变所致的基因表达水平可逆性的变化，在结直肠癌发生中，其通过促炎信号通路如 NF－κB、IL－6/STAT3、COX－2/PGE2、IL－23/Th17 等激活炎症反应，塑造适宜肿瘤生长的炎症因子微环境，参与炎症向肿瘤的转化过程。例如，病原/损伤相关分子模式激活 NF－κB 信号经典通路，而细胞因子如淋巴毒素、NF－κB 配体受体激活剂、CD40 配体、TNF 家族、B 细胞激活因子等激活 NF－κB 信号非经典通路，进而导致活性氧、氮的产生，DNA 的突变、损伤及染色体不稳定、非整倍体改变等。

DNA 甲基化在其中最为常见，高甲基化引起基因表达沉默，低甲基化促进基因表达，这一改变可被组蛋白标记并稳定遗传。在结肠炎相关的大肠癌（Colitis-Associated CRC，CAC）中，常有癌基因的低甲基化修饰及抑癌基因的高甲基化修饰。除了人们熟知的微卫星不稳定型结直肠癌中 hMLH1 的高甲基化，$p16^{INK4a}$ 在 *CAC* 中也常发生甲基化，$p14^{ARF}$、*ITGA*4、*TFPI*2、*VIM* 等基因的甲基化已被证实是 CAC 的早期事件。SOCS3 是 *STAT*3 信号的负调控因子，*IL*－6 可诱导甲基转移酶 1 表达，通过甲基化沉默 *SOCS*3 而促进 *STAT*3 信号的传递。同时，*IL*－6 可甲基化调节 *CYP*2*E*1、*CYP*1*B*1 的表达而改变代谢途径，促进饮食致癌物的活化及其所致的 DNA 损伤。TNF 通过 NF－κB 通路甲基化沉默编码促凋亡蛋白激酶 cδ 结合蛋白基因而起到抑制凋亡的作用。PTX3 是一种外源性抑癌基因，其与 C1q 及 H 因子相互作用可激活补体级联反应，在高甲基化沉默时可促进癌变。APC 基因的缺失可以通过甲基化抑制胆汁酸受体 FXR 的表达，减少胆汁酸结合蛋白与异源二聚体的表达，增加 COX－2 及 c－MYC 的表达。组蛋白修饰是另一种常见的表观遗传学改变，且常与 DNA 甲基化共同作用。其尾部的修饰包括磷酸化、甲基化、乙酰化、泛素化等，其中最常见的是甲基化和乙酰化。DACT3 是 wnt/β－catenin 通路的负调控因子，二价组蛋白修饰（即同时出现甲基化和乙酰化修饰）的 DACT3 表达受抑制，细胞凋亡减少。PRC2 的催化亚单位 EZH2 对于维持上皮屏障完整具有重要作用，在组蛋白修饰失活后可以激活 TRAF2/5 的表达，增强 NF－κB 信号的传导。除上述 2 种表观遗传学改变外，非编码 RNA 在结直肠癌发生中发挥了重要的作用，后文中将详细阐述。

三、糖尿病与结直肠癌

在部分国家，2 型糖尿病（Type Ⅱ Diabetes Mellitus，T2DM）与结直肠癌的关联逐渐获得流行病学研究的证实，并得到美国糖尿病协会（American Diabetes Association，ADA）的认可。高血糖本身可以通过激活配体蛋白 wnt 促进 β－catenin 向细胞核内迁移，引起各种增殖信号如 miRNA－21 的表达，解除 Groucho 蛋白与转录因子 TCF 家族成员如 TCF7L2 的结合从而促进转录。GREM1 基因的单核苷酸多态性促进 TCF7L2 与 DNA 的结合而增加结直肠癌易感性，KCNQ1 基因表达产物 KCNQ1OT1 作为 β－catenin 作用靶点，也在结直肠癌中上调。上述基因的表达均可促进细胞增殖与肿瘤发生。同时，高血糖和晚期糖基化终末产物可导致炎症反应与氧化应激，一方面直接对细胞产生破坏，一方面可以通过激活丝裂原活化蛋白激酶 MAPK 通路、NF－κB 通路及 JAK/STAT 通路促进细胞增殖分化。高血糖亦可上调胰岛素非依赖性葡萄糖转运蛋白 GLUT－1 等的表达，促进癌细胞摄取葡萄糖。抗衰老基因 Klotho 在炎症、糖尿病、高脂血症条件下表达减少，从而解除了对 IGF1R 介导的 PI3K/Akt 通路的抑制作用，亦可促进肿瘤细胞的生长与迁移。上述通路的发现表明 T2DM 可以通过多种机制引起结直肠癌的发生。

四、肠道菌群失调及影响因素

近期研究发现，肠道菌群和自身免疫、炎症、肥胖、血压调控、肿瘤等均具有相关性，其在结直肠癌发生中发挥的作用也被越来越多的研究证实。有关肠道菌群与结直肠癌共识分子亚型的研究发现，不同分子亚型具有不同的细菌种群分布特点，在 CMS1 中可见华氏梭杆菌（Fusobacterium hwasookii）及牙龈卟啉单胞菌（Porphyromonas gingivalis）的高度富集，亦可见到核梭杆菌（Fusobacterium nucleatu）、微小细小单胞菌（Parvimonas micra）等的富集，在 CMS2 中可见普雷沃特菌（Prevotella specie）的高度富集，而 CMS3 中未见明显相关性。

促炎性细菌的大量繁殖引起微生态失调，可以导致慢性炎症和异常增殖。如梭杆菌（Fusobacterium spp）既可以促进 IL－6、IL－12、IL－17、TNF－α 等炎症因子的释放，激活 NF－κB 通路，引起肿瘤细胞增殖，又能够释放短肽和短链脂肪酸募集 MDSCs，抑制 $CD4^+$ T 细胞的功能。同时，梭杆菌特有的 Fap2 蛋白能够与 NK 细胞的免疫球蛋白及 ITIM 结构域受体相互作用，抑制 NK 细胞的激活。脆弱拟杆菌（Bacteroides Fragilis）可以产生脆弱拟杆菌毒素（B. fragilis Toxin，BFT），既能促进 IL－18 的释放引起炎症反应，又能清除 E-cadherin 而促进增殖。厚壁菌门中的瘤胃菌科、梭菌科、毛螺菌科等因具有丁酰 CoA 转移酶，能够将碳水化合物转化为丁酸盐。作为一种组蛋白脱乙酰酶抑制剂，丁酸盐在远端结肠浓聚，具有抗增殖抗肿瘤的特性，但低浓度的丁酸盐反而具有促进增殖的作用，可以通过调节 β－catenin 的活性促进 MSH－2（DNA 错配修复基因）缺乏的结肠上皮的过度增殖而引起肿瘤的发生。肠道菌群同样可以诱导肠道炎症，增强结肠上皮细胞表达促炎因子如 TNFα、IFN－γ、IL－1β、IL－17A、IL－12、IL－6、IL－23 等。

肠道菌群在调节机体免疫反应中亦发挥作用。全反式维 A 酸（All-trans-retinoic acid，atRA）具有调节固有和适应性免疫、维持肠道免疫自稳等功能，促炎因子诱导 atRA 合成酶即视黄醛脱氢酶如 ALDH1A1 表达下调，而 atRA 分解酶如 CYP26A1 表达上调，导致 atRA 含量下降，$CD8^+$ T 细胞应答下调，促使结肠肿瘤的形成。产肠毒素性梭样类杆菌（Enterotoxigenic Bacteroides Fragilis，ETBF）的定植常引起调节性 T 细胞（Treg）的免疫应答，通过消耗 IL－2，抑制非致癌性 Th1 介导的结肠炎的进展，而促进 ETBF 定植区域固有层 T 细胞向 Th17 细胞转化，Th17 细胞释放的 IL－17 可影响上皮细胞信号传递、存活和增殖，增加远端结肠癌的易感性。

部分肠道菌群可以通过活性氧中间体、毒素等代谢产物间接引起肿瘤发生。例如，pks^+ 的大肠埃希菌所释放的大肠菌素（Colibactin）也可以起到基因毒素的作用，因其含有亲电的环丙烷基团，易引起 DNA 烷基化，产生链间交联甚至导致双链断裂，而增加了癌基因或抑癌基因突变及结直肠癌形成的可能性，目前已有体外类器官实验证实该物质能够引起全基因组突变，从而促进结直肠癌发生。除此之外，卟啉单胞菌属（Porphyromonas）、消化链球菌属（Peptostreptococcus）和微小细小单胞菌属（Parvimonas micra）等口腔菌群、牛链球菌（Streptococus bovis）、溶胆杆菌（Gallolyticus）、沙门菌（Salmonellosis）以及某些肠道噬菌体等均被发现与结肠癌发病风险增加相关，但具体机制尚未完全明确。

饮食习惯与行为方式的改变也常通过影响肠道菌群，间接影响结直肠癌的发生。长期高脂饮食可导致肠道微生物失调，通过激活 MCP－1/CCR2 信号轴，进入“腺瘤-腺癌”顺序。长期食用红肉及加工肉类也会引起肠道微生物组变化，导致有害菌群如普雷沃特菌（Prevotella）、琥珀酸弧菌（Succinivibrio）及颤螺旋菌（Oscillospira）的大量富集，同时，高脂肪的摄入可以减少产丁酸盐细菌的种群数量，较低水平的丁酸盐已被证实具有促进增殖的作用，促胆汁酸早期解离和次级胆汁酸生成的菌群表达上调，促进氮、氧自由基产生，引起 DNA 的突变和损伤。同时，加工肉类、酒类及低热量饮料的摄入会导致硫代谢菌群富集，将膳食中的硫转化为具有遗传毒性的硫化氢，显著增加远端结肠癌及直肠癌的发病风险。久坐行为也会导致肠道菌群的改变，研究表明，低剂量持续性的体力活动有助于增加有益菌群的种群数量，如双歧杆菌属（Bifidobacterium spp）、厚壁菌门毛螺菌科（R. hominis）、黏液曲霉菌（A. muciniphila）、普拉梭菌（F. prausnitzii）等，而脱硫弧菌科（Desulfovibrionaceae）与帕拉普菌属（Paraprevotella）则与久坐行为具有明显相关性。此外，久坐还可导致体内雌二醇浓度增加，提高代谢综合征发生率，增加胰岛素抵抗及C反应蛋白含量等，进一步增加结直肠癌发病风险。

| 第五章 |

非编码 RNA 与结直肠癌的发生、发展

第一节　ncRNA 概述

几十年来，对癌症生物学的研究主要集中在参与蛋白质编码的基因上。直到近些年来才发现一大类分子，称为非编码 RNA（Non-coding RNA，ncRNA），在调节细胞活动中发挥着重要的作用。大量对 ncRNA 的生物学研究表明，ncRNA 代表了一类多样化和普遍存在的 RNA，包括发挥促癌和抑癌作用的 RNA 分子。因此，ncRNA 作为癌症的新型生物标志物或疗法的临床试验已经开始，而这些可能仅仅只是研究的开端。

ncRNAs 是人类转录组的主要组成部分，包括 miRNA、长链非编码 RNA（long noncoding RNA，lncRNA）、环状 RNA（circular RNA，circRNA）、pRNA 和 tRNA 等。一般来说，根据其产物大小，ncRNAs 可以分为两类：小 ncRNAs 和长 ncRNAs。小的 ncRNAs，如 miRNA，通常＜200 个核苷酸（nt）。相比之下，长 ncRNA 通常＞200 nt，包括长基因间 ncRNA、长内含子 ncRNA 和假基因 RNAs。除了这些线性 ncRNA 外，通过线性 RNA 的 5′和 3′端连接形成的环状 RNA 最近也得到了研究。越来越多的证据表明，异常的 ncRNA 表达与各种癌症，尤其是与 CRC 相关。最近，ncRNAs 被证实通过直接或间接干扰各种癌症的基因表达，在多种生物学过程中发挥重要作用。ncRNAs 在多种癌症中发挥调控作用，如 lncRNAs 和 microRNAs（miRNAs）在内分泌相关肿瘤中的调控作用、lncRNAs 在肝癌发生中的调控作用、环状 RNA 在多种癌症中的调控作用等。随着 RNA 测序技术和生物信息学的发展，大量的 ncRNA 被发现通过染色质修饰、转录和转录后处理影响基因表达水平。此外，ncRNAs 的异常表达与 CRC 的侵袭、转移、耐药和耐辐射有关。如 LncRNA TUG1 调节生长相关基因的表达，激活上皮间质转化（EMT）相关基因的表达，在 CRC 信号转导、细胞形态、迁移、增殖、凋亡等方面发挥重要作用，TUG1 过表达被认为是 CRC 患者独立的不良预后因素。circ_001569 在 CRC 组织中上调，促进 CRC 增殖和侵袭。该环状 RNA 发挥海绵样作用直接抑制 miR－145 的转录，进而影响 miR－145 靶细胞 E2F5、BAG4、FMNL2 在 CRC 细胞中的功能。

第二节 MicroRNA 与结直肠癌的发生、发展

一、microRNA 的生物起源和一般特征

miRNA 是一类在脊椎动物、植物和原生动物中存在的小的、进化保守的非编码 RNA 分子（长度为 21～25 个核苷酸），在转录后的基因调控中发挥重要作用。这些分子通过抑制翻译并引起靶信使 RNA（mRNA）的降解而对基因表达产生调节作用。1993 年，首次提出 lin-4 在秀丽隐杆线虫的某些生物学过程调控中的作用。随后，在 2000 年，在线虫中发现了 miRNA 的主要作用，let-7 被报道可控制这些生物体的发育进程。之后，大量的 miRNA 被发现。miRNA 在细胞分化、增殖、凋亡、生长、迁移等细胞生物学行为中发挥重要的调控作用。据估计，miRNA 可以影响人类 1/3 基因的翻译。越来越多的证据表明，在肿瘤发生、发展过程中，某些 miRNA 可发挥促癌或抑癌作用。癌症的发生、侵袭、转移以及对抗癌药物的耐药性都可由 miRNA 的失调导致。

miRNAs 的生物发生是一个复杂的多组分过程，涉及在不同的细胞空间的多种酶，具有不同的时相。这一过程主要从细胞核开始，RNA 聚合酶Ⅱ转录 miRNA 基因，产生茎环形式的可变长度（1～3 kb）的初级 miRNA。在细胞核的下一步中，DROSHA 及其辅助因子 DGCR8 将茎环结构裂解为短的 70 个的核苷酸前体 miRNA（pre-miRNA），并将其通过外输蛋白 5 转运至细胞质。在细胞质中，pre-miRNA 被 Dicer 核酸内切酶进一步切割，生成约 22 个核苷酸的 3′端成熟双链体 miRNA。最后，成熟双链体与 RNA 诱导的沉默复合体（RISC）Argonaute 家族和反式激活 RNA 结合蛋白（TRBP）为中心蛋白结合。双链体的一条链保留为与复合物连接的成熟 miRNA，而另一条链则从 AGO 释放，通常被细胞核酸酶降解。RISK 复合物通过与 mRNA 的 3′非翻译区（3-UTR）结合而对 miRNA 靶标发挥调节作用。这种机制通过减少和抑制蛋白质产生来调控基因表达。

二、miRNA 在结直肠癌信号通路中的作用

CRC 中有许多 miRNA 发挥着不同的作用，其上调、下调或失调可能在 CRC 的癌变过程中发挥重要作用。根据 miRNA 在肿瘤中的不同效能，通常将其分为抑癌 miRNA 和促癌 miRNA。已知促癌 miRNA 可下调抑癌基因；相比之下，抑癌 miRNA 则负责癌基因的下调，在某些癌症中，主要通过下调抑癌基因来发挥促癌作用。因此，促癌 miRNA 的上调和抑癌 miRNA 的下调都可能导致某些癌症的发生。

多种机制参与了 CRC 的进展，包括增殖异常、凋亡调节的丢失、侵袭、血管生

成和癌症干细胞(Cancer Stem Cell,CSC)维持。多种信号通路如 β - catenin/Wnt 信号通路、EGFR 通路、转化生长因子 β(TGF - β)和 TP53 网络等通路 miRNA 的改变造成了从良性腺瘤到息肉、恶性癌演变的结果。

1. Wnt 信号通路的激活

整个动物界中都存在典型的 Wnt 信号成分,其在整个胚胎发育、成年组织稳态和干细胞维持过程中都起着决定细胞命运的重要作用。据报道:在大约 90%的散发性结直肠癌中,Wnt 通路组成部分(如 APC 或 β - catenin)的突变会导致该途径的激活,尤其是在结直肠肿瘤中。CRC 中差异表达的 miRNA 可能会影响 APC 调节:体外实验中 miR - 135a 和 miR - 135 会降低 APC 转录产物的翻译,表明 miR - 135 家族的改变可能是导致 CRC 的起始事件之一;miR - 150 介导 Wnt/β - catenin 与 CREB 信号通路之间的串扰,其过表达导致 EMT 并促进 CRC 细胞的侵袭和迁移;miR - 181 对 Wif - 1 的抑制作用可促进 CRC 的侵袭和转移,并导致 HT29 细胞系发生 EMT 改变;miR - 145 的异位表达可以打断 β - catenin 进入 DLD - 1 细胞系细胞核的过程,并导致 LEF/TCF 转录靶基因 c - MYC 和 CyclinD1 的下调;EZH2 是一种癌基因,在表观遗传学上可以沉默某些肿瘤中的抑癌基因表达,MiR - 101 和 miR - 506 可以以不同的方式靶向 EZH2,并涉及 Wnt/β - catenin 信号传导途径的阻断;MiR - 34 家族成员可以调节 TCF/LEF 依赖的转录活性,TP53 激活 miR - 34,而 miR - 34 抑制 TCF/LEF 复合物的活性,并将经典 Wnt 途径与 TP53 活性联系起来;MiR - 146a 被 β - catenin/TCF4 复合物反式激活,并通过靶向 NUMB(一种控制 β - catenin 稳定性的蛋白质)引起结直肠癌干细胞的对称分裂;MiR - 29b 充当 Wnt/β - catenin 信号的负调节剂,可以直接靶向并抑制 GSK3B 表达,并且 miR - 29b 也可以通过减少 β - catenin 共激活因子(TCF7L2, Snail 和 BCL9L)的表达来拮抗 SW480 细胞中 β - catenin 的靶基因激活。

2. EGFR 信号通路的激活

EGFR 属于人表皮生长因子受体或 ErbB 受体酪氨酸激酶家族,这些受体具有 2 个结构部分,包括胞外配体结合结构域和具有酪氨酸激酶活性的胞内结构域。多种实体瘤,包括 CRC,由于 EGFR 通路的失调所致,30%～60%的 CRC 病例中发生了 KRAS 突变。K - RAS 属于 Ras 蛋白家族,在 EGFR 途径的下游起作用,在调节多种生物过程中具有不同的作用,包括在细胞增殖、细胞黏附、维持细胞骨架完整性和细胞凋亡的作用。近年来,人们越来越关注并阐明了相关 miRNA 在 KRAS 驱动的癌症中的作用。miRNA let - 7、miR - 143、miR - 145 和 miR - 18a 充当肿瘤抑制因子来抑制 KRAS 表达,而 miR - 221/22、miR - 181a 和 miR - 210 充当致癌性 miRNA 上调 KRAS;将 miRNA let - 7 转染到 DLD - 1 细胞系中后,let - 7 的过表达抑制该细胞系的生长增殖,并降低了 ras 和 c - MYC 蛋白的翻译水平;在 CRC 细胞系中通过转染 miR - 143 mimics 可以降低 KRAS 的表达,进而导致 ERK1/2 的激活并进一步降低 CRC 细胞系生长增殖。

3. PI3K－AKT 信号通路

PI3K－AKT 信号通路在肿瘤发生发展的许多步骤中起着至关重要的作用。在 15%～20%的 CRC 病例中证实了 PIK3CA 基因的螺旋结构域(外显子 9)和催化结构域(外显子 20)发生突变，在 PIK3CA 3′UTR 处的 miR－520a 和 miR－525a 结合区突变，会增加对 saracatinib 的敏感性并降低对 miR－520a 和 miR－525a 的亲和力，saracatinib 进而通过改变 Src 和 p85 之间的相互作用来抑制 Src 途径和 Akt 依赖性信号传导途径的激活；在许多原发性和转移性人类肿瘤中，PTEN 是 PIK3/AKT 的主要负调节剂，突变和(或)缺失可使该分子失活，PTEN/PI3K/Akt 途径与肿瘤发生密切相关，并与 EMT 相关：miR－21，miR－32 和 miR－92a 属于 miR－17－92 簇，它们靶向 CRC 中的 PTEN 转录本；PTEN 是 miR－181a 的直接靶标，miR－181a－PTEN－AKT 级联在结肠癌细胞中促进糖酵解，进而促进癌细胞增殖；IL－1b/NF－kB 调节 CRC 的 miR－181a/PTEN 轴，在 CRC 的发生发展中起着重要作用；此外，miR－20b，miR－21 和 miR－130b 介导大肠癌中的 B7－H1 过表达抑制 PTEN 蛋白的表达。

4. TGF－β 信号通路

转化生长因子－β(TGF－β)是一种多功能细胞因子，在调节正常细胞生长、分化、凋亡、存活、胚胎发育和组织动态平衡方面起着重要作用，该细胞因子还控制细胞侵袭、免疫调节和微环境调节等过程。该信号通路始于配体与Ⅱ型受体的结合，从而导致Ⅰ型受体的磷酸化激活。大肠癌的最常见原因之一是 TGFβR2 突变，据估计约 30%的大肠癌是由于 TGFβR2 突变引起的，多种 miRNA 如 miR－21，miR－106a，miR－135b 和 miR－301a 已被证实参与该途径来调节 TGFβR2。miR－490－3p 的下游靶标是 TGFβR1 和 MMP2/9，该 miRNA 可通过靶向 CRC 中的 TGF－β 信号通路来抑制 CRC 细胞系的迁移和侵袭。此外，miRNA－130a/301a/454 的过度表达与人类结肠癌中 Smad4 表达的降低有关，而 SMAD4 是 TGF－β 信号通路的负调节剂，CRC 中 miR－25 表达的降低导致 SMAD4 的激活，进而促进细胞增殖和转移；SOX4、NT5E 和 PTK6 是 Smad 途径必不可少的上游调节物，过表达 miR－187，可以直接抑制 SOX4、NT5E 和 PTK6 的表达，进而通过 Smad 途径以降低结直肠中的 EMT。

5. TP53 功能缺失

肿瘤抑制因子 P53 是一种转录因子，可刺激涉及经典细胞功能(例如细胞周期停滞、凋亡和衰老)的基因表达。另外，P53 可以诱导多种 miRNA 的表达并抑制基因表达。P53 不仅可以改变几种 miRNA 的转录，而且可以影响 miRNA 的成熟；miRNA 也可以直接或间接调节 P53 的活性。在 45%的 CRC 病例中报道了 P53 的缺失和突变。miR－34 家族位于两个 miR－34 家族基因座上游的 P53 结合位点，通过靶向原癌基因和细胞周期基因，在介导 P53 的抗增殖和促凋亡作用中起着重要作用；miR－34 家族由 3 个 miRNA 组成：miR－34a/b/c；miR－34a 由特定的转录本编码，而 miR－34b/c 由公共的主要转录本编码，CRC 患者中的 miR－34a 表达上调，但 miR－34b/c 表达量无法计量；当 miR－34a 通过靶向 SIRT1 诱导野生型结肠癌细胞的凋亡形成 TP53 和 miR－34 之间的正反馈回路。miR－215 和 miR－30a－5p 在结肠癌细胞表达下调，两者都能通过靶向 DTL 抑制细胞生长，miR－30a－5p 是通过 DTL－TP53－CDKN1A 途径发挥作用；miR－125b 是 CRC 中 TP53 的负向调节剂，miR－125b 的过表达可以抑制 P53 蛋白的内源性水平，进而导致癌症进展，患者预后较差。P53 和 miR－148b 却是独立表达的，它们都与 p55PIK 表达相关，并且在 CRC 细胞和组织中生长增殖发挥重要作用。

三、组织 miRNA 作为 CRC 的生物标志物

miRNA 的异常表达对于大肠的癌变有着不同的影响，并可导致腺瘤和癌的形成。在 CRC 细胞系中、肿瘤和健康组织对比中发现存在广泛的上调和/或下调的 miRNA，这预示着 miRNA 可能与患者的诊断、预后和对治疗剂的反应有关。据报道，miR－143 和 miR－145 首次在大肠癌组织的不同分期被发现下调，miR－143 的降低与结肠癌的进展、预后差、转移和对化疗的耐药性有关；另一方面，miR－145 也可以发挥抑癌作用，miR－145 在不同细胞系（LS174T，DLD1，HCT116）中的过表达后，通过靶向 paxillin（作为黏着斑蛋白）抑制细胞生长，miR－145 还可发挥减少人类 CRC 细胞迁移和侵袭的作用。

miR－21 在 CRC 中显著上调，并且可以作为预后指标；在 29 例 CRC 病例中，miR－21 的高表达与淋巴结转移和转移距离扩大有关。此外，在一组 156 例 CRC 病例中，miR－21 水平升高与静脉浸润、肝转移、晚期 Dukes 分期以及与淋巴结转移的边缘残留有关。发现与原发性结肠直肠肿瘤相比，miRNA－21 在肝转移中的表达显著降低（$P<0.01$）；miR－29a 水平升高对结肠癌Ⅱ期患者的复发风险有影响，而对Ⅰ期结肠癌患者则没有影响，此外，miR－29b 在调控 CRC 的进展中起关键作用，可能是合适的预后标志物和治疗靶点；miR－422a 在大肠癌组织中的低表达已被确定为整体生存的独立预后因素，并且与局部浸润和淋巴结转移有关。探索原发性肿瘤和肝转移之间的 miRNA 特异表达模式有助于改善预后预测和代表每位患者的疾病进展；与无肝转移的原发灶相比，有肝转移灶的原发性 CRC 组织中 miR－133 的表达水平降低，这可能与 CRC 进展和生存期短有关；已鉴定出 miR－210 在肝转移中表达，预示它可能是潜在的预后标志物和相关因素。

四、循环 miRNA 为 CRC 的生物标记物

不同的细胞可以单独表达数百个特定 miRNA 的拷贝，而癌细胞也不例外，识

别CRC特异性miRNA转录本作为可用于癌前分期检测的前瞻性诊断性生物标志物，该特异性miRNA转录本被称为循环miRNA，被认为是诊断和预后的生物标志物。若要使用miRNA作为诊断性生物标志物，必须首先从临床体液样本（如血液）中提取miRNA，研究表明能从血清和血浆分离循环miRNA，但血浆样品比血清样本更适合miRNA提取。miR-21可以作为诊断的潜在生物标志物，但在Ⅲ～Ⅳ期或Ⅰ～Ⅱ期早期癌症患者血浆中miR-21的水平没有显著差异，因此，它不能作为CRC诊断和分期的合适生物标记物。血浆miR-141作为一种辅助癌胚抗原（CEA）在检测CRC和远处转移患者中起作用；血浆miR-24、miR-320a和miR-423-5p水平的改变可预测CRC患者术后转移的风险。研究表明，与CEA和CA19-9相比，6种血清miRNA联合诊断CRC（miR-21、let-7g、miR-31、miR-92a、miR-181b和miR-203）具有93%的敏感性和91%的特异性，故从血清中分离miRNA可以用于CRC患者诊断。

五、miRNA参与耐药性

化学疗法是CRC患者治疗策略的必要方法。5-氟尿嘧啶（5-Fu）、奥沙利铂、阿霉素、紫杉醇和单克隆抗体已用于CRC治疗。尽管如此，许多患者在治疗过程中仍对抗癌药物产生抵抗力，这是对化学治疗药物有效反应的主要障碍。几项研究集中于miRNA在诱导化学抗性中的调控作用及其在治疗成功的预后中的作用。5-Fu是最普通的CRC化疗药物，对它起初反应的患者最终会产生耐药性。例如，人结肠直肠癌DLD-1细胞中低miR-34a表达与对5-Fu的抗性相关；miR-34a的异位表达通过Sirt1和E2F3的下调减弱了对5-Fu的抗性。miR-23a可以通过靶向体外结肠癌细胞系中的APAF-1/caspase-9细胞凋亡途径来调节5-Fu化学敏感性。另外，与亲代细胞相比，miR-494在耐药细胞中已降低，异位miR-494可通过靶向SW480细胞系中的DPYD来增强对5-Fu的敏感性；miR-204被认为是对5-Fu耐药的CRC病例的潜在生物标志物，其过表达可能通过下调HCT-116和SW480结肠癌细胞中HMGA2的表达而增加化学敏感性。治疗晚期结肠癌的主要失败原因之一是对阿霉素的抗性；通过调节ABCB5表达，miR-522下调的潜在机制与结肠癌细胞系HT29/DOX中的阿霉素（DOX）抗性有关。高水平的miR-135b可以减弱阿霉素诱导CRC细胞凋亡的作用。miR-203的高水平与CRC细胞中的奥沙利铂耐药有关，这是由于ATM的抑制所致。miR-625-3p可能参与转移性结直肠癌对奥沙利铂的反应。紫杉醇也已经用于治疗结肠癌，并且已经确定在MDR中具有作用，最近的发现引入了许多与紫杉醇抗性有关的miRNA，在P53突变的结肠癌细胞中miR-22的过表达在增强紫杉醇的抗癌作用方面有效。另外，已经证明miR-125a和miR-125b的下调与对紫杉醇的化学抗性相关。这些miRNA还可促进癌症干细胞（CSC）的存活。另一方面，一些 miRNA 参与了人类结直肠癌的多药耐药性（MDR），miR-222 可通过调节 ADAM-17 在改善 MDR 中发挥关键作用。在 HCT116/L-OHP 和 HCT-8/VCR 细胞中转染 miR-222 模拟物可降低 ADAM-17 的表达并增强对抗癌药的反应。此外，通过靶向 Bcl-2，miR-1915 在 HCT116/L-OHP MDR 细胞中的过表达增加了细胞凋亡和对抗癌药物的敏感性。转移性 CRC 患者的一线治疗是伊立替康，低水平的 miR-451 会增加 ABCB1 药物外排转运蛋白的表达，并导致用这种药物的患者对伊立替康产生化学耐药性。近年来，基于抗体如抗表皮生长因子受体（EGFR）和抗血管内皮生长因子（VEGF）抗体的靶向治疗已用于 CRC 患者的治疗。例如，西妥昔单抗是一种单克隆抗体，已用于具有野生型 KRAS 状态（wt-KRAS）的 CRC 患者。研究表明，miR-7 作为一种肿瘤抑制因子，可调节 CRC 病例中的 EGFR 信号通路。此外，他们发现 miR-7 与西妥昔单抗的组合可能对靶向性抗 EGFR 治疗耐药的患者有用。由于 miR-181a 的低表达，在用 EGFR 抗体治疗的患者中观察到不良的临床结果。VEGF 靶向药物如贝伐珠单抗或阿伯西普已被报道用于晚期结直肠癌患者中与氟吡嘧啶联合使用为 CRC 基础化疗方式。miR-107 和 miR-99a-3p 可以作为预测转移性 CRC 患者对氟嘧啶类化疗反应的生物标志物。

六、靶向 miRNA 治疗 CRC

如前所述，癌症中 miRNA 表达水平的失调可能会影响癌症的表型。miRNAs 通路的调控可作为抑制生长、侵袭、转移、血管生成、诱导凋亡和对治疗方法敏感性的治疗策略和干预工具。近年来，有证据表明基因治疗可能对 CRC 有效，并可能通过调控肿瘤抑制 miRNA 和致癌 miRNA 来抑制肿瘤细胞的进展，这种治疗可能对癌前病变和晚期 CRC 病例都有效。一般来说，基于治疗性 miRNA 的方法有 2 种不同的策略：① 当肿瘤抑制 miRNA 下调时，通过使用双链 miRNA 模拟物进行 miRNA 替代治疗；② 当致癌 miRNA 过表达时，使用反义抗 miRNA 寡核苷酸、miRNA 海绵和 miRNA 小分子抑制剂进行 miRNA 抑制治疗。多项研究表明，在 CRC 细胞系中拮抗减少的 miRNA 具有积极的影响——如细胞生长、迁移和侵袭的减少以及化疗和药物敏感性的增加。此外，在 CRC 细胞系中使用 anti-miRNA 阻断致癌 miRNA 也有类似的效果。miRNA 表达模式可以影响肿瘤对治疗的反应。因此，联合应用抗肿瘤药物和 miRNA 模拟、抗 miRNA 分子等 miRNA 治疗药物可以增强 CRC 患者的药物反应效果。5-Fu 和 miR-365 模拟物联合治疗就可使 CRC 细胞系中与 5-Fu 相关的凋亡诱导增加。根据甲氨蝶呤的多面效应，该化疗药物联合 miR-192 对 CRC 细胞对甲氨蝶呤的敏感性有较好的影响。改变 miRNAs 的表达在耐药 CRC 细胞中可有效改变药物敏感，如过表达 miR-7 在 HCT-116 和 SW480 耐西妥昔单抗的 CRC 细胞中可增加西妥昔单抗敏感性并抑制细胞增殖；在野生型 KRAS 和突变型 KRAS 结肠癌细胞系中，miR－143 和 miR－145 的替代增强了这些细胞系对西妥昔单抗的敏感性，并导致细胞凋亡增加。许多研究已经在体内验证了模拟 miRNA 在 CRC 和结肠癌小鼠模型中替代下调的 miRNA 的有效性，如使用基于聚合物的递送系统来发送 miR－145 和 miR－33a，他们将低分子量聚乙烯亚胺(PEI)/miRNA 复合物系统地注射到小鼠异种移植瘤中，结果表明，它对肿瘤生长有抑制作用。另一方面，在小鼠模型中，在瘤周注射 miR－34a 复合物可抑制肿瘤生长。虽然 miRNAs 的应用在 CRC 治疗中很有希望，但也存在许多重要的挑战，如细胞微环境不稳定、全身毒性、高肾清除率和递送系统问题，这些都应该考虑。

第三节 lncRNA 与结直肠癌的发生、发展

lncRNA(long non-coding RNA, lncRNA)通常被定义为超过 200 个核苷酸(nt)的 RNA 转录本，位于核或胞质部分。它们通常由 RNA 聚合酶Ⅱ转录，但没有开放的阅读框。此外，lncRNA 表现出与蛋白编码基因相似的表观遗传学特征，如组蛋白 3 赖氨酸 4(H3K4me3)在转录起始位点(TSS)发生三甲基化，组蛋白 3 赖氨酸 36(H3K36me3)在基因区域发生三甲基化。据估计，大约有 15 000 个 lncRNA 存在于人类基因组中，但是人类 lncRNA 的 GENCODE v19 目录中包含 13 870 个 lncRNA 基因，产生 23 898 个 lncRNA。最近的研究表明，CRC 中发现的异常表达 lncRNAs 在癌症发生和转移过程中发挥重要作用。

一、lncRNA 分类和特征

lncRNA 是非编码转录本，长度为 200～100 000 个核苷酸。人类基因组中单个 lncRNA 的估计数量从 7 000 个急剧增加到 23 000 个，预计将超过蛋白编码基因的数量。lncRNA 可以通过 RNA 聚合酶Ⅱ/Ⅲ在基因组的任何区域转录，可以是聚腺苷酸化的，也可以是非聚腺苷酸化的。为了对 lncRNA 的功能有更深入的了解，理解 lncRNA 介导其生物学效应的潜在结构特征是很重要的。

lncRNA 可能经历另一种剪接过程，如蛋白编码 RNA，它们可能形成二级甚至三级结构。类似蛋白质，其结构特征在进化过程中相当保守，即虽然 lncRNA 的主核苷酸序列可能已经分化，但其结构元素在高等真核生物中保持不变。从遗传学角度来看，lncRNA 可以分为以下几类：① 基因间 lncRNA，也称大介入非编码 RNA 或 lincRNA，是与蛋白编码基因具有独立转录单位的 lncRNA。一种定义要求 lincRNA 距离蛋白编码基因 5 kb；② 内含子 lncRNA 是在蛋白编码基因的内含子内任意方向启动，终止时无重叠外显子的 lncRNA；③ 双向 lncRNA 是由蛋白编

码基因启动子以不同方式启动的转录本。构成双向性的精确距离截止没有定义，但通常在几百个碱基对以内；④ 检测 lncRNA 是与蛋白编码基因的检测序列重叠的 lncRNA；⑤ 反义 lncRNA 在蛋白编码基因内或 3 个内启动，与蛋白编码基因方向相反转录，至少与一个编码外显子重叠。最近，研究人员总结了剪接体 lncRNA 与信使 RNA 之间的两个主要差异。首先，它们的外显子内含子结构更简单，近一半的 lncRNA 只携带两个外显子。其次，虽然 lncRNA 表现出独特的组织特异性，但其表达水平明显低于蛋白编码基因。lncRNA（转录稳定状态）的中位表达水平比 mRNA 低约 10 倍。重要的是，lncRNA 具有显著的组织特异性，这些特征对它们的功能分析至关重要。近年来，随着对 lncRNA 研究的深入，我们构建了多个 lncRNA 数据库，这些数据库可以促进对 lncRNA 功能的进一步研究。

二、CRC 中异常表达的 lncRNA

癌症转录组比以前认为的要复杂得多。lncRNA 可以作为亚细胞结构的组织因子，调控蛋白质的定位或活性。最近的研究发现，大量的 lncRNA 在不同的水平上发挥着重要的调控作用，包括染色体修饰、细胞核转录、胞质转录后处理等。参与 CRC 开发的 lncRNA 功能已经部分概述。然而，lncRNA 的其他功能和详细的信号通路仍有待阐明。在此，我们讨论 lncRNA 在 CRC 中的异常表达。

1. 遗传变异

令人惊讶的是，与一般人群相比，在结肠癌中，lncRNAs 中的生殖系突变和单核苷酸多态性（SNP）更频繁地发生。有报道表明，8q24 染色体区域的 SNP 与 CRC 风险相关。例如，rs6983267 SNP 与 8q24.21 染色体区域的映射，一致地与 CRC 的风险增加相关。此外，在其他类型的癌症中，包括前列腺癌、卵巢癌和炎性乳腺癌，也观察到这种 SNP 变体增加的癌症风险。一种新的 lncRNA 转录本，该转录本映射到包含 rs6983267 的高度保守的 8q24.21 区域，名为 CCAT2，在微卫星化 CRC 样本中过表达。在异质性细胞系模型和 CRC 样本的研究中，他们认为 rs6983267 状态影响了 CCAT2 的表达，这为 rs6983267 的风险等位基因与更高的 CRC 风险之间提供了一个额外的联系机制。此外，他们发现 CCAT2 与 MYC 的表达水平密切相关，这表明 SNP 状态也可能影响 CCAT2 作为 RNA 转录本的功能。最后，Li 等人进行了病例对照研究，在 908 名受试者中对 lncRNA PRNCR1 进行了 5 个 SNP 基因分型，其中包括 313 例 CRC 患者和 595 名对照受试者，发现 rs13252298 和 rs1456315 与 CRC 风险显著降低有关，rs7007694C 和 rs16901946G 患者发生低分化 CRC 的风险降低，而 rs1456315G 患者发生低分化 CRC 的风险增加。由于蛋白质编码基因中的某些单核苷酸突变可以完全改变蛋白质的结构或功能，因此 lncRNA 基因变异的影响可能更加难以检测。在此，我们建议对 lncRNA 结构进行更好的注释，以提高对影响 lncRNA 的基因组变异的检测。

2. MALAT-1

肺腺癌转录本1(MALAT-1)是一条长链非编码RNA，由11q13号染色体上表达的超过8 000个nt组成。MALAT1在非小细胞肺癌中高表达，且MALAT1的高表达与转移和预后不良有关。2011年，研究确定了CRC中MALAT-1的功能基序，MALAT-1被分成五个部分，每个部分重叠并覆盖整个MALAT-1的长度，发现3′端MALAT-1基因的一个基序(6 918 nt 8 841 nt)在人类结直肠恶性肿瘤的生物学过程中起着重要的作用。此外，146例Ⅱ/Ⅲ期CRC患者和23对正常结肠黏膜样本中MALAT-1的表达。结果显示，MALAT-1在CRC组织中表达上调，更高的MALAT-1表达水平可能对Ⅱ/Ⅲ期CRC患者具有预后提示作用。近年来，一些研究揭示了MALAT-1对CRC的确切作用机制。例如，霁的工作表明，易位MALAT1抑制β-catenin从细胞质到细胞核，导致原癌基因和MMP-7表达减少，而MALAT1过表达则相反，表明MALAT1介导wnt/β-catenin信号通路参与了CRC的浸润和转移。此外，Ji和同事的另一项研究表明，MALAT1通过竞争性地与肿瘤抑制基因SFPQ结合并从SFPQ/PTBP2复合物中释放SFPQ，从而促进CRC细胞的生长和迁移，从而导致SFPQ与原癌基因PTBP2的分离增加。综上所述，MALAT1可能是CRC潜在的治疗靶点。

3. CCAT家族

人类8q24最近被报道在不同的人类肿瘤中表达多种lncRNA。例如，PRNCR1与雄激素受体(AR)结合，并参与AR介导的前列腺癌基因激活。值得注意的是，最近报道了两个转录自8q24的CRC特异性lncRNA。CCAT1的长度为2 600 nt，是CRC的高度特异性标记，其上调在癌前状态和CRC的所有疾病阶段都是明显的。此外，CCAT2是一种转录自MYC-335区域的340 nt ncRNA，它通过myc调控的miR-17-5p和miR-20a来增强侵袭和转移。通过TCF7L2介导的转录调控，CCAT2可以上调MYC、miR-17-5p和miR-20a。最近，Xiang和同事报道了一个新的5 200 nt人结直肠癌特异性lncRNA CCAT1-L转录自MYC的一个超级增强子区域(MYC-515)，并在MYC转录调控中发挥作用。他们证明了CCAT1-L定位于其转录位点，并与CTCF协同维持MYC启动子及其增强子之间的染色质循环。这些结果揭示了lncRNA调控的染色质组织与特定人类癌症中MYC表达之间的新关系。

4. HOTAIR

lncRNAs的作用机制之一是表观遗传学调控基因表达，如调控基因组修饰的HOTAIR。HOTAIR与HOXC基因在染色体12q13.13上的HOXC位点上的转录方向相反。据报道，HOTAIR在其5′端与Polycomb的压制复合体2相互作用，以改造染色质并确保HOX基因在胚胎发育过程中沉默，而在3′端与组蛋白去甲基化酶相互作用。近年来的研究表明，HOTAIR在乳腺癌、肝癌、喉癌等多种癌症中均有显著的过表达。为了确定 HOTAIR 在 CRCs 中的作用，Kogo 和同事利用了 32 例 CRC 样本的 cDNA 微阵列数据，这些样本是通过激光显微解剖(LMD)获得的。他们发现 HOTAIR 在癌组织中的表达水平高于相应的非癌组织，并且 HOTAIR 的表达与 PRC2 复合物成员(SUZ12、EZH2 和 H3K27me3)密切相关。重要的是，Svoboda 和同事分析了 HOTAIR 的 lncRNA 水平，不仅在肿瘤中，也在散发的 CRC 患者的血液中，并与他们的总体生存相关。他们发现 CRC 患者血液中的 HOTAIR 表达高于健康对照组。此外，他们的研究还表明，血液中 HOTAIR 的含量与肿瘤呈正相关。他们认为，血液 HOTAIR 水平可能是散发 CRC 中的一个潜在的替代预后标志。

5. H19

lncRNA H19 是哺乳动物基因组中最早发现的非编码 RNA 之一。IGF2 和 H19 是两个相对表达的基因，在 11p15.5 处相邻。在大多数人体组织中，IGF2 的印迹依赖于位于 H19 启动子上游的一个不同的甲基化区域(DMR)。异常的 DNA 甲基化可以修饰印迹基因的表达，可能是 CRC 发生的原因之一。众所周知，正常印迹状态的改变是胚胎和成人癌症的一种常见异常，包括起源特异性基因表达的丢失，也称为印迹丢失(LOI)。LOI 存在于各种类型的成人恶性肿瘤中，包括 CRC。然而，CRC 中的 LOI 是否涉及低甲基化或高甲基化尚不清楚。基因组测序分析表明，IGF2/H19DMR 中第六个 CTCF 结合位点的低甲基化与 LOI 有关，而 IGF2 印记的常见 IGF2 - H19 增强子竞争模型并不适用于人类 CRC。田和他的同事得到了同样的结果。矛盾的是，Nakagawa 等人发现 IGF2 的 LOI 与 CTCF 结合元件中五个 CpG 位点的双等位基因高甲基化相关。除了 H19/IGF2 位点的 LOI 中有重要的印迹参与外，H19 还在许多肿瘤中上调，包括膀胱癌、胶质瘤和前列腺癌，提示 H19 在癌中的遗传作用。在 2004 年，Fellig 和他的同事发现 H19 在包括 CRC 在内的一系列癌症的肝转移中有超过一半的高表达。最近，H19 被报道为 miR - 675 在人和小鼠体内的主要 miRNA 前体。Tsang 等人的研究中报道，h19 衍生的 miR - 675 通过下调其靶 RB 来调控 CRC 的发展。由于 H19 基因在多种人类肿瘤组织中均有过表达，因此局部给药似乎是一种很有前途的治疗方法。Sorin 等人的研究表明，动脉内给予 DTA - H19 质粒可显著延缓肿瘤生长，甚至可使结肠癌肝转移的治疗动物中有较高比例的肿瘤消退。值得注意的是，除了 H19 是 miR - 675 的主要前体外，IGF2/H19 印记区还嵌入了另一个 microRNA，其中 miR - 483 是从 IGF2 剪接而来的。最近在该区域新发现了两个 lncRNA：PIHIT 和 91H，Deng 等人发现上调 91H 可促进肿瘤转移，并预测 CRC 患者预后不良。Ma 等人在他们的工作中宣称，这两种 lncRNA 是否可以调控 CTCF 等因素，miR - 483 和 miR - 675 是否可以调控这些 lncRNA，还有待确定。综上所述，H19 是 lncRNA 的重要印迹区，具有多种潜在的致癌功能。需要更多的作用来更好地阐明 H19 在 CRC 进展中的作用机制。

6. 其他 lncRNAs

Plasmacytoma variant translocation 1(PVT1) lncRNA 位于染色体 8q24.21 区，与转录因子 c-Myc 较为接近。这两个基因在 CRC 细胞系中共同扩增。PVT1 基因通过选择性剪接转录到几个成熟的 RNA 中，包括一组 6 个注释的 microRNAs：miR-1204、miR-1205、miR-1206、miR-1207-5p、miR-1207-3p 和 miR-1208。PVT1 在几种癌症中过表达。此外，PVT1 的上调有助于肿瘤的生存和耐药，而其下调可抑制细胞增殖并诱导强烈的凋亡反应。有人提出 PVT1 可以调控 c-Myc 的表达，也有人认为 PVT1 受 c-Myc 的调控。高桥和同事发现 PVT1 CRC 生成抗凋亡活动通过激活 TGF-β 信号通路和细胞凋亡信号。他们的结果显示，PVT-1 的表达水平是 CRC 患者总体生存的独立危险因素，而 PVT-1 的异常表达是 CRC 的预后指标。然而，目前还不清楚 PVT1 lncRNA 的作用是否完全依赖于 miRNA 的宿主基因。最近，Wang 和他的同事发现了 PVT1 在 HCC 中的一个新机制：通过稳定 NOP2 来促进增殖和干细胞样特性。在未来，需要进一步的研究来了解 PVT1 在肿瘤发生中的确切作用，并确定由 PVT1 编码的 miRNA 是否介导其功能。迄今为止，在 CRC 中只报道了少数类似肿瘤抑制因子的 lncRNA。生长抑制特异性转录本 5(GAS5)编码于 1q25，长度约为 630 个核苷酸。据报道，它作为一种肿瘤抑制剂，使细胞对凋亡敏感。GAS5 过表达导致细胞凋亡增加、细胞周期减慢。GAS5 在饥饿或生长因子缺乏导致的生长停滞期间被上调。GAS5 直接与糖皮质激素受体(Glucocorticoid Receptor，GR)的 DNA 结合域结合，阻止 GRs 与 DNA 结合，从而调节细胞存活和代谢。近期，Yin 及其同事研究发现，GAS5 低表达与 CRC 中肿瘤体积大、组织学分级低、TNM 分期晚期显著相关。进一步的实验表明，过表达的 GAS5 在体内外均能显著抑制细胞的增殖。总之，这些结果提示 GAS5 在正常生长停滞和细胞凋亡中起重要作用。

三、lncRNA 也通过调控 P53 的转录而显示其致瘤潜能

linc-RNA-P21 是由 P53 转录激活的 3 kb 的 lncRNA。它与 P53 协同控制基因表达以应对 DNA 损伤。linc-RNAP21 的沉默通过与非均质核内核蛋白 K (hnRNP-K)相互作用而抑制数百个基因的表达，从而促进异常细胞的凋亡或抑制肿瘤。此外，lincRNA-P21 可以抑制靶 mRNA 的翻译。研究表明，在没有 HuR 的情况下，lincRNA-P21 是稳定的，并与 mRNA CTNNB1、JUNB 和翻译抑制因子 Rck 相互作用，抑制靶向 mRNA 的翻译。最近，Zhai 和同事证明 P53 的激活增加了 CRC 细胞中 lincRNA-P21 的水平。此外，他们的结果显示，与配对的正常样本相比，CRC 标本中的 lincRNAP21 水平明显较低，且发现 lincRNA-P21 水平与 CRC 分期、肿瘤组织侵犯和血管侵犯有关，提示 lincRNA-P21 在 CRC 中

具有潜在的抗肿瘤作用。

CRNDE 最初在 CRC 中被发现为上调的 lncRNA，而在正常结肠上皮中几乎没有表达。Khalil 等人证明，CRNDE 是一种与染色质修饰复合物相互作用的 lncRNA。此外，CRNDE 似乎在早期发育中发挥作用，其表达在干细胞和各种类型的祖细胞分化时发生改变。已知，转录本从 CRNDE 位点进行广泛的选择性剪接，以产生一些亚型。Ellis 和他的同事们发现包含内含子序列的转录本定位在细胞核内，而完全缺乏内含子序列的转录本则在细胞质内富集。最近，Ellis 等人研究了胰岛素/IGF 对 CRNDE 表达的影响。他们证明，CRNDE 是一个由 PI3K/Akt/mTOR 和 Raf/MAPK 通路调控的 lncRNA，是胰岛素和 IGF1/2 的典型下游信号级联。此外，他们发现 CRC 细胞 CRNDE 转录本中 siRNA 介导的内含子区域的下调影响了胰岛素/IGF 相关通路基因的表达，这一模式提示了瓦博格效应。这是第一个研究 lncRNA 与糖脂代谢之间关系的报告，其方式有助于癌症表型的发展。Shi 和同事选择 92 例患者进行 lncRNA 表达与临床特征的前瞻性分析。他们的结果表明，与邻近的正常样本相比，lncRNA RP11 - 462C24.1 在 CRC 组织中的表达水平较低，提示 RP11 - 462C24.1 在 CRC 的发生发展中具有潜在的作用。同样，Ge 和同事在 108 例 CRC 临床样本和 81 例邻近正常组织中探索了前列腺癌相关 ncRNA 转录本 1(PCAT - 1)的表达。结果显示，与正常对照组相比，CRC 组织中 PCAT - 1 表达明显上调，且与远处转移有明显的相关性。值得注意的是，Franklin 和他的同事从小鼠基因组的 Nras 位点发现了一种新的 lncRNA，他们将其命名为非编码 Nras 功能 RNA(ncNRFR)。他们的功能分析显示，ncNRFR 在非转化的、有条件永久化的小鼠结肠腺细胞中过表达，似乎会干扰正常结肠上皮细胞的生长，导致更大程度的转化状态，这可能是通过抑制 let - 7 的功能实现的。

四、lncRNA 在 CRC 中的潜在临床应用

由于许多 lncRNA 限制了物种特异性和癌症特异性表达模式，因此 lncRNA 作为表征疾病复发和进展的新生物标记物来源，在基因组的沙漠地区出现。此外，与正常组织相比，通常在肿瘤中检测到 lncRNA 的表达水平显著升高或降低。而且，已证明某些类型的 lncRNAs 存在于体液中，例如尿液和血浆，这可能阐明循环或分泌型 lncRNAs 在诊断中的作用。例如，Svoboda 及其同事证明，CRC 患者血液中的 HOTAIR 表达高于健康对照组。血液和肿瘤之间的 HOTAIR 水平呈正相关，表明 HOTAIR 血液水平可能是散发性 CRC 的潜在预后标志物。在前列腺癌患者尿液样本中发现 lncRNA PCA3，在 HCC 患者血液中发现 HULC 也存在类似的结果。但 lncRNA 释放到体液中的确切机制仍未明确。外泌体是分泌到细胞外环境中含有蛋白质、信使 RNA 和 miRNAs 的纳米囊泡，提示外泌体在细胞间通讯中起着中介作用。一些研究表明，lncRNA 可能被包装成微粒子，包括外泌体、

微囊泡和凋亡小体。在分泌的外泌体中 lncRNA 分子存在丰度差异。他们发现一些低表达的致癌 lncRNA 在 MCF7 和 Hela 细胞中富含分泌外泌体，如 HOTAIR、CCND1 - ncRNA 和 lincRNA - P21。鉴于这种特异性和良好的可获得性，lncRNAs 可能是优于许多蛋白编码生物标志物的生物标志物。越来越多的证据表明，lncRNA 变异可能与包括癌症在内的疾病风险相关。在染色体 8q24 上的 cMYC 致癌基因上游有一个大的基因荒漠区域，其中包含多个 lncRNA，其中数十个 SNP 已被确认与 CRC 的风险相关。lncRNA 中特异的 SNP 可能提示健康人存在潜在的 CRC 风险。除了作为生物标志物外，lncRNA 还可能为 CRC 治疗提供新的靶点。具有致癌特性的 lncRNA H19 在包括 CRC 在内的多种肿瘤中上调，是替代癌症治疗的一个有趣靶点。印迹 H19 的特异性表达是由一个调控序列赋予的。因此，一种由驱动白喉毒素（DT - A）基因表达的 H19 基因调控元件组成的质粒已经被开发出来，它正在作为 CRC 和其他癌症的治疗进行临床试验。一种设计良好的与 lncRNA - CCAT1 互补的肽核酸（PNA）-分子信标（PNA - mb）可作为一种工具，用于原位成像细胞系和检测人 CRC 活检中的恶性肿瘤，这表明 lncRNA 在 CRC 中的潜在诊断应用。综上所述，虽然目前对 lncRNA 的研究尚处于起步阶段，仅有少量的 lncRNA 被鉴定，但 CRC 中 lncRNA 的失调仍可能成为 CRC 诊断和预后的重要因素。

第四节　circRNA 与结直肠癌的发生、发展

一、circRNA 的生物发生、定位和降解

1. circRNA 生物发生

circRNA 主要是通过与标准 mRNA 剪接竞争的反向剪接，从初级转录本的外显子和（或）内含子序列产生的。根据来源序列的多样性，circRNA 可以分为三大类：外显子 circRNA（EcRNA），外显子-内含子 circRNA（EIciRNA）和内含子 circRNA。后者包括前 mRNA 来源的环状内含子 RNA（ciRNA）和 tRNA 内含子环状 RNA（tricRNA）。对于大多数 circRNA，反向剪接需要剪接体机制将外显子的 5′剪接位点（供体）连接到上游 3′剪接位点（受体），从而形成包含特定连接位点的闭环结构。该过程由顺式作用元件和反式作用元件精心调控。

反向剪接外显子侧翼的内含子中的互补序列是 circRNA 生物发生的必不可少的顺式作用元件，因为这种碱基配对形成发夹结构并使下游 5′剪接位点和上游 3′剪接位点足够靠近以进行环化。这些互补序列可以是短重复元素（如 Alu 的重复长度约为 300 个核苷酸）或非重复元素。值得注意的是，由 Alu 重复序列驱动的环化似乎更加复杂，因为跨不同内含子的反向重复 Alu 对的交替形成可以驱动多

个外显子环化，从而导致从一个单一基因位点产生多种 circRNA。但是，并非 Alu 重复序列中的所有序列都支持环化。一些最小区域（少于 100 个核苷酸）仅包含剪接位点序列和较短的反向重复序列（30～40 个核苷酸）足以支持环化，而 Alu 重复序列中的一些最小区域甚至可以抑制环化。而且通过改变重复序列增加发夹的稳定性有时会抑制 circRNA 的生物发生。因此，发夹的热力学稳定性是环化效率的必要但非充分的预测指标。

一些 RNA 结合蛋白（RBP）被确定为调节 circRNA 生物发生的反式作用因子。例如，Muscleblind（MBL）和 Quaking 可以识别并结合侧翼内含子内的特定基序，然后通过蛋白质与蛋白质的相互作用或自我二聚作用桥接足够近的两个剪接位点，从而提高了反向剪接的效率。相反，一些 RBP 可能通过破坏内含子的碱基配对来抑制 circRNA 的产生。例如，作用于 RNA1（ADAR1）的腺苷脱氨酶介导跨侧翼内含子形成的 RNA 双链体上的腺苷-肌苷（A - I）编辑，因此降低了这些 RNA 对的互补性。DExH - box 解旋酶 9（DHX9）（一种核 RNA 解旋酶）通过与环化外显子侧翼的 Alu 重复序列结合并消除这些重复序列的配对来阻止环化。另一种报道的 circRNA 生物发生模型是套索蛋白驱动的环化，发生在外显子跳跃事件或从前 mRNA 去除内含子的过程中。在外显子跳过事件中，跳过的外显子和内含子序列是从 pre - mRNA 剪接而成的，并通过“头对尾”连接形成套索状结构。套索进一步进行内部剪接以去除内含子序列，从而产生 EcRNA。在从 pre - mRNA 去除内含子的过程中，内含子套索蛋白的加工依赖于 5′剪接位点附近的富含 7 - nt GU 的序列和分支点位点附近的富含 11 - nt C 的序列。随后，将 3′“尾部”下游分支点位点去除，形成稳定的 ciRNA。大多数 circRNA 是从 pre - mRNA 产生的，而一小部分内含子来源的 circRNA 是从 pre - tRNA 产生的。在 tRNA 前成熟过程中，tRNA 剪接核酸内切酶（TSEN）复合物在标准的凸起-螺旋-凸起（BHB）模体处切割了含内含子的 pre - tRNA。产生的内含子末端通过 RtcB 连接酶连接形成稳定的 circRNA，称为 tricRNA（图 5 - 1）。

2. circRNA 定位

circRNA 在细胞核中产生，但大多数主要位于细胞质中，提示 circRNA 运输或定位的特定规则。越来越多的证据表明 RNA 的长度和修饰决定 circRNA 穿梭。基于果蝇 DExH/D - box 解旋酶 Hel25E 及其人类同源物 UAP56/URH49 可以根据 circRNA 的长度来调节 circRNA 的输出效率和定位这一事实，发现了一种依赖于长度的进化保守途径来控制 circRNA 的核输出。RNA 修饰还可以调节 circRNA 的运输，例如 circNSUN2 的输出，这取决于其 N6 -甲基腺苷（m6A）修饰和 m6A 结合蛋白 YTHDC1 的募集。此外，质谱显示，富含丝氨酸和精氨酸的剪接因子 3 SRSF3 和核受体蛋白 NXF1 与 circNSUN2 相关。鉴于 YTHDC1 可以与 SRSF3 和 NXF1 相互作用以促进 m6A 修饰的线性 mRNA 的输出，因此很容易

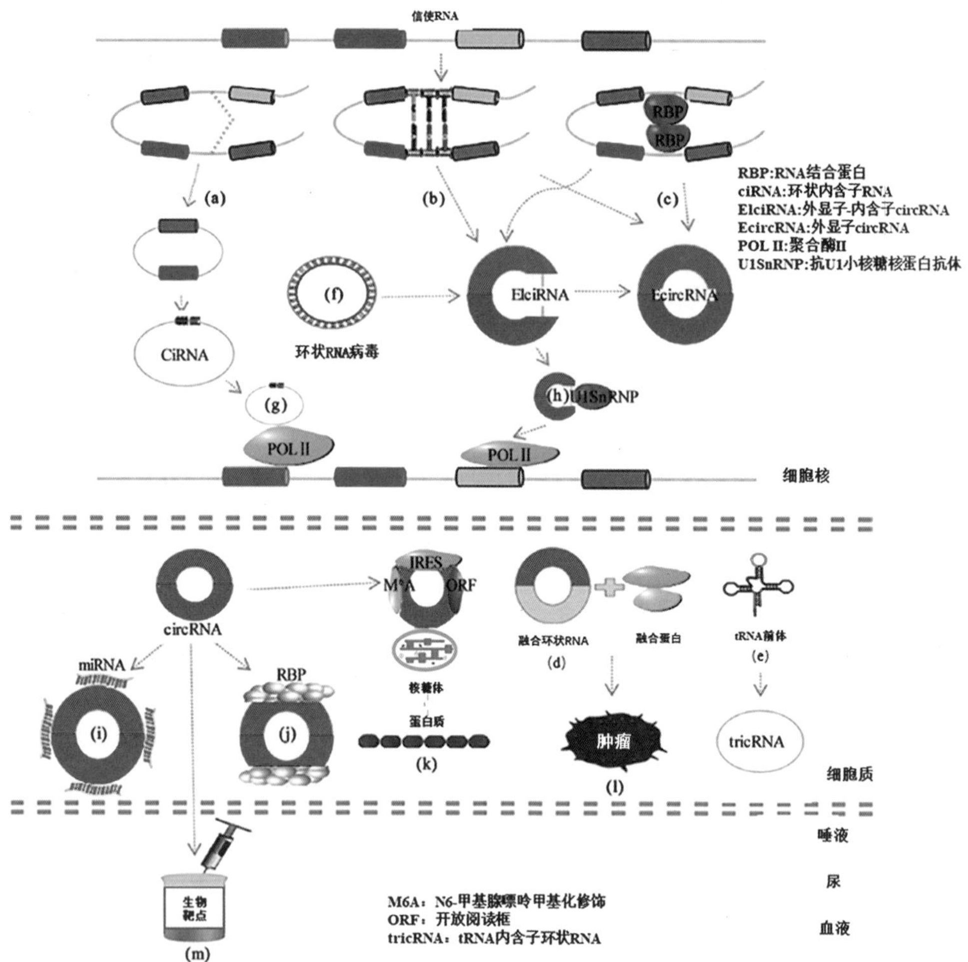

图 5－1　circRNA 的形成和生物学功能

环状 RNA 的形成：(a) 基因外显子的共价组合构成套索驱动的环化；(b) 内含子对驱动的双内含子互补对的环化；(c) RNA 结合蛋白和反式作用因子促进环化；(d) 染色体易位产生融合环状 RNA；(e) 前体 tRNA 切割形成 tricRNA；(f) 环形 DNA 病毒基因产生环状 RNA。环状 RNA 的生物学功能：(g～h) 基因转录的调节；(i) 充当 miRNA 海绵；(j) 充当 RBP 海绵；(k) 翻译蛋白质；(l) 融合环状 RNA 促进肿瘤的发展；(m) 作为生物标志物

推测一种类似的机制可以应用于转运 circNSUN2，但是需要进一步的验证来定义分子细节。

3. circRNA 降解

细胞内 circRNA 的丰富度由其生物发生与降解之间的良好平衡来严格控制。三种主要的核酸酶参与 RNA 衰变：从 5′末端降解 RNA 的 5′核酸外切酶，从 3′末端降解 RNA 的 3′外切核酸酶，以及在内部切割 RNA 的核酸内切酶。考虑到闭环结构赋予 circRNAs 对从 3′或 5′端开始线性 RNA 切割的核酸外切酶固有的抵抗力，因此应通过某些切口内切核酸酶触发 circRNA 降解以打开圆环。内切核酸酶负责的 circRNA 的第一种模式降解是 Argonaute 2(Ago2)介导的 RNA 降解。Ago2 是一种核酸内切酶，其依赖于内源性指导 RNA(如 miRNA)来执行其功能。据报道，miR－671 以几乎完美的碱基配对与 circRNA CDR1as 结合，并主要从 miRNA 5′末端开始在核苷酸 10 和 11 之间引导 CDR1 的 Ago2 依赖性切割。共价环打开后，线性 RNA 可能会从 5′端通过 Xrn1 核酸外切酶或从 3′端通过外泌体复合物进行消化。然而，miRNA－Ago2 介导的 circRNA 降解的常见方式还有待进一步阐明。由于使用了降解组测序(Deg－seq，也称为 PARE)来鉴定 miRNA 定向的内切核酸裂解位点，因此该技术可用于说明 miRNA－AGO2 途径介导的 circRNA 衰变的情况。有学者报道了内切酶核糖核酸酶 RNase P/MRP 介导的含 m6A circRNA 的裂解，借助 m6A 阅读器蛋白 YTHDF2 和衔接子蛋白 HRSP12。启动降解 YTHDF2 结合的 circRNAs。病毒感染后，这些 circRNA 被内切核糖核酸酶 RNase L 降解，导致先天免疫过程中 PKR 活化。

无论核糖核酸内切酶如何，circRNA 降解的位置仍然难以捉摸。占有体(P 体)是在细胞质中通过相分离产生的独特病灶，并且由 mRNA 周转机制组成。最近的一项研究发现，GW182 是 P 体的关键组成部分，参与了许多 circRNA 的降解。但是，GW182 相关的 circRNA 降解似乎与 P 抗体无关，因为 P 体的其他成分对 circRNA 水平没有影响。因此，特定的 circRNA 降解位置仍然是一个谜题。尽管在过去几十年中，在表征 circRNA 的生物发生，定位和降解方面已取得了进展，但许多重要的问题仍未解决，需要进行广泛的探索。未来的研究可能旨在回答是否存在控制 circRNA 丰度的一般衰变途径，哪种核酸内切酶打开 circRNA 的环结构以启动其衰变，哪些细胞内或细胞外信号触发 circRNA 降解以及哪些顺式和反式- RNA 结合蛋白参与 circRNA 周转过程。

二、circRNA 的生物学功能

circRNA 主要表现为调节性非编码 RNA，它们是：① 直接通过调节基因转录和剪接；② 通过调节其他调节剂(如 miRNA 和蛋白质)间接形成的。circRNA 的子集也被表征为编码小功能肽的调节性编码 RNA。

1. 转录调控

尽管大多数 circRNA 主要位于细胞质中，但 ciRNA 和 EIciRNA 仅限于细胞核，这表明它们的作用是在核事件中，如转录调控。ciRNA 通过促进聚合酶Ⅱ(Pol Ⅱ)的延伸活性来调节其亲本基因的转录。同样地，EIciRNA 对它们的亲本基因也有调控作用。在机械上，EIciRNA 和 U1 小核糖核蛋白(U1 snRNP)通过 EIciRNA 和 U1 小核 RNA(snRNA)之间的特定 RNA－RNA 相互作用形成复合物，这是一类能够刺激转录的非编码 RNA。所得的复合物进一步在 EIciRNAs 亲本基因的启动子上与 Pol Ⅱ相互作用，以增强其转录。

2. 与线性 RNA 剪接竞争

circRNA 环化和 mRNA 剪接相互竞争，因为反向剪接和线性 mRNA 剪接共享几乎相同的规范剪接位点库。通常，可能由于剪接体在反向剪接位点处的空间不利组装，使得反向剪接的效率远低于标准剪接的效率。但是当规范的 pre-mRNA 加工机器的核心组件（如 SF3b 和 SF3a）受到抑制时，pre-mRNA 剪接的过程就被阻止，导致增强的反向剪接形成 circRNA。就这一点而言，环状和线性 RNA 之间平衡的扰动可能会促进基因表达异常，这可能进一步参与病理活动。

3. miRNA 海绵

大部分 circRNA 位于细胞质中，表明它们在转录后调控中的作用。miRNA 是大约 22 个核苷酸长的非编码 RNA 家族，在生理和病理过程中已成为基因表达的关键调节因子。已证明 circRNA 起到 miRNA 海绵的作用，将 miRNA 与其靶 mRNA 隔离开，从而减轻了 miRNA 介导的基因抑制。例如，CDR1 具有超过 60 个保守的 miR-7 结合位点，并与 miR-7 以及 miRNA 效应 AGO 蛋白牢固结合，从而导致 miR-7 靶标的表达升高。也有报道说单个 circRNA 可以充当多种疾病类型的 miRNA 海绵。例如，源自 SLC8A1 基因的 Exon2 的 circSLC8A1 充当心脏肥大中 miR-133 和膀胱癌中 miR-130b/494 的海绵。考虑到 miRNA 的表达是细胞/组织类型特异性的，circRNA 可能会在不同的细胞/组织中发挥不同的功能，具体取决于它“刺激”的 miRNA 的表达。迄今为止，越来越多的研究声称许多 circRNA 充当 miRNA 海绵。然而，大多数 circRNA 比 miRNA 丰富得多，这可能无法满足海绵效应的化学计量要求。因此，miRNA 海绵可能不是 circRNA 的一般功能。

4. 蛋白质诱饵或支架

据报道，一些 circRNA 与蛋白质结合并螯合蛋白质，因此可作为蛋白质诱饵来调节基因表达。例如，从 PABPN1 pre-mRNA 生成的 CircPABPN1 与 PABPN1 mRNA 竞争与 HuR 结合，从而抑制 PABPN1 翻译。带有多种蛋白质结合位点的 CircRNA 可以充当介导蛋白质与蛋白质相互作用以组装大型 RNA 蛋白质复合物的动态支架。例如，circACC1 直接与 AMP 活化蛋白激酶（AMPK）的 β 和 γ 亚基结合形成三元复合物，从而稳定并促进 AMPK 全酶的酶活性。相反，circRNA 与蛋白质的结合有时会消除直接的蛋白质-蛋白质相互作用。例如，Yap 环状 RNA（circYAP）可以与 Yap mRNA 和翻译起始相关蛋白 eIF4G 和 PABP 结合，并且所形成的四级复合物抑制 eIF4G 和 PABP 的直接相互作用，从而导致 Yap 翻译受到抑制。

鉴于与线性 mRNA 相比，circRNA 核苷酸序列中 RBP 的结合密度非常低，正如生物信息学分析所证明的那样，circRNA 与蛋白质的结合可能不仅取决于核苷酸序列，而且取决于 circRNA 的独特二级或三级结构。因此，空间 circRNA 与 RBP 的相互作用方式需要广泛研究。

5. 调节肽的翻译

生物信息学分析表明，某些 circRNA 具有开放阅读框（ORF）和核糖体结合位点，表明它们具有翻译潜力。核糖体谱分析是通过对核糖体覆盖的 RNA 进行测序来整体监测体内翻译的有用工具，已经提供了 circRNA 翻译的令人信服的证据。从结构上讲，尽管 circRNA 在 5′端缺少 7 - 甲基鸟苷（m7G）帽，在 3′端缺少 poly（A）尾，这是线性 mRNA 募集翻译起始因子进行蛋白质合成的关键要素，但 circRNA 的翻译可能是以内部核糖体进入位点（IRES）或依赖于 m6A 修饰的方式进行。

IRES 元件通过以不依赖帽的方式将核糖体的 40S 亚基募集到 RNA 来启动蛋白质翻译。含有 IRES 的几种内源性 circRNA 是可翻译的。考虑到这些 circRNA 中的 ORF 可能是其同源 mRNA ORF 的一部分，circRNA 编码的肽可能对其同源 mRNA 编码蛋白起显性不良反应。Circ - SHPRH 编码一种称为 SHPRH - 146aa 的新型肽，该肽与 SHRPH 蛋白的 C 末端共享相同的氨基酸，因此 SHPRH - 146aa 与 SHRPH 竞争结合 E3 连接酶 DTL，并充当 DTL 诱饵，保护 SHPRH 免受 DTL 的侵害介导的降解。

除 IRES 介导的翻译外，m6A 修饰还有助于某些 circRNA 的蛋白质翻译。报道说，m6A 阅读器蛋白 YTHDF3 识别并结合含 m6A 的 circRNA，然后与翻译起始因子 eIF4G2 和 eIF3A 相互作用以触发蛋白质合成。许多 circRNA 具有 m6A 修饰，但是否所有这些带有 ORF 的 circRNA 都以 m6A 依赖性方式翻译仍然有待进一步研究。

三、环状 RNA 与 CRC

1. 环状 RNA 作为 CRC 诊断的生物标志物

环状 RNA 在真核细胞中大量存在，相比于线性 RNA 分子，环状 RNA 具有对核糖核酸酶（ribonuclease，RNase）不敏感、稳定性更高、进化上高度保守且有组织特异性和发育不同阶段特异性等特征，多项研究表明，环状 RNA 在 CRC 患者的癌组织以及癌旁组织中的表达水平有显著的差异，环状 RNA 也有望成为 CRC 诊断的生物标志物。但大多数研究只存在于组织样本阶段，对照样本数量尚不足，检测方法尚未进入临床，故环状 RNA 真正进入 CRC 的临床诊断阶段，尚有一段很长的路要走。

2. 环状 RNA 与 CRC 的 TNM 分期

科学的综合治疗是改善 CRC 预后的关键，而肿瘤的分期确诊在患者的预后过程中起着重要的作用。国际抗癌联盟（Union for International Cancer Control，UICC）和美国癌症联合委员会（American Joint Committee on Cancer，AJCC）提出的 TNM 分期是当前世界范围内主要应用的肿瘤分期系统。T 分期指肿瘤原发灶的情况，N 分期为区域淋巴结受累情况，M 分期指肿瘤的远处转移情况，通常为血道转移情况。近期的研究显示，差异表达的环状 RNA 与 TNM 分期系统有着密切关系，差异表达的环状 RNA 与 CRC 的 TNM 分期中的 N 分期以及 M 分期相关性较强，环状 RNA 的差异表达可能与 CRC 的淋巴结受累情况以及 CRC 的血道转移有关。因此，环状 RNA 很有可能参与了 CRC 的进展和转移，差异表达的环状 RNA 也有望成为 CRC 的 TNM 分期的生物分子标志物。

3. 环状 RNA 与肿瘤细胞的增殖和凋亡

XIE 等人发现，circ_001569 具有 miR－145 的海绵作用而抑制 miR－145 的活性，使下游产物 E2F5、BAG4 和 FMNL2 的表达上调，通过消除细胞周期停滞和抑制细胞凋亡来促进 CRC 细胞增殖。XU 等人发现，hsa_circ_000984 可以作为 miRNA 海绵结合 miR－106b，通过 circRNA－miRNA－mRNA 网络使下游靶 CDK6 的增加，调控细胞从 G1 期过渡到 S 期，推进了 CRC 细胞周期，促进细胞的增殖。GUO 等人发现，敲低 hsa_circ_0000069 使 CRC 细胞中的细胞周期进程停滞在 G0/G1 期，抑制细胞的增殖。ZENG 等人敲低 circHIPK3 抑制了 CRC 细胞系的集落形成能力。进一步的研究发现，沉默 circHIPK3 显著抑制 CRC 细胞的增殖。ZHU 等人发现，circ－BANP 可能有助于 CRC 细胞的增殖，通过 PI3K/AKT 途径促进 p－AKT 的蛋白质表达，而 AKT 的总蛋白水平保持不变，表明 AKT 途径也参与了 circ－BANP 诱导的细胞增殖的过程。ZHANG 等人发现，hsa_circ_0020397 上有 miR－138 的结合位点，hsa_circ_0020397 通过 miR－138 的海绵作用使 TERT 和 PD－L1 的表达上调，调控 CRC 细胞的增殖，抑制 CRC 细胞的凋亡。WANG 等人发现，hsa_circ_0014717 正向调控肿瘤抑制因子 p16 的表达促进细胞周期阻滞，使 CRC 细胞的集落数明显降低，使细胞周期停滞。ZHANG 等人发现，敲低 hsa_circ_0007534 可以降低抗凋亡基因 Bcl－2 以及促凋亡基因 Bax 的比率，抑制 CRC 细胞增殖和促进细胞凋亡。HUANG 等人发现，cir－ITCH 作为 miR－7 的海绵调控 CRC 细胞的增殖和凋亡以及促进磷酸化 Dvl2 的泛素化和降解，抑制经典 Wnt 信号转导，抑制癌基因 c－myc 和 cyclin D1 表达，从而抑制 CRC 细胞的增殖。

第六章

结直肠癌的基础研究

结直肠癌(Colorectal Cancer, CRC)是全球最常见的消化道恶性肿瘤之一,其发病率逐年增高。中国国家癌症中心 2019 年的癌症统计数据显示,中国国内 CRC 的发病率和病死率在所有恶性肿瘤分别位居第三位和第五位,Ⅱ期 CRC 比例约占 25%,其中约 15%～25%的患者出现复发。因此,对 CRC 发病机制的深入研究一直是攻克癌症领域的热点。本章中,我们撰写了结直肠癌的基础研究思路,包括细胞生长、增殖、凋亡和转移等相关机制的相关研究方法:迁移、侵袭、黏附和血管生成的体外实验,以及肝和肺转移和血管生成的体内模型。

结直肠癌预后最差的情况是出现淋巴结、肝脏或其他远处器官的转移,因为大多数结直肠癌患者死亡是由肿瘤转移引起的。因此,了解转移产生的机制是结直肠癌研究中最重要的问题之一。用于分析结直肠癌转移机制潜能的方法分为两类:体外试验和体内模型。结直肠癌出现转移是一种肿瘤宿主微环境中的多步骤的过程,肿瘤间质和肿瘤细胞相互作用,调节局部细胞外基质、黏附、刺激迁移、侵袭以及促进血管生成等。在体外实验一节中,我们描述了一系列用于测试转移性级联反应的方案。

在体内模型一节中,我们将转移到组织和器官层面的分析,并描述适用于检查结直肠癌在体内和动物体内转移方式的方法。本节首先描述裸小鼠的肝转移模型,然后详细介绍原位细胞注射、原位标本植入、细胞内接种和静脉细胞注射技术。此外,我们还描述了肺转移模型、裸鼠血管生成模型和鸡胚绒毛尿囊膜(CAM)模型。转移是恶性肿瘤最重要的特征之一,也是影响患者预后的主要因素,若能成功治疗转移性的肿瘤,结直肠癌的病死率将会降低。为了实现这一目标,我们迫切需要在分子水平、组织水平以及最终在生物学水平上提高对转移机制的认识。我们希望本文所述的方法和方案将有助于更好地了解结直肠癌的转移性疾病。

第一节 体 外 实 验

一、细胞培养及相关操作

细胞培养(cell culture)技术,指的是细胞在体外条件下的生长,在培养的过程中细胞不再形成组织（动物）。实际工作中，人们常常从生物体内取出组织或细胞，在体外（vitro）模拟体内生理环境，在无菌、适当温度和一定营养条件下，对这些组织或细胞进行孵育培养，使之生存和生长并维持其结构和功能，以用于研究和治疗。

1. 细胞复苏。① 采用快速融化的方法：穿戴隔离衣，戴帽子、口罩、手套；操作前使用75%乙醇（酒精）擦拭超净工作台；准备含10%FBS和0.1%青-链霉素的DMEM培养基。从液氮容器中迅速取出装有细胞的冻存管，以最快速度置于37℃恒温水浴箱里进行溶解。② 待冻存管内液体溶解后，快速转移至15 mL离心管，1 000 rpm离心3 min，全程注意无菌操作。③ 弃上清，加入DMEM培养基并重悬细胞，轻轻吹打重悬细胞并转移至10 cm培养皿中，缓慢均匀摇晃培养皿；于37℃、含5% CO_2 的恒温恒湿培养箱中培养。④ 第二天观察细胞生长情况，若90%以上细胞贴壁，且状态良好，表明细胞复苏成功，更换新鲜的细胞培养基，继续培养。

2. 细胞换液。① 每天定时在显微镜下观察细胞状态，并观察培养皿或培养瓶中培养基的颜色和透明度。细胞在正常培养一段时间后（约48 h），培养基颜色逐渐变黄，提示培养基的pH降低，需要换液或传代。② 用无菌吸管将旧培养基吸净，并吸取磷酸盐缓冲液（PBS）轻轻地冲洗细胞3遍。③ 加入10 mL新鲜的完全培养基，并将培养瓶或培养皿放于细胞培养箱中继续培养。

3. 细胞传代。① 显微镜下观察细胞，当细胞融合度达到80%及以上时，于超净工作台用无菌吸管吸净培养基。② 用无菌吸管吸取PBS溶液轻轻冲洗细胞3遍，并尽量弃干净PBS。③ 对底部直径10 cm的培养皿中加入1 mL的0.25%的胰蛋白酶进行消化，轻轻摇晃培养皿或培养瓶，使胰酶完全覆盖至细胞表面。或将培养瓶或培养皿放于37℃恒温箱中孵育消化30 s，也可于室温放置1 min。随后显微镜下观察细胞变化，如发现细胞变圆，大部分细胞已处于离壁状态时，应立即终止其消化。④ 向培养皿或培养瓶中加入2倍胰蛋白酶体积的完全培养基终止消化，轻轻吹打混匀混合液，将混合液吸取至15 mL离心管中，并放入离心机，1 000 rpm离心3 min。⑤ 弃去上清，收集细胞沉淀，加入5 mL完全培养基并重悬细胞，确保细胞尽量吹散均匀。⑥ 将重悬的细胞液根据实验所需分配至多个培养瓶或培养皿中，并放置于细胞恒温箱中继续培养。

4. 细胞冻存。① 细胞融合度达80%左右，细胞基本处于对数生长期，此时可以进行细胞冻存处理。② 用无菌吸管吸净培养基，用PBS缓冲液轻轻冲洗细胞3遍，加入适量的胰蛋白酶消化贴壁细胞，2倍胰蛋白酶体积的完全培养基终止消化，并转移混合液于15 mL离心管。③ 离心机1 000 rpm，离心3 min，弃去上清，收集细胞沉淀。④ 向离心管中加入2～3 mL预先配好的细胞冻存液，将细胞悬液均分于2个冻存管中，并做好标记，并用封口膜包裹冻存管。⑤ 将细胞冻存管先放置于梯度降温冻存盒中，于−80℃冰箱中过夜，在第二天将细胞冻存管转移至液氮罐中长期储存。

5. 细胞计数。① 细胞融合度达80%左右，状态良好，将细胞经常规胰酶消化处理后，离心、重悬混匀，根据细胞密度稀释适当的倍数，制备适当浓度的细胞悬液。② 将计数板、盖玻片用含有75%乙醇的棉球擦拭消毒，晾干后，将盖玻片置于计数板上。③ 充分混匀细胞悬液，用10 μL 微量移液器吸取10 μL 细胞悬液，滴入计数板和盖玻片之间，并确保无气泡产生。④ 显微镜下观察并计数4个角的方格内出现的细胞数量，按照“记下不计上，记左不计右”的原则逐个统计，重复3次取平均值，根据公式计算出细胞悬液的浓度：细胞浓度(个/mL)=4个方格内细胞总数/4×10^4×稀释倍数。

二、细胞生长

细胞生长主要是指细胞体积的增大，细胞分化完成后并不是所有的细胞都有生长的过程，大多数的组织器官都是通过不断的细胞分裂以增加细胞数量的方式来实现器官生长，只有很少数细胞(像神经元细胞)是通过增大细胞体积的方式来实现器官生长的，随着个体的不断发育，神经元细胞，特别是轴突的部分也要不断的伸长。细胞培养是指从体内组织取出细胞模拟体内出现环境，在无菌、适当温度及酸碱度和一定营养条件下，使其生长繁殖，并维持其结构和功能的一种培养技术。细胞培养的培养物为单个细胞或细胞群。

细胞平板克隆形成实验。① 取对数生长期的实验组和对照组细胞若干皿，制成单细胞悬液，稀释至合适浓度。② 在6孔板每孔分别接种20 μL 上述配好的细胞悬液(1 500个细胞/孔)，每孔加入2 mL 完全培养基并轻轻晃动充分混匀细胞，将6孔板置于37℃，5% CO_2 的细胞培养箱中培养2周。③ 取出6孔板，弃去完全培养基，用PBS缓冲液清洗3遍，用4%多聚甲醛溶液固定细胞15～20 min。④ 弃去固定液，用PBS缓冲液清洗3遍，加入适量0.1%结晶紫染色液染色20 min，随后用流水缓慢洗去染色液，室温晾干。⑤ 计数各孔细胞克隆，每组细胞分别设置3个重复对照。

三、细胞增殖

细胞增殖是机体胚胎期和出生后生长发育的基础，也是成体组织更新和创伤修复的基础。不受控制的细胞增殖是肿瘤的重要特征。在医学细胞生物学研究中，观察细胞增殖速率、分析增殖异常的周期特点、分析调控增殖的分子机制都是重要的内容。

1. MTT 细胞增殖实验。MTT 法又称MTT 比色法，是一种检测细胞存活和生长的方法。MTT 法和CCK-8法都是常用的检测细胞活力的方法，可运用于细胞增殖、细胞代谢活性、细胞毒性以及药物筛选等多种研究。CCK 8法的原理跟MTT 法基本相同，不同之处在于CCK 8法生成的显色产物是水溶性的，不需要吸出培养液再加入有机溶剂溶解这个步骤，因此可以减少一定的误差，重复性优于MTT法，且对细胞毒性小，试剂无须预制，即开即用。例如MTT比色法检测药物对细胞生长的作用的操作方法：① 以一定密度在96孔培养板接种细胞，过夜培养后加入目的药物，设置复孔，经过预定的处理时间后开始检测。② 终止培养后，每孔加总体积10%的MTT混匀，孵育4 h后终止培养，小心弃去孔内培养上清液（对于悬浮细胞需要离心后再吸弃孔内的培养上清液），孔中加入DMSO振荡10 min，使结晶物充分溶解。③ 在酶标仪上选择490 nm波长，测定各孔的吸光度。

2. CCK-8细胞增殖实验。① 96孔板中接种对数生长期的实验组和对照组细胞悬液（100 mL/孔），每孔3 000～5 000个细胞，每组种3个复孔；将96孔板置于细胞培养箱中进行培养。② 每天选取固定时间进行检测，分别在4个时间点（0、24、48、72 h）向每孔中加入10 mL的CCK-8溶液，需注意不要在孔中生成气泡，否则会影响最终的OD值读数；将培养板放置于培养箱中孵育2 h。③ 用酶标仪测定各孔在450 nm处的吸光度，保存结果，绘制细胞增殖曲线，每组细胞分别设置3个重复对照。

3. Edu细胞增殖实验。细胞增殖的关键步骤是合成新的DNA，因此监测细胞DNA合成状态能够反映细胞增殖情况，BrdU掺入法（BrdU incorporation assay）正是基于此原理创立的研究细胞增殖的实验方法。BrdU掺入法还可以同时结合其他细胞标记物进行双重染色，可判断增殖细胞的种类和增殖速度，对研究细胞增殖动力学有重要意义。1982年Galzer制备出抗性BrdU，其具有准确性高、方法简便、重复性好，可用于活体标记和无放射性等优点。单抗及标记检测技术的不断改良，使得BrdU标记增殖细胞的方法以其直观性、敏感性高的特点而被广泛使用。

对培养细胞群体或组织原位的增殖细胞进行检测的常用方法，还有针对增殖细胞高表达的特异性蛋白质Ki-67和PCNA的免疫细胞化学技术。比较研究的数据显示，BrdU参入法标记的是细胞增殖周期中的S期细胞，而Ki-67脂类分子在其他各时相也都丰度很高，在同样增殖状态的细胞中Ki-67阳性率一般高于BrdU阳性率。① 取对数生长期目的细胞，以每孔$4\times10^3-1\times10^5$细胞接种于96孔板中，培养至正常生长阶段。② Edu标记：用DMEM细胞完全培养基按1 000∶1的比例稀释Edu溶液（试剂A），制备适量50 μM Edu培养基；每孔加入100 μL 50 μM Edu培养基孵育2 h，弃培养基；PBS轻柔清洗细胞1～2次，每次5 min。③ 细胞固定化：每孔加入50 μL细胞固定液（即含4%多聚甲醛的PBS）室温孵育30 min，弃固定液；加入50 μL 2 mg/mL甘氨酸，脱色摇床孵育5 min后，弃甘氨酸溶液；每孔加入100 μL PBS，脱色摇床轻柔清洗5 min，弃PBS；加入100 μL渗透剂（0.5% TritonX-100的PBS）脱色摇床孵育10 min；PBS轻柔清洗1次，5 min。④ Apollo染色：每孔加入100 μL的1×Apollo染色反应液，避光、室温、脱色摇床孵育30 min后，弃染色反应液；加入100 μL渗透剂（0.5%TritonX-100

的 PBS)脱色摇床清洗 2～3 次,每次 10 min,弃渗透剂;每孔加入 100 μL 甲醇清洗 1～2 次,每次 5 min;PBS 轻柔清洗 1 次,每次 5 min。⑤ DNA 染色:用去离子水按 100∶1 的比例稀释试剂 F,制备适量 1× Hoechst33342 反应液,避光保存;每孔加入 100 μL 1× Hoechst33342 反应液,避光、室温、脱色摇床孵育 30 min 后,弃染色反应液;每孔每次加入 100 μL PBS 轻柔清洗 1～3 次。⑥ 图像获取及分析:避光 4℃湿润保存待测,但不应超过 3 天,分析不同组别细胞的 EdU 染色阳性率(Edu/Hoechst×100%),每组细胞分别设置 3 个重复对照。

四、细胞凋亡

细胞的生长发育、分裂增殖、分化和死亡是细胞的四大特点,细胞死亡分为细胞凋亡和细胞坏死。细胞凋亡是细胞主动的在基因调控下的细胞"自杀"行为,也称为细胞程序性死亡(Programmed Cell Death, PCD/apoptosis),与细胞坏死不同。细胞凋亡,也称为生理性细胞死亡。凋亡过程中,细胞骨架分解—细胞和细胞器浓缩而不裂解——染色体 DNA 断裂和形成凋亡小体——细胞内含物不外泄,不引起炎症。最后凋亡小体被巨噬细胞吞噬。

1. 流式细胞术检测细胞周期。① 细胞收集:用胰酶消化细胞,轻轻吹打下所有贴壁细胞,使细胞充分消化成单个细胞,收集到 15 mL 离心管中,1 000 rpm 离心 5 min 沉淀细胞,吸走上清,可适当残留 50 μL 左右的培养液体,避免吸走细胞,加入约 1 mL 预冷的 PBS 溶液重悬细胞并转移至 1.5 mL EP 管中。再次离心使细胞沉淀,吸走上清。轻弹 EP 管底,以适当分散细胞,避免细胞成团。② 细胞固定:将细胞加入预冷的 70%乙醇中,减少细胞聚集,轻轻吹打混匀,4℃固定过夜。③ 1 000 rpm 离心 5 min 以沉淀细胞,吸走上清,可以残留约 50%左右的 70%乙醇,避免吸走细胞。④ 加入约 1 mL 预冷的 PBS 重悬细胞,再次离心沉淀细胞,吸走上清,可以残留约 50 μL 左右的 PBS,避免吸走细胞。轻轻弹击 EP 管底以适当分散细胞,避免细胞成团。⑤ 染色:每管细胞样品中加入 0.5 mL 商品化的 PI(碘化丙啶)染色液,缓慢并充分重悬细胞沉淀,室温避光孵育 30 min。⑥ 滤网过滤:将 EP 管中的细胞用细胞过滤器(40 μm 尼龙网膜)过滤至新的 EP 管中,避免因细胞乙醇过滤后体积变化过大造成流式仪堵塞,并做好标记,上机前混匀细胞并检测。⑦ 流式检测和分析:一般计数 2×10^4～3×10^4 个细胞,结果用细胞周期拟和软件 ModFit 分析,每组细胞分别设置 3 个重复对照。

2. 流式细胞术检测细胞凋亡。① 细胞收集:用胰酶消化细胞,轻轻吹打下所有贴壁细胞,使细胞消化成单个细胞,且不过分消化细胞,收集到 15 mL 离心管中,1 000 rpm 离心 3 min 沉淀细胞,吸走上清,可适当残留 50%左右的培养液体,避免吸走细胞,加入约 1 mL 预冷的 PBS 溶液重悬细胞并转移至 1.5 mL EP 管中。再次离心使细胞沉淀,吸走上清。轻弹 EP 管底,以适当分散细胞,避免细胞成团。

② 将 EP 管 1 000 rpm 离心 3 min，弃上清，加入 100 μL 1×Binding buffer 轻轻重悬细胞。③ 吸走上清，适当残留 50%左右 1×Binding buffer，EP 管加入 5μL Annexin V－PE 和 10 μL 7－AAD，轻轻混匀，室温避光孵育 20 min，于不同组别的 EP 管中分别加入 200 μL 1×Binding Buffer 缓冲液，上机前混匀并检测。④ 结果分析：在双变量流式细胞仪散点图中，左上象限显示坏死细胞(PE－/7－AAD＋)，左下象限显示活细胞(PE－/7－AAD－)，右下象限为早凋细胞(PE＋/7－AAD－)，右上象限为晚凋细胞(PE＋/7－AAD＋)，每组细胞分别设置 3 个重复对照。

五、血管生成

肿瘤血管生成是通过几个不同的生物学过程发生的，不仅在肿瘤类型和解剖位置上不同，而且在同一肿瘤组织内不同。这些过程是一系列分泌因子和信号通路共同作用的结果，包括非内皮细胞的参与，如祖细胞或肿瘤干细胞。使用抗体或酪氨酸激酶抑制剂的抗血管生成疗法已被批准用于治疗几种类型的癌症。然而，到目前为止，治疗的益处是有限的，一些患者完全没有反应，而另一些患者则产生了耐药性。越来越明显的是，阻断肿瘤进入血液循环并非易事。当比较不同的肿瘤亚型时，肿瘤的血管功能和基因表达往往有很大的差异，而且在单个肿瘤中，血管表型可能存在明显的异质性。在此，我们了解到目前对肿瘤血管生成的细胞和分子机制的理论，以下展示了血管形成的机制流程图(图 6－1)。

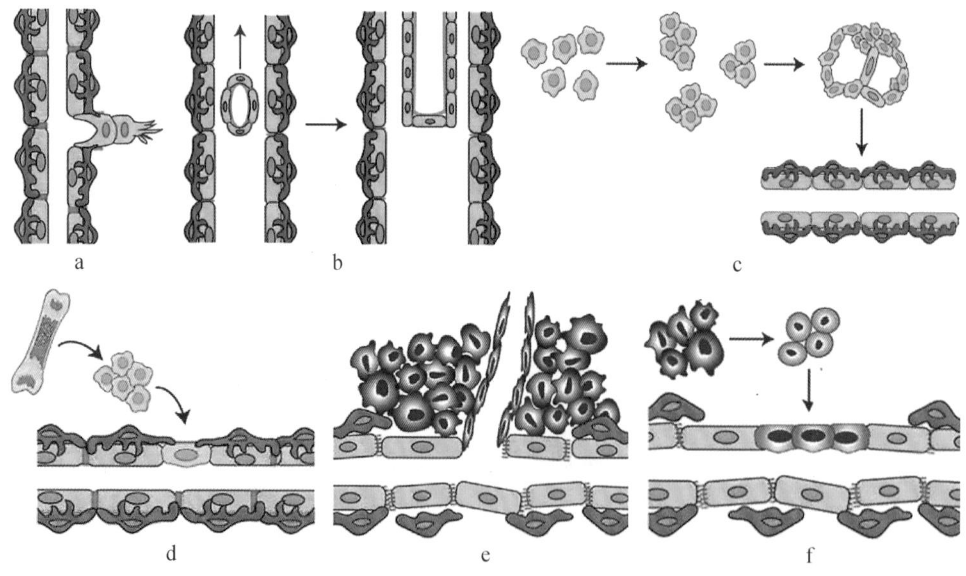

图 6－1 血管形成的机制

a，血管生成；b，套叠性血管生成；c，内皮血管生成；d，招募内皮祖细胞；e，嵌入血管基质；f，肿瘤干细胞血管生成

六、细胞运动和侵袭

细胞侵袭指肿瘤细胞向局部侵犯或远处转移的现象，瘤细胞由其原发部位侵入血管或淋巴管或体腔，部分细胞被血流、淋巴流带到另一部位或器官，在该处繁殖生长，形成与原发瘤同样类型的肿瘤，这一过程即为转移。转移是恶性肿瘤最重要的特征之一，也是影响患者预后的主要因素。

所有的肿瘤发生转移，基本步骤相似。一般有以下几方面：① 瘤细胞从原发瘤体脱落；② 瘤细胞侵袭周围组织；③ 瘤细胞侵入血管或淋巴管；④ 瘤细胞进入循环中；⑤ 肿瘤细胞的滞留、黏附、穿出管壁；⑥ 转移瘤的形成，总之，转移是一个连续的过程，转移的最终结果由转移细胞与宿主体内各平衡因素之间相互作用决定。转移瘤的形成是靠破坏体内平衡来实现的。研究这一机制，将为肿瘤转移的治疗提供新的思路和方法。我们使用 CHEMICON 细胞侵袭试剂盒（Millipore, Billerica, MA, USA）在体外测定胰腺癌细胞的侵袭性。可使用一个侵袭室和一个 24 孔的组织培养板，其中有 12 个细胞培养插入物。每个插入物包含一个 8 微米孔径的聚碳酸酯膜，在其上干燥一层薄薄的基质凝胶（ECMatrix）。基质凝胶层堵塞膜孔，阻止非侵入性细胞通过膜迁移。通过细胞外基质溶解、迁移并附着在细胞膜底部的胰腺癌细胞数量，可以判断细胞的侵袭能力。

1. 细胞划痕实验。① 细胞准备：提前用酒精棉球擦拭消毒直尺和记号笔，并放在紫外灯下照射 30 min，然后在六孔板背面沿长轴横向划 6 条均匀的直线。显微镜下观察细胞生长密度，符合培养皿中细胞密度达到 70%～90%（处于指数增殖阶段），即可消化离心收集细胞，然后加入适量 PBS 稀释细胞悬液，并反复吹打混匀成单细胞悬液，计数细胞，并最终调节细胞浓度至 1×10^4 个/mL；② 细胞铺板：根据细胞浓度，吸取适量单细胞悬液加入六孔板中，并做好标记（每组设置最少 3 个复孔以减少实验误差），将六孔板置于 37℃恒温细胞培养箱中培养；③ 待细胞贴壁后，用 200 μL 枪头垂直于六孔板背侧横线划痕；④ 用 PBS 漂洗未贴壁的细胞 2～3 次，然后加入 2～3 mL 1 640 完全培养基，置于 37℃恒温细胞培养箱中培养，并分别在 0、12、24 h 拍照记录，备用。

2. 细胞迁移实验。① 取对数生长期不同处理组细胞，即培养皿中细胞密度达到 70%～90%（处于指数增殖阶段），即可用胰酶消化离心重悬，然后加入适量 PBS 稀释细胞制备成单细胞悬液，计数细胞，并最终调节细胞浓度至 4×10 个/mL；② 在 24 孔板中加入 600 μL 含 10%FBS 的培养基，在 Transwell 小室上层加入 200 μL 细胞悬液，将 24 孔板放于 37℃，CO_2 浓度为 5%的细胞培养箱中培养；③ 24 h 后，取出 Transwell 小室，PBS 冲洗 2～3 次，甲醇固定 30 min；④ PBS 清洗 2～3 次，结晶紫染色 20～30 min，随后用棉签轻轻拭去 Transwell 小室上层细胞；⑤ 室温晾干小室后，倒置显微镜下拍照，每个小室拍 10 个不同视野，并计平均数。

3. 细胞侵袭实验。① 基质胶和冷却的 1 640 培养基按照 1∶8 比例配制 Transwell 小室的凝胶。② 取对数生长期不同处理组细胞，即培养皿中细胞密度达到 70%～90%，即可用胰酶消化离心重悬，然后加入适量 PBS 稀释细胞制备成单细胞悬液，计数细胞，并最终调节细胞浓度至 4×10^5 个/mL。③ 24 h 后，取出 Transwell 小室，PBS 冲洗 24 次，甲醇固定 30 mL 小室上层细胞。④ PBS 清洗 2～3 次，结晶紫染色 20～30 min，随后计数。⑤ 室温晾干小室后，倒置显微镜下拍照，每个小室拍 10 个不同视野，并计平均数。

第二节 体内实验

结直肠癌(Colorectal Cancer，CRC)是消化系统最常见的恶性肿瘤之一，做好结直肠癌的研究，疾病模型和基因操作工具不可或缺。动物模型可在肿瘤基础性研究和抗肿瘤研究中可发挥重要作用。结直肠癌研究中动物实验主要分为 3 种类型：① 自发结直肠癌模型；② 诱导结直肠癌模型；③ 移植结直肠癌模型。第一种主要是通过构建转基因动物的方式实现，第二种则利用化学诱导剂诱导结直肠癌发生，但是诱导模型不便于研究肿瘤的侵袭和转移能力；而第三种将人类肿瘤组织或细胞直接接种于裸鼠进行研究。因裸鼠培育条件低，无毛，易于动态观察肿瘤的生长状态，且通过接种方式、部位的选择可达到较满意的转移效果，因此目前多选择裸鼠进行人结直肠癌细胞异体移植。本节就现有的结直肠癌动物建模方法进行归纳。

一、化学诱发性模型

移植瘤模型根据种植部位的不同可分为异位移植瘤模型和原位移植瘤模型。建立原位移植瘤模型，目前最常用的诱导剂是二甲肼(DMH)和氧化偶氮甲烷(AOM)，其致癌效果佳，器官选择性好。另有报道也证实，一次性腹腔注射 AOM (10 mg/kg)联合 DSS 三循环喂养，可建立小鼠从溃疡性结肠炎发展到肿瘤的动态全过程。侯冰宗等采用二甲肼颈部皮下注射建立模型，观察结果为二甲肼可以诱导结直肠癌并发生转移，但肿瘤转移率过低，不能应用研究结直肠癌并发转移的试验。目前，常用的结直肠癌细胞株主要分为人源性细胞株和鼠源性细胞株，其中人源性细胞株应用广泛的是 HCT116 和 HT29 细胞株；鼠源性细胞株研究应用较多的是 CT26 细胞株。

二、异位移植瘤模型

异位移植瘤是移植肿瘤最简便的方法，其中将结直肠癌细胞或组织悬液接种于小鼠皮下所建立的皮下移植瘤模型是应用最为广泛的模型之一。肿瘤细胞系传代移植瘤模型，是通过在小鼠皮下注射肿瘤细胞混悬液，成功建立原代 CT26 的小鼠皮下模型，并进行传代肿瘤移植的模型。皮下移植瘤模型操作简单，便于观察和测量，可重复性好，所建模型在监测肿瘤进展、检测相关肿瘤因子、筛选药物和评估治疗性干预效果等方面具有优势。然而，由于皮下微环境与结直肠完全不同，该模型大多不能发生转移。除皮下移植模型外，结肠癌细胞直接注入脾脏、门静脉和尾静脉均可成功建立结直肠癌转移模型。这种实验性转移模型的优势是造模时间短，模型具有高度的重现性和稳定性。原位移植瘤模型原位移植的接种部位常选盲肠与直肠，有较高的移植成功率。肿瘤细胞株移植后的肿瘤形成只需数周。

PDX 模型是通过将患者肿瘤部分（如组织碎片或直接通过手术获得的分离细胞）植入免疫缺陷小鼠而产生的模型。与传统的细胞移植模型（Cell Derived Xenograft，CDX）相比，PDX 模型被认为是先进的临床前模型。不同于来自体外环境培养的克隆性肿瘤或来源基于细胞系的异种移植物，PDX 模型是直接从新鲜患者组织中获得并通过体内传代培养的肿瘤样本。因此，PDX 模型具有临床结直肠癌的病理组织学、细胞和分子准确度的特点。以上建立的模型，都可以模拟人结直肠癌生物学特性，是肿瘤防治及转移机制研究的理想模型。与自发转移模型相比，这些模型的转移形成更为明显。使用这些模型能够控制引入到循环中肿瘤细胞的数量和类型，这对于确定实验终点是很重要的。此外，器官转移的部位具有靶向特异性位点作用。但是这些模型不能代表整个转移过程，它们仅代表结直肠癌转移晚期，因为它们绕过了早期阶段，包括原发肿瘤生长和肿瘤细胞的血管内浸润。移植瘤模型遵循的是人工路线，而不是自然路线。目前承认 CRC 的有序遗传模型中，APC 失活（>80％CRC）是起始事件，其次是发生突变：激活 KRAS 或 BRAF（>40％CRC），通过 SMAD 基因家族成员或 TGF－β受体的失活，导致 TGF－β通路失活（>20％CRC），TP53 失活突变（>60％CRC）。针对这些关键的 CRC 基因，建立相应途径的转基因小鼠模型。Takeda 利用 SB 转座子诱变筛选法进行研究，采用包括 K－ras、Smad4 和 TP53 突变的小鼠品系，用于筛选 CRC 驱动基因。通过使用这些小鼠模型，作者发现与这 3 个基因协同的突变，不仅产生在肿瘤早期，而且在肿瘤发展中仍有变化。结直肠癌常选用小鼠或大鼠作为动物模型，因为它们是生物医学研究中使用历史最长的动物品系，对各种营养物质比较敏感，广泛用于药物、肿瘤、关节炎等医学研究。结直肠癌动物模型在 CRC 病因及其治疗发展中起着关键作用，目前在抗肿瘤药研究中，常将移植法和化学诱导法两种不同造模方法相结合。采取移植法能更准确阐明抗肿瘤药对移植瘤的研究，而在整体研究中选用化学诱导法，为了观察癌症从发生到发展各阶段的变化。在肿瘤研究中，既要考虑抑制肿瘤的发展，还要考虑到免疫与肿瘤的关系。最近，肿瘤免疫法已经成功地应用于治疗多种类型的癌症。现在应该通过开展抗肿瘤中药复方 CRC 动物模型实验、抑制肿瘤生长及生存期和肿瘤迁移实验研究等，揭示其抗肿瘤与机体免疫的作用，从而对抗肿瘤中药进行全面作用机理研究。总之，CRC 动物模型仍需要进一步完善，以便应对各种癌症药物药效和机制发展研究的需要。下面详述关于我国 CRC 的动物肝转移模型的现状。

三、实验室小鼠的选择

实验室小鼠(Mus musculus)是用于研究体内癌症生物学的最佳模型系统之一，其范围从基本模型(例如源自肿瘤细胞系或外植体的异种移植肿瘤)到高度复杂的基因工程小鼠(GEM)，人类癌症的小鼠模型对于我们对肿瘤过程的理解以及基础和临床研究的进展至关重要，小鼠作为模型具有类似于人类的解剖和生理学特征，尺寸小、易于处理、繁殖能力强、妊娠时间短、成本低、效益高和易于操作等潜在的优势。

四、小鼠肝转移模型概述

理想的小鼠模型可实现人结直肠癌的精确重演，在结直肠癌中自发发展，在潜伏期短的动物中具有高发病率以及具有和人类相似的转移过程，随着细胞系和转基因的建模方式的改进，将潜在的疗法转化为临床实践和开发所需的小鼠模型成为人们越来越多的选择。CRC 肝转移小鼠模型目前可以按照其发生、发展转移方式可以分为可移植模型和基因工程肝转移模型，其中可移植模型分为两大类——同源移植模型和异种移植模型。同源移植模型通常是指小鼠或大鼠的癌细胞系或组织，种植到小鼠后产生与其衍生细胞系或组织具有相同遗传背景的近交动物的肿瘤。同源移植模型的优点是移植的组织，肿瘤微环境和宿主来自同一物种，当考虑肿瘤与宿主之间转移过程的密切相互作用时，这点尤为重要。然而，这种模型缺乏人类肿瘤的许多特征。因此，必须注意验证从同源模型中得出的观察结果和结论，并确认它们与人类癌症的相关性。异种移植模型是指将人类的癌细胞或组织移植到免疫缺陷小鼠形成的模型，从异种移植物移植中产生的所得肿瘤是人癌细胞和鼠基质细胞的嵌合体，该系统的主要优点是使用人体组织，其能够模拟小鼠中的人类癌症转移。许多免疫受损的鼠宿主用于异种移植物的开发，包括裸鼠，严重联合免疫缺陷(SCID)和具有更显著免疫抑制的小鼠品系即 SCID - Beige 小鼠，这些小鼠携带不同的基因突变，因此表现出不同程度的免疫缺陷。

五、移植模型的方式

使用同源或异种的移植模型包括两种方式，通过将细胞递送至受体动物的方式不同分为自发性肝转移模型和实验性肝转移模型。

1. 自发性肝转移模型

自发性肝转移模型是指通过将肿瘤细胞或组织通过注射或手术方式递送至肿瘤来源的解剖部位,这导致在注射部位形成原发肿瘤,并且随着肿瘤的生长侵袭,会自发性的由结直肠转移至肝,形成转移瘤。其中根据注射部位的不同可分为原位移植和异位移植,使用原位注射移植方法,导致肿瘤模型可能更接近人类癌症,包括肿瘤组织学,血管分布,基因表达,对化疗和转移生物学的反应。

经脾、静脉途径、肝脏种植建立的转移动物模型不能体现临床肿瘤转移的全过程,所以应用受到限制。原位种植瘤模型是指将移植瘤组织或细胞悬液接种在肠道,原发肿瘤只有具备高度侵袭性,才能在转移过程穿过若干层屏障(如黏膜层、黏膜下层、肌层、浆膜层)到达远处部位形成转移瘤,才能更好地模拟人类 CRC 的肝转移过程。相比于异位种植瘤,原位瘤转移能力更强。目前,使用较多的原位模型主要是小鼠的盲肠和结肠,以其操作简单而被广泛使用。盲肠注射能更好模拟肠道肿瘤发生肝转移的生物学过程,因此盲肠成瘤适用于研究时间充足、更有针对性的研究。盲肠注射种植是目前原位移植使用最多的部位,与直肠种植相比其操作简单、难度较小、肝转移率高,但盲肠注射种植存在以下缺点:① 注射类器官不一定形成肿瘤;② 相比剩余的结肠,盲肠种植部位微环境变化较大;③ 盲肠种植会产生广泛的腹腔转移,从而缩短小鼠生存期。目前,盲肠种植模型主要是把细胞/肿瘤块种植到浆膜上,因此无法模拟人 CRC 从黏膜下层侵袭到浆膜的过程。为了克服此缺点,Karas 等人在肠镜下将细胞悬液注射到 BD－IX 大鼠盲肠的黏膜下层,构建模型。Roper 等人同样在小鼠电子结肠镜下通过特定的注射器将肿瘤细胞注射到结肠黏膜构建动物模型,通过小鼠肠镜构建小鼠 CRC 肝转移模型可不破坏黏膜,且能很好地模拟肿瘤转移的全过程,但其操作难度大、转移率低,而未得到普及。盲肠种植具有方便操作和转移率高的优点,但其主要是把细胞种植到浆膜,这就无法体现出肠癌是通过黏膜侵袭到浆膜发生转移的过程。而通过直肠种植的细胞或肿瘤块可以种植到黏膜层,所以直肠种植模型是最能模拟人 CRC 发生肝转移过程的,虽然直肠种植模型与人肠癌相似性更大,但小鼠直肠种植模型发生的肝转移率比盲肠/结肠模型发生肝转移率低,不利于临床前期的研究。

2. 实验性肝转移模型

实验性肝转移模型是将肿瘤细胞直接注射到体循环中,实验性转移的部位取决于注射部位和肿瘤细胞的向性。用于实验性肝转移模型最常见的肿瘤注射部位为小鼠的脾脏和门静脉。1959 年,Leduc 第一个描述了通过脾脏注射肿瘤细胞导致小鼠肝脏形成转移灶的方法,1984 年,Kozlowski 等人首次提出研究人类肿瘤肝脏转移的最佳模型为脾脏种植肿瘤细胞。对于肿瘤模型建立的术式有很多种,每种方法都有各自有的优缺点,脾脏种植 CRC 细胞后是否切除脾脏分为脾脏保留法和脾脏切除法。保脾法模拟人结肠癌血行转移机制,保留了脾脏部分免疫功能,保留了宿主固有的抗肿瘤免疫功能，形成的肝转移瘤有较强的侵袭能力，在肝脏形成的转移瘤细胞具有高侵袭性高转移特点，符合临床转移特点，但是保脾法也有缺点，脾脏原发肿瘤的增大影响了生存周期，不利于研究结肠癌肝转移机制。脾脏切除法避免了保脾法导致脾脏原位成瘤过大影响小鼠生存期，在切除脾脏之前，脾蒂直接暴露视野，注射从上极进针，操作简单安全，减少了原位异种移植接种时术中针头对肠壁的损伤，避免了肠瘘及腹腔种植的发生，同时可以模拟 CRC 术后血行肝转移形成过程，此法可重复性较好且转移率较高。有实验结果显示，肝脏成瘤率为 100%(8/8)，且经免疫组化证实肝转移瘤为结肠来源，流式细胞检测证实符合异倍体细胞。脾脏切脾法只模拟了转移机制的最后一步，并且出现的转移是属于实验性肝转移并非自发性转移，缺乏完整的转移过程，不能更好地说明 CRC 肝转移机制。CRC 细胞进入肝脏的解剖途径是通过门静脉，因此，在门静脉注射肿瘤细胞是一种诱发肝转移瘤的合适方法，而且与肿瘤的高发生率相关。Limani 等人通过结合门静脉注射和选择性夹紧肝叶，建立了一种技术上可操作的简单方法，避免了许多与现有肝肿瘤模型相关的问题。选择性门静脉注射可导致一致的、可复制的肿瘤发展，保留实质完整性，并使影响肝转移瘤形成的混杂因素降到最低。在该实验中注射后第 0、7 和 17 天血清 AST 和 ALT 没有升高，表明选择性门静脉注射几乎没有损伤，尸检及 MRI 均未发现肝外恶性肿瘤。在不夹持肝叶情况下，2/10 只小鼠发生肝外病变，说明选择性门静脉注射可预防癌症扩散。与选择性门静脉注射不同，脾注射与可变的肿瘤负荷、肝外疾病的频繁发展以及相当可变的存活率有关。结论：脾注射不适合产生肝转移模型，其特点是肿瘤的持续发展仅限于特定的肝叶。总之，选择性门静脉注射是诱导各种类型同源原位肝肿瘤的有力工具。重要的是，这项技术是直接的，不需要癌组织的预先生长，并使癌细胞能够按照解剖路径侵入肝实质。肿瘤在数周内或更短的时间内发展为 100%的外显率，并且可以通过 MRI 监测，遵循一致的和可重复的生长模式。此外，选择性门静脉注射可用于在选定的肝叶中传递药物，总之，这些特点使得选择性门静脉注射成为一种多功能的工具，以促进对肝癌的认知和管理。

3. PDX 肝转移模型

癌症研究越来越依赖于患者来源的异种移植模型(PDX)，一些科学家已经采用将手术衍生的肿瘤移植到小鼠体内的方法进行研究。这些模型被称为源自患者的肿瘤异种移植物(PDX)，由于 PDX 小鼠来源于人类肿瘤，因此它们为癌症患者提供了开发抗癌疗法和个性化药物的工具。此外，这些模型可用于研究转移和遗传进化患者的肿瘤必须从手术中获得新鲜组织，此时它们被机械分解或化学消化，其中一小部分被保存为原发病，并且建立在非肥胖糖尿病/严重联合免疫缺陷(NOD/SCID)小鼠中。这种小鼠缺乏自然杀伤细胞，被认为比裸鼠更具免疫缺陷，倘若肿瘤负荷变得太高，可通过将细胞直接从小鼠传代给小鼠来维持 PDX 模型。

异位PDX模型涉及将肿瘤植入小鼠的皮下斜腹。该方法可以更容易地进行细胞转移并精确监测肿瘤的生长和位置。

PDX肝转移模型是指将患者的肿瘤细胞或组织植入免疫缺陷小鼠中建立的模型,其肝转移可以通过自发性或者实验性形成。源自细胞系的异种移植物,其与原始患者肿瘤的原始分子特征缺乏相似性,源自细胞系的异种移植物,尽管方便且易于使用,最相关的限制是在临床试验中对特定癌症类型的活性缺乏预测价值,其次肿瘤细胞系通常由最具有侵袭性的成分产生,不能代表临床复杂的肿瘤异质性。相比之下,来自患者组织的异种移植物可以更好地保留原始肿瘤的生物学和形态学特征,体内小鼠模型可以更好地代表转移的生物学过程,可以研究肝转移机制并制定新的治疗措施,这些模型目前已被用于临床前用药以及测试新的辅助化策略和识别分子标志物。LEE等人成功建立了16个原发性肿瘤和肝转移配对的异种移植模型;建立的异种移植物模型与原始肿瘤保持了较好的组织学特征,同时与注射肿瘤细胞悬液相比,植入组织学完整的肿瘤组织准确的代表了肿瘤的临床特征。PDX模型是测试临床药物反应的最佳临床前模型,目前该模型被用于研究分子和药理学试验,测试新药的功效和药效学效应。Hoffman等人将来自转移性结肠癌患者手术标本组织学上完整的肝转移片段通过外壳原位移植(SOI)植入结肠、肝脏、裸鼠皮下。该肿瘤在前十代未出现转移,在第十一代肿瘤表现出从结肠到肝脏、脾脏、淋巴结的转移。PDX模型保留了原发肿瘤的细胞异质性和分子特性,但PDX肝转移模型移植到免疫缺陷小鼠有一些限制,异种移植物若出现细菌污染会导致小鼠出现感染性休克,其次,需要大量的肿瘤组织,任何异种移植失败都将导致不可再生,同时PDX肝转移模型存在着可变的植入率和低肝转移率。PDX模型越来越多地用于转化癌症研究,这些模型可用于药物筛选、生物标志物开发以及个性化医疗策略的临床前评估等。

4. GEM肝转移模型

CRC的基因工程小鼠模型(GEMM)是通过种系或体细胞修饰关键肿瘤抑癌基因(TSG)和(或)癌基因来改造人类疾病的突变。GEM肝转移模型是指通过基因组表达改变的产生的原理,如癌基因的激活和抑癌基因(TSG)的失活,使用基因工程小鼠模型发生肝转移,其可以作为人类癌症异种移植物的替代物。其概括了组织学、基因组学、转录组学和蛋白质组学人类癌症的谱系。GEM可分为转基因或内源。这种区别不仅仅是语义上的,而且是高度相关的,因为GEM的类型可以在某些情况下确定实验结果。内源性GEM代表突变小鼠,其通过使用敲除和敲入技术抑制TSG的表达或使用天然启动子表达显性失活的TSG或癌基因。条件性GEM模型依赖于使用位点特异性重组酶(例如Cre)来控制小鼠基因组的时空突变。这些条件模型的使用将被证明是解决重要分子和治疗问题的关键。转基因GEM是由于异位启动子和增强子元件以非生理方式表达癌基因或显性失活抑癌基因(TSG)的突变小鼠。转基因 GEM 的优点包括用外源配体可逆地控制靶基因表达的能力。一个缺点是可能难以引发在生理水平上表达癌基因所必需的精细控制。

5. 人源化小鼠

临床前模型的使用是临床转化研究各个方面的核心组成部分,从对疾病的生物学理解到新疗法的开发。药物开发是应用 PDX 的代表。NCI 在经历了近 30 年的时间后,于 20 世纪 70 年代开始使用人类癌症模型进行药物筛选,在此期间,新药筛选是在小鼠模型中进行的。目前,NCI - 60 癌细胞系代表了用于体外药物筛选和开发的最具特征性和最常用的人类癌症模型集合。这些细胞来自癌症患者,并在人工培养条件下无限生长。通过在免疫缺陷小鼠皮下注射这些细胞系而形成的异种移植是临床前药物开发中最常用的活体平台。由此,学界衍生出对临床前癌症模型的应用。包括患者来源的肿瘤异种移植(PDX)和基因工程小鼠模型(GEMM)。PDX 模型其实并不新鲜,早在 1969 年,丹麦学者 Rygaard 首次成功地将人结肠癌的肿块移植于裸小鼠体内。1992 年,Jackson Lab 培育出 T、B、NK 细胞都缺陷的 NOD - SCID 小鼠,血液肿瘤 PDX 模型可以稳定构建。2008 年,文章题目中首次出现“patient-derived non-small cell lung cancer xenografts”字样。2016 年 2 月,美国国家癌症中心在 Nature 上发文宣布：NCI - 60 细胞系“退休”,PDX 模型“上任”。其中,1969 年用于人类肿瘤生长的无性系 nu/nu 小鼠(裸鼠)的引入改变了基础和应用癌症研究的范式。由于裸鼠没有胸腺和 T 细胞,人类肿瘤现在可以第一次在老鼠模型中生长。Rygaard 和 Povlsen1 将一名 71 岁的患者结肠癌细胞皮下移植在裸鼠身上,它生长为一种与捐赠者相似的高分化腺癌。肿瘤以局部结节的形式生长,被包裹,没有转移,它们在 76 代中保持了 7 年以上。这是第一例患者来源的异种移植(PDX)。目前所描述的 PDX 与 Rygaard 和 Povlsen 在 1969 年描述的 PDX 其实并没有本质上的不同。1982 年,Wang 和 Sordat 等人率先将人类肿瘤原位对应植入裸鼠体内,将结肠癌细胞悬液注射于裸鼠大肠降部,观察到转移和局部肿瘤生长。这项开创性的研究表明,肿瘤植入原位,或与患者肿瘤起源相对应的位置,使肿瘤的行为更类似于患者的肿瘤。随后来自 Fidler 实验室和其他人的研究表明,将多种类型的人类肿瘤植入裸鼠或其他免疫缺陷小鼠的原位部位会导致人类肿瘤的转移。然而,这些早期的转移模型要么是原位注射肿瘤细胞系,要么偶尔是解体的患者肿瘤,而且转移的概率较低。再后来,利用外科手术原位移植完整结肠癌组织的技术,开创了患者来源的原位异种移植(PDOX)裸鼠模型。与原位移植细胞悬液相比,原位移植完整肿瘤组织的模型转移程度更大。这可能是由于原位移植的肿瘤组织完整的组织学和癌细胞-细胞间质的相互作用。各种免疫缺陷小鼠的引入使我们能够通过异位或原位注射的方式植入肿瘤细胞系。虽然这种方法可以相对容易地建立许多模型,但这些异种移植在分子复杂性和肿瘤异质性方面与原始肿瘤几乎没有相似之处。近年来，患者来源的异种移植（PDX）已经成为翻译研究的重要工具。PDX 是指将患者的肿瘤片段直接植入免疫缺陷小鼠体内，然后在体内直接从小鼠传给小鼠。PDX 维持原始肿瘤的细胞和组织结构，并包括关键的间质要素，在广泛生长的时期提供支持。此外 PDX 的肿瘤的细胞遗传学分析显示，相应患者肿瘤的整体基因组和基因表达谱得到了很好的保存。

通常情况下，肿瘤所需的时间为 2～4 个月，植入失败至少要等到 6 个月或更长时间才能确定。用于肿瘤起始和增殖的小鼠品系是：① 裸鼠，缺乏胸腺，不能产生 T 细胞；② NOD－SCID 和 SCID－beige 小鼠，缺乏功能性 T、B 和 NK 细胞；③ NOD－SCID IL2RGamma null（NOD－SCID Gamma，NSG），NK 细胞活性完全缺失。

20 世纪 90 年代初，有研究分别为结肠癌 5 例、胰腺 7 例、乳房 8 例、卵巢 9 例、肺 10 例、胃癌 11 例和间叶瘤 12 例患者建立了 PDOX 模型，其原发和转移性肿瘤生长与患者非常相似。裸鼠转移包括腹膜转移、肝转移、肺转移和淋巴结转移，这反映了供体患者的转移模式。例如，在裸鼠原位种植完整组织后原位生长的 36 例胃癌中，有 20 例有临床相关研究，其中 5 例有临床肝转移，5 例均在裸鼠体内发生肝转移。6 名患者的肿瘤临床上累及腹膜，其中 5 只裸鼠发生腹膜转移。

癌症的基础研究和有效的抗肿瘤治疗的发展都依赖于能够研究恶性细胞和免疫细胞之间关系的实验系统。可移植的、致癌物诱导的或基因工程恶性肿瘤的小鼠模型，每种模型都有其特定的优势和困难，这也奠定了肿瘤免疫学的基础。这些模型指导了免疫监控理论，该理论假设逃避免疫控制是癌症的一个基本特征，即传统癌症治疗的长期效果，主要依赖于抗癌免疫反应的恢复和免疫疗法的临床前开发。药理学发展的特定方面，以及使用患者来源的异种移植使癌症治疗个性化的尝试，都需要开发小鼠模型，我们推测，不断改进的小鼠临床前模型将加快患者治疗优化的步伐。例如，从胃癌样本中产生的 PDX 中，超过 30％发展为人类 B 细胞淋巴瘤，而不是胃癌。这些淋巴瘤是单克隆的，EB 病毒（EBV）阳性，起源于致瘤细胞培养，表现出与胃腺癌不同的突变负担和表达谱。移植样本发生淋巴瘤的能力与患者预后无关，也与原发胃肿瘤的组织类型、淋巴细胞浸润水平或 EBV 状态无关，这阻碍了淋巴瘤的发生。有趣的是，当移植原发样本而不是转移样本时，淋巴瘤的发生明显更频繁。值得注意的是，这种淋巴增殖性疾病的发展可以通过对小鼠植入物进行短期的利妥昔单抗治疗来防止，且不会对胃癌的种植产生负面影响。

在癌症研究中，永生化细胞系是最常用的临床前模型，因为它们成本低，灵活性强，而且存在能够高通量进行遗传和化学筛选的检测方法。然而，细胞系模型受到多方面的限制。虽然它们来自患者肿瘤，但它们已经进化到在人工培养条件下存活，导致基因组水平的重大变化。PDX 模型已用于经典化疗药物的临床前Ⅱ期研究。近年来，人们对不同肿瘤类型的PDX模型的开发重新产生了兴趣。目前，有几个广泛特征化的PDX模型集合用于不同的翻译研究应用。这些集合广泛地代表了人类癌症复杂的临床肿瘤异质性和分子多样性。开发PDX模型作为增强的临床前工具，并将更好地预测人类癌症生物学和患者对治疗的反应。此外，PDX模型提供了个性化癌症治疗的潜力。目前可以从不同的角度来证明PDX模型的价值：一种方法是将PDX模型的组织病理学、生物学和遗传学特征与其供体肿瘤进行比较。潜在的假设是，PDX模型将保留供体肿瘤的关键特征，并且这些特征将在体内连续的小鼠对小鼠传代过程中保持。在这些研究中，研究人员对PDX模型与供体肿瘤进行了各种比较。总体而言，这些研究表明，PDX模型保留了供体肿瘤的主要特征，包括精细的组织结构和微妙的微观细节。在生物学水平上，大多数研究也表明肿瘤与由肿瘤衍生的模型之间具有良好的一致性。PDX特有的突变可能是适应移植到新的微环境的结果，但也可能存在于原始肿瘤中，低于可检测的限度。一项研究表明，在肉瘤PDX中发现的许多CNA变化在肉瘤患者中经常被观察到，这表明异种移植在某种程度上可能代表了肿瘤进展所固有的基因组重排。在另一项研究中也提出了这一点，该研究描述了在乳房PDX中检测到的许多突变也在同一患者的脑转移瘤中观察到。此外，鼠对鼠的繁殖不会实质上改变移植肿瘤的功能特征。相反，一项有趣的研究将供体肿瘤的基因表达谱与PDX模型和从该肿瘤发展而来的细胞系的基因表达谱进行了比较，无论是在体外还是在传统的异种移植模型中。与原始肿瘤相比，检查模型保真度的方法是专注于众所周知的基于疾病的基因组改变，而不是直接比较具有PDX特征的个体捐赠者。例如，在头颈部鳞状细胞癌（SCCHN）的PDX模型中，TP53和缺口突变的流行率与在人类肿瘤中报道的相似。在结直肠癌和胰腺导管腺癌（PDAC）模型中也观察到了类似的结果，在这些模型中，TP53或RAS等基因的突变频率与人类样本中这些突变的频率密切相关。大多数已发表的研究都依赖于手术标本，这些标本自然地提供了大量的组织。对于不同的肿瘤类型，确定最佳的小鼠植入策略（皮下植入与原位植入）是关键。通常需要4～8个月的时间来开发一个PDX模型，为临床前研究做好准备。某些特定表型的肿瘤类型，例如激素受体阳性的人乳癌，植入率仍然很高。临床前模型在癌症研究中的一个重要用途是用于药物筛选。生成PDX模型的过程清楚地提示了在小鼠体内移植和繁殖肿瘤的选择。这一点已经在多项研究中显示出来，总体特征是侵袭性更强的肿瘤具有更高的采用率。例如，在人类乳腺癌中，激素受体阴性的肿瘤比激素敏感的肿瘤有更高的采用率，并且在现有的PDX集合中有过多的代表。人类乳腺癌、肾癌、PDAC和葡萄膜黑色素瘤患者的肿瘤移植成功显示出最差的预后，这表明有一种选择倾向于更具侵袭性的高转移性肿瘤。

如果考虑到肿瘤的组织形态学和影像学特征，免疫缺陷小鼠的恶性上皮细胞甚至整体基因表达谱在许多情况下非常相似。这说明了原始肿瘤和异种移植之间的相似性。尽管认为对人类恶性肿瘤的进展和支撑肿瘤生存的分子生物的进展研究取得了显著的进步，但新的治疗方法在临床试验中往往没有显示出显著的疗效。像癌症基因组图谱和 METABRIC 这样的项目已经证明了以前被认为是相同亚型的肿瘤之间存在显著的异质性。通过捕捉肿瘤内和肿瘤间的异质性，患者来源的肿瘤异种移植（PDX）模型比传统模型具有明显的优势，支持其在肿瘤分子机制的发现和临床前开发中的应用。PDX 模型在很大程度上概括了异质性的细胞自主驱动因素——显示的基因组克隆动力学类似于最初的肿瘤样本。肿瘤微环境在肿瘤进展中起着至关重要的作用，并且它在药物反应中的作用正在变得越来越明显。虽然 PDX 保留了在人类肿瘤中发现的 3D 结构，但宿主模型中的种间相容性和细胞成分缺陷可能会改变间质和免疫相互作用。事实上，临床失败最常被引用的原因之一是缺乏能够概括人类癌症复杂性的临床前模型。正是考虑到这一点，许多研究和制药集团已经转向 PDX 模型。PDX 可以说是肿瘤异质性的最佳模型，因此可能是研究肿瘤生物学最有力的工具。

众多临床研究者认为，基于独特的基因构成的个性化治疗是癌症治疗的未来。人类肿瘤细胞系的小鼠异种移植模型通常与其来源的实际肿瘤有很大差异，但这些差异并不能代表在群体基础上人类恶性肿瘤的广泛个体异质性。越来越多的证据表明，从直接植入免疫缺陷小鼠的肿瘤组织样本建立的患者衍生异种移植（PDX）模型，保持了完整恶性肿瘤的复杂的瘤内生物学和异质性，以及与肿瘤微环境中基质成分和其他细胞的相互作用。为了克服这些问题，人们越来越关注更先进的临床前癌症模型的应用，包括患者衍生的肿瘤异种移植物（PDX）以及基因工程小鼠模型（GEMM）。总之，小鼠模型，无论是移植模型还是 GEM，都极大地促进了我们对人类癌症的基本的生物学、所涉及的基因、途径以及细胞非自主成分在转移进展中的作用的理解。由于癌症研究的最终目标是设计有效的治疗方法来抑制致命的转移性疾病，因此需要不断努力，构建出能够完美替代人类癌症的小鼠模型。

| 第七章 |

左、右半结直肠癌差异

结直肠癌(Colorectal Cancer, CRC)作为最常见的消化道恶性肿瘤之一,有20%~25%的患者在最初诊断时即存在远处器官转移,肿瘤的原发部位被认为是判断患者预后的一个重要因素。目前,随着对结肠癌临床组织学特点及分子生物学特性的深入研究,愈发发现右半结肠癌(right-sided colon cancer, RCC)和左半结肠癌(left-sided colon cancer, LCC)在解剖、临床表现、分子生物学特征、生存预后等方面存在明显的差异。下文将详细阐述左右半结直肠癌间存在的差异。

第一节 左、右半结直肠胚胎来源与解剖特征

根据结肠胚胎起源差异可以将结肠分为左半结肠与右半结肠,右半结肠包括盲肠、升结肠、横结肠,左半结直肠包括降结肠、乙状结肠、直肠,由于在临床中无法明确横结肠远端 1/3 的胚胎分界线,所以大多采用脾曲作为左半结直肠与右半结肠大致分界线。在胚胎起源方面,胚胎的中原肠部分发育成了人体右半结肠,而后原肠部分发育成了左半结直肠。中原肠形成十二指肠远端至横结肠的近端 2/3 区域,后原肠形成横结肠的远端 1/3 至肛门直肠管上 2/3 区域。对于结直肠癌的血液供应,右半结肠血供主要来源于肠系膜上动脉,静脉血由中结肠静脉,右结肠静脉和回结肠静脉收集入肠系膜上静脉;左半结直肠血供来源于肠系膜下动脉,静脉血由左结肠静脉、乙状结肠静脉和直肠上静脉收集入肠系膜下静脉,肠系膜上下静脉最终都汇入门静脉。至于结直肠癌的淋巴脉管系统,回盲部淋巴含量最多,乙状结肠淋巴数量次之,降结肠淋巴数量最少,大部分结肠淋巴回流与供应血管同名伴行,右半结肠的淋巴引流主要依靠于肠系膜上动脉淋巴系统,该区域淋巴结位置深,难以清扫完全,左半结直肠的淋巴引流主要依赖于肠系膜下动脉淋巴系统。

第二节　左、右半结直肠癌患者临床表现及病理变化特征

右半结肠癌发病以老年女性为主，右半结肠的肠腔体积大，肠内容物水分多，且肿瘤多向肠腔单一部位浸润隆起样生长，因此梗阻症状少见，临床症状以贫血，体重下降等消耗性症状为主。常见的病理类型为印戒细胞癌、未分化癌、黏液样腺癌。左半结直肠癌以男性发病为主，左半结肠的肠腔体积小，肠内容物水分少，且肿瘤多向肠腔四周浸润生长，梗阻症状多见，除梗阻症状外还有腹痛、排便习惯改变、便血等。主要病理类型是腺癌，分化程度高，临床确诊早。由此可见，左、右半结肠癌的分布与患者年龄、性别息息相关。导致结直肠癌出现性别及年龄差异分布可能与以下因素相关：左半结直肠癌男性患者的发病与低纤维饮食，肥胖及吸烟饮酒不良生活习惯密切相关，而右半结肠癌在老年女性群体高发与女性雌激素水平，hMLH1 和 MGMT 启动子甲基化相关。雌激素可通过降低结肠中次级胆汁酸盐的生成，从而达到抑制肿瘤的目的，但随着女性年龄的增长，雌激素水平的降低便会增加结肠癌的致病风险；而 hMLH1 和 MGMT 启动子甲基化与癌症发生密切相关，随着女性年龄的增加，在右半结肠中 hMLH1 甲基化的等位基因比例明显增加，导致了癌症发生率升高。

第三节　左、右半结直肠癌患者肠道菌群与胆汁酸特点

近年来有研究报导肠道内细菌差异与癌症的发生密切相关，右半结肠癌和左半结直肠癌患者的肠道菌群存在显著差异。在右半结肠癌患者中普雷沃菌属（Prevotella），金字塔菌属（Pyramido-bacterium），硒单胞菌属（Selenomonas），消化链球菌属（Peptostreptococcus）相对富集，而梭杆菌属（Fusobacterium），志贺菌属（Shigella）和纤毛菌属（Leptotrichia）在左半结直肠癌中富集。由不同微生物群落聚集形成的细菌膜在癌症的发生发展过程中起着重要作用，细菌膜由复杂菌群结构组成，通过黏附于结肠上皮使黏膜上皮组织与细菌接触从而发挥致病作用。在结肠镜检查中大约 15％正常人会发现其结肠黏膜表面有细菌膜，但几乎 100％右半结肠癌患者会发现细菌膜。微生物如何形成生物膜机理尚未清楚，有一种假设是由于宿主的防御机制诱使生物膜形成。细菌膜致癌与其引起的炎性微环境密切相关，通过活化炎性信号通路促进结肠癌发生，如 MAPK 通路的激活可影响细胞的分裂与凋亡，NF - κB 和 STAT3 转录因子的活化抑制了组织修复，导致结直肠

癌的发生与进展。左半结直肠癌依赖于天然受体酪氨酸激酶信号，因此更容易受到肠道微生物群变化的影响。肠道菌群与结直肠癌密切相关，通过食物或药物可以调节肠道菌群结构，从而达到预防甚至治疗结直肠癌的目的。

除此之外，肠道菌群在肠腔胆汁酸代谢中发挥重要作用。肠腔胆汁酸浓度与结直肠癌的发生密切相关，在左、右半结肠中胆汁酸的浓度明显不同，右半结肠胆汁酸浓度明显高于左半结直肠。而肠道菌群参与了胆汁酸的代谢，尤其在高脂饮食下，肠道菌群如梭菌可由 7α 脱羧基作用生成脱氧胆酸、石胆酸等次级胆汁酸，大大增加了胆汁酸盐的亲水能力。次级胆汁酸可损伤肠道黏膜，通过结肠上皮细胞诱导活性氧簇的产生，造成 DNA 损伤，从而增加基因组不稳定性，增加结直肠癌致病风险（表 7－1）。

表 7－1　左、右半结肠癌临床特征与肠道菌群特点

特　征	右 半 结 肠	左 半 结 肠
年龄/性别	年龄偏大/女性多见	年龄偏小/男性多见
肿瘤大小	相对较大	相对较小
病理类型	黏液腺样癌、未分化癌、印戒细胞癌	腺癌，分化程度高
临床表现	消耗性症状如贫血、乏力、体重下降	肠梗阻，排便习惯改变，便血腹痛
转移方式	腹膜及远处淋巴结	肝肺转移常见
细菌膜	多见	少见
微生物菌群	普雷沃菌属（*Prevotella*）	梭杆菌属（*Fusobacterium*）
	金字塔菌（*Pyramido-bacterium*）	志贺菌属（*Shigella*）
	硒单胞菌属（*Selenomonas*）	纤毛菌属（*Leptotrichia*）
	消化链球菌（*Peptostreptococcus*）	—

第四节　左、右半结直肠癌患者影像学特点

对于结直肠癌患者，术前准确病情评估能有效指导后续治疗，而影像学是提供准确判断的有力手段。目前在临床中对患者分期的判断依赖于增强 CT 及 MRI，CT 适用于结肠癌患者，MRI 更适用于直肠癌患者。结直肠癌的影像识片首先定位患者的病变部位，其次判断患者肿瘤分期。左半结肠癌早期患者 CT 上可见肠腔内部有异常密度，肠壁外缘光滑，周围的脂肪间隙清晰；中晚期患者肠壁结构破坏，肠周脂肪间隙模糊甚至可见条索状。右半结肠癌早期患者 CT 表现基本与左半结肠癌类似，晚期可见病变部位周围脂肪层结构消失，同时在邻近的淋巴结、血

管及腹膜处可见累及，若同时伴有回盲瓣的功能障碍，可见小肠扩张。直肠癌患者通过 MRI 中可判断肠壁受累情况，肿瘤在 T1W1 为低信号，T2W2 信号稍增高，可见典型的“肩样征”；当 MRI 显示肿瘤已累及肠壁外缘，且伴有异常的淋巴结信号或肠周血管侵犯时，患者往往倾向中晚期。肠梗阻作为结直肠癌患者临床症状之一，在左半结直肠癌患者中尤为常见，在 CT 图像上可通过直接与间接征象给予鉴别，直接征象包括腔管狭窄，周围脏器或组织受损等，间接征象包括肠管扩张，缺血性结肠炎等。

第五节　左、右半结直肠癌患者分子生物学特点

一、左、右半结直肠癌患者分子生物学总特征

结直肠癌具有可变的遗传特征，并且至少可以经过 3 种主要途径发展：染色体不稳定性（CIN）、微卫星不稳定性（MSI）和 CpG 岛甲基化表型（CIMP）。在上述的导致结直肠癌的 3 条途径中，CIN 是第一个被详细描述的途径。导致 CIN 的几种机制包括：① 染色体分离缺陷，具体表现为有丝分裂阻滞，有丝分裂检查点缺陷，中心体功能或数目异常；② 端粒功能障碍，表现为在早期癌变端粒缩短，而在晚期结直肠癌中由于端粒酶活性增加导致端粒延长；③ 如 TP53 或 APC 基因的 DNA 损伤修复错误引起抑癌基因失活；④ 杂合性的丧失，表现为母方或父方等位基因的缺失，与之配对的染色体上仍然存在，由有丝分裂不分离、染色体重组或染色体缺失等造成，杂合性缺失是 CIN 阳性肿瘤的一个特征，至少 25%～30%的等位基因在这些肿瘤中丢失。

微卫星的定义是在 DNA 中 1～6 个短核苷酸重复序列部分，MSI 是微卫星即短核苷酸重复序列的遗传不稳定性，其突变率由 DNA 错配修复异常导致。微卫星单核苷酸标记（BAT26、BAT25）和双核苷酸标记（D5S346、D2S123 和 D17S250）在结直肠癌的致病过程中有着重要意义，MSI 结直肠癌有 2 个或 2 个以上的标记物出现不稳定性，而微卫星稳定性（MSS）结直肠癌往往只有一个或甚至没有标记物出现不稳定性。根据 Bethesda 准则，MSI - High 定义是不稳定性＞40%，MSI - Low 定义是不稳定性＜40%，MSS 定义是不稳定性较小。然而，一般来说，MSI - Low 结直肠癌与 MSS 结直肠癌同属一个亚型。

表观遗传变化是一种调节基因表达而不改变 DNA 序列的生理机制，CpG 岛甲基化就属于表观遗传变化范畴。结直肠癌中 CIMP 的改变通常被定义为包含 CpG 岛的基因位点的过度甲基化，通常是一个抑癌基因的启动子甲基化导致该基因的转录被抑制从而促进癌变。CIMP 阳性或阴性的定义标准在不同的研究中有所不同，部分研究采用甲基化位点多少与截断值来定义 CIMP。虽然 CIMP 定义

标准目前缺乏统一性，但是CIMP阳性结直肠癌患者相对于CIMP阴性结直肠癌患者预后更差。

二、左、右半结直肠的分子生物学差异

结直肠癌基于原发位置的不同具有明显的染色体与分子特征（图7-1），CIMP阳性与MSI-High表型更容易发生在右侧，右半结肠癌通过CIMP途径致病时往往伴随着BRAF突变和MSI-High表型。Zlobec等人发现BRAF、MSI-H突变在CIMP-H组中占比远远高于其他组，分别高达77.3%与62.5%。除了上述主要途径存在差异外，PI3KCA与KRAS途径与右半结肠癌致病也息息相关，相较于左半结直肠癌，右半结肠癌中TGFβR2、PTEN、AKT1、RNF43、SMAD2等基因突变更加常见。右半结肠癌中转录表达差异基因在NF-κB与TGF-β信号通路中显著富集，INHBA基因作为TGF-β信号通路中的关键差异基因，在右半结肠癌组织中的蛋白以及RNA水平都显著上调，说明了INHBA基因在右半结肠癌发病过程中发挥着重要作用。

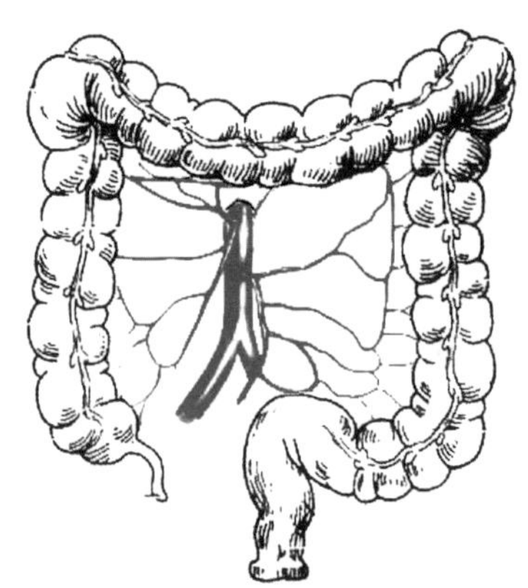

图7-1 左、右半结肠癌分子生物学特征性差异

在左半结直肠癌中大约有75%患者以及右半结肠癌中约30%患者可发现CIN肿瘤，CIN在左半结直肠癌中显著高发于右半结直肠癌患者。与此同时，左半结直肠癌基因突变特点为点突变，TP53、SMAD4、APC等基因突变高发于右半结肠癌。在左半结直肠癌中可见人类表皮生长因子受体（Epidermal Growth Factor Receptor，EGFR）扩增以及EGFR配体的半调节蛋白和双调节蛋白过度表达，半调节蛋白和双调节蛋白的高表达有助于KRAS或NRAS野生型转移性结直肠癌患者更好地抗EGFR抗体治疗。血管内皮生长因子1（Vascular Endothelial Growth Factor-1，VEGF-1）表达在左半结直肠癌中高于右半结肠癌，这将有效指导抗VEGF治疗。通过熟悉患者生物分子学差异，能有效指导靶向精准治疗，使患者受益（图7-1）。

第六节　左、右半结直肠癌患者对靶向治疗药物反应特点

右半结肠癌与左半结直肠癌对靶向药物治疗效果存在着差异，肿瘤原发在左半结直肠可认为是预测抗-EGFR疗效佳的因素。在FIRE-3研究中，对结直肠癌患者均采用一线化疗药方案FOLFOX加用靶向药治疗，肿瘤原发在左半结直肠的患者在选用抗-EGFR靶向药物治疗后，患者的生存期(Overall Survival, OS)明显高于接受抗-VEGF靶向治疗组(HR=0.63，95%CI：0.48～0.85；P=0.002)。但无进展生存期(Progression-free Survival, PFS)没有显著提高(HR=0.90，95%CI：0.71～1.14；P=0.38)。在右半结肠癌中，患者采用一线化疗方案FOLFOX加用靶向药治疗后，其PFS(HR=1.44，95%CI：0.92～2.26；P=0.11)，OS(HR=1.31，95%CI：0.81～2.11；P=0.28)均未明显改善(表7-2)。因此在右半结肠癌中是抗-EGFR治疗效果不理想的一个预测性指标。对于右半结肠癌抗EGFR靶向治疗的获益少或不能获益，这可能与右半结肠癌患者的PTEN的表达水平较左半结直肠癌高有关，PTEN可以抑制PI3-K/Akt/mTOR通路，从而降低抗-EGFR疗效。与此同时，据CRYSTAL、PRIME等研究报道，pan-RAS野生型的转移性结直肠癌患者在一线化疗联合抗-EGFR治疗后，相较

表7-2　FIRE3关于RAS野生型结肠癌患者左半、右半治疗预后结果

参　数	FIRE-3			
	LCC		RCC	
	FOLFOX+ anti-EGRF 149例	FOLFOX+ anti-EGFR 157例	FOLFOX+ anti-VEGF 50例	FOLFOX+ anti-EGFR 38例
PFS：中位生存月数	10.7	10.7	9.0	7.6
HR(95%CI)	0.90(0.71～1.14)		1.44(0.92～2.26)	
*P*值	0.38		0.11	
OS：中位生存月数	28.0	38.3	23.0	18.3
HR(95%CI)	0.63(0.48～0.85)		1.31(0.81～2.11)	
*P*值	0.002		0.28	
ORR：中位生存月数	61.7	68.8	50.0	52.6
HR(95%CI)	1.37(0.85～2.19)		1.11(0.48～2.59)	
*P*值	0.23		0.83	

于右半结肠癌，左半结直肠癌 OS 更高(HR=1.93，95%CI：1.24～2.99；P=0.03 和 HR=1.58，95%CI：1.02～2.45；P=0.04)(表 7-3)。因为 KRAS 及 NRAS 基因突变与 PI3-K 基因突变可预测抗 EGFR 治疗的疗效，所以在采用抗 EGFR 靶向治疗策略时，要监测 KRAS 或 NRAS 基因及 PI3-K 基因状态。

表 7-3 PRIME、CRYSTAL 中 anti-EGFR 对 RAS 野生型 LCC、RCC 患者治疗预后结果

参 数	PRIME		CRYSTAL	
	FOLFOX+anti-EGFR		FOLFIRI+anti-EGFR	
	LCC(169 例)	RCC(39 例)	LCC(142 例)	RCC(33 例)
PFS：中位生存月数	12.9	7.5	12.0	8.1
HR(95%CI)	1.20(0.79～1.81)		1.77(1.08～2.91)	
P 值	0.40		0.02	
OS：中位生存月数	30.3	11.1	28.7	18.5
HR(95%CI)	1.58(1.02～2.45)		1.93(1.24～2.99)	
P 值	0.04		0.003	
ORR：中位生存月数	67.9	42.1	72.5	42.4
HR(95%CI)	0.34(0.18～0.65)		0.28(0.13～0.61)	
P 值	<0.001		0.001	

然而，肿瘤原发部位在右半结肠不能预测抗-VEGF 的治疗效果，抗-VEGF 治疗组中左右半结肠癌患者的预后没有显著差异。但有研究指出，对于转移性右半结肠癌患者一线化疗药联合抗-VEGF 靶向治疗比采用单纯一线化疗药更能提高患者的 PFS(12.6 月和 9 月，P=0.017)，而 OS(27.5 月和 20.4 月，P=0.380)无明显差异，将该方案同样运用于左半结直肠癌患者，发现左半结直肠癌患者的 PFS 与 OS 并无显著差异。近来，Aljehani 等人发现无论左半结肠癌患者或右半结肠癌患者，在采用全身化疗联合抗-VEGF 靶向治疗后，患者的病死率明显下降。故在 CSCO 的 2019 版诊治指南中指出对 RAS/RAF 的野生型右半结肠癌治疗方案中主张两药/三药化疗±抗-VEGF(贝伐珠单抗)，同时在转化治疗中提升了三药化疗±抗-VEGF(贝伐珠单抗)的推荐强度。

第七节 左、右半结直肠癌患者生存预后的差异特点

在预后方面，国内外的多项研究均表明结直肠癌患者预后与分期、肿瘤的位置

密切相关。简而言之，Ⅰ期患者预后无明显差异，Ⅱ期右半结肠癌患者预后较好，可能与Ⅱ期右半结肠癌的 MSI－High 相关，Ⅲ/Ⅳ期总的来说左半结直肠癌预后要高于右半结肠癌患者。

CIMP 和 MSI 与结直肠癌预后相关，Dawson 等人发现 CIMP－H 肿瘤具有病理分期晚、淋巴结转移概率大等特点，CIMP－H 的结直肠癌患者生存率较低，尤其是 CIMP－H 合并 MSS 的患者。免疫反应活跃是良好预后因素之一，由于 MSI 与更高的细胞毒性 T 细胞浸润和更高的微血管密度相关，在Ⅱ～Ⅲ期患者中，高 MSI 比高 MSS 患者预后好，但Ⅳ期患者即使高 MSI，预后仍不佳。近来，有研究将结直肠癌 6 个独立的分子分类特征进行整合，得到了 4 个不同的分子亚型（Consensus Molecular Subtypes，CMSs）。各亚型独特的生物学特性通过不同的生物学通路被激活。CMS1（MSI 免疫，14%）表现为 MSI 和活化免疫系统，肿瘤为 CIMP 阳性，SCNA 低表达型，有 BRAF 突变，常常发生在老年女性的右侧结肠。CMS2（标准，37%）表现为 MSS、CIN 和 WNT/MYC 通路激活，肿瘤为 CIMP 阴性，SCNA 高表达型，APC 和 TP53 突变，发生在左侧结肠，该亚型复发后生存率良好。CMS3（代谢性，13%）的特征表现为 MSS，具有 CIMP 低频和 SCNA 中间表达型，显示 KRAS 和 APC 突变，并与上皮组织特征和代谢失调相关。CMS4（间充质，23%）表现为 MSS，具有 CIMP 阴性和 SCNA 高表型，发生在晚期，CMS4 较差的整体存活率与转化生长因子－β 活化、间质浸润、上皮间充质转换激活、基质重塑和促血管生成相关。右半结肠癌的分型主要是 CMS1 和 CMS3 型，但 4 种 CMSs 亚型均可表现于右半结肠癌中，而左半结肠癌的分型以 CMS2 为主。CMSs 与结直肠癌的复发及预后相关，在 4 种 CMSs 中，CMS4 的 OS 最短，在Ⅰ～Ⅲ期患者中 PFS 同样也最短。对于复发转移患者，CMS1 的 OS 显著变短，CMS2 的 OS 相对较长。

目前，一致认同 BRAF 突变表型的结直肠癌患者生存预后更差，转移性结直肠癌 BRAF 突变的患者一般不主张进行转移灶切除手术。而对于直肠癌肝转移术后患者，如有 KRAS 突变，其 OS 与 RFS 都显著变短，KRAS 突变可作为独立预测因素评估结直肠癌肝转移患者术后的预后。此外，RAS 突变更易发生肺、脑、骨转移，所以它是评估是否会发生肺、脑、骨转移的独立预测因素。BRAF 和 RAS 的高突变频率也可以解释抗－EGFR 在右半结肠癌的低反应性，如有 BRAF 和 RAS 的高频率突变，即使积极治疗，疗效也不佳。左半结直肠癌患者 NOX4 基因的高表达认为是其复发预测因子，而右半结肠癌患者 CDX2 基因的低表达被认为是其复发预测因子。

结直肠癌患者预后不仅与肿瘤位置、分期、分子生物学机制相关，其与肿瘤的病理类型、区域淋巴结转移、神经侵犯、人血白蛋白、血浆纤维蛋白原和血清 CEA 等因素也有关联。人血白蛋白水平反映了机体的营养状态，是影响结直肠癌患者长期生存的独立影响因素，右半结肠癌患者大多存在低白蛋白血症和贫血，是导致其预后差的一个重要原因。同时癌组织中 CEA、VEGFR2 和 PCNA 的表达与肿瘤细胞的增殖、转移相关，结直肠癌患者血清 CEA 水平升高的 5 年 OS 率显著低于 CEA 水平正常患者，因此血清 CEA 水平也是影响结直肠癌患者预后的指标之一。

| 第八章 |

结直肠癌与相关疾病的联系

第一节　炎症性肠病和结直肠癌之间的关系

炎症性肠病(Inflammatory Bowel Disease, IBD)包括溃疡性结肠炎(Ulcerative Colitis, UC)和克罗恩病(Crohn's Disease, CD),其发病机制非常复杂,是一种主要累及回肠、直肠、结肠的一种特发性肠道非特异性炎症性疾病,IBD患者肠道反复发生慢性炎症,易出现各种肠道并发症,最终形成结肠炎相关结直肠癌(Colitis-Associated Cancer, CAC)。IBD作为结直肠癌(Colorectal Cancer, CRC)发生的高危因素之一,IBD患者的CRC(Colitis-associated Colorectal Cancer, CAC)发生率比一般人群高60%,IBD虽只占CRC发病的1%~2%,但却占IBD患者死亡原因的10%~15%,与散发性CRC患者相比,IBD相关CRC患者的发病年龄相对也较小,并且5年生存率为50%。因此有关IBD进展至CRC的研究一直是CRC发病因素的研究热点。

IBD患者罹患结肠癌的风险可能是普通人的10倍,而20%的溃疡性结肠炎患者在30年后可形成结直肠癌,近年来愈来愈多的研究表明CD也是结直肠癌的重要诱发因素,多项病例报道提示CD可诱发或并发结直肠肿瘤。目前对肠道慢性炎症诱发肿瘤的机制研究主要集中在各种炎症因子、肠道菌群、免疫调节、肠道微环境和基因突变等方面。

一、炎症性肠病相关性结直肠癌

1. 溃疡性结肠炎相关性结直肠癌

溃疡性结肠炎是一种病因未明、以局限于结肠黏膜弥漫性炎性损害为特征的慢性非特异性肠道炎性疾病,UC典型特征为腹痛、反复的腹泻及黏液脓血便,长期慢性炎症可出现多种并发症。病程迁延时间愈长,复发率愈高,演变成溃疡性结肠炎相关性结直肠癌(CAC)概率愈大,作为CRC发生的重要危险因素,UC的癌变机制尚不清楚,临床上也缺乏有效的监测及预防手段。我们对溃疡结肠炎相关性结直肠癌的危险因素、可能发病机制、基因表达变化与基因突变等进行概述。

2. 溃疡性结肠炎相关性结直肠癌的危险因素

(1) 发病年龄和时间：患者的发病年龄和UC癌变的关系非常密切，发病年龄早为其危险因素，据国外研究报道CAC患者发病平均年龄为70岁。Eaden等人研究显示，儿童期发病是患者发生CRC已经确定的危险因素，儿童期发病患者罹患CRC的概率是成人期发病患者罹患CRC的5倍。发病时间越长，癌变发生率就越高，病程超过30年的患者癌变率显著增加，Devroede等人研究指出病程超过40年的UC患者发生CRC的概率可高达60%，而病程<8年的UC患者很少发生癌变。最新的一项Meta分析显示，在对31 827例UC患者进行分析调查，发现在这些患者中有0.85%的患者会罹患CRC，且CRC分别在10年内发病率为0.02%(95%CI为0.00～0.04)，20年内发病率为4.81%(95%CI 3.26～6.36)，30年内发病率为13.91%(95%CI 7.09～20.72)，较西方人群低，但仍高于一般人群结直肠癌发病率。且该Meta分析的回顾性研究分析UC患者，发现10、20和30年的CRC累积发病率分别为1.5%、7.2%和23.6%，可见UC发病年龄越早，发病时间越长，CRC发生的风险率依次升高。

(2) 炎症严重程度累及范围

Rutter等人研究表明，病变范围较大的UC患者发生癌变的发病率为病变局限者的3.5倍。该研究的单因素分析结果指出，UC患者的结肠镜炎症积分及组织学炎症积分与CRC发生具有相关性，UC炎症严重程度是CRC发生的重要危险因素。

(3) 结直肠癌家族史

Askling等人研究了19 876例UC病患者癌变情况，其中有CRC家族史的UC患者发展为CAC的数量为无家族史者的2倍以上，而且若有<50岁的1级亲属患CRC的UC患者，癌变危险性增加至9.2倍。Nuako等人研究显示，具有CRC家族史的UC患者发生CRC概率为14.3%；而无家族史的UC患者发生CRC概率为6.7%，Logistic分析显示，CRC家族史可作为UC发生是否进展至CRC的独立预测危险因素($P=0.03$)，由此可见结直肠癌家族史是UC患者发生CRC的重要因素之一。

(4) 伴原发性硬化性胆管炎

Soetikno等人研究发现，UC患者合并原发性硬化性胆管炎(primary sclerosing cholangitis，PSC)具有最高的癌变发生风险，UC－PSC患者癌变风险为21%，仅有UC的癌变风险仅为4%。Zheng等人基于271名UC－PSC患者的数据进行分析，发现UC－PSC罹患CRC的风险亦显著增加。因此对于UC合并PSC者，应该在PSC发现时即行肠镜筛查。

3. 克罗恩病相关性结直肠癌

克罗恩病(Crohn's disease, CD)是一种主要累及消化道反复发作的自身免疫相关的系统性炎症性疾病，亦属于炎症性肠病范畴，克罗恩病的病因涉及多种因素，包括免疫系统失衡、微生物菌群改变、遗传易感性和环境因素，但其发病原因尚未明确。CD可贯穿肠壁各层的增殖性病变，可侵犯肠系膜和局部淋巴结，在胃肠道的任何部位均可发生，但好发于末端回肠和右半结肠，病变通常呈节段性分布，本病临床表现为腹痛、腹泻、肠梗阻，伴有发热、营养障碍等肠外表现。病程多迁延，反复发作，不易根治。CD又称局限性肠炎、局限性回肠炎、节段性肠炎和肉芽肿性肠炎，CD在北美和欧洲等西方国家发病率较高，近年来，该病的发病率在亚洲地区急剧上升，其持续扩展的慢性炎症易引起结直肠癌变，最终进展为CRC。克罗恩病患者的结直肠癌发病率比普通人群高2～3倍。CD-CRC（克罗恩病相关性结直肠癌）主要好发于结直肠远端（40%～50%），其次是盲肠/升结肠（20%～30%），也可能发生在肛瘘或肠瘘部位。与散发性CRC相比，CD-CRC的发病年龄相对较早，通常在确诊时已处于晚期，因此预后相对较差，许多CD患者确诊时为多病灶的CRC（10%）同时合并增生性病变（30%～50%）。此外，CD-CRC的病理类型通常以黏液腺癌和（或）印戒细胞癌为主，这与其预后不良密切相关。因此，分析克罗恩病并发结直肠癌风险，探索其癌变机制，对降低克罗恩病患者的结直肠癌病死率具有重要意义。

Bernstein等人研究结果表明：克罗恩病患者并发结肠癌的风险概率是普通人群的2～6倍。Higashi等人研究结果亦证实克罗恩病患者结直肠癌发病率是普通人群的5.8倍。Laukoeller等人汇总1956～2008年的20项临床研究，综合分析40 547例CD患者，长期随访结果显示：克罗恩病患者发生结直肠癌的平均年龄比普通人群提前20年，其发病相对危险度为正常同龄人群的2～3倍。总之，克罗恩病与结直肠癌发病风险密切相关，可作为结直肠癌的危险因素之一。

4. *克罗恩病相关性结直肠癌的危险因素*

同CAC危险因素类似，克罗恩病并发结直肠癌的危险因素主要有以下几个方面。

(1) 年龄：克罗恩病确诊的年龄越早，结直肠癌发病率越高，尤其在合并广泛结直肠病变时，其发生癌变的概率显著升高。

(2) 病程：调查研究发现克罗恩病患者随访5.5年后，相比于普通人群，克罗恩病患者结直肠癌的发病率并未升高，但随访时间超过10年，其结直肠癌的发病率为普通人群的4.8倍，相比于接受手术治疗的患者，期间未接受手术治疗的患者结直肠癌的发病率升高8.3倍。

(3) 病变累及范围：全结肠受累的炎症性肠病患者结直肠癌发病年龄比左半结肠受累患者早，若CD患者病变范围超过结肠黏膜的30%，其癌变风险明显增加。

(4) 地区：在北美和英国克罗恩病患者的小肠癌、结直肠癌发病率较北欧人群高，这种地区性差异可能与遗传、环境、饮食和医疗条件等有关。

(5) 家族史：炎症性肠病患者若具有结直肠癌阳性家族史，其结直肠癌发病率是一般炎症性肠病患者的 2 倍。

二、CAC 的可能发病机制

150 年前，Rudolf Virchow 提出慢性炎症和癌症之间的转化关系，自该假说提出以来，许多临床研究得以证实，但是与慢性炎症相关的癌症的发病机制和分子生物学改变仍未明确。在所有人类癌症中，约有 20%观察到慢性炎症，“炎癌转化”机制在 CAC 发展进程中较为明显。炎症是由于损伤或组织破坏引起的保护性反应而发生的生理因素之一，实际上，炎症驱动发生了肠道黏膜遗传物质改变、表观遗传改变以及肠道微环境的改变，这是 CAC 中，肿瘤发生起始的重要始动因素，长期的 IBD 患者进展至 CRC，大多遵循着“炎症—增生—癌变”途径。

相比散发性的 CRC 患者，CAC 患者同样会出现染色体不稳定性、微卫星灶不稳定性和 DNA 异常甲基化等，炎症基础上的结肠上皮细胞在组织学出现异型增生和癌变之前，结肠上皮细胞就已发生基因突变。已知促癌基因突变有 *K-ras*，见于 50%的 CAC 患者，此外较常见的促癌基因突变包括 *c-MYC* 和 *c-erbB* 等；抑癌基因突变有大肠腺瘤性息肉病基因(Adenomatous Polyposis Coli, APC)、大肠癌缺失基因(Deleted in Colorectal Cancer, DCC)、*P*53 和 *MCC*。在散发性的 CRC 发病过程中，通常认为 *APC* 基因在癌变早期就已发生突变，启动癌变进程，中期 *K-ras* 基因发生突变，晚期 *DCC*/*DPC*4 和 *P*53 突变使病变进一步发展。而在 CAC 的进程中，*P*53 突变，*P*53 杂合性缺失或功能丧失可能是 CRC 形成的早期重要因素，在多达 85%的 CAC 患者中可发现 *P*53 基因缺失；相对于散发性的 CRC，*APC* 基因突变在 CAC 进展中所起的作用可能较小，且 *K-ras* 突变率相对较低，所起作用亦可能较小；溃疡性结肠炎和克罗恩病大多遵循的癌变模式为：无异型增生—不确定异型增生—低度不典型增生—高度不典型增生—侵袭性腺癌，其中低度不典型增生的癌变风险增高 9 倍，高度不典型增生的癌变率风险增高 12 倍(图 8-1)。

现阶段研究显示，氧化应激损伤可能与 CRC 的发生密切相关，氧化应激状态是一种活性自由基的产生与代谢机制失衡的状态，可以造成重要分子组分改变、细胞损伤，从而造成机体的损伤与癌变，炎性细胞产生的活性氮氧化物影响到抑癌产物的编码基因(如 *P*53、DNA 错配修复蛋白和 DNA 碱基剪切-修复蛋白)，转录因子(如核因子-B，NF-κB)，或者信号蛋白(如环氧化酶)等，最终导致异型增生和癌变的发生与进展(图 8-2)。

基因的不稳定性包括染色体的不稳定性(Chromosome Instability, CIN)和微卫星的不稳定性(Microsatellite Instability, MSI)。CIN 为 CAC 发生过程中的早

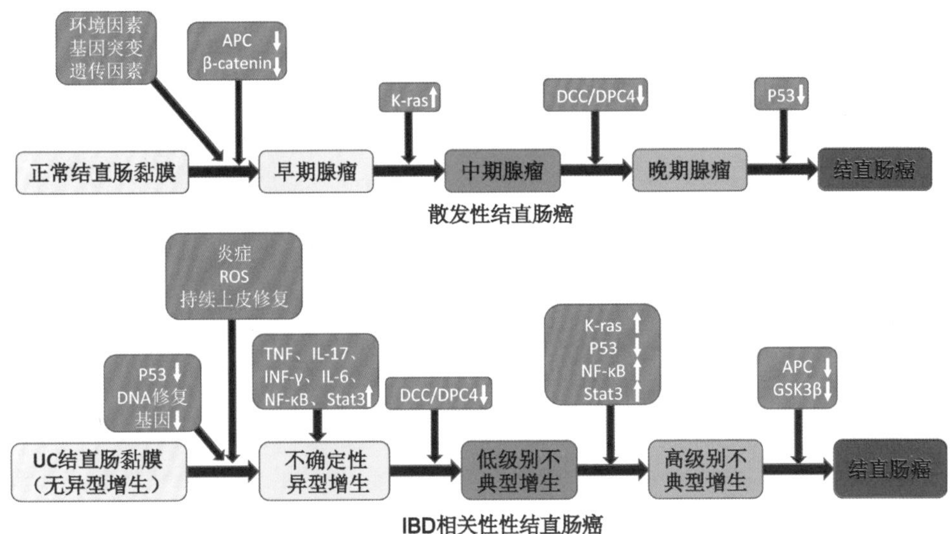

图 8-1　散发性结直肠癌(上)和 IBD 相关性结直肠癌(下)的分子发病机制

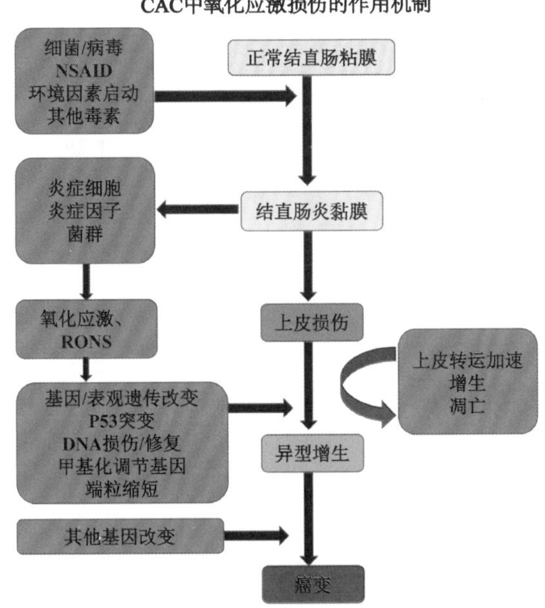

图 8-2　IBD 相关性结直肠癌发生机制：氧化应激损伤作用

期事件，且发生率较高。CIN 路径与传统的致癌基因和抑癌基因的突变累计相关，如 *P*53 突变等，DNA 异倍体是 CIN 的一个表型，而且也可引起其他染色体水平的缺失、扩增、易位等，且与散发性结直肠癌差异较大，在 CAC 中，DNA 异倍体发生更早，且分布相对较广，它可发生于组织学无异型增生的黏膜中。IBD 中的 CIN 的重要机制之一与结直肠慢性炎症中产生的高水平的活性氧(Reactive Oxygen Species,ROS)导致端粒缩短相关。MSI 是 CAC 研究较多的一个发病机制，MSI 是指由于复制错误引起的简单重复序列的增加或丢失，MSI 肿瘤的发生原因是 DNA 错配修复功能障碍，在复制重复 DNA 序列时常出现的错配修复失败，MSI 通常发生在 CAC 癌变阶段的早期。MSI 在 CAC 中与 hMLH1 和 hMLH2 这两个错配修复基因关系最为密切，通常认为超甲基化 hMLH1 启动子或缺失 hMLH2 可导致高 MSI。Fujiwara 等人研究发现 H－MSI(5 个微卫星 DNA 标记中若有两个或两个以上出现 MSI 现象为 H－MSI)在 CAC 患者中出现率高达 36%(4/11)，而无不典型增生或不确定增生的溃疡性结肠炎患者中，H－MSI 出现的概率为 0(0/20)，提示 H－MSI 参与溃疡性结肠炎患者的癌变过程。

免疫细胞产生的各种促炎症细胞因子，在肿瘤发生的各个环节中发挥重要作用，IBD 的炎症病变和癌变阶段，患者血清中炎症因子 IL－1、IL－6、IL－8 和 TNF－α 均表达升高，并能激活 NF－κB 和 COX－2 炎症通路，局部黏膜组织对氮气和氧气反应性增高等都可以激活炎症信号进而启动癌变发生。这些炎症信号致癌主要通过三方面机制：① 增加氧化应激反应，引起 DNA 突变；② 活化抗凋亡和促增殖通路；③ 为肿瘤细胞的持续增长、血管形成、转移以及侵袭创造所需要的环境。一氧化氮(NO)由诱导型一氧化氮合酶(iNOS)产生，并通过抑制半胱氨酸蛋白酶活性产生抗凋亡的作用。Wounde 等人研究发现，iNOS 在 IBD 相关增生中表达上升而在 CAC 中表达缺失。COX－2 是由 IL－1 和 TNF 等许多介质被刺激后产生。相关研究指出，IBD 进展为增生或癌变的患者标本中发现的 COX－2 表达水平升高，该研究认为，COX－2 在 CAC 中的过表达发生较早。IBD 中 COX－2 表达水平升高和癌变的关系大概可以解释为：COX－2 可能增加丙二醛的水平或者上调 Bcl－2 的表达。在启动癌变后，COX－2 还通过增加 Bcl－2 的表达来促进癌症进展。Bcl－2 可以抗凋亡，在 CAC 患者中 Bcl－2 是上调的。Khare 等人研究结果表明，IBD 中 PAK1(p21－activated kinase 1)表达上调，高表达的 PAK1 可激活 PI3K－AKT/mTOR 通路并促进 CRC 形成。慢性炎症与癌变的关系还与其他细胞因子如 IL－17、IL－1、IL－6、IL－23、IL－10、IL－12 等表达相关，上皮细胞、免疫细胞、基质细胞通过细胞因子、趋化因子形成复杂的相互作用，而 PARPγ、STAT3、TLRs 等信号通路，传递细胞对炎症刺激的复杂反应，导致了慢性炎症向癌症的转化。

microRNA(miRNA)是一类大小 18～25 nt、广泛存在于真核生物和各种病毒体内的非编码单链小分子 RNA，是转录后水平的细胞调控因子，研究发现，IBD 患者进展至 CRC 的过程中，miRNA－124a 在 CRC 中发挥抑癌作用，miR－124a 的甲基化水平异常升高，抑制 miRNA－124a 发挥基础抑癌作用，进而促进 IBD 向 CRC 转化。因此，miRNA－124a 甲基化的水平可作为 CAC 发生的一个危险因素。Valeri 等人指出，在 IBD 患者中，miR－155 可以靶向抑制 MMP(mismatch repair proteins)蛋白(MLH1，MSH2 和 MSH6)表达，进而促进结直肠癌进展。与散发性结直肠癌患者相比，IBD 相关性 CRC 患者中 miRNA－155 异常增高。Svrcek 等人研究指出，相比于散发性的 CRC 患者，miRNA－155 和 miRNA－21 在 IBD 相关性 CRC 中表达亦异常增高，同时与 CRC 中 MSI 的发生密切相关。这些异常表达的非编码 RNA 有希望成为 CRC 诊断标记物或潜在的治疗靶点。

第二节　血吸虫病和结直肠癌之间的关系

血吸虫病是一种分布广泛、严重危害人类健康、阻碍社会经济发展的人畜共患寄生虫病，在我国流行已有 2 100 多年历史。对人类健康产生影响的血吸虫分 3 种：日本血吸虫、埃及血吸虫和曼氏血吸虫，在我国境内主要是日本血吸虫。据保守估计，全世界共有 76 个国家以及 2.5 亿人受到影响，每年造成近 20 万人死亡。自 20 世纪 50 年代以来，血吸虫病在长江流域以及南方地区的 400 多个县流行较为猖獗。虽采取大规模有效的治疗和预防措施，使得大部分流行区的血吸虫病基本被消除，但在一些流行区域尚有少数的血吸虫病的案例报道，我国 2017 年关于血吸虫病的发病病例为 37 601 例，并且大多分布在湖南、安徽、云南、湖北等地区，现今仍存在由血吸虫感染引起的一系列疾病。

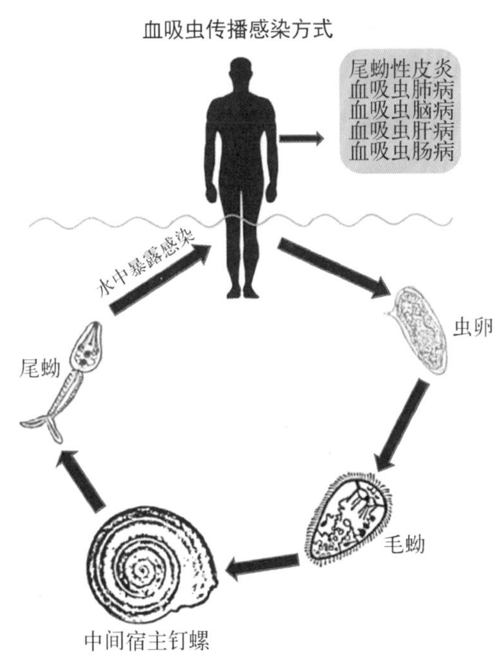

图 8－3　血吸虫传播感染方式

血吸虫感染人体后，可造成多种损害，如尾蚴性皮炎、血吸虫肺病、血吸虫脑病和血吸虫肝病，以及血吸虫肠病(图 8－3)。慢性血吸虫病的晚期损害通常比较严重，在长期的寄生过程中，其产生的大量虫卵会改变了肠道的内环境，为肿瘤发生提供血吸虫感染人体后，可造成多种损害，如尾蚴性皮炎、血吸虫肺病、血吸虫脑病、血吸虫肝病以及血吸虫肠病(图 8－3)。慢性血吸虫病的晚期损害通常比较严重，在长期的寄生过程中，其产生的大量虫卵会改变了肠道的内环境，为肿瘤发生提供了条件，进而诱发癌变。研究报道，血吸虫肠病可增加结直肠癌的发病风险，并最终进展至血吸虫相关性结直肠癌（Colorectal Cancer with Schistosomiasis，CRCS）。因此，现阶段血吸虫病仍然是部分发展中国家需要重视的公共卫生问题。

晚期血吸虫肠病患者，其成虫寄生于肠系膜静脉内，所产生的虫卵在肠道黏膜层或黏膜下层沉积，在宿主细胞中形成持久的免疫炎症反应、嗜酸性脓肿，继发的肠壁纤维化，以及假性息肉形成，这些是发生肠道癌变的基础。大量数据表明，血吸虫感染史为10年以上甚至更长时间的患者更加倾向发生CRC，所以血吸虫感染史愈长，肠道病变部位虫卵密度愈大，则发生癌变的概率就愈高。早期研究对CRCS发生机制有多种解释：① 血吸虫感染产生的内源性致癌物和血吸虫毒素，引起机体免疫抵抗功能减弱而导致的慢性免疫失调；② 慢性炎症本身所产生的炎症介质彼此相互作用而诱导癌变。慢性炎症约与人类1/5的癌症密切相关，其由环境、饮食、遗传基因多态性以及感染或免疫反应因素所致机体正常生理功能失调等诸多因素相互作用而形成。慢性炎症开始可作为机体清除有害物质的一种防御反应，但随着时间的推移，会导致持续的组织破坏并能促使癌变形成，这种由慢性非可控性炎症转化为恶性的过程被称作“炎—癌转化”，如长期的慢性萎缩性胃炎转化为胃癌，慢性病毒性肝炎转化为肝癌，以及慢性溃疡性结肠炎和克罗恩病转化为结肠癌，这些都涉及“炎—癌转化”机制，和IBD长期迁延进展至CRC相似。Herman突出强调慢性炎症亦是促进血吸虫肠病向CRC转变的关键因素。由溃疡性结肠炎慢性迁延发展至结肠癌的机制表明，机体产生一种内源性的基因毒性物质一氧化氮（Nitric Oxide，NO），NO导致炎症状态的结肠黏膜细胞的原癌基因发生突变和抑癌基因*P*53失活，最近亦有文献表明，NO在血吸虫肠病转化至CRC中亦起到重要作用。血吸虫肠病进展至CRC，进一步解释可能是血吸虫毒素的诱变作用，支持这一假设的是日本血吸虫幼虫期和成虫的虫卵中存在诱导型一氧化氮合酶（iNOS），iNOS通过产生高浓度的一氧化氮诱导*P*53基因突变以及促进肿瘤血管生成，在CRC的发生和发展中发挥重要作用，因此，由血吸虫感染引起的CRC可能与IBD引发的CRC遵循类似的途径。

研究发现，血吸虫感染出现的临床症状多由免疫炎症反应造成，其中虫卵释放的可溶性虫卵抗原（SEA）在免疫反应中占主导地位。虫卵抗原所引起的慢性炎症反应刺激肠道黏膜内皮细胞生长，引起机体产生以T细胞介导的Ⅳ型超敏反应，作为机体的外来抗原吸引Th细胞、巨噬细胞、成纤维细胞和嗜酸性粒细胞形成肉芽肿。肉芽肿的形成过程也是一个慢性炎症反应过程，此过程中炎症灶处的巨噬细胞可释放活性氧和活性氮，破坏DNA、蛋白质、细胞膜，改变酶的活性及改变抑癌和原癌基因表达。同时肉芽肿的形成可进一步引起肠壁局限性增厚，严重影响肠道正常功能。血吸虫感染可能通过减弱免疫监视和抗肿瘤免疫功能促进癌变，从而导致突变的宿主细胞逃逸免疫监视。此过程涉及几种类型的免疫抑制细胞：髓样来源的抑制细胞（MDSC）、2型自然杀伤性T细胞、调节性T细胞（Treg）和与肿瘤相关的巨噬细胞。相关研究实验表明，SEA 可通过激活 JAK/STAT3 信号通路增强淋巴器官和肿瘤微环境中 MDSC 的积累。日本血吸虫感染所引起的 MDSCs 的集聚，作为一种可起致癌作用的异质未成熟髓细胞，其抑制 T 细胞正常功能，并抑制其增殖，MDSCs 同样能分泌抑制性细胞因子白介素（IL－10）抑制 $CD8T^+$ 细胞生长并改变 L－精氨酸通路，增加精氨酸酶 1 表达，以及增加 iNOS 的活性以及诱导活性氧的产生。此外，MDSCs 亦可产生非免疫功能，包括促进血管生成，肿瘤侵袭和转移。相关动物实验表明，日本血吸虫感染小鼠后，发现小鼠体内 $CD4^+$ 和 $CD25^+$ Tregs 细胞功能增强。$CD4^+$ 和 $CD25^+$ Tregs 除了通过分泌 IL－17 驱动的致癌作用外，还可以通过分泌生长抑制因子 IL－10 和转化生长因子-β，进一步抑制 $CD4^+$ T 和 $CD8^+$ T 的增殖，影响 $CD4^+$ T 和 $CD8^+$ T 发挥正常免疫功能，总之，$CD4^+$ 和 $CD25^+$ Tregs 细胞集聚可能通过多种机制促进血吸虫肠病发展至 CRC。

还有研究指出，血吸虫感染的患者肠道菌群紊乱与肠道致病菌感染都是促进 CRC 形成的重要因素，并已在临床与实验中得以证实，血吸虫感染患者通过诱导形成免疫抑制状态，以利于某些机会致病菌的生长，细菌感染也可通过多种机制促进癌变的发生，如产生活性氧中间体，引起 T 细胞免疫应答失调，以及改变宿主肠道黏膜上皮细胞膜糖类物质的表达，这些方式共同导致癌变的发生。

Chen 等人研究指出：在分析了 80 例慢性血吸虫肠病的结直肠癌组和 258 例散发型结直肠癌组后，发现慢性血吸虫肠病的结直肠癌组织中 DNA 错配修复基因 hMLH1 和 hMSH2 蛋白的表达水平低于散发型结直肠癌，提示慢性血吸虫肠病诱发结直肠癌的机制可能与 hMLH1 和 hMSH2 基因的缺失有关。P53 蛋白高表达与肠息肉恶变、结直肠癌进展和不良预后密切相关。Ruan 等人研究表明，相比于非血吸虫相关性的 CRC 患者，CRCS 患者无论是在正常组织、癌旁组织以及癌组织中，血小板源性内皮生长因子（Platelet-derived Endothelial Cell Growth Factor，PD－ECGF）和血管内皮生长因子（Vascular Endothelial Growth Factor，VEGF）蛋白表达量都相对较高，提示血吸虫感染是诱发 CRC 的一个因素。此外，细胞色素 P450ⅡE1（CYPⅡE1）蛋白表达可能在 CRCS 的发病机制中也有一定的作用，CYPⅡE1 参与致癌物质的代谢活化，该基因的易感基因型与肿瘤之间有“协同作用”，即患血吸虫又携带此种易感基因型的个体，发生 CRC 风险可显著增高。Pan 等人研究指出，在 14.1%的血吸虫相关的结直肠癌患者中，*c－MYC* 基因异常高表达可作为血吸虫相关性的结直肠癌患者独立预后因素，即 *c－MYC* 表达量愈高，血吸虫相关性的结直肠癌患者预后越差，而在散发性的结直肠癌患者中则不能作为独立预后因素，*c－MYC* 表达为血吸虫相关性的结直肠癌患者预后提供了重要参考价值。

miRBase 数据库中有 79 个与日本血吸虫相关的 miRNA 及 225 个与曼氏血

吸虫相关的 miRNA。不同 miRNA 参与血吸虫病生命周期不同阶段。如在日本血吸虫中，sja－miR－1、sja－miR－36－3p、sja－miR－71b－5p 和 sja－miR－124－3p 是虫卵期最丰富的 microRNA；sja－bantam 在尾蚴阶段表现最高；而 sja－miR－71 在这 2 个时期都是最高的。人体内血液循环状态的 miRNA 可被用作诊断某些癌症理想的生物标记物。同样处于循环状态的 miRNA 亦有望成为诊断血吸虫病的生物标记物。同样有学者通过相关生化技术，在已感染日本血吸虫的小鼠血浆中检测出 3 种潜在且具有诊断特异性的 miRNA（miR－10，miR－3479 和 bantam）。除上述血吸虫特异性的 miRNA 之外，还有一些与感染相关的异常 miRNA，He 等研究发现，已感染日本血吸虫的小鼠血浆中 miRNA－223 的水平显著升高，当给予感染小鼠以吡喹酮治疗后，小鼠血浆中 miRNA－223 的水平又恢复到正常水平，表明 miRNA－223 水平的升高可能可作为检测是否有血吸虫感染的重要依据。随着对 miRNA 的深入研究，其有望成为血吸虫感染相关性 CRC 的特异诊断标志物，为血吸虫感染相关性 CRC 防治提供新理念。

第九章

影像学在结直肠癌诊治中的应用

第一节　结直肠癌影像学检查方法

一、钡剂灌肠双对比造影

1. 患者准备：① 患者在检查前两天少渣饮食。② 检查前一晚 8 时许，服缓泻剂清洁肠道。③ 检查前 1.5 h 用温水或生理盐水清洁灌肠。④ 腹部有明显肿块或肠梗阻者，可在检查前 1.5 h 作 2 次清洁灌肠。

2. 造影剂：采用稀硫酸钡，浓度为 60%～120%W/V。用量 800～1 000 mL。若检查肠息肉可酌情加入 1%鞣酸。

3. 检查禁忌证：严重的心、肺功能障碍，不能耐受检查，结肠坏死或穿孔，肠道梗阻，急性阑尾炎，消化道出血的急性期及肛裂疼痛不能插管。

4. 检查方法：① 将钡剂注入灌肠桶内，上接导管和消毒肛管，肛管端涂滑润油，放出少量钡剂，观察流出通畅情况，并排出管内气体。然后将灌肠桶挂在输液架上，高度距台面 1 m，钡剂的温度与体温相仿。② 患者取屈膝左侧卧位，将肛管慢慢插入直肠，深度约 10 cm（对小儿或老年人，常采用双腔气囊肛管）。取仰卧位，先行胸腹部透视，以了解胸腹部一般情况。③ 患者取仰卧位，右侧略抬高，在透视下缓缓灌入钡剂，当钡剂通过乙状结肠进入降结肠脾曲时，则患者左侧稍抬高，有利于钡剂经横结肠、结肠肝曲、升结肠达盲肠。一般当钡剂到达盲肠时停止灌肠。④ 在灌肠的全过程中，要注意钡柱前端，观察其走行有无受阻、分流及残缺狭窄等。当发现异常，即停止注钡，观察结肠的轮廓、管径、柔软度、活动度以及有无压痛和激惹征。对于病变的好发部位如直肠、乙状结肠、升结肠要重点检查。对于结肠的重叠部位，如结肠肝曲、脾曲要采取斜位检查。注意检查前事先详细了解病史，确定检查的重点。钡剂充盈相检查结束后，让患者排钡并分段仔细观察黏膜像，根据需要分别摄取充盈像和黏膜像。必要时从用肛管从肛门注入空气行气钡双重对比造影。

二、结肠 CT 增强扫描

1. CT 增强优势：① 扫描速度快，覆盖范围广，有利于结直肠全程的评估，发现多发病灶。② 对肝脏、腹膜及淋巴结等器官转移进行有效评估。③ 可获得 CT 虚拟结肠镜，其在筛查结肠直肠癌方面具有良好的临床表现，安全性和成本效益好。④ CT 三维重建可以准确定位并测量病变的大小。

2. 患者准备：患者在检查前两天少渣饮食，检查前一天食用流食，检查前一晚 8 时许，服缓泻剂清洁肠道。检查前 10～20 min 肌内注射盐酸消旋山莨菪碱以减少肠蠕动。

3. 造影剂：非离子型造影剂，常见的如碘海醇，碘普罗胺，碘克沙醇等。

4. 禁忌证：① 既往有碘过敏史。② 严重肝、肾功能障碍。③ 重症甲状腺疾病。

5. CT 扫描可以高灵敏度和特异性检测息肉或肿瘤。CT 虚拟结肠镜检查时，结肠用空气充气，虽然这为患者带来了诸多不适，但不需要镇静。CT 结肠镜对于黏膜充血、水肿、浅表性隆起以及凹陷性病变的检查，不及肠镜敏感，无法进行实时取样活检。晚期结肠直肠癌的存在有时限制了使用结肠镜检查近端损伤的结肠的评估。（从右半、左半两个方面阐述，并分别提供盲肠、升结肠、肝区、横结肠、脾曲、降结肠、乙状结肠癌的动脉期和静脉期的经典图片）

6. 结直肠 CT 增强扫描方案：扫描范围：自膈顶至肛门下缘水平。扫描参数：管电压 120 kV，自动管电流，层厚 0.625 mm，层间距 0.625 mm。经患者肘静脉注射造影剂，速率为 3～5 mL/s。增强延迟时间：动脉期延迟 30 s，门脉期延迟 60 s，延迟期 150 s。增强 CT 图像可用于 CT 血管成像（CTA）重建。

三、腹部 CTA

腹部 CTA 扫描方案同 CT 增强扫描的动脉期和门脉期。腹腔镜下结、直肠肿瘤根治手术是一种微创手术，但腹腔镜结、直肠手术限由于手术视野有限和缺乏触觉，阻碍了血管的识别，这导致更长的操作时间以及内脏和血管损伤的风险增加，特别是对于解剖血管变异和肥胖患者。另外，肠系膜血管有许多分支，肠系膜上动脉和肠系膜上静脉分支的变异使得右半结肠肿瘤的淋巴结清扫变得困难。在进行腹腔镜下根治手术切除之前，如能准确确定结直肠肿瘤的详细解剖信息，则能大大降低手术风险和提高手术成功率。CTA 有助于在术前直观、准确的展现腹腔镜根治手术血管解剖，特别是右半结肠肿瘤。

四、直肠 MR 成像

1. MR 成像优势：MR 成像是一种多功能技术，除了结构和解剖信息外还显示功能数据。动态增强（DCE）- MRI 和扩散加权（DW）- MRI 可用于评估结肠癌治疗的生物学和功能效应。高分辨率 T2 加权成像是评估原发性直肠癌的关键序列。在 T2 加权成像下，可以清晰地显示结直肠内外层结构，这为结直肠癌分期提供了准确的依据。

2. 禁忌证：① 带有与 MR 不相容的心脏起搏器及神经刺激器者。② 曾做过动脉瘤手术及颅内带有动脉瘤夹者。③ 曾做过心脏手术，并有人工心脏瓣膜者。④ 有眼球内金属异物或体内有各种金属植入物。⑤ 妊娠期妇女。⑥ 危重患者需要使用生命支持系统者。⑦ 癫痫患者。⑧ 幽闭恐惧症患者。⑨ 有磁共振造影剂过敏史的患者。

3. 患者准备：患者在检查前两天少渣饮食，检查前一天食用流食，检查前一晚8时许，服缓泻剂清洁肠道。检查前10～20 min肌内注射盐酸消旋山莨菪碱以减少肠蠕动。适量饮水使膀胱充盈。做肠镜或其他肠道检查后，避免立即做直肠MR。有条件可选用等渗生理盐水(250 mL)保留灌肠。

4. 扫描范围：上达第五腰椎，下达肛管下缘。

5. 检查方法

(1) 平扫序列：① 轴位FSE T1WI序列，视野(FOV)：21～24 cm，层厚为3 mm，层间距1 mm。② 高分辨率非抑脂FSE T2WI序列，矢状位、轴位和冠状位，FOV：16～19 cm，矩阵：256×256，层厚为3 mm，层间距1 mm。③ 扩散加权成像，b值=0，1 000 s/mm^2，层厚5 mm，层间距1 mm，矩阵128×128。以矢状位开始扫描，便于定位轴位图像，使其在肿瘤水平，垂直于直肠壁，以避容积效应。冠状位与肛管平行，特别是下段直肠肿瘤，以便准确评估肿瘤侵犯肛门括约肌的深度。

(2) 动态增强序列：造影剂采用钆基磁共振造影剂，包括钆特酸葡甲胺、钆布醇、钆喷酸葡胺、钆双胺、钆弗塞胺、钆特醇和钆贝酸二葡甲胺。序列采用3D容积稳态进动快速成像序列(如GE公司LAVA序列，西门子公司VIBE序列)。注射剂量0.1 mL/kg，注射速率2～3 mL/s，注射后连续扫描15～20个期相，扫描时间4～5 min。

第二节　结直肠癌影像学表现

一、钡剂灌肠双对比造影

1. 肿块型：常表现为腔内不规则分叶状充盈缺损，多位于肠壁一侧，黏膜中断、消失，局部肠壁僵硬，结肠袋消失，肠腔狭窄，并可导致肠梗阻。

2. 浸润型：肠腔呈偏心型或环形狭窄，肠壁僵硬，黏膜破坏、中断、消失，病变区界限清晰。

3. 溃疡型：腔内龛影形成，形态不规则，龛影周围有不同程度充盈缺损，黏膜破坏、中断，肠壁僵硬，结肠袋消失，呈“苹果核征”，可导致肠梗阻、肠穿孔。

二、结肠增强CT表现

1. 结肠癌增强CT表现

(1) 好发部位：乙状结肠>升结肠>横结肠>降结肠(图9-1～图9-6为不同部位结肠癌增强CT图像)。

(2) 结肠癌 CT 表现：局限性腔内软组织肿块影、肠壁局限性或全周性增厚。肿瘤密度一般较均匀，较大的肿瘤可因缺血坏死而出现局灶性低密度区。肿瘤常呈分叶状，不对称。扫描平面与肠管长轴平行，可见管状肠管有局限性壁增厚，与

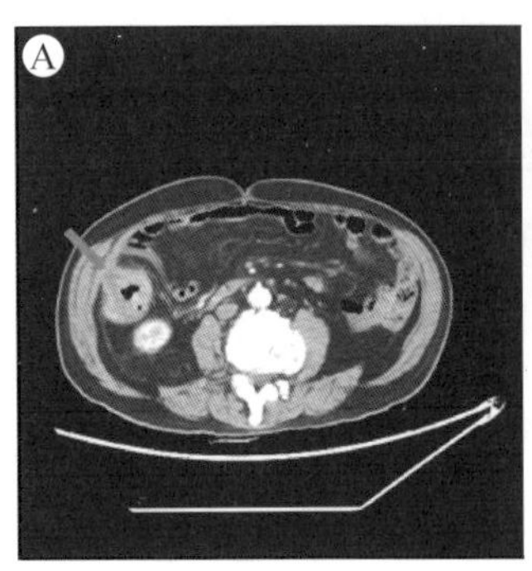
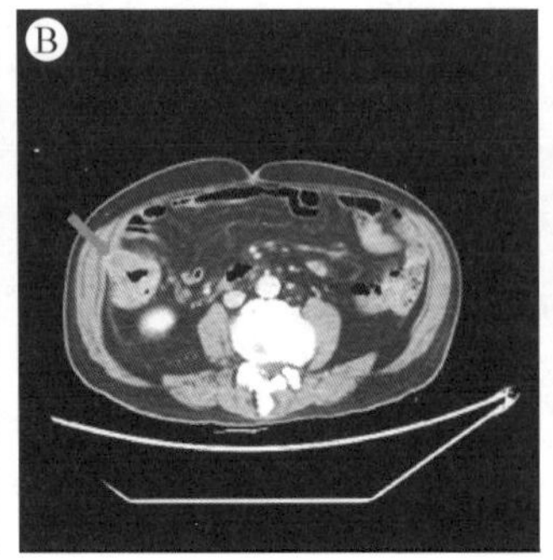
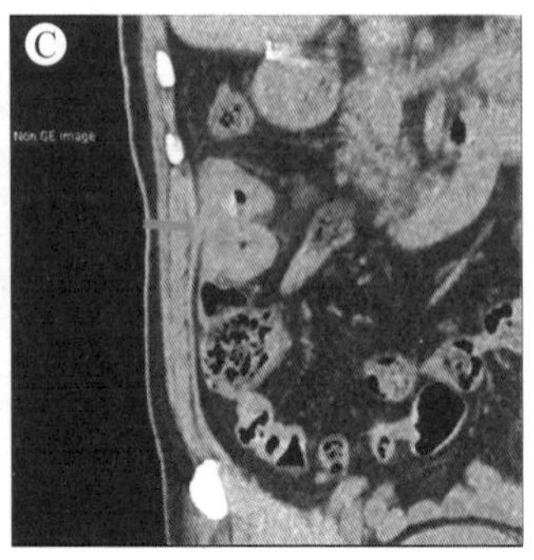

图 9-1 升结肠中分化腺癌

男，69 岁。升结肠癌 CT 扫描：A，增强动脉期轴位像；B，增强静脉期轴位像；C，平扫冠状位。CT 扫描显示升结肠环形增厚、强化明显，病变区管腔狭窄，侵犯腹壁肌肉（蓝箭）

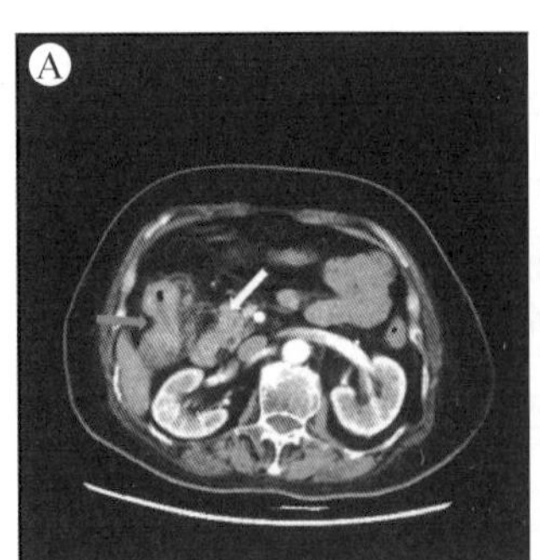
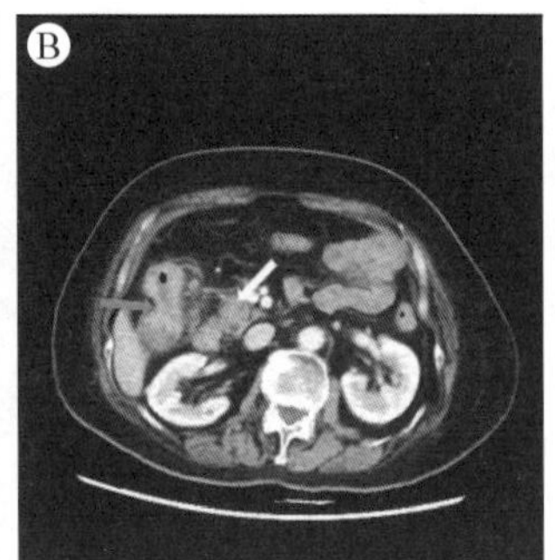
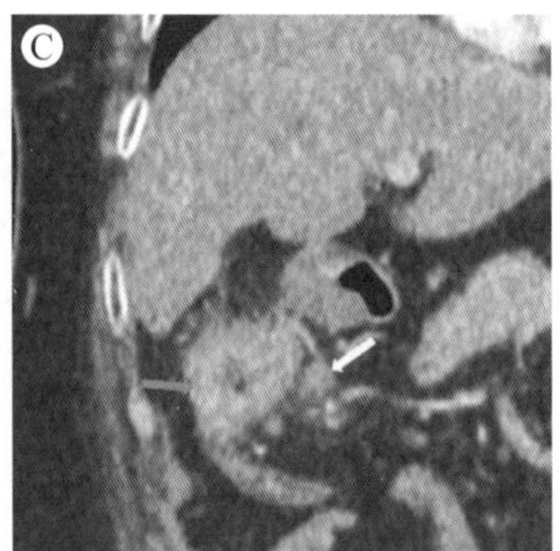

图 9-2 结肠肝曲中分化腺癌

女，68 岁。结肠肝曲 CT 扫描：A，增强动脉期轴位像；B，增强静脉期轴位像；C，静脉期冠状位。CT 扫描显示结肠肝曲管壁不规则环形增厚、强化明显（蓝箭），肠周系膜脂肪受累，其内侧见多枚肿大的淋巴结影，部分融合（白箭）

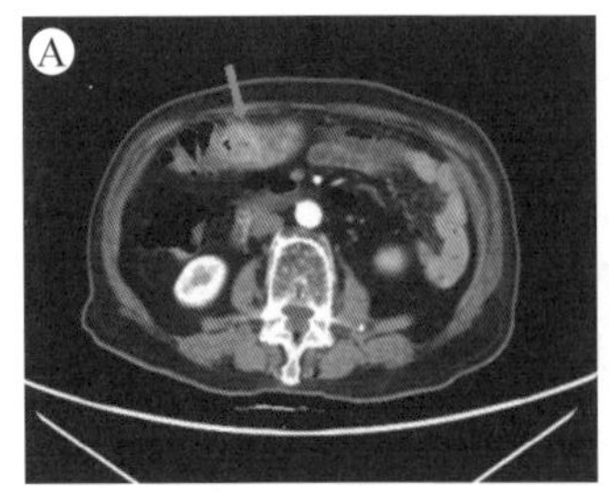
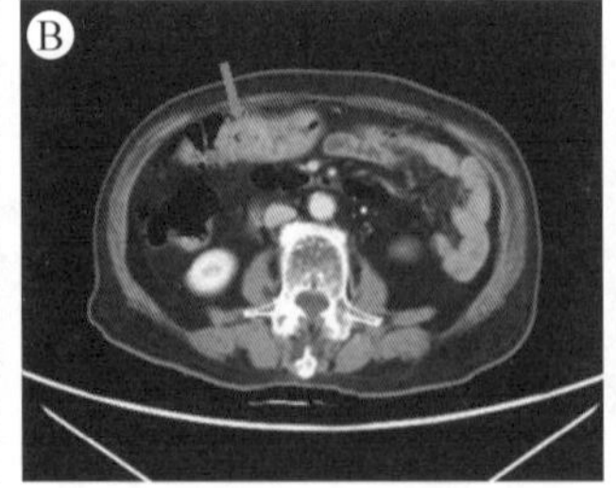
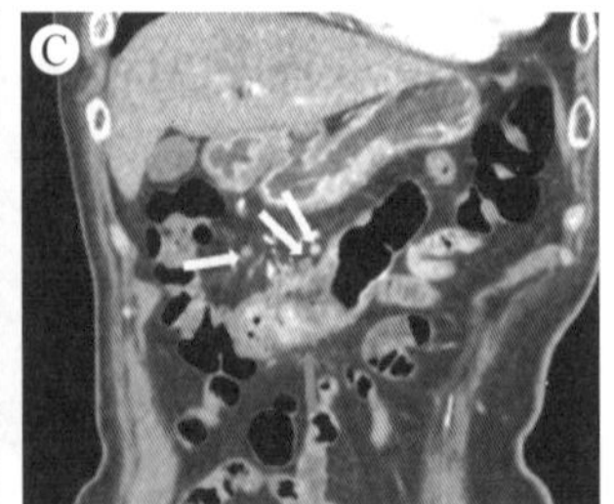

图 9-3 横结肠中分化腺癌

女，69 岁。横结肠 CT 扫描：A，增强动脉期轴位像；B，增强静脉期轴位像；C，增强静脉期冠状位。CT 扫描显示结肠脾曲管壁环形增厚、强化明显（蓝箭），肠周系膜脂肪受累，其上缘见数枚淋巴结影（白箭）

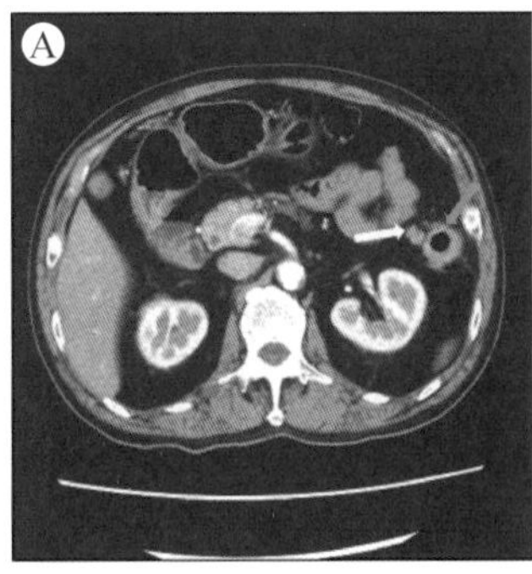
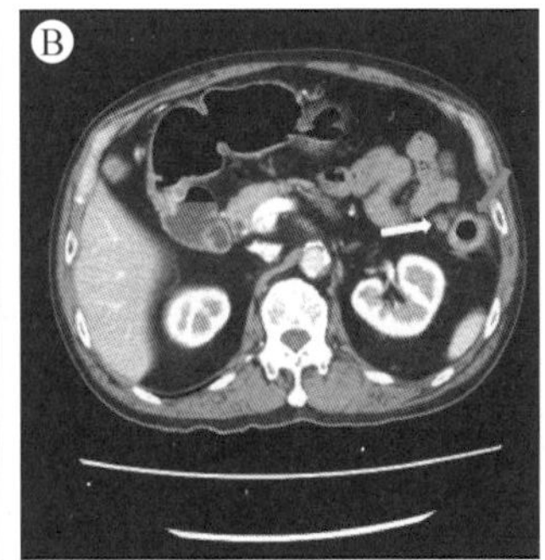
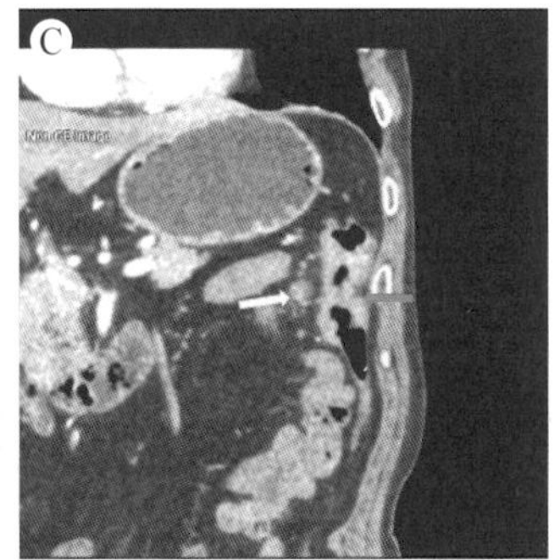

图 9-4　结肠脾曲中分化腺癌

男，63 岁。结肠脾曲 CT 扫描：A，增强动脉期轴位像；B，增强静脉期轴位像；C，动脉期冠状位。CT 扫描显示结肠脾曲管壁环形增厚、强化明显（蓝箭），肠周系膜脂肪受累，其内侧见一肿大的淋巴结影（白箭）

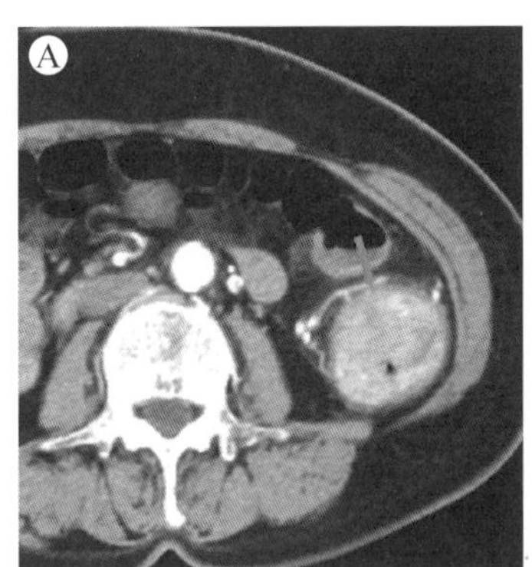
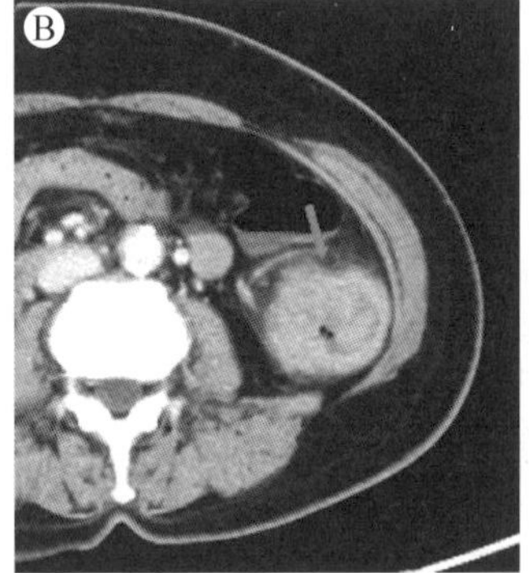
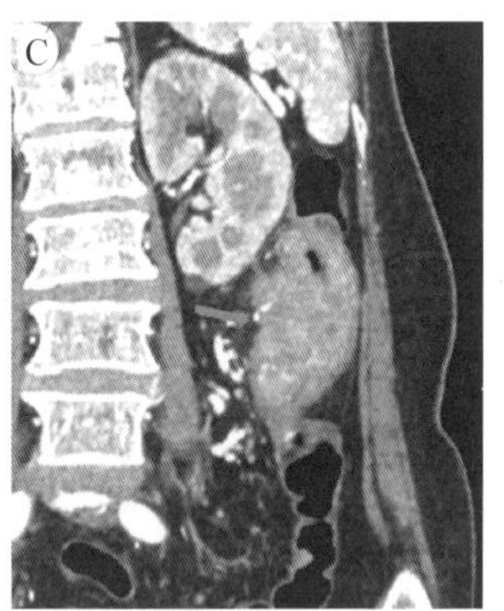

图 9-5　降结肠中分化腺癌

女，63 岁。降结肠癌 CT 扫描：A，增强动脉期轴位像；B，增强静脉期轴位像；C，动脉期冠状位。CT 扫描显示降结肠壁环形增厚、强化明显（蓝箭），病变浸润肠壁一周，致肠腔狭窄，肠周系膜脂肪受累，浆膜未见受累

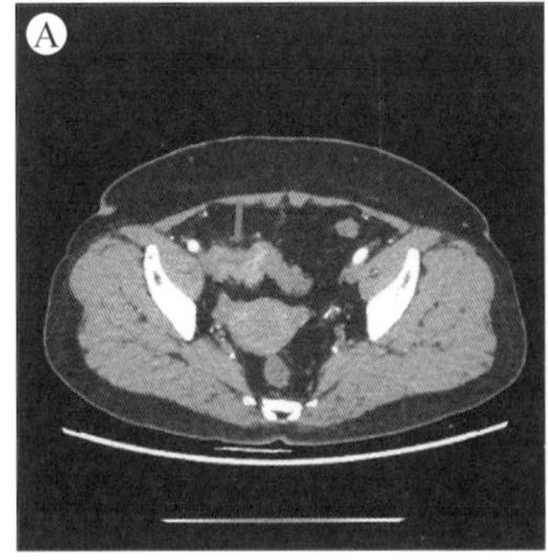
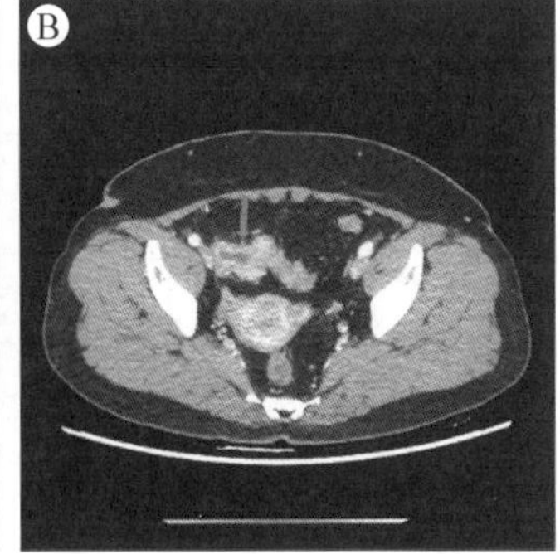

图 9-6　乙状结肠中分化腺癌

女，58 岁。乙状结肠 CT 扫描：A，增强动脉期轴位像；B，增强静脉期轴位像。CT 扫描显示结肠肝曲管壁不规则增厚、强化明显，肠周系膜脂肪受累（蓝箭）

邻近正常肠管分界清楚。如管壁呈环形增厚，在横断面上呈“炸面包圈”样改变。黏液腺癌密度较低，CT值为20～30 HU，肿瘤内钙化相对其他类型较为多见。CT增强显示病变强化程度取决于造影剂的注射剂量及浓度、注药速率及扫描速度。

(3) 结肠癌CT分期

CT成像具有很高的空间分辨率和密度分辨率，能清晰显示肿瘤病灶以及与周围结构的关系，可以发现腹腔、腹膜后增大的淋巴结以及肝脏转移灶。多层螺旋CT扫描图像能够多平面重建，能从多方位观察肠壁病变、淋巴结转移及有无远处脏器转移。多层螺旋CT增强扫描作为双对比造影和内镜的重要补充手段，在显示结肠癌肠壁和肠外浸润、周围脏器和淋巴结转移等方面有独特的优势。肿瘤与周围结构之间脂肪和筋膜间隙消失一般被认为有周围侵犯。

T分期

T1：表现为强化的肠腔内肿块，而结肠壁未见增厚。T2期：局部或弥漫肠壁增厚超过6 mm，伴或不伴腔内肿块。T3：肠壁增厚和(或)肿块形成，合并周围脂肪侵犯但没有侵犯邻近结构和盆腹壁。T4：肠壁增厚和(或)肿块形成，侵犯邻近结构和盆腹壁。由于CT无法分辨肠壁各层结构，因此不能明确区分T1和T2期肿瘤。对于肠壁周围脂肪的肿瘤微浸润也难以显示。仅凭肿瘤与邻近结构脂肪间隙消失来判定肿瘤向外侵犯存在误判风险，脂肪间隙消失有可能是充血、炎症及恶性质所致脂肪减少所致。快速、大剂量造影剂团注后对病变区域薄层、快速CT成像能够将肿瘤范围显示清楚，较好地将其与邻近脏器区分开来，从而提高其T分期准确性。

N分期

常规CT扫描一般以淋巴结短径长度＞10 mm作为淋巴结转移的标准，但此标准的敏感性较低，误诊率较高。因此有学者认为应把淋巴结密度作为其转移与否的重要指标，因为转移淋巴结的密度较高，强化程度也比较高。也有学者认为淋巴结形态也是判定其有无转移的关键指标，淋巴结变圆或形态不规则提示淋巴结转移。在鉴别淋巴结是否转移时，需要综合考虑淋巴结大小、形态及密度，这样才能提高转移淋巴结的检出率和诊断正确率。

N0期：未发现区域可疑转移的淋巴结。N1期：有1～3枚可疑转移的淋巴结。N1a：有1枚可疑转移的淋巴结。N1b：有2～3枚可疑转移的淋巴结。N1c：浆膜下、肠系膜、无腹膜覆盖的结肠周围组织内有肿瘤种植(TD，Tumor Deposit)。N2a：有4～6枚可疑转移的淋巴结。N2b：有7枚以上可疑转移的淋巴结。

M分期

M0：无远处转移证据。

M1：有远处器官(如肝脏、肺、卵巢、非区域淋巴结)转移。

2. 腹部CTA在结肠癌中的应用

术前CTA成像有助于了解解剖结构以确保安全、精确的手术。CTA能清晰地显示结、直肠癌的动脉分布以及结、直肠癌和主要血管的相对解剖位置。通过测量主动脉分叉与肠系膜下动脉开口之间的距离以及肠系膜下动脉开口与左肾动脉开口之间的距离有助于安全、及时地结扎血管并清扫相关区域淋巴结。CTA 能十分直观、准确地显示肠系膜上动脉、肠系膜下动脉、肠系膜上静脉外科干及 Hele 静脉干的解剖变异。

(1) 肠系膜上、下动脉

1) 肠系膜上动脉解剖

肠系膜上动脉在第一腰椎水平起自腹主动脉前壁，在脾静脉和胰头的后方下行，跨过胰腺钩突的前方，在胰腺下缘和十二指肠水平部之间进入小肠系膜根，斜行向右下，至右髂窝处回盲部。其主要分支有：① 回结肠动脉：走向回盲部，分布于回肠末端、盲肠和升结肠，回结肠动脉发出阑尾动脉，分布于阑尾。② 右结肠动脉：在回结肠动脉的上方发出，分布于升结肠，并与中结肠动脉和回结肠动脉的分支吻合。③ 中结肠动脉：发出后入横结肠系膜，布于横结肠。

2) 肠系膜下动脉解剖

肠系膜下动脉在平第三腰椎自腹主动脉前方发出，走向左下方。它发出的分支有：① 左结肠动脉：横行走向左侧，分升支、降支，与中结肠动脉和乙状结肠动脉吻合，分布于降结肠。② 乙状结肠动脉：发出后走向左下方，分布于乙状结肠，其与左结肠动脉和直肠上动脉吻合。③ 直肠上动脉：向下经直肠后方入盆腔，分布于直肠上部。向下与直肠下动脉吻合。

(2) 肠系膜上动脉变异

肠系膜上动脉向右半结肠发出两支分支概率为 70%～90%，发出三支分支的概率为 10%～30%。回结肠动脉出现率最高，中结肠动脉出现率次之，右结肠动脉出现率最低。肠系膜上动脉可发出肝脏供血动脉：肝总动脉(Common Hepatic Artery，CHA)(图 9－7)和肝右动脉(Right Hepatic Artery，RHA)(图 9－8)。

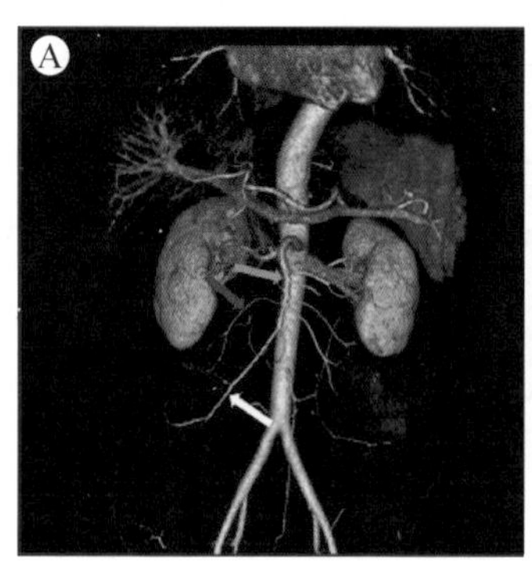

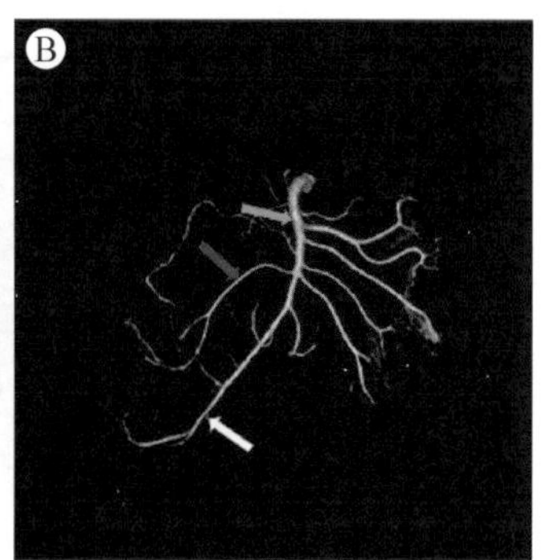

图 9－7　肝总动脉起源异常

腹部 CT 血管成像(CTA)：A，冠状位最大密度投影(MIP)；B，冠状位容积重建(VR)。CTA 显示肝总动脉(蓝箭)起源于肠系膜上动脉(白箭)

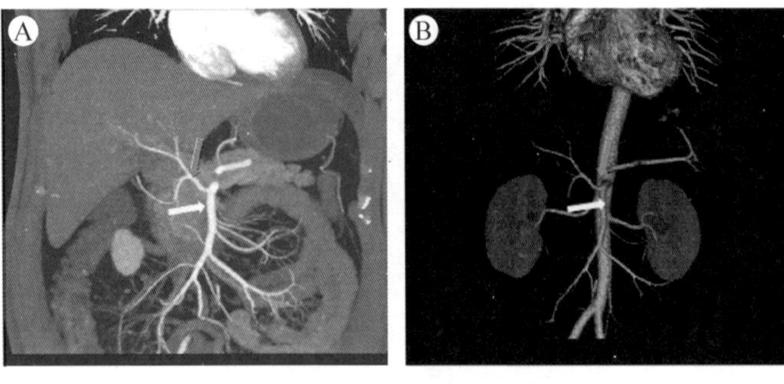

图 9－8　肝总动脉起源异常

腹部 CT 血管成像(CTA)：A，冠状位最大密度投影(MIP)；B，冠状位容积重建(VR)。CTA 显示肝总动脉(蓝箭)起源于肠系膜上动脉(白箭)

(3) 肠系膜下动脉变异

1956 年英国 J. D. Griffiths 采用尸体解剖和血管造影对肠系膜下动脉的末端分支进行研究，指出肠系膜下动脉分支的变异有 6 种类型(图 9－9)。图 9－10 显示常见肠系膜下动脉分支类型。

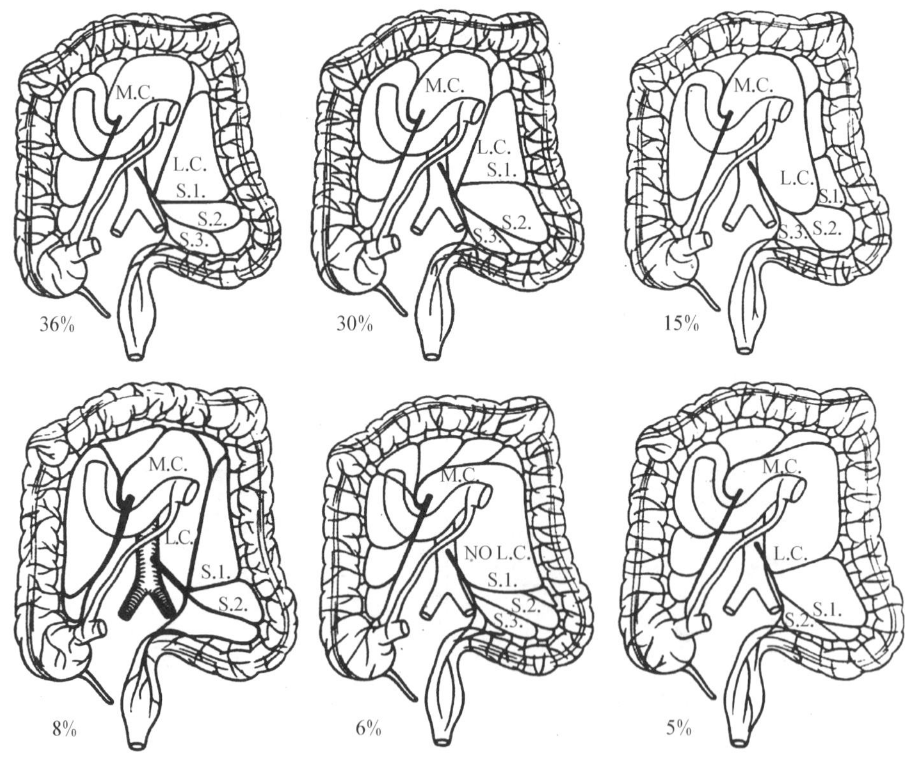

图 9－9　肠系膜下动脉各类变异发生概率

肠系膜下动脉 CT 血管成像(CTA)：M. C. ,结肠中动脉；L. C. ,左结肠动脉；S. ,乙状结肠动脉

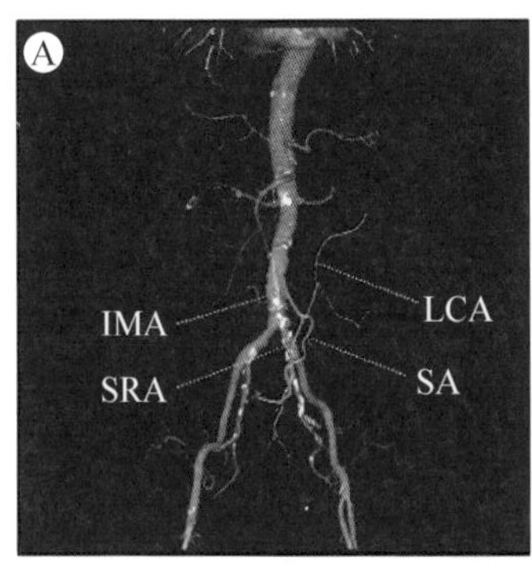

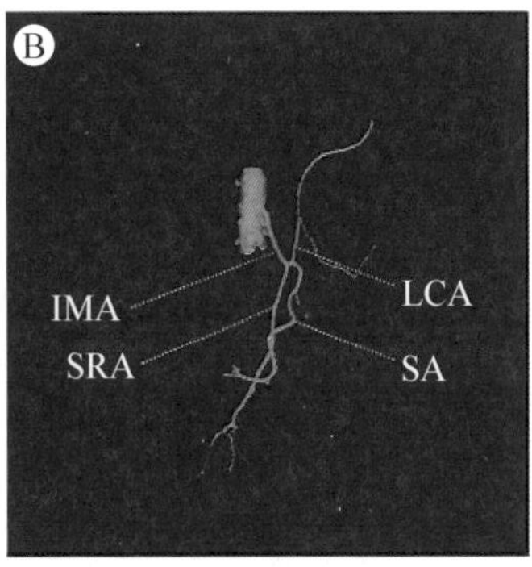

图 9－10　肠系膜下动脉及主要分支

腹部 CT 血管成像(CTA)容积重建显示肠系膜下动脉常见主要分支。LCA：左结肠动脉；SA：乙状结肠动脉；IMA：肠系膜下动脉；SRA：直肠上动脉

(4) Riolan 弓

Riolan 弓是结肠中动脉左支与肠系膜下动脉结肠左动脉升支之间的吻合动脉。一般情况下，此动脉弓无血流或仅有微量血流通过，管径相对细小。国人 Riolan 弓出现率低于 10%。当 SMA 或 IMA 出现血流不足或闭塞时，此动脉弓可代偿性的扩张。当 Riolan 弓出现时，则需要注意是否存在 IMA 或 SMA 供血不足或闭塞。SMA 严重狭窄或闭塞引起 Riolan 弓出现扩张的程度要高于 IMA。当 SMA 严重供血不足或闭塞时，Riolan 弓是最为主要的侧支循环通道。在 SMA 狭窄时，腹腔干动脉和肠系膜下动脉可通过胰十二指肠动脉弓和 Riolan 动脉弓为小肠和右半结肠供血。当 IMA 狭窄或闭塞时，SMA 可通过 Riolan 动脉弓为左半结肠供血，同时会有左侧髂内动脉的少许分支供血。CTA 不仅可清晰显示 Riolan 弓扩张的全貌以及血流代偿情况，而且能明确此动脉弓形成的病因。图 9－11 显示 Riolan 弓 CTA 重建图像。

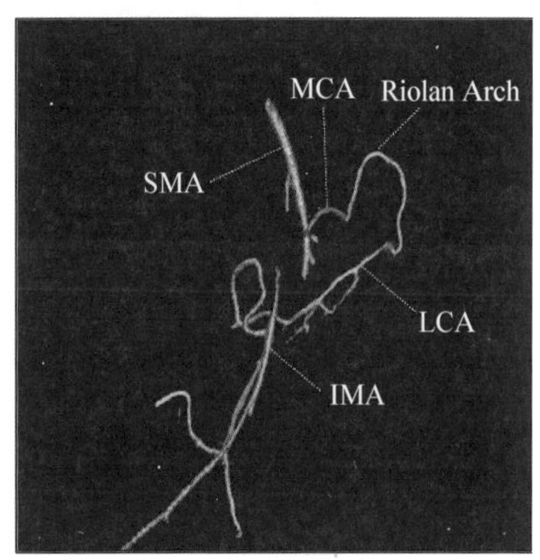

图 9－11　Riolan 弓

腹部 CT 血管成像(CTA)容积重建显示 Riolan 弓。Riolan Arch：Riolan 弓；SMA：肠系膜上动脉；IMA：肠系膜下动脉；LCA：左结肠动脉；MCA：中结肠动脉

(5) Hele 干

Henle 干定义为胃网膜右静脉(RGEV)与一支或多支结肠静脉汇合，并伴或不伴有胰腺静脉，其出现率 89.7%。Henle 干包括胃胰结肠干(Gastro-pancreato-colic Trunk，GPCT)，胃胰干(Gastro-pancreatic Trunk，GPT)，胃结肠干(Gastrocolic Trunk，GCT)，以及结肠胰腺干(Colo-pancreatic Trunk，CPT)。Henle 干属支的数量变异最为常见，SRCV、ASPDV、MCV、RCV 可与 RGEV 形成不同组合汇入 Henle 干。根据 Henle 干属支不同可分为四型：Ⅰ型 RGEV＋ASPDV，Ⅱ型 RGEV＋ASPDV＋SRCV，Ⅲ型 RGEV＋ASPDV＋SRCV＋MCV 或 RCV，Ⅳ型 RGEV＋ASPDV＋SRCV＋MC＋RCV(图 9－12)。

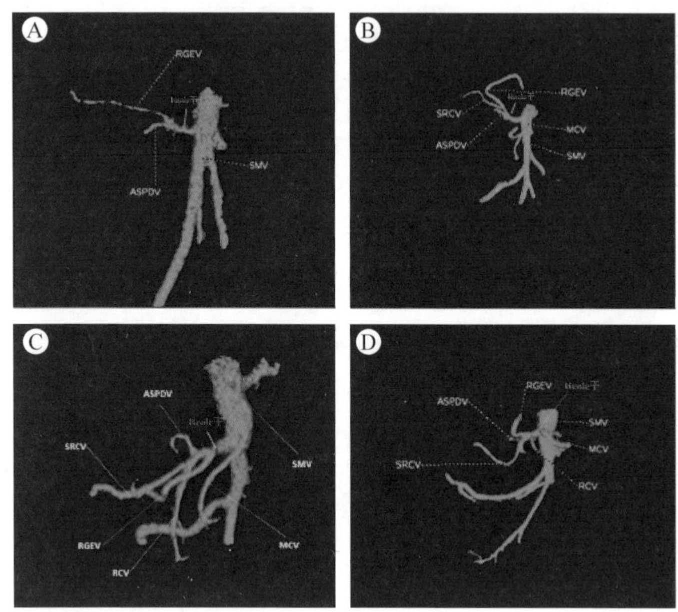

图 9－12 Henle 干分型

腹部 CT 血管成像(CTA)：A，Henle 干为Ⅰ型(RGEV＋ASPDV)；B，Henle 干为Ⅱ型(RGEV＋SRCV＋ASPDV)；C，Henle 干为Ⅱ型(RGEV＋SRCV＋ASPDV)；D，Henle 干为Ⅳ型(RGEV＋ASPDV＋SRCV＋RCV＋MCV)。RGEV：胃网膜右静脉；ASPDV：胰十二指肠前上静脉；SRCV：上右结肠静脉；RCV：右结肠静脉；MCV：中结肠静脉；SMV：肠系膜上静脉

3. *结肠癌术后 CT 评价*

可用于观察术后短期并发症、复发及转移。可观察的短期并发症有，吻合口瘘、腹膜炎、腹腔脓肿和血肿等。术后早期由于局部有未吸收的出血、肉芽组织及纤维组织，可显示一软组织影，但连续随访可见逐渐变小，边缘逐渐变清。因此，最好在术后 2～4 个月进行第一次 CT 扫描留作参考基样，以便与以后的 CT 复查结果对照，如在 CT 随访过程中发现肿块逐渐增大，且边缘越来越不清，应考虑有复发。由于复发的肿瘤组织多位于肠腔外，所以钡灌肠及结肠镜检查的诊断价值有限。CT 不但可发现有无复发，且可观察肿瘤累及的范围及有无转移，因此，CT 可作为首选的术后复查方法。

三、直肠癌 MR 成像

直肠癌是乙状结肠直肠交界处至齿状线之间的癌，是消化系统常见的恶性肿瘤。MR 是直肠癌非常必要的常规检查方法，目前广泛得到共识。

1. 肿瘤位置

手术方式和治疗策略的选择，常按直肠癌所在的部位而定。高位直肠癌可以选择保肛的直肠前切除术（也称 Dixon 手术）。中晚期的中、低位直肠癌，术前常接受新辅助治疗，而后视肿瘤退缩情况选择手术或其他治疗。低位直肠癌通常要接受腹会阴联合直肠癌切除术（Miles 手术）。根据 ESMO－2017 指南，按照直肠下缘距肛-直肠交界的距离分为：① 高位直肠癌：距肛-直肠交界 10～15 cm 的直肠癌。此型发病率最高，由于此段直肠前方、两侧方均有腹膜覆盖，肿瘤可侵犯腹膜，而造成腹腔播散。② 中位直肠癌：距肛-直肠交界 5～10 cm 的直肠癌，其前方有腹膜返折。③ 低位直肠癌：距肛-直肠交界 5 cm 以下的直肠癌，无腹膜覆盖，因此不会出现 T4a 期。由于直肠系膜脂肪囊变细，肿瘤易侵犯肛门括约肌复合体。

2. 肿瘤形态

（1）肿块型：肿瘤表面呈菜花状、结节状突起，此型病变肠壁浸润深度较浅，但瘤体表面易出现溃疡。

（2）溃疡型：最常见的类型，瘤体中央深陷，周边隆起，形同“火山口”。病变向肠壁深层生长，并向四周浸润，易出血、坏死。

（3）浸润型：癌肿沿肠壁浸润生长，易引起肠腔狭窄、梗阻。

四、结直肠癌远处转移的 CT、MR 评估

1. 血行播散

结肠静脉回流至门静脉，肝为常见远处转移途径。门静脉系进入体循环，可转移至肺、骨、脑。

（1）肝脏转移：常为多发病灶，类圆形或椭圆形，可呈囊状，囊壁不均匀增厚或有壁结节，增强后门脉期及延迟期边缘环形强化或壁结节样强化，典型的病灶可见“牛眼征”（图 9－13 和图 9－14）。

（2）肺转移：常为双肺多发大小不等实性结节或大量粟粒样结节，外周部、基底部分布为主，病灶边缘光整，也可为分叶状、不规则形，可有空洞形成（图 9－15）。肺内病灶可合并肺门或纵隔淋巴结增大。

（3）骨转移：a. 成骨型；b. 溶骨性；c. 混合型。图 9－16 显示腰椎溶骨性骨转移影像学表现。

（4）脑转移：增强扫描可提高诊断准确性及病灶检出率，并且可区分肿瘤与脑

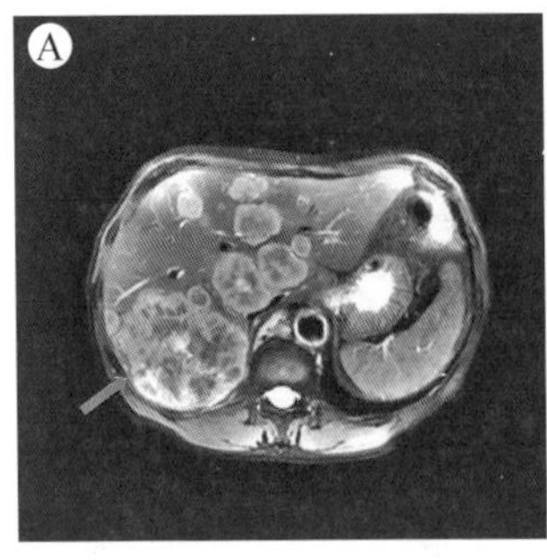
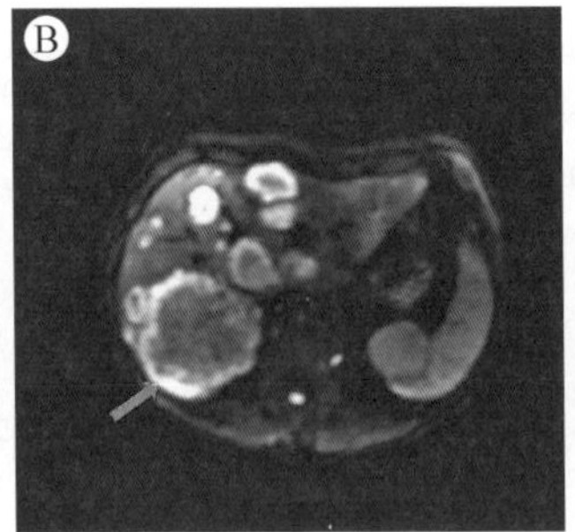
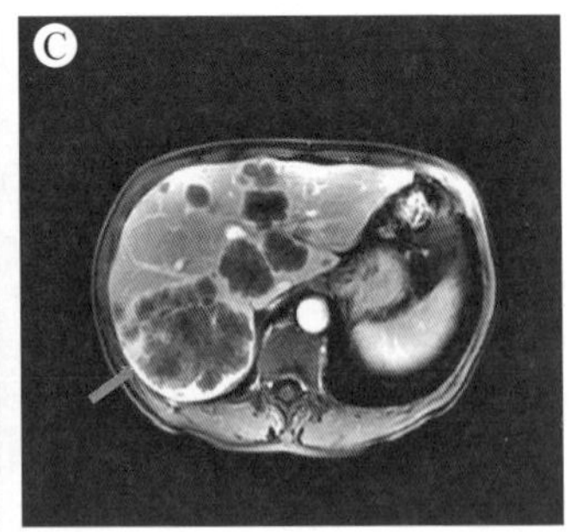

图 9－13　直肠癌肝脏转移瘤

男，62 岁。肝脏 MR 扫描：A，压脂 T2WI 横断面显示肝实质内多发类圆形占位灶，病灶信号不均，外围部呈稍高信号，中央区见更高信号；B，DWI 横断面显示病灶呈环形高信号，内部呈相对低信号；C，增强 LAVA 横断面显示病灶边缘强化，可见“牛眼征”(蓝箭)

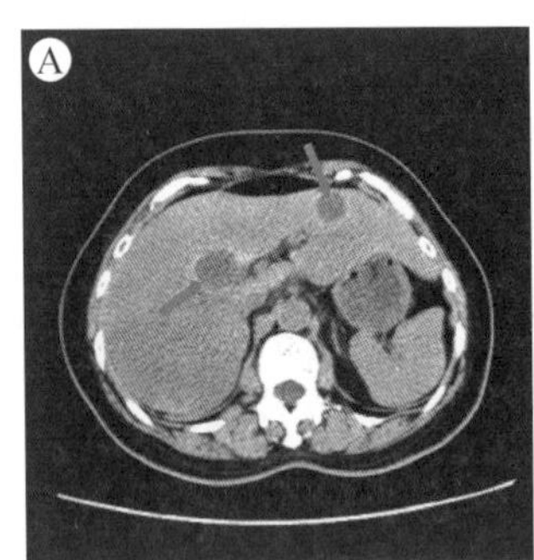
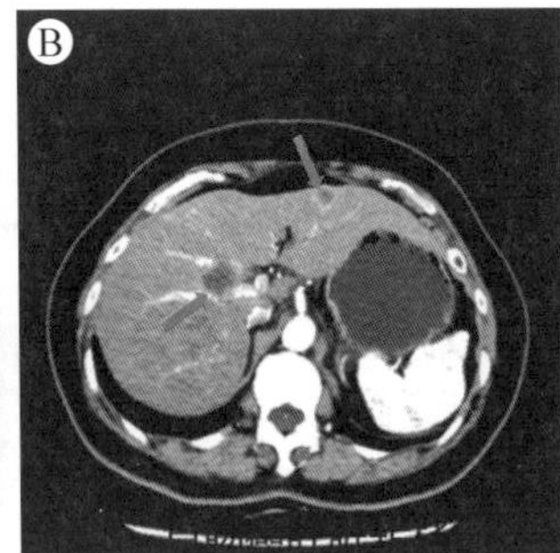
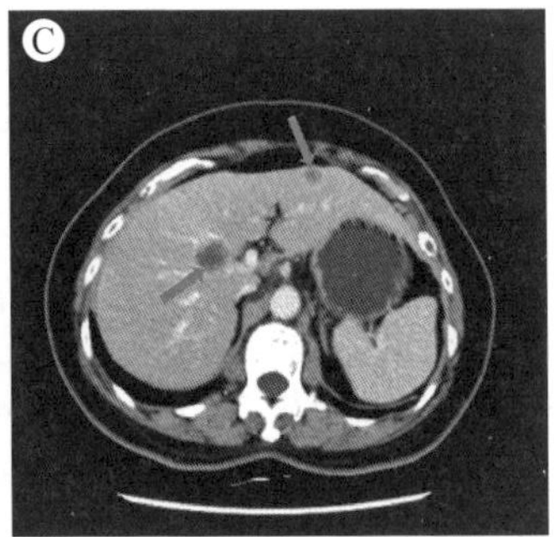

图 9－14　直肠癌肝脏转移瘤

女，61 岁。肝脏 CT 扫描：A，平扫横断面显示肝左叶两枚类圆形稍低密度占位灶，边界清；B，增强动脉期横断面显示病灶边缘强化明显，内部为低信号；C，增强门脉期横断面显示病灶边缘强化范围加大

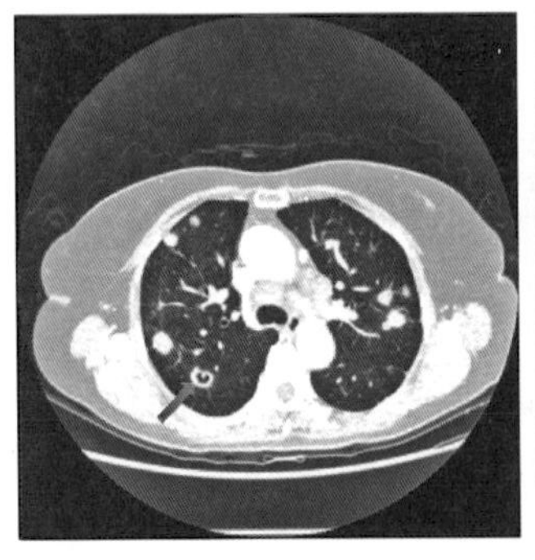

图 9－15　升结肠癌双肺转移瘤

女，65 岁。胸部 CT 平扫：横断面显示双肺多发转移性结节，部分结节内部空洞形成(蓝箭)

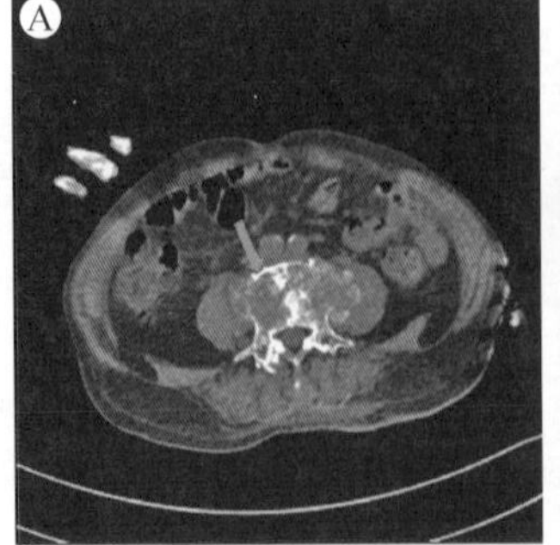

图 9－16　乙状结肠癌骨转移瘤

男，70 岁。盆部 CT 平扫：A，横断面显示腰 4 椎体低密度溶骨性骨质破坏(蓝箭)；B，横断面显示双侧耻骨低密度溶骨性骨质破坏(蓝箭)

水肿区，明确病灶血供状态。病灶大多位于双侧大脑半球，以幕上为主，常为多发病灶，中心常发生坏死、出血，环形强化伴周围脑水肿（图 9－17）。

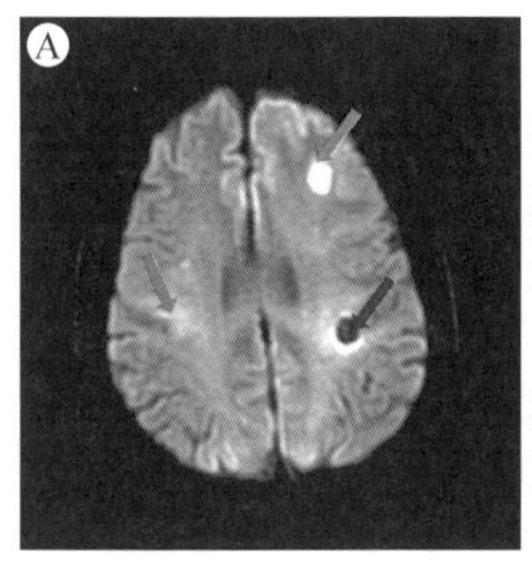

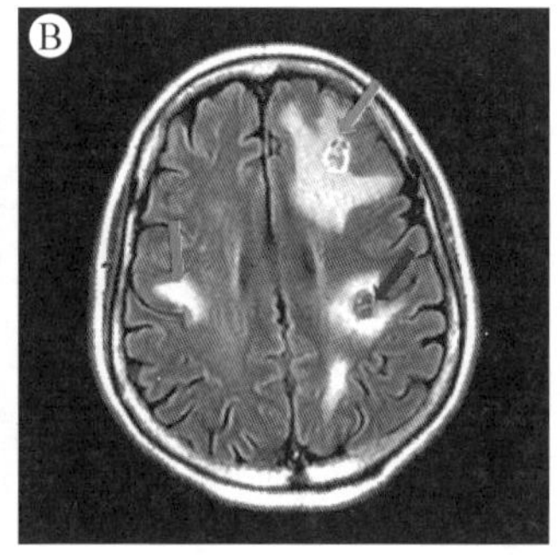

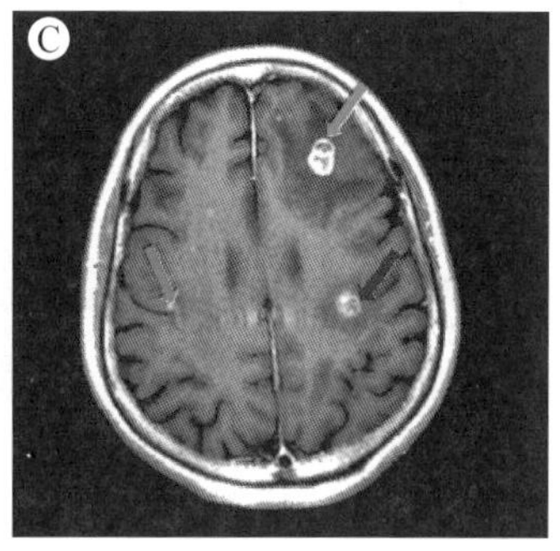

图 9－17　直肠癌脑转移瘤

女，67 岁。头颅 MR 扫描：A，横断面 DWI 成像显示脑内三枚转移结节分别为高信号（蓝箭）、等信号（绿箭）和低信号（红箭）；B，横断面 T2 FLAIR 成像显示脑内 3 枚转移结节分别为内部稍低信号/周围高信号（蓝箭）、高信号（绿箭）和低信号（红箭）；横断面 T1WI 增强成像显示脑内三枚转移结节分别为环形强化（蓝箭）、小结节状明显强化（绿箭）和环形强化（红箭）

2. 播散转移

癌细胞脱落在肠腔内，可脱落、种植在腹腔内，可种植在腹膜上，转移灶呈结节状或粟粒状。播散全腹腔者，可造成癌性腹膜炎，腹水等。典型播散转移 CT、MR 显示腹膜结节状增厚，大网膜呈污垢样改变（图 9－18）。

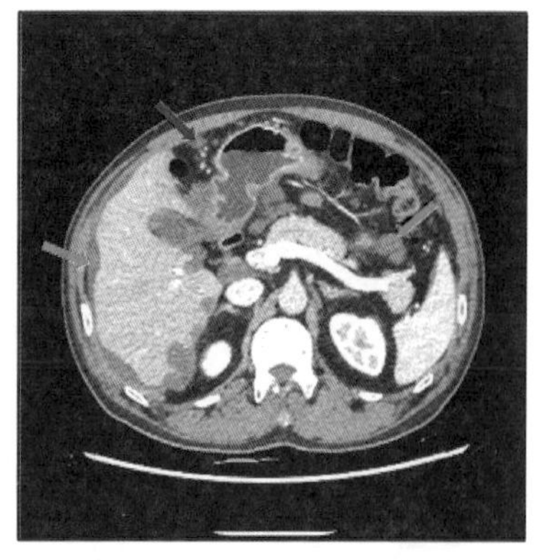

图 9－18　结肠癌腹膜广泛转移

男，53 岁。CT 增强横断面显示肝脏薄膜扇贝样低密度压迹（蓝箭），小肠系膜（绿箭）及大网膜（红箭）多发结节影，均为转移灶

五、结直肠癌影像学分期

1. 多层螺旋 CT

扫描速度快，覆盖范围广，能较准确评估结直肠癌的分期。但 CT 对肠壁各层分辨率较差，对肠壁外脂肪层微浸润不敏感，因此对 T1、T2 期判断不如 T3、T4 期准确。其优势在于发现肿瘤晚期的远处转移及排除并发症。CT 对淋巴结转移缺乏特异性，仅靠淋巴结大小、形态判断转移准确率较低，文献报道准确性为 22%～73%。虽然 CT 有其局限性，但它能够提供一站式方案，即一次扫描能够完成定位、诊断及分期。

2. MR 检查

软组织分辨率高，无辐射，可行多序列、多平面扫描。在判断直肠癌 T 分期方面，MR 优于螺旋 CT，可以作为直肠癌术前分期的首选方法，图 9－19～图 9－27

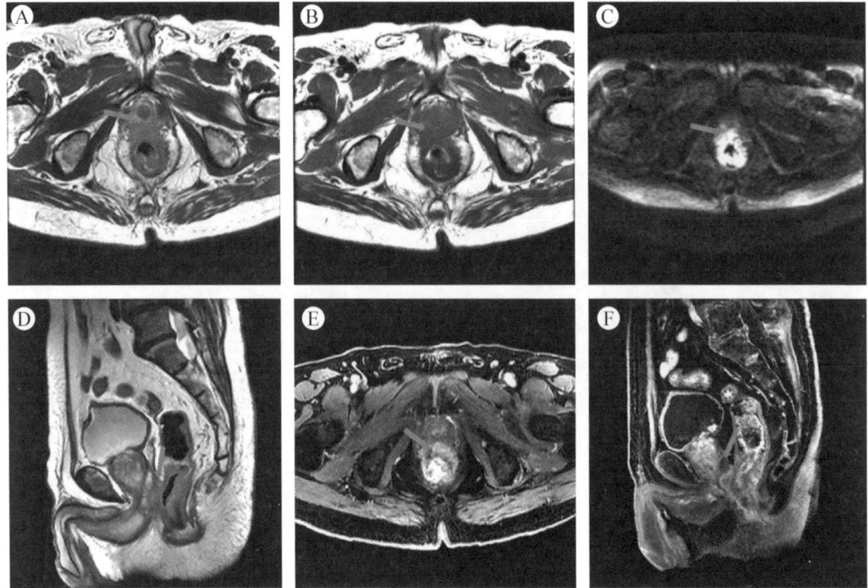

图 9－19　低位直肠高分化腺癌

男，64岁，T4b期。直肠癌MR扫描：A，不压脂T2WI横断面；B，不压脂T1WI横断面；C，DWI横断面D，T2WI矢状面；E，增强LAVA横断面；F，增强LAVA矢状面。MR成像显示低位直肠环形增厚、强化明显，病变区管腔狭窄，向前侵犯前列腺尖部（蓝箭）

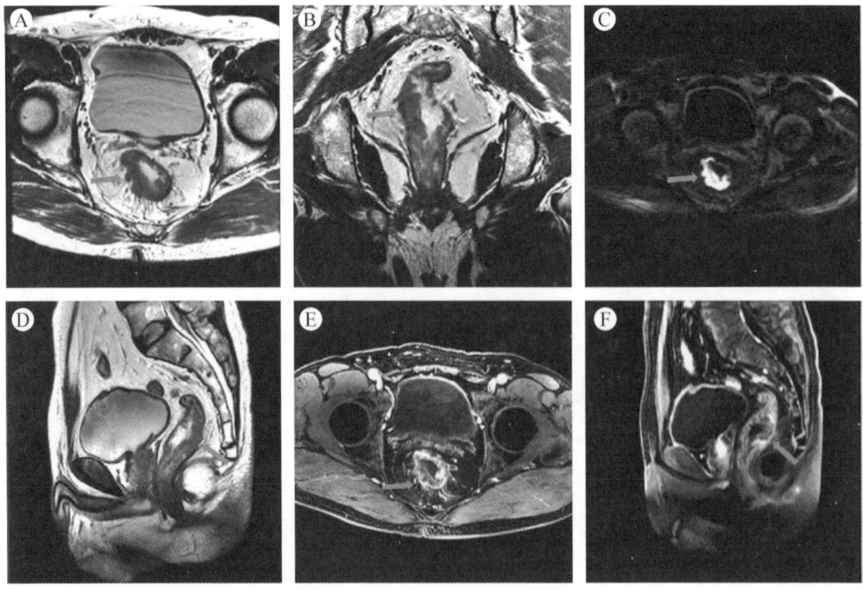

图 9－20　低位直肠中分化腺癌

男，65岁，T3期。直肠癌MR扫描：A，不压脂T2WI横断面；B，不压脂T2WI横断面；C，DWI横断面；D，T2WI矢状面；E，增强LAVA横断面；F，增强LAVA矢状面。MR成像显示低位直肠病变累及肠周3/4圈，不规则增厚，明显强化，局部形成溃疡，病变侵及肠周脂肪层（蓝箭）

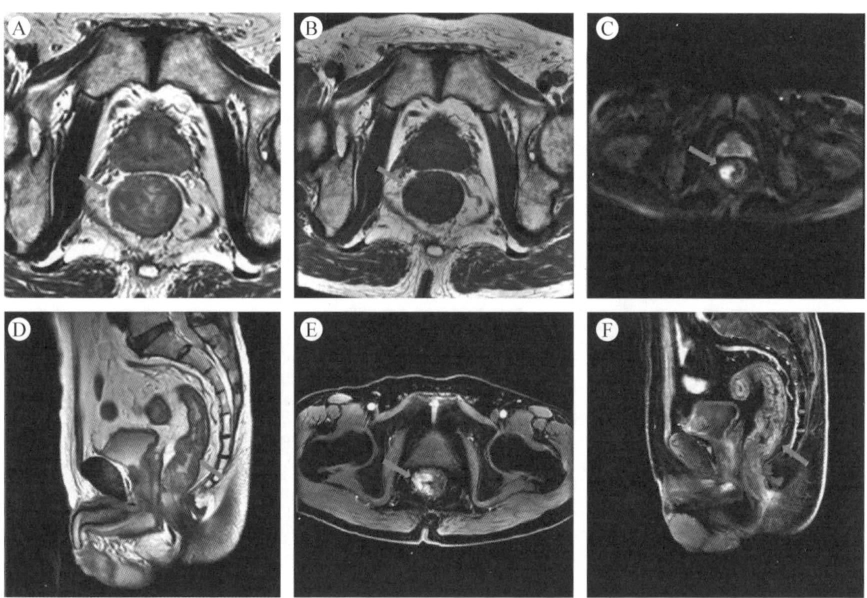

图 9-21 低位直肠中分化管状腺癌

男，64 岁，T2 期。直肠癌 MR 扫描：A，不压脂 T2WI 横断面；B，不压脂 T1WI 横断面；C，DWI 横断面；D，T2WI 矢状面；E，增强 LAVA 横断面；F，增强 LAVA 矢状位。MR 成像显示低位直肠半环形增厚、强化明显，病变区管腔狭窄，侵及深肌层，肠周脂肪层未见受累（蓝箭）

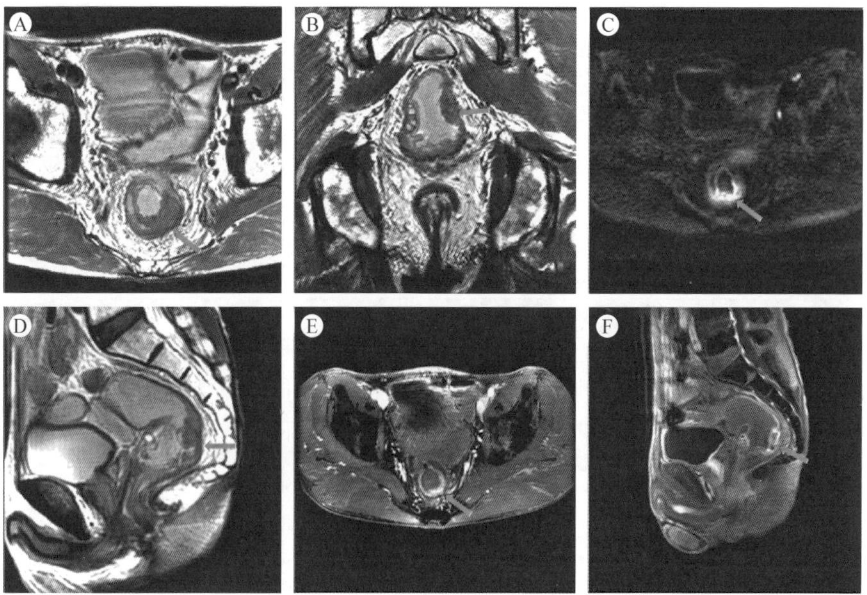

图 9-22 中位直肠中分化腺癌

男，67 岁，T2 期。直肠癌 MR 扫描：A，不压脂 T2WI 横断面；B，不压脂 T2WI 冠状面；C，DWI 横断面；D，T2WI 矢状面；E，增强 LAVA 横断面；F，增强 LAVA 矢状位。MR 成像显示低位直肠半环形增厚、强化明显，病变区管腔狭窄，侵及固有肌层，肠周脂肪层未见受累（蓝箭）

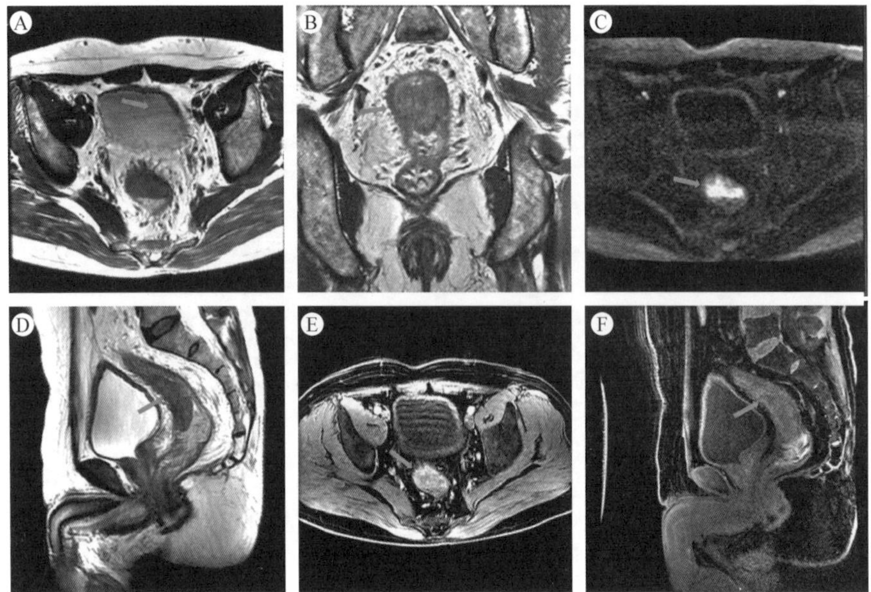

图 9 - 23 中位直肠中分化腺癌

女，54 岁，T4a 期。直肠癌 MR 扫描：A，不压脂 T2WI 横断面；B，不压脂 T1WI 横断面；C，DWI 横断面；D，T2WI 矢状面；E，增强 LAVA 横断面；F，增强 LAVA 矢状面。MR 成像显示中位直肠黏膜面隆起型肿块，增强后明显强化，局灶侵及肠壁全层至周围脂肪层（蓝箭）

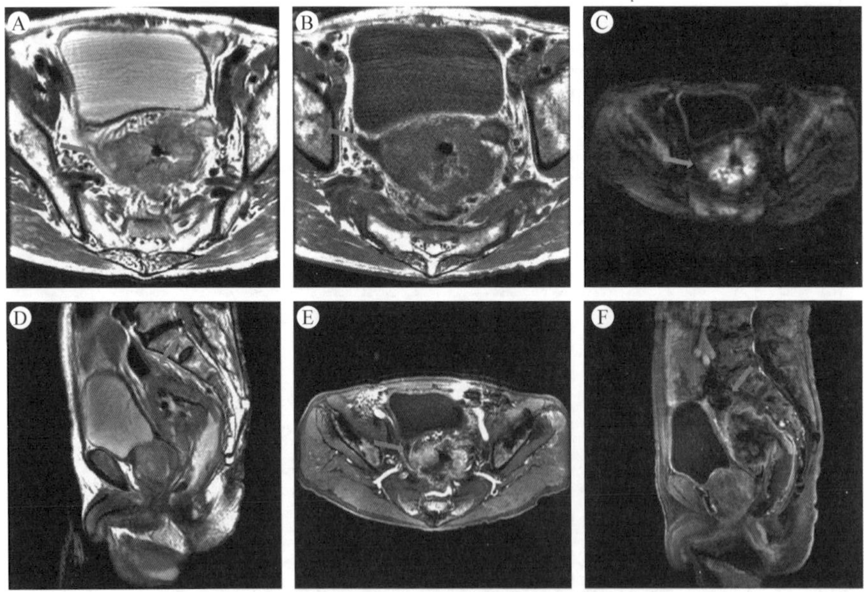

图 9 - 24 中位直肠中分化腺癌

男，67 岁，T4b 期。直肠癌 MR 扫描：A，不压脂 T2WI 横断面；B，不压脂 T1WI 横断面；C，DWI 横断面；D，T2WI 矢状面；E，增强 LAVA 横断面；F，增强 LAVA 矢状面。MR 成像显示低位直肠环形增厚、强化明显，病变区管腔狭窄，侵犯小肠（蓝箭）

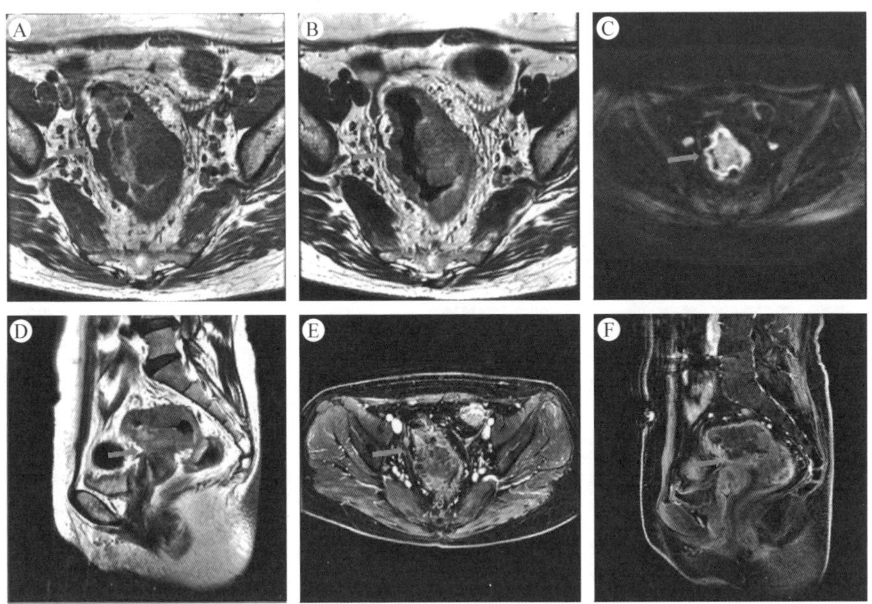

图 9－25　高位直肠中分化腺癌

女，54 岁，T4a 期。直肠癌 MR 扫描：A，不压脂 T2WI 横断面；B，不压脂 T1WI 横断面；C，DWI 横断面；D，T2WI 矢状面；E，增强 LAVA 横断面；F，增强 LAVA 矢状面。MR 成像显示高位直肠不规则增厚，可见软组织肿块突向腔内，增强后不均匀强化，病变区管腔狭窄，局部腹膜受累（蓝箭）

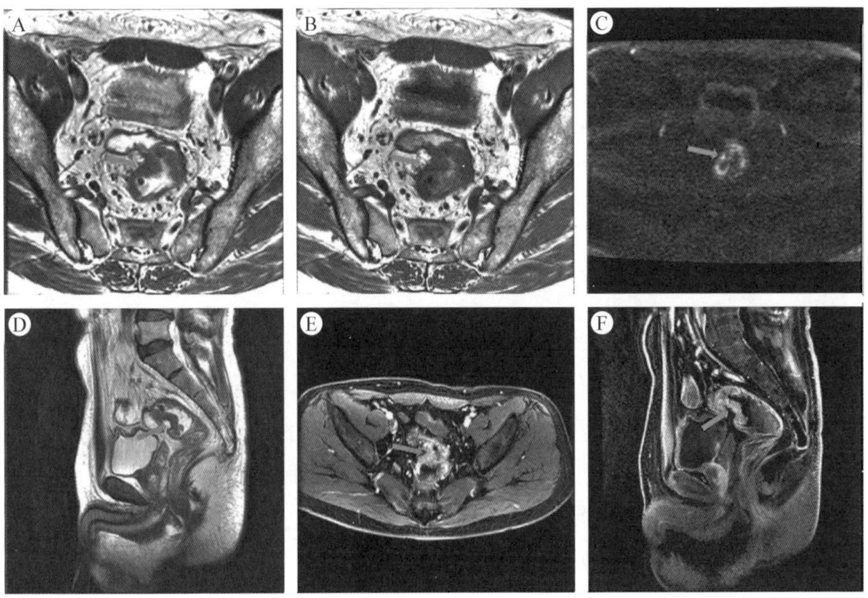

图 9－26　高位直肠中分化腺癌

男，61 岁，T3 期。直肠癌 MR 扫描：A，不压脂 T2WI 横断面；B，不压脂 T2WI 横断面；C，DWI 横断面；D，T2WI 矢状面；E，增强 LAVA 横断面；F，增强 LAVA 矢状面。MR 成像显示高位直肠病变累及肠周 1 圈，不规则增厚，明显强化，病变侵及肠周脂肪层（蓝箭）

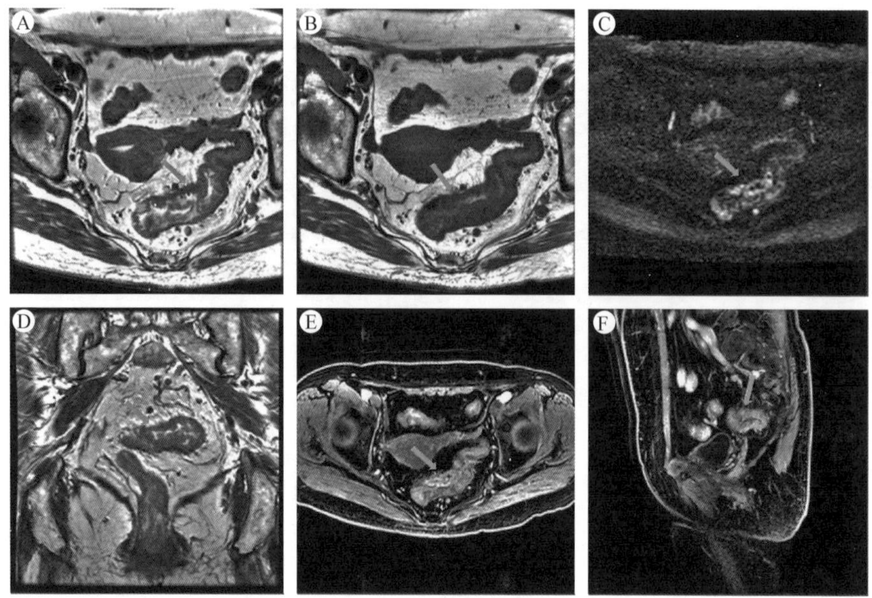

图 9-27 高位直肠中分化腺癌

女，71 岁，T2 期。直肠癌 MR 扫描：A，不压脂 T2WI 横断面；B，不压脂 T1WI 横断面；C，DWI 横断面；D，T2WI 冠状面；E，增强 LAVA 横断面；F，增强 LAVA 矢状位。MR 成像显示低高位直肠壁不规则增厚、强化明显，病变区管腔狭窄，固有肌层受累，肠壁外缘光整（蓝箭）

显示高、中、低位直肠癌不同 T 分期的影像学表现。但 MR 由于受到线圈长度的限制，其扫描范围有限，且常受到运动伪影、血管搏动伪影、磁敏感伪影等的影响，MR 对结肠癌的诊断准确性低于 CT。

3. CT、MR

对结、直肠癌的 TNM 分期可参考以下标准：

T 分期

T0 期：无原发肿瘤证据。

Tis 原位癌：局限于上皮内或侵犯黏膜固有层。

T1 期：黏膜和黏膜下层出现异常信号或密度影，但未浸润至固有肌层。

T2 期：固有肌层内出现介于肌层与黏膜层之间的异常信号或密度，未突破固有肌层。

T3 期：结节状、毛刺状异常信号突破固有肌层进入系膜周脂肪层内。

T3a 期：向固有肌层外延伸<1 mm；

T3b 期：向固有肌层外延伸 1～5 mm；

T3c 期：向固有肌层外延伸 5～10 mm；

T3d 期：向固有肌层外延伸>15 mm；

T3 MRF+：肿瘤与 MRF 距离在 1 mm 之内；

T3 MRF−：距离 MRF 1 mm 范围之内无肿瘤。

T4 期：肿瘤穿透腹膜脏层（T4a），肿瘤侵及邻近组织器官（T4b）。

N 分期

淋巴结恶性征象：① 边缘不清；② 异质性；③ 圆形。<5 mm 需要 3 种恶性征象，5～9 mm 需要两种恶性征象，>9 mm 全为可疑。

N_1：1～3 枚区域淋巴结转移。

N_{1a}：1 枚区域淋巴结转移。

N_{1b}：2～3 枚区域淋巴结转移。

N_{1c}：浆膜下、肠系膜、无腹膜覆盖结肠/直肠周围组织内有肿瘤种植（TD，tumor deposit），无区域淋巴结转移。

N_2：有 4 枚以上区域淋巴结转移。

N_{2a}：4～6 枚区域淋巴结转移。

N_{2b}：7 枚及更多区域淋巴结转移。

M 分期

M_0：无远处转移。

M_1：有远处转移。

M_{1a}：远处转移局限于单个器官或部位（如肝、肺、卵巢、非区域淋巴结）。

M_{1b}：远处转移分布于一个以上的器官、部位或腹膜转移。

第三节　直肠腔内超声在直肠癌中诊断应用

近年来，随着新辅助治疗及多学科协作（Multidisciplinary Team，MDT）诊疗模式等新技术在直肠癌临床实践中的应用，对患者进行精准术前评估不仅限于手术方式选择、预后评估，更重要的是指导个体化综合治疗方案和流程的选择，使患者生存获益及生活质量提高。因此，精准的术前评估对于直肠癌患者显得尤为重要。

目前，直肠癌术前影像学评估常用方法为直肠腔内超声（Endorectal Ultrasound，ERUS）和直肠磁共振成像（Magnetic Resonance Imaging，MRI）。ERUS 和 MRI 可在术前提供 TN 分期、肿瘤浸润深度（mesorectal invasion，EMI）、环周切缘（Cumferential Resection Margin，CRM）、直肠周围血管浸润（Extramural Venous Invasion，EMVI）、肿瘤大小、位置等关键数据。这些数据与局部复发、远处转移密切相关。国内外诸多研究现已验证了 ERUS 和 MRI 提供上述数据的可靠性。

中国临床肿瘤学会(CSCO)结直肠诊疗指南(2019)建议将ERUS作为原发直肠癌分期诊断的Ⅰ级推荐诊断方法，指出对于直肠癌临床T分期，ERUS及MRI皆优于CT，且对于T2及以下分期，ERUS优于MRI。同时，CSCO推荐使用ERUS或高分辨率MRI用于直肠癌的N分期。

一、直肠癌超声诊断的解剖基础

直肠上接乙状结肠，下以齿状线为分界线与肛管相连。直肠长度约12～15 cm，以腹膜反折为界分上段直肠和下段直肠。其中，上段直肠前方和两侧均有腹膜覆盖，前方腹膜反折形成直肠膀胱陷凹和直肠子宫陷凹。男性直肠下段前方与膀胱底、精囊腺和前列腺相邻；女性直肠下段则与子宫和阴道相邻。在临床工作中亦有根据齿状线上5 cm、10 cm和15 cm将直肠分为上段、中断、下段直肠。上段直肠癌和中下段直肠癌的治疗方案有所不同，而ERUS可准确观察解剖结构从而提供直肠癌部位，为临床提供重要信息。

直肠肠壁自内向外可分为黏膜层、黏膜肌层、黏膜下层、固有肌层和浆膜层，其在ERUS声像图中则清晰地表现为自内向外的高回声带—低回声带—高回声带—低回声带—高回声带五层结构。直肠癌超声分级以解剖为基础，在临床病理分级指导下分为四期：

uT1期：肿瘤局限在黏膜层和黏膜下层，而固有肌层低回声完整；

uT2期：肿瘤侵犯固有肌层，但未穿透固有肌层，表现为固有肌层低回声带中断或增厚，而浆膜层强回声完整；

uT3期：肿瘤突破固有肌层外膜，到达直肠周围系膜脂肪内，表现为肠周脂肪层强回声内不规则低回声突起；其中，根据肿瘤浸润直肠系膜脂肪深度(EMI)，可将uT3期细分为：

uT3a：肿瘤浸润肠周脂肪深度＜1 mm；

uT3b：肿瘤浸润肠周脂肪深度1～5 mm；

uT3c：肿瘤浸润肠周脂肪深度5～15 mm；

uT3d：肿瘤浸润肠周脂肪深度＞15 mm；

uT4：穿透到腹膜脏层：(a)或侵犯其他器官；(b)在直肠癌治疗方案的选择中，不同的分期需要不同的治疗方案，准确的分期对于手术方式的选择具有重要作用。ERUS可清晰显示直肠及其周围结构改变，为直肠癌术前分期提高准确评估。此外，ERUS可清晰显示直肠、肛管周围肌肉结构，准确评估直肠肿瘤是否侵犯肛提肌和肛管内、外括约肌等。

直肠系膜为中下段直肠的后方和两侧包绕直肠的约为1.5～2.0 cm厚的结缔组织，内含淋巴组织、动脉、静脉和大量脂肪组织。当直肠肿瘤、直肠系膜内转移淋巴结、癌结节等与直肠系膜筋膜的距离＜1 mm时，则为影像学诊断CRM阳性。

ERUS 可通过测量二者之间的距离从而评估 CRM 状态。此外,ERUS 可通过评估直肠肿物旁及直肠系膜血管旁淋巴结受侵犯数目来确定 N 分期。由于受探头限制,ERUS 无法观察盆壁淋巴结。目前多将探及 1～3 个肿大淋巴结定义为 N1 期,而将 4 个及以上定义为 N2 期。

二、直肠腔内超声操作步骤及流程

1. 检查前准备

1) 将洁净薄乳胶套置于直肠腔内超声探头上,底部用橡皮筋扎紧。通过探头注水孔向薄乳胶套内注入蒸馏水 20～30 mL 后再将蒸馏水抽尽以去除薄乳胶套与探头间的空气。

2) 检查前与受检者良好沟通,消除患者紧张焦虑情绪,以得到患者配合。

2. 受检者准备

受检者应在检查前口服合爽,或使用开塞露灌肠,以清洁肠道。

3. 检查体位

1) 左侧卧位,右腿屈起弯曲身体,使右膝部尽量靠近脐部,左腿伸直,这是最常用的经直肠腔内超声检查的受检者体位。

2) 膝胸位,受检者俯卧,双膝屈起跪伏在床上,臀部上抬,脊柱与床约呈 45°角。身体短小及肥胖者可应用此体位检查。

4. 检查方法

受检者取舒适体位后,暴露臀部与肛门,检查者戴手套先行肛门指诊,以初步判断病变部位与范围;然后向肠腔注入 100～200 mL 生理盐水,以扩张肠腔。再将涂有耦合剂的直肠腔内探头伸入肛门,同时嘱受检者深呼吸。开始时探头方向指向脐部,进入肛门并通过肛管后,探头方向指向骶骨岬,顺利到达直肠壶腹部后探头指向脐部,边观察边向前推进,直到直肠上段。

三、直肠腔内超声检查图像质控

1. 图像清晰度,以清晰显示肠壁各层结构为主

2. 图像均匀性

3. 彩色血流显示情况

4. 图像与超声报告相关性(应存留常规切面及与报告相关性切面图像)

5. 探测深度(当直肠肿瘤较大,浸润较深或观察直肠周围有无肿大淋巴结时,应适当增加探测深度)

四、直肠腔内超声检查报告质控

为了满足临床对术前分期的要求,超声报告应包括以下内容。

1. 病灶位置

1）肿瘤下缘距肛缘距离，判断低位、中位、高位直肠癌

低位直肠癌：<5 cm

中位直肠癌：5～10 cm

高位直肠癌：10～15 cm

2）与腹膜反折的关系，判断肿瘤是否累及腹膜返折

肿瘤位于腹膜反折以下

肿瘤跨越腹膜反折

肿瘤位于腹膜反折以上

2. 病变大小测量

1）__mm（厚度）×__mm（宽度）×__mm（上下径）

2）最大厚度测量：__mm

3）病变累及环周__%

3. 病变内部及周边血供情况

4. T 分期

T1：肿瘤侵犯至黏膜下层

T2：肿瘤侵犯固有肌层，但未穿透固有肌层

T3：肿瘤突破固有肌层，浸润直肠系膜脂肪

T3a：<1 mm

T3b：1～5 mm

T3c：5～15 mm

T3d：>15 mm

T4：腹膜或侵犯毗邻脏器

T4a：累及腹膜，T4b：累及周边脏器

5. 环周切缘（CRM）：病变距直肠系膜筋膜的距离<1 mm 为阳性

6. 淋巴结：位置：直肠肿物旁/系膜血管旁

淋巴结数目及淋巴结大小、形态、边缘等特点

五、直肠癌超声诊断适应证和禁忌证

1. 适应证

直肠癌术前分期；直肠癌新辅助放化疗效果评估；直肠黏膜下肿物，如直肠神经内分泌肿瘤、肿瘤间质瘤、直肠子宫内膜异位症等；外压性病变，如骶尾囊肿、盆腔肿瘤、肛周脓肿及畸胎瘤的压迫肠管；转移病灶，肿瘤周围肿大淋巴结、腹膜转移、肿瘤对周围脏器组织的浸润粘连。

2. 禁忌证

伴有急腹症或严重的腹腔感染，如肠穿孔、肠梗阻与急性腹膜炎等；直肠肛管周围急性损伤或感染致剧烈疼痛，如肛周脓肿、肛裂及严重痔疮伴出血等；直肠、肛管狭窄；直肠或乙状结肠内存在异物未取出；精神病患者或不能配合者；孕妇或处于月经期；严重心、肺疾病或心肺功能不全，如严重的高血压、冠心病、心律失常等。如必须检查，术前应做好充分术前准备，操作应谨慎轻柔，且须有内科医生监护。

六、直肠癌超声诊断与其他影像学检查的优势和缺点

目前 MRI 和 ERUS 是直肠癌的主要影像学检查方法。MRI 能更好地鉴别肠壁层次及周围结构，提示肿瘤浸润深度。但 MRI 较难区分 T1 和 T2 期病变，因此 MRI 在早期直肠癌的分期评估上不如 ERUS，且 MRI 价格高昂，检查耗时。ERUS 经济便捷、准确性高，可以通过评估肿瘤浸润深度、范围和直肠周围淋巴结情况，以及评估放、化疗的疗效，为临床提供有价值的信息。

由于直肠腔内探头深入的长度有限，ERUS 对高位直肠肿瘤显示困难。受探头限制，TRUS 可显示直肠壁及附近淋巴结，但对远处淋巴结及评估直肠癌转移灶全身扩散方面不如 CT、MRI 准确；此外，ERUS 评估直肠癌的准确性受直肠狭窄程度的影响。

ERUS 和 MRI 在术前评估中相辅相成，并非竞争关系。ERUS 对早期直肠癌的诊断准确性明显高于 MRI，且 ERUS 具有成本较低的优势，可有效节省诊断费用；MRI 在评估直肠周围血管浸润（EMVI）和盆壁淋巴结转移方面优势明显。目前，将 ERUS 作为直肠癌术前评估的首先检查方式：① 当 ERUS 诊断出早期直肠癌，无需再进行 MRI 检查；② 当 ERUS 诊断出进展期直肠癌（T3、T4 期），将再次进行 MRI 评估；③ 当 ERUS 或 MRI 中的一种无法完成检查，则以另一种检查方式为评估方式。以上诊断方式不仅有效提高了进展期直肠癌的诊断准确性（图 9－28～图 9－31）。

七、T 分期典型直肠癌病例

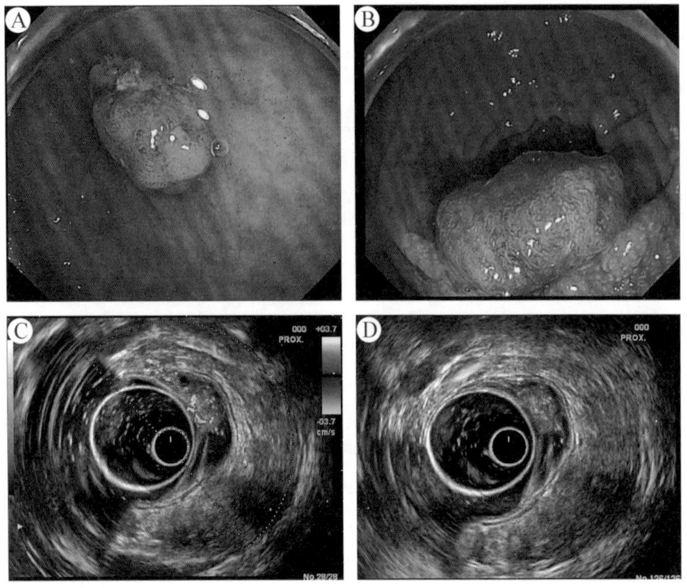

图 9－28　T1 期直肠癌

男性，57 岁，肠镜显示（A～B）直肠距肛门 8 cm 可见 1 个隆起性病变，直径约 2 cm。ERUS 显示（C～D）直肠前壁，距肛门 7～8 cm 处可见低回声，大小 17.4 mm×12.2 mm，环周 10.28%，内部血流丰富紊乱。黏膜层中强回声可见中断、黏膜下层中强回声及固有肌层低回声完整，直肠周边未见肿大淋巴结。超声诊断直肠腺瘤，考虑恶变，uT1N0 uCRM（阴性）。病理诊断为直肠中分化腺癌，pT1N0CRM

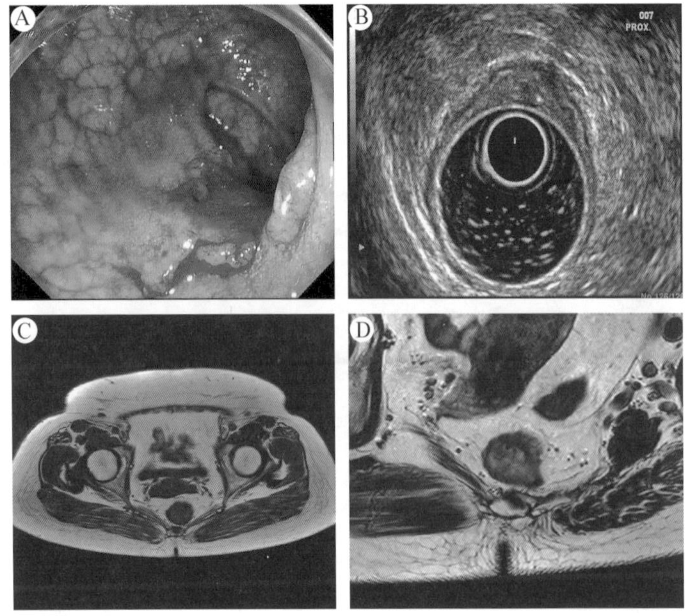

图 9－29　T2 期直肠癌

女性，77 岁，肠镜显示（A）直肠距肛门 6 cm 可见肿物生长。ERUS 显示（B）直肠前侧壁，距肛门 6～7 cm 处，腹膜返折下方可见低回声，大小 22.5 cm×5.4 cm，环周 35.28%，内部血流丰富紊乱。黏膜层中强回声、黏膜下层中强回声可见中断、固有肌层低回声稍增厚、肠周脂肪层中强回声完整，直肠周边未见肿大淋巴结。超声诊断直肠 Ca uT2N0 uCRM（阴性）。直肠动态增强 MRI（C～D）于腹膜返折下方显示一肿瘤位于中段直肠，侵犯肠周脂肪，分期为 mrT3bN0 MRF（－），EMVI（1 分）。病理诊断为高-中分化腺癌，pT2N0CRM

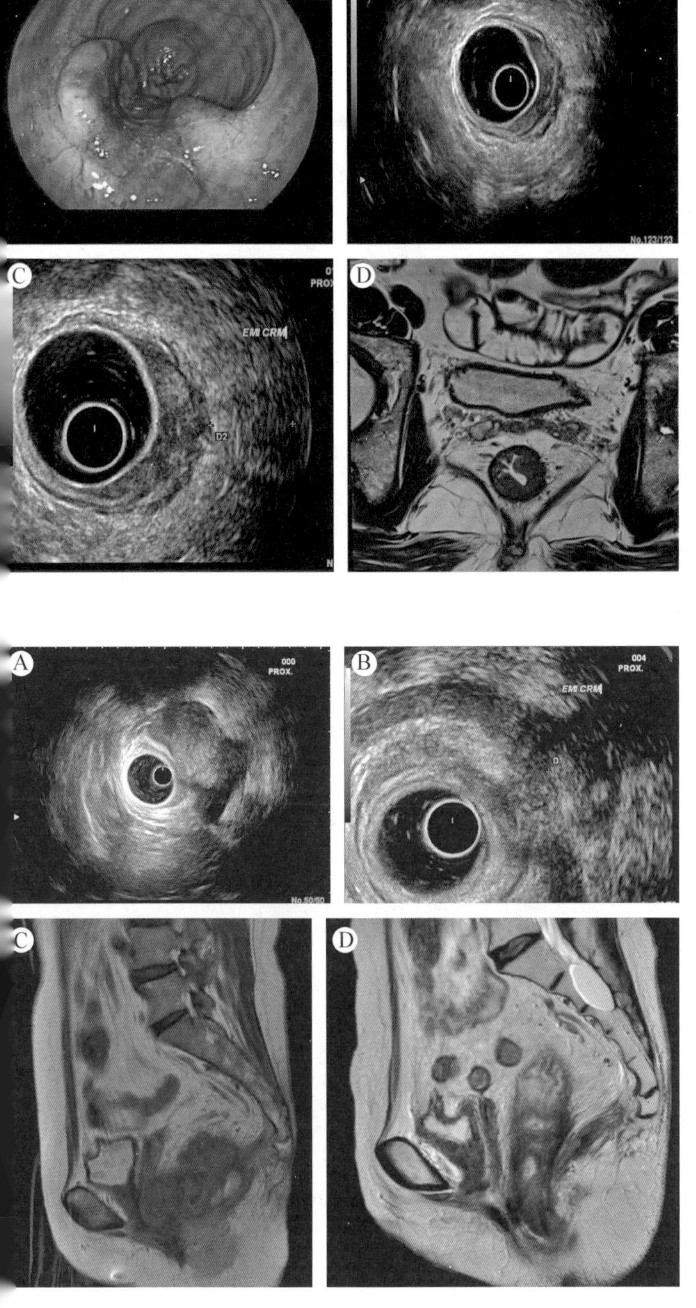

图 9－30　T3 期直肠癌

男性，59 岁，肠镜显示(A) 直肠距肛门约 3～7 cm 可见环 1/2 周肿物、质地脆。ERUS 显示(B～C)直肠左后壁，距肛门 4～6 cm 处，腹膜返折下方可见低回声，大小 32.5 cm×8.4 cm，环周 27.22%，内部血流丰富紊乱。黏膜层中强回声、黏膜下层中强回声可见中断、固有肌层低回声稍增厚、肠周脂肪层中强回声可见不规则低回声突起，肿物浸润深度为 2.9 mm。肿物旁可见淋巴结。超声诊断直肠低位 Ca uT3bN1a uCRM(阴性)。直肠动态增强 MRI(D)于腹膜返折下方显示一肿瘤位于中段直肠。肿瘤侵犯固有肌层，直肠系膜区可见多个淋巴结，分期为 mrT2N1b，MRF(－)，EMVI(2 分)。病理诊断为中分化腺癌，pT3N0CRM

图 9－31　T4 期直肠癌

女性，54 岁，ERUS 显示(A)直肠左前壁，距肛门 6～9 cm 处，腹膜返折下方可见低回声，大小 45.2 cm×42.8 cm，环周 31.67%，内部血流丰富紊乱。黏膜层中强回声、黏膜下层中强回声可见中断、固有肌层低回声稍增厚、肠周脂肪层中强回声可见不规则低回声突起、肿物低回声累及阴道及左侧深筋膜，肿物浸润深度为 36.8 mm。系膜血管旁可见多个淋巴结。超声诊断直肠低位 Ca uT4bN2a uCRM(阳性)。直肠动态增强 MRI(C)于腹膜返折下方显示一肿瘤位于中段直肠。肿瘤侵犯阴道后壁，直肠系膜区可见多个淋巴结，分期为 mrT4bN2b，MRF(＋)，EMVI(2 分)。新辅助治疗后，直肠腔内超声显示(B)该低回声大小 27.2 cm×15.2 cm，环周 18.89%。黏膜层中强回声、黏膜下层中强回声可见中断、固有肌层低回声稍增厚、肠周脂肪层中强回声可见不规则低回声突起、肿物低回声累及阴道及左侧深筋膜，肿物浸润深度为 10.4 mm。直肠周边未见肿大淋巴结。超声诊断直肠低位 Ca yuT4bN0 yuCRM(阳性)。直肠动态增强 MRI(D)显示肿瘤缩小，仍侵犯阴道后壁，直肠系膜区可见多个淋巴结，分期为 ymrT4bN2b，TRG 4 级，MRF(＋)，EMVI(2 分)。病理诊断为直肠中分化腺癌，ypT3N0CRM

| 第十章 |

^{18}F－FDG PET—CT 显像在结直肠癌诊治中的应用

第一节　^{18}F－FDG PET—CT 显像原理

PET 显像常用正电子核素(C，N，O，F 等生命核素)标记参与人体正常代谢的生理化合物或代谢底物（葡萄糖、氨基酸、受体等)，如^{18}F－FDG、^{18}F－FMISO、^{18}F－FLT、^{11}C－脂肪酸、^{11}C－氨基酸等，引入体内后参与细胞代谢过程，放射性核素发射的正电子经湮灭辐射转化成能量相同、方向相反的两个 γ 光子射至体外，由 PET 探测器采集，经计算机重建而成断层图像，图像显示了正电子核素在体内的分布情况，实现真正的“生理示踪”。

^{18}F－FDG 是葡萄糖类似物，是目前临床上最常用的 PET 肿瘤代谢显像剂，被称为“世纪分子”。^{18}F－原子取代天然葡萄糖结构中与 2 号位碳原子相连的羟基后形成^{18}F－FDG。显像原理如下：^{18}F－FDG 进入细胞后，在已糖激酶的作用下磷酸化，但不能进入下一步反应而滞留于细胞内，经 PET 探测成像，^{18}F－FDG 在细胞内的滞留量与组织细胞的葡萄糖消耗量一致，可反映体内组织葡萄糖的利用情况。

CT 是用 X 线束对人体某部一定厚度的层面进行扫描，由探测器接收透过该层面的 X 线，转变为可见光后，由光电转换变为电信号，再经模拟/数字转换器转为数字，输入计算机处理，最后形成 CT 图像。CT 空间分辨力及密度分辨力高，各组织解剖关系明确，病变显示清晰，必要时加做增强扫描可使病灶显示更为清楚，并对某些病变进行鉴别诊断，提高诊断的准确率。

PET—CT 是集 PET 和 CT 为一体的融合性显像设备，可同时显示人体各组织器官的解剖结构和生理代谢功能。同机 CT 不仅可提供靶组织器官的解剖结构定位，弥补 PET 图像定位不准确的缺陷，同时可对 PET 图像进行衰减校正，提高图像的分辨率，提供更为丰富的诊断信息。目前的 PET—CT 中的 CT 都是诊断级 CT，可以进行 CT 诊断。

由于绝大多数肿瘤细胞具有葡萄糖高代谢特点，^{18}F－FDG 会在肿瘤细胞内大量积聚，因而 PET—CT 显像可显示肿瘤的部位、形态、大小、数量及葡萄糖代谢情况，明确肿瘤原发灶及转移灶情况，对肿瘤患者的全身评估具有独特价值。在临床工作中发现，绝大多数的结直肠癌病灶在^{18}F－FDG PET—CT 显像中均表现为高摄取，故 PET—CT 可应用于结直肠癌的诊治中。

第二节　^{18}F－FDG PET—CT 显像临床应用概述

^{18}F－FDG PET—CT 作为肿瘤诊疗中的重要一环，为肿瘤的精准医疗提供科学依据，可早期诊断、精准分期、指导靶区勾画、监测疗效及判断复发转移等。其在结直肠癌中的具体临床应用如下：

1. 肿瘤的诊断及鉴别诊断。^{18}F－FDG PET—CT 可提供结直肠病灶的解剖形态及葡萄糖代谢水平等信息，根据这些信息做出结直肠癌的诊断，并与结直肠其他类型病变进行鉴别诊断，如息肉样病变、炎性肠病、淋巴瘤、结核等，必要时需要行同机增强 CT 加以鉴别诊断。

2. 肿瘤的临床分期及治疗后再分期。^{18}F－FDG PET—CT 一次显像能获得全身图像，尤其对于远处淋巴结、脏器、骨骼等转移灶的探测效率高，能较准确地对结直肠癌进行 TNM 分期和治疗后再分期。准确的临床分期及治疗后再分期可帮助临床制定个体化治疗方案，做到肿瘤的精准医疗，有着其他影像技术所无法媲美的优势。

3. 肿瘤治疗过程中的疗效监测和治疗后的疗效评价。肿瘤接受治疗后其代谢改变往往早于形态学改变，而^{18}F－FDG PET—CT 能很好地显示肿瘤代谢活性变化，肿瘤 FDG 摄取减少或消失是临床或亚临床水平上治疗有效的早期标志，可鉴别病灶残余与治疗后坏死或纤维化。所以，^{18}F－FDG PET—CT 在肿瘤的疗效监测和治疗后疗效评价中有着重要意义，且优于传统影像学检查。

4. 肿瘤患者随访过程中监测肿瘤复发及转移。^{18}F－FDG PET—CT 一次显像可完成全身检查，监测肿瘤局部复发及远处转移情况，尤其有利于隐匿性病灶的检出。

5. 恶性肿瘤的预后评估。^{18}F－FDG PET—CT 可提供多个显像参数，如肿瘤代谢体积（MTV）、总糖酵解量（TLG）及治疗前后 SUV 值的变化等，可全面反映肿瘤负荷量及肿瘤的生物学行为，准确评估结直肠癌的预后情况。

6. 指导临床选择有价值的活检部位。^{18}F－FDG PET—CT 一次显像可完成全身检查，显示前身病灶的情况，所以对于结直肠癌伴全身多发转移的患者，可指导选择最佳活检部位且结合活检部位病理结果给予最高分期。

7. 已发现肿瘤转移而临床需要寻找原发灶。对于存在肝、肺、骨等部位转移的患者，^{18}F－FDG PET—CT 可以明确原发灶是否来源于结直肠。

8. 消化道肿瘤标志物异常升高患者的肿瘤检测。对于肿瘤标志物 CEA、

CA199、CA724、CA125、CA50 异常升高，特别是 CEA 升高的患者，可行^{18}F－FDG PET—CT 明确是否存在结直肠癌。

第三节　^{18}F－FDG PET—CT 显像在结直肠癌诊断及鉴别诊断中的应用

绝大多数结直肠癌肿瘤细胞代谢活跃，其表面表达葡萄糖转运蛋白数量较正常细胞明显增多，糖酵解水平高，^{18}F－FDG PET—CT 显像表现为高摄取灶，CT 可显示病灶的细微结构改变，故具有较高的诊断价值，据文献报道^{18}F－FDG PET—CT 在结直肠癌良恶性鉴别诊断中的准确率可达 90%左右(图 10－1)。少数结直肠癌如黏液腺癌、印戒细胞癌，由于肿瘤组织中含有较多黏液成分，肿瘤实性成分较少，^{18}F－FDG 摄取较低，容易造成 PET—CT 显像假阴性。肠道的生理性摄取也会影响结直肠癌的诊断。一般情况下，肠道弥漫性摄取多为生理性，部分继发于炎症(图 10－2)或服用某些药物(如二甲双胍)后等；而肠道局灶性摄取多提示恶性或癌前病变。当^{18}F－FDG PET—CT 显像发现肠道局灶性代谢增高时，对于不同人群应区别对待，结合患者病史、病灶形态、全身情况等特点做出相应判断，需与部分良性病变如腺瘤(图 10－3)、息肉等鉴别，必要时行同机增强 CT 或肠镜检查以明确诊断。

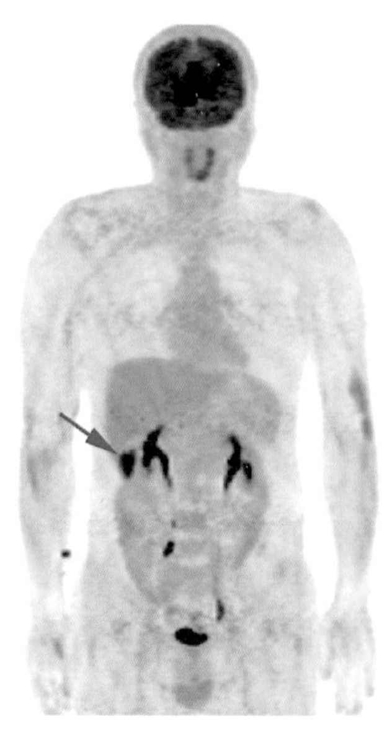

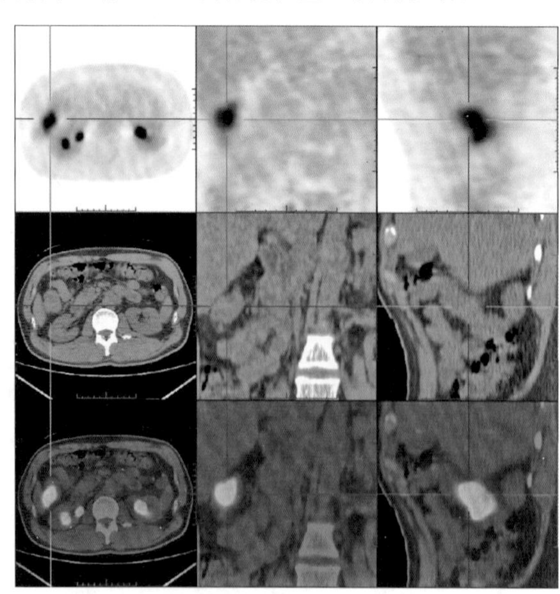

图 10－1　病例 1

患者，男，43 岁。体检发现 CA199、CA724 升高，行肠镜示：结肠 MT。病理：中分化腺癌。^{18}F－FDG PET—CT 示：结肠肝曲肿块(大小 3.2 cm×2.7 cm，SUVmax 10.0)伴葡萄糖代谢增高，考虑结肠癌

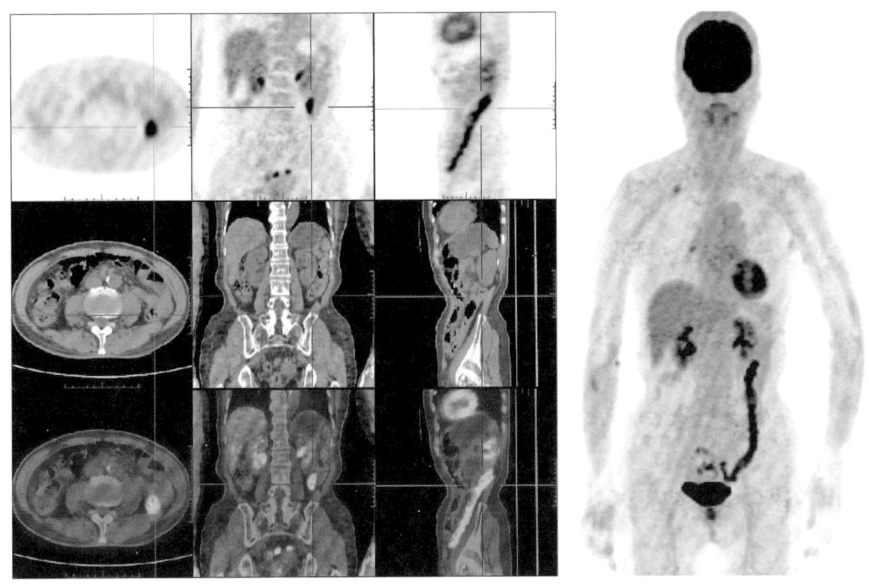

图 10－2　病例 2

患者，女，72 岁。有溃疡型结肠炎病史。^{18}F－FDG PET—CT 示：降结肠及乙状结肠肠壁稍增厚伴葡萄糖代谢增高(SUVmax 14.9)，结合病史考虑炎性肠病

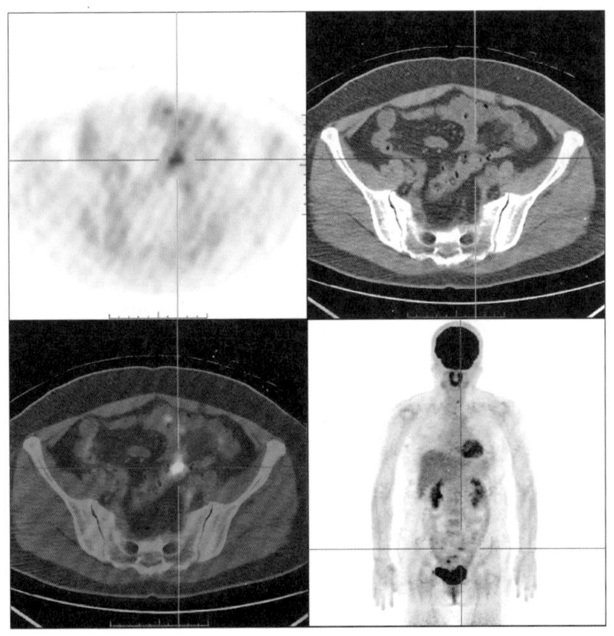

图 10－3　病例 3

患者，女，51 岁。因宫颈癌行^{18}F－FDG PET—CT 示：乙状结肠中段小结节伴葡萄糖代谢轻度增高(大小 1.0 cm×0.6 cm，SUVmax 4.1)，结合患者病史及病灶形态综合考虑为腺瘤性息肉可能，建议行肠镜协诊明确诊断。后患者行肠镜，病理示腺瘤

第四节 ^{18}F－FDG PET—CT显像在结直肠癌分期及再分期中的应用

肿瘤分期对治疗方案的选择、预后判断有重要意义。临床上肿瘤分期主要依据原发肿瘤范围(T)、淋巴结转移(N)、远处转移(M)情况进行分期。肿瘤再分期指肿瘤治疗后原发肿瘤缩小，转移性淋巴结消失或减少，远处转移被控制等，重新评价TNM分期的变化。多项研究表明PET—CT对肿瘤TNM分期的评价比单独的PET或CT更准确。

目前结直肠肿瘤NCCN指南推荐增强CT及增强MRI作为结直肠癌术前分期的常规影像学检查方法，虽然CT、MRI可以清晰显示肿瘤部位、范围以及其与周围组织的结构关系，但对于部分早期或组织结构改变不明显的病灶容易漏诊，而对于部分肠道准备欠佳的患者又由于解剖关系不清容易造成误诊，对于术前接受过放化疗的病灶无法区分肿瘤残留与纤维坏死灶，因此需要借助PET—CT来进行更加准确的术前分期。由于病灶代谢功能改变往往早于其形态结构改变，^{18}F－FDG PET—CT显像通过结合病灶代谢以及解剖结构改变可清晰地显示结直肠癌原发灶部位，用于确定肿瘤位置、大小、侵袭范围、邻近组织受累情况，提高了T分期的准确性。而且，通过用SUV量化肿瘤组织对^{18}F－FDG的摄取水平，能够反映肿瘤细胞的增殖和生长能力等生物学特性。部分消瘦、肠道准备欠佳或结直肠黏液腺癌患者，可加做同机腹部增强CT扫描，有助于减少对肠道原发灶漏诊，提高诊断的准确率。研究表明术前PET—CT对T分期诊断效能较好，尤其适用T3、T4期患者(图10－4)。

N分期对结直肠癌患者术式选择及清扫范围选择至关重要，临床上主要通过触诊、超声、CT或MRI来观察淋巴结的形态、大小、强化方式及信号改变以判断淋巴结受累情况，通常将短径>1 cm且边界不规则的淋巴结判定为转移，存在着很大局限性，易漏诊已有转移的小淋巴结，同时也无法鉴别该肿大淋巴结是炎性还是反应性增生亦或是肿瘤转移。PET—CT显像结合淋巴结代谢及形态学改变，对N分期有更高的诊断效能，降低了检查的假阳性率与假阴性率。荟萃分析的数据显示结直肠癌患者中，PET—CT的淋巴结检出灵敏度和特异性分别为42.9%、87.9%，研究发现PET—CT对N2期灵敏度较高，为92.3%。虽然PET—CT可比传统CT、MRI检出更多的淋巴结，但部分较小的浓聚灶易被较强原发肿瘤较高浓聚所掩盖，而胃肠蠕动造成的生理性摄取也会影响肠道周围小淋巴结的检出。但胃肠道肿瘤除了发生周围淋巴结转移外，很容易转移至远处淋巴结如锁骨上淋巴结等(图10－5)，常规影像学检查往往不能做到面面俱到，而PET—CT为全身

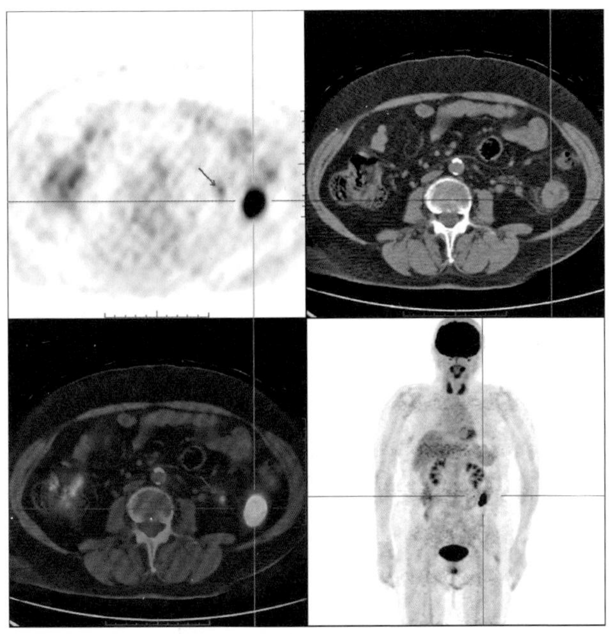

图 10-4　病例 4

患者，女，72 岁。体检发现大便隐血阳性。^{18}F-FDG PET—CT 示：降结肠肿块（大小 3.7 cm×2.3 cm×2.7 cm，SUVmax 18.2；肿块浆膜面絮状密度影），邻近肠系膜多发小淋巴结（最大 6 mm，SUVmax 2.7），葡萄糖代谢增高，考虑结肠癌伴淋巴结转移，分期 T3N2M0

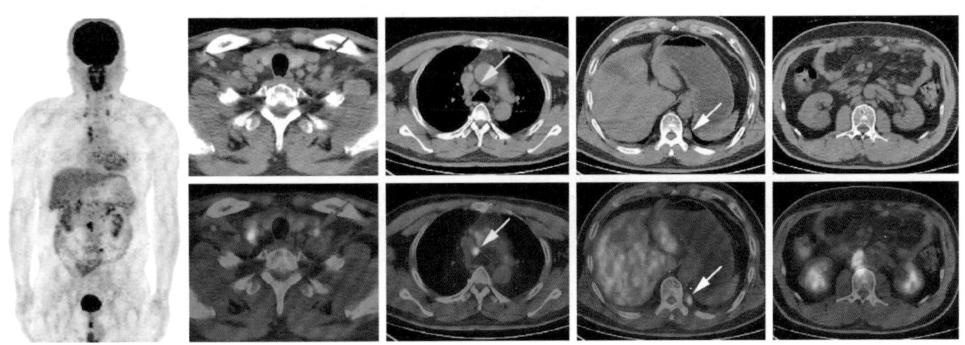

图 10-5　病例 5

患者，男，46 岁。结肠癌术后近 2 年，术后化疗 8 程。^{18}F-FDG PET—CT 示：双髂总血管旁、腹膜后（蓝色箭头）、纵隔（黄色箭头）、左后胸壁肋间（白色箭头）、双颈深下、双锁骨上（红色箭头）多发淋巴结，葡萄糖代谢均增高，考虑肿瘤多发转移

显像，对远处转移性淋巴结的检出有很大优势，提高 N 分期的准确性。

约 20%结直肠癌初诊患者都存在远处转移，由于结直肠癌的转移方式及解剖学特点，肝脏是结直肠最常见的远处转移器官（图 10-6），约 25%的结直肠癌患者在确诊时伴有肝转移，在原发灶手术切除的 5 年内，还有约 25%的患者会出现肝转

移。肝转移是结直肠癌主要死亡原因，发生肝转移但未治疗的患者中位生存期仅6.9个月，而肝转移灶无法切除的患者5年存活率低于5%，一项多中心研究显示，原发灶和转移灶均根治性切除的结直肠癌肝转移患者的5年生存率高达50%。肺是结直肠癌转移第二好发部位，仅次于肝脏，近10%的结直肠癌患者最终会发生肺转移。对于仅有肝或肺转移，无肝外或肺外转移的部分患者，可行手术切除提高患者预后，获得更好的长期生存。目前肝脏MRI及胸部CT是结直肠癌术前M分期常规推荐影像方法，但PET—CT全身检查有助于明确是否存在肝外或肺外转移病灶，显著提高了M分期的准确性，研究发现PET—CT评价的结直肠癌M分期与术后病理分期的一致性极高，可帮助临床优化结直肠癌患者的治疗方案，指导外科手术。

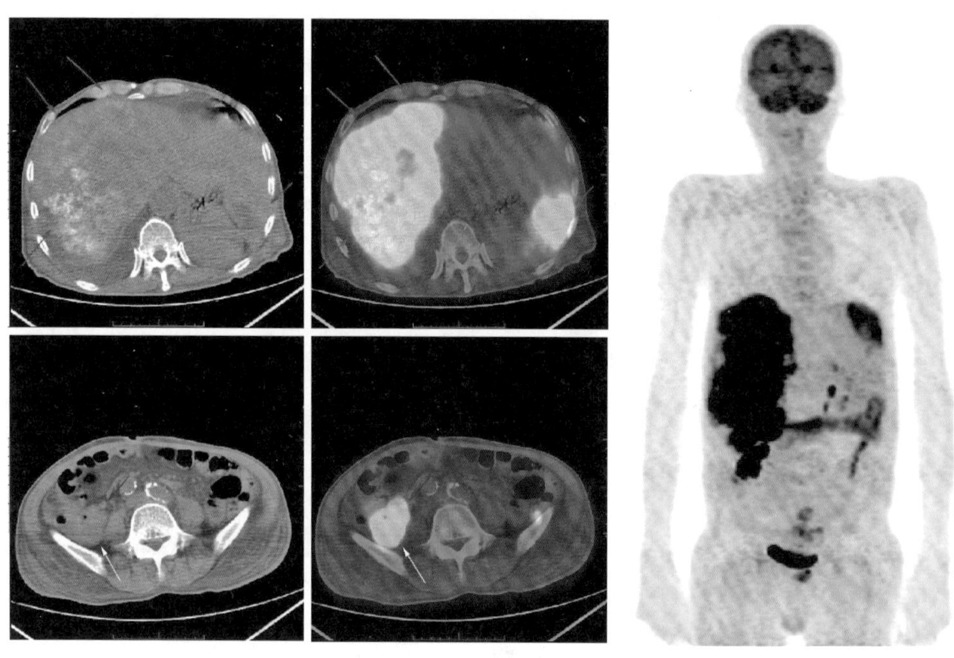

图 10－6　病例 6

患者，男，55岁。因腹泻数日就诊，超声及腹部CT示肝脏多发占位。[18]F－FDG PET—CT示：升结肠肿块（白色箭头，大小4.7 cm×3.1 cm×5.4 cm，SUVmax 19.2），肿块旁肠系膜小淋巴结（蓝色箭头，大小0.7 cm×0.6 cm），肝脏多发占位（红色箭头），葡萄糖代谢均增高，考虑结肠癌伴多发转移。结合病灶的代谢及形态特征考虑为恶性病变，结合肝脏多发转移瘤，明确了结肠癌的诊断，同时还帮助患者寻找到了原发灶

综上，[18]F－FDG PET—CT一次显像能获得全身图像，对于远处淋巴结、脏器、骨骼等转移灶的探测效率高，结合同机增强CT可对原发病灶进行精确判断，在最大程度上保证了肿瘤分期的准确性。准确的临床分期及治疗后再分期可帮助临床制定个体化治疗方案，做到肿瘤的精准医疗，有着其他影像技术所无法媲美的优势（图10－7）。

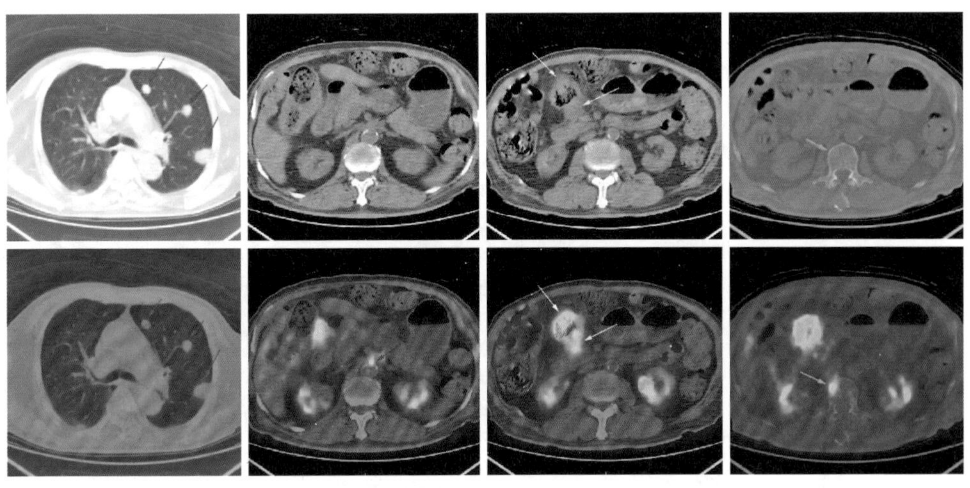

图 10－7　病例 7

患者，男，79 岁。因纳差数月，体重明显减轻就诊，外院 CT 示双肺多发结节，消化道肿瘤标志物均正常。^{18}F－FDG PET—CT 示：横结肠右半段肿块（白色箭头，大小 3.0 cm×3.9 cm×5.6 cm，SUVmax 6.4），肿块旁大网膜、肠系膜多发增厚（黄色箭头），肠系膜、腹膜后多发淋巴结（蓝色箭头），双肺多发占位（红色箭头），L2 椎体骨病灶（绿色箭头），葡萄糖代谢不同程度增高，考虑结肠癌伴多发转移。PET—CT 帮助寻找原发灶的同时也明确了肿瘤的分期

第五节　^{18}F－FDG PET—CT 显像在结直肠癌疗效监测及治疗后疗效评价中的应用

术前新辅助放化疗在直肠癌中已成为标准的治疗程序。术前新辅助放化疗可增加肿瘤根治手术切除率并降低肿瘤局部复发率，从而改善临床预后。传统的影像学技术在监测疗效时存在一定的局限性，早期治疗有效时，由治疗引起的肿瘤结构变化往往滞后于肿瘤细胞的死亡，肿块可持续存在，因此，及时准确对治疗反应作出评价是当前影像学面临的巨大挑战。

治疗后的疗效一般通过测量治疗前后肿瘤体积的变化情况来进行评价，临床上将肿瘤最长径减少 30%判断为有反应，但部分患者治疗后肿块发生坏死或纤维化，肿块大小并未见到明显改变，因而传统的影像学技术评价治疗后疗效也存在一定的局限性。

^{18}F－FDG PET—CT 显像灵敏度高，可显示肿瘤代谢活性变化，肿瘤 FDG 摄取减少或消失是临床或亚临床水平上治疗有效的早期标志，可鉴别病灶残余与治疗后坏死或纤维化，因此 PET—CT 在肿瘤的疗效监测和治疗后疗效评价中有着重要意义：① 协助临床调整治疗方案；② 可早期及时中断不成功的治疗以避免相

关的药物毒性；③ 指导临床正确处理治疗过程中或治疗后的残余肿块；④ 一次显像即可全面评估患者病情(图 10－8)。

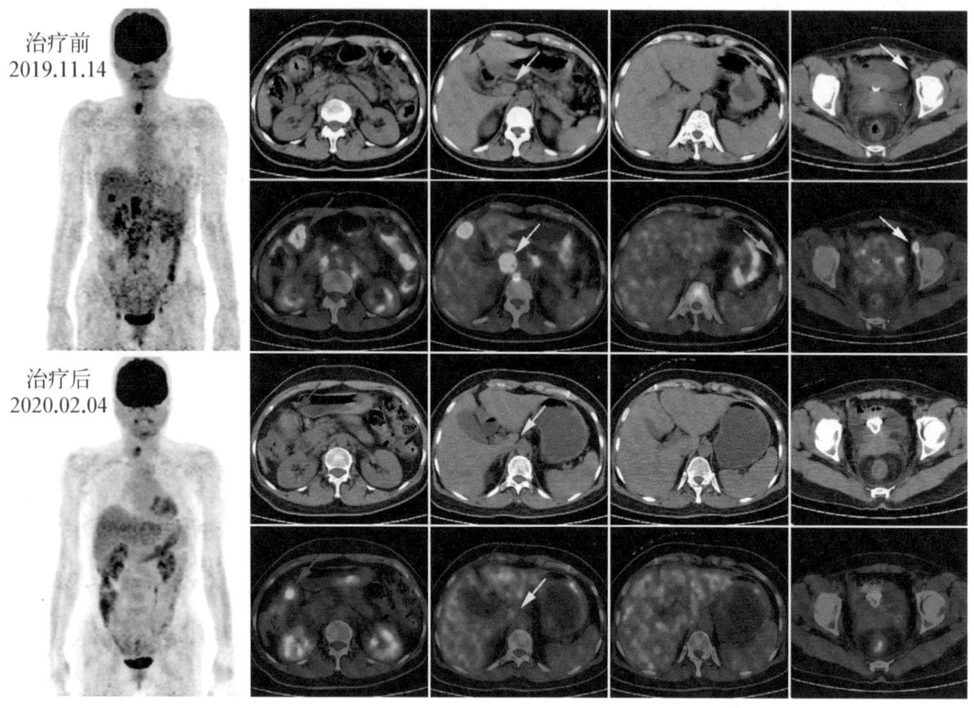

图 10－8 病例 8

患者，女，47 岁。腹胀 2 个月，大便不成形及排便不畅 1 个月余，CEA：13.91 ng/mL，AFP、CA199(－)。2019.9 肠镜：进镜至距肛 40 cm 结肠可见黏膜水肿明显，肠腔狭窄，难以继续进镜，似有外压性改变。下腹部及盆腔增强 CT 未见明确肿瘤性病变。2019.11.14 行^{18}F－FDGPET—CT 示：横结肠右半段肿块(红色箭头，大小 2.4 cm×2.4 cm×2.9 cm，SUVmax 10.1)，大网膜、肠系膜多发增厚(绿色箭头，SUVmax 2.8)，腹腔、腹膜后、双侧髂血管旁、右内乳多发淋巴结肿大(黄色及白色箭头，最大 2.1 cm×1.6 cm，SUVmax 11.1)，肝左叶结节(蓝色箭头，直径约 1.3 cm，SUVmax 8.9)，葡萄糖代谢均增高，考虑结肠癌伴多发转移。2019.11.19 行肝穿刺活检，病理考虑为结肠腺癌肝转移。随后行 5 程化疗，末次化疗时间为 2020.01.24。2020.02.04 再次行^{18}F－FDGPET—CT 示：横结肠右半段局部肿块(红色箭头，大小 2.3 cm×2.6 cm，SUVmax 4.5)，肝门区及腹膜后多发淋巴结(黄色箭头，最大 1.4 cm×1.0 cm，SUVmax 2.8)，考虑结肠癌伴多发转移仍有活性；肝左叶结节(蓝色箭头，直径 0.9 cm)，葡萄糖代谢未见异常。与 2019.11.14PET—CT 比较，病灶较前减少、缩小并葡萄糖代谢较前减低，考虑治疗有效

第六节 ^{18}F－FDG PET—CT 显像在结直肠癌复发转移监测中的应用

结直肠癌术后复发、转移较常见，是结直肠癌致死的重要原因。有 30%～

40%的结直肠癌患者在术后出现复发或转移，80%出现在术后 2 年内，严重影响患者的生活质量及生存期。研究显示，结直肠癌术后 25%复发局限于原手术区域，可通过再次根治性手术达到治愈目的，因此早期准确诊断结直肠癌术后复发与转移，并进行全面准确的评估可指导临床及时调整治疗方案，提高患者生活质量，延长生存期。

目前，临床上监测结直肠癌术后复发转移主要依据血清肿瘤标志物、肠镜及 CT、MRI 等常规影像学检查，但灵敏度及特异度均不高，易漏诊大量偶然转移灶。^{18}F－FDG PET—CT 一次显像可完成全身检查，可检出一些不常见或未被怀疑的复发、转移灶，如颈根部、纵隔的淋巴结转移，胸膜转移，盆部转移灶，远处的骨转移等，对全身情况进行再评估，判断局部复发、转移的可切除性，提高患者手术成功率，也可以避免无意义的手术（图 10－9）。此外，PET—CT 显像对结直肠癌患者术后复发、转移的判断有较高的阴性预测值，检查结果阴性基本可以排除肿瘤复发、转移的可能。

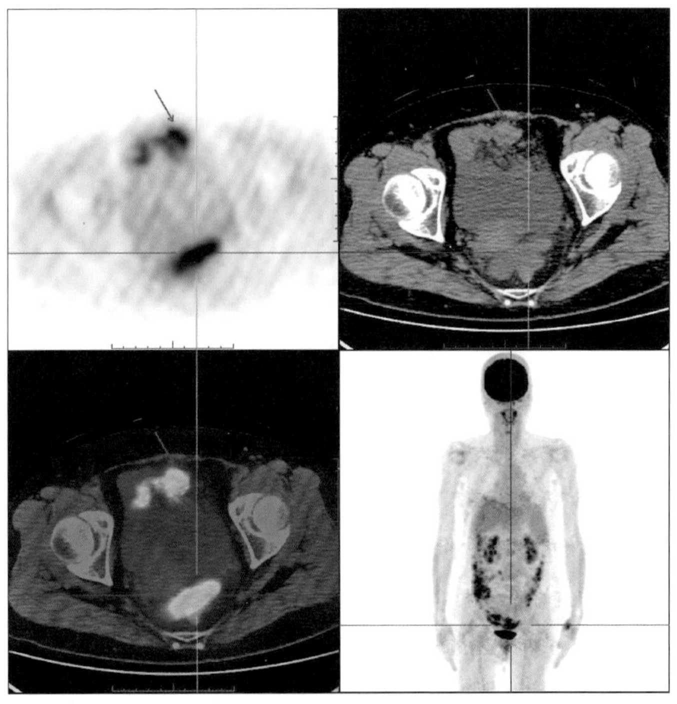

图 10－9 病例 9

患者，女，59 岁，结肠癌术后 11 个月余，发现肿瘤标志物升高，CEA：6.19 ng/mL，CA199：163 U/mL。下腹部增强 CT 未见异常。行^{18}F－FDG PET—CT 示：大网膜、肠系膜及腹膜多发增厚伴葡萄糖代谢增高（SUVmax 6.1），考虑腹腔多发转移。PET—CT 帮助结肠癌术后的患者及早地发现转移灶并同时行再分期（早于增强 CT），可及时处理转移灶

第七节 ^{18}F－FDG PET—CT 显像在结直肠癌预后判断中的应用

结直肠癌患者的 5 年生存率变化范围较大，I期患者 5 年存活率可达 90%，而Ⅳ期仅有 10%。常用来评估结直肠癌预后主要因素如下：局部血管侵犯、肿瘤标志物、肿瘤大小、淋巴结及远处转移、基因表达情况及表达蛋白（如细胞增殖抗原 Ki－67）。影像学检查可早期、无创评估预后，CT 及 MRI 通过病灶的局部进展情况、淋巴结及远处转移情况发挥一定的预后评估作用，但各有其局限性。^{18}F－FDG PET—CT 结合了功能显像及解剖显像，相较传统影像学而言对结直肠癌预后评估有着相对优势。

研究表明^{18}F－FDG PET—CT 预测治疗反应的效能明显高于 CT 及 MRI，肿瘤代谢体积（MTV），总糖酵解量（TLG）可全面反映肿瘤负荷量及肿瘤的生物学行为，被认为是 PET—CT 评估预后的较好指标；也有研究提出用治疗前后病灶 SUV 值的变化情况来评估预后，认为治疗前后病灶 SUV 值降低的比例越高，治疗后病灶 SUV 值越低，代表患者对治疗的反应越好，患者预后越好。但目前 PET—CT 用来评估预后的具体参数以及治疗后行 PET—CT 显像的时间尚无统一标准。

第八节 ^{18}F－FDG PET—CT 显像在结直肠癌原发病灶的寻找及指导组织活检中的应用

对一些不明原因发热、腹痛、体重下降、消化道肿瘤标志物升高、大便性状改变或转移性肿瘤就诊患者，行^{18}F－FDG PET—CT 显像可了解全身情况，为不明原因的转移性肿瘤寻找原发病灶，如果显像结果高度怀疑结直肠肿瘤，可以建议肠镜并活检，如果有浅表或易取组织的转移灶，可提供准确的穿刺或组织活检的部位，协助临床医生制订最佳的治疗方案。尤其对于肠梗阻患者，因肠镜不能通过行^{18}F－FDG PET—CT 显像有助于明确原发灶部位并进行准确分期，有助于临床治疗决策。

第九节 ^{18}F－FDG PET—CT 显像在结直肠癌筛查方面的应用

2018 年美国癌症协会推荐无特殊风险人群的结直肠癌筛查时间应从 45 岁开

始，对于有一级亲属家族史和既往肠道腺瘤史或炎症性肠病的患者筛查时间应更早。目前我国结直肠癌筛查为大便隐血结合肿瘤标志物，对可疑患者再行进一步肠镜检查。^{18}F－FDG PET—CT 能检查出一些早期或亚临床期的肿瘤，阴性结果毫无疑问可使受检者消除对癌症的担心，但是阴性结果也不能排除一些低摄取 FDG 的恶性病灶，但总体而言阴性结果较阳性结果好，对于部分结直肠阳性或可疑结果需行肠镜等检查进一步明确诊断。^{18}F－FDG PET—CT 作为结直肠癌筛查工具的意义在于：① 灵敏度高、准确性好，具有早发现、早诊断的价值；② PET—CT 为全身显像，容易发现一些微小病灶；③ 结直肠癌早期无症状，定期 PET—CT 检查有助于早发现、早治疗；④ 尤其适用于 CEA 等消化道肿瘤标志物增高（图 10－10）、

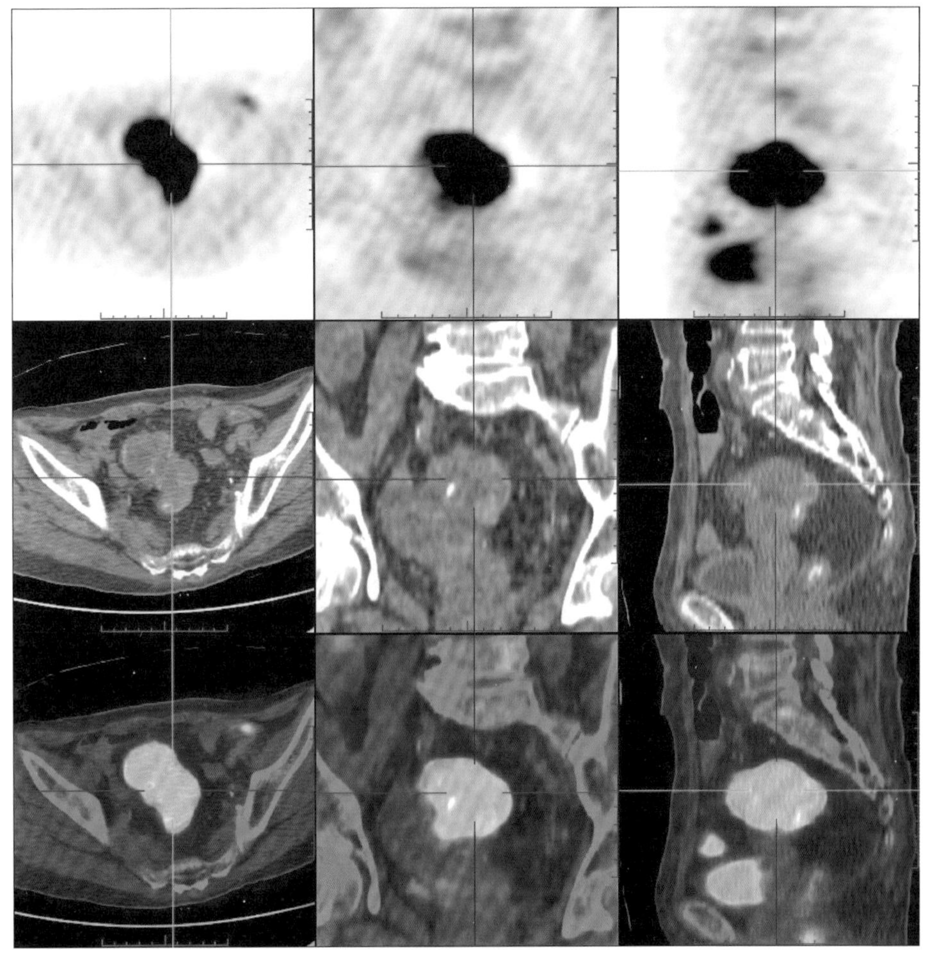

图 10－10　病例 10

患者，女，79 岁。体检发现 CEA：40.91 ng/mL。^{18}F－FDG PET—CT 示：乙状结肠下段肿块伴葡萄糖代谢增高（大小 5.6 cm×4.5 cm，SUVmax 18.6），考虑结肠癌，建议肠镜协诊。后肠镜病理检查明确为结肠癌

有肿瘤家族史者。

虽然^{18}F－FDG PET—CT 显像的费用较高，但能规避许多不必要的手术，有助减轻患者的痛苦和经济负担，避免过度手术和医疗资源浪费，提高成本效益比；也可提高术前 TNM 分期的准确性，协助医生临床决策，个体化治疗，延长患者生存期，且其无任何创伤、痛苦和风险。^{18}F－FDG PET—CT 显像可作为结直肠癌筛查、诊断、鉴别诊断、分期与再分期、疗效监测、复发转移监测及评估预后的重要工具。

第十一章

结直肠癌的内科诊断与治疗

结直肠癌(Colorectal Cancer, CRC)是一种常见且病死率高的消化系恶性肿瘤,其发生风险受环境和遗传等多因素影响。根据WHO数据库GLOBOCAN显示,结直肠癌的发病率在不同国家地区差异较大,在西方国家,结直肠癌在女性中的发病率高居所有恶性肿瘤的第二位,在男性中则排第三位。在我国,结直肠癌发病率为9.2～17/10万,男女比例12∶1,仅次于肺癌、胃癌,为第三大高发性肿瘤。2018年《中国结直肠肿瘤早诊筛查策略专家共识》提示,结直肠癌在我国每年新发病例约42.92万人,病死病例达28.14万人,严重危害人们健康。

尽管现在CRC早期筛查日益受到重视,但仍有相当数量的结直肠癌患者确诊时已是中晚期,导致预后欠佳。因此,结直肠癌的早期诊治至关重要。近20年来,随着消化内镜技术的迅速发展以及检测手段的多样化,结直肠癌的早期检出率正在明显提高,内镜下治疗早期结直肠癌的应用指征也逐步扩大,与传统外科手术相比,内镜下治疗CRC具有创伤小、并发症少、恢复快、费用低、术后生活质量高等优点。

第一节　早期结直肠癌及癌前病变

早期结直肠癌(Early colorectal cancer)的定义:早期结直肠癌是指癌细胞穿透结直肠黏膜肌层浸润至黏膜下,但未累及固有肌层,认为是早期结直肠癌。上皮重度异型增生及未穿透黏膜肌层的癌称为高级别上皮内瘤变(High-grade Intraepithelial Neoplasia, HGIN),包括局限于黏膜层或有固有膜浸润的黏膜内癌。黏膜下浸润深度≤1000 μm且无淋巴管/血管浸润或肿瘤发芽的早期结直肠癌传统上被认为是低危癌症,淋巴结(LN)转移风险<1%,为内镜下治疗的适应证。如术后病理评估黏膜下浸润深度超过1 000 μm时,则认为黏膜下深层浸润,应考虑追加外科手术扩大切除范围。

结直肠癌癌前病变(Precancerous lesions of colorectal cancer)的定义:是指与结直肠癌发生密切相关的病理变化,包括结直肠腺瘤、腺瘤病和炎症性肠病(Inflammatory Bowel Disease,IBD)等相关异型增生。此外,传统锯齿状腺瘤

(Traditional Serrated Adenoma，TSA)和广基锯齿状腺瘤/息肉(Sessile Serrated Adenoma/polyps，SSA/P)等锯齿状病变也属于癌前病变的范畴。

1. 结直肠腺瘤(Colorectal adenoma)：包括管状腺瘤、绒毛状腺瘤和管状绒毛状腺瘤，前两者是指管状或绒毛状结构超过 80%，如两种结构同时存在又少于 80%，称之为管状绒毛状腺瘤(图 11－1)。

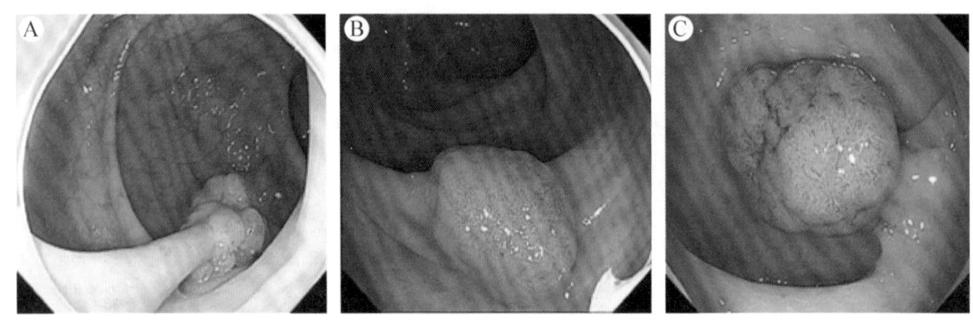

图 11－1 结直肠腺瘤

A，管状腺瘤腺；B，绒毛状腺瘤；C，绒毛状管状腺瘤

其中绒毛状腺瘤癌变率最高，而管状腺瘤相对最低。大多数结直肠癌经由腺瘤—腺癌途径形成，占全部结直肠癌癌前疾病的 85%～90%，甚至更高(图 11－2)。

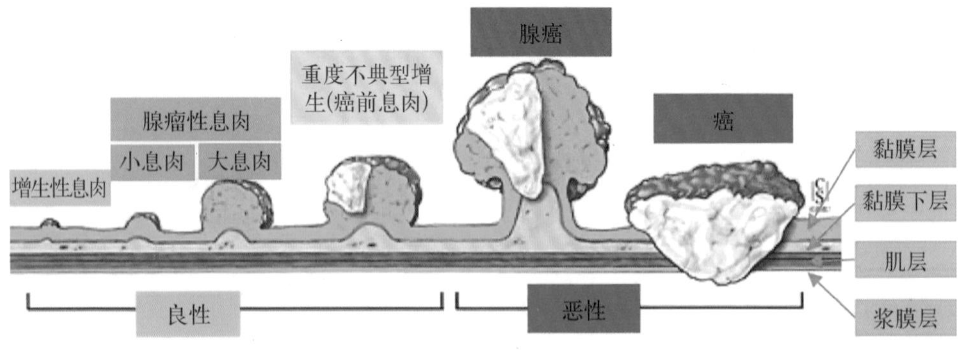

图 11－2 腺瘤癌变示意图

2. 进展期腺瘤：指满足以下一项或多项标准的腺瘤：a) 直径＞10 mm；b) 含绒毛成分；c) 有重度异型增生或高级别上皮内瘤变。

3. 锯齿状病变：指一组表现为上皮锯齿状结构的病变，其中包括增生性息肉、SSA/P 和 TSA(图 11－3)。增生性息肉通常被认为不具备恶变倾向。近年来，锯齿状病变的重要性正越来越得到重视，SSA/P 和 TSA 也能经过锯齿状途径发生癌变，占 CRC 起源的 15%～20%。SSA/P 根据细胞异型性分为不伴和伴有细胞异型增生型。锯齿状病变常位于近端结肠，且大体表现平坦，易被漏诊，是造成间歇期结肠癌

(肠镜筛查结果正常,但在下一周期筛查之前发现 CRC)的重要原因之一。

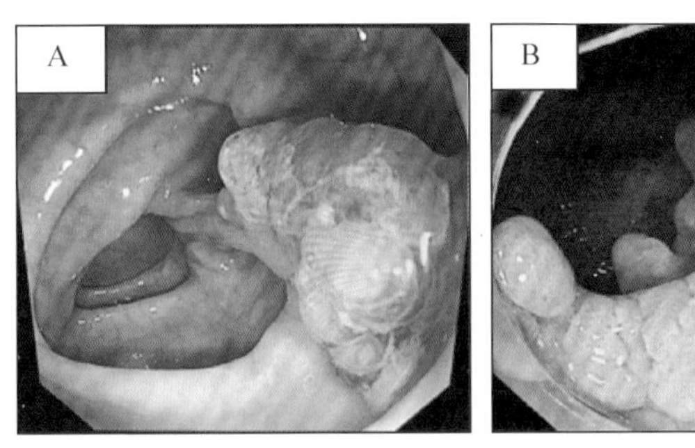

图 11－3　锯齿状病变

A，SSA/P；B，TSA

4．侧向发育肿瘤(Laterally Spreading Tumor，LST)：指直径≥10 mm,沿肠壁侧向扩展而非垂直生长的一类表浅性结直肠病变,依据其表面形态可分为颗粒型和非颗粒型(图 11－4)。LST 并非组织学分类,其病理可能为腺瘤或锯齿状病变等,有黏膜下浸润风险。

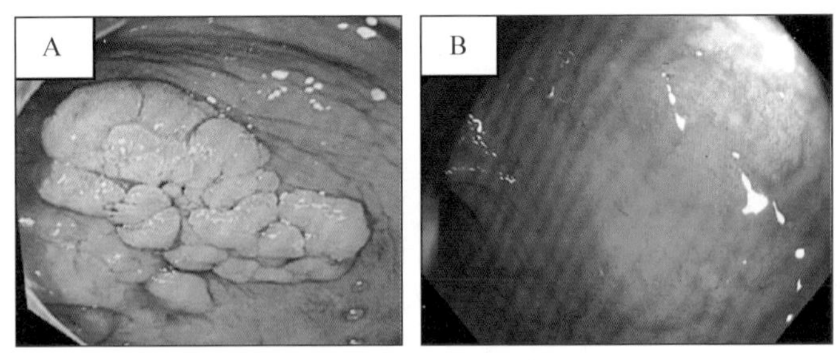

图 11－4　侧向发育肿瘤

A，颗粒型 LST；B，非颗粒型 LST

尽管消化内镜技术已迅速普及,但结肠镜对结直肠腺瘤的总体漏诊率仍高达20%～25%。如何提高结肠镜对结直肠早癌的发现率成为结直肠癌预防的关键问题。大肠癌(CRC)的发病率通常随着年龄的增长而增加。由于多数 CRC 病例发生在 50 岁以上,故从 50 岁开始筛查可作为一个比较好的策略,能较好平衡筛查获益与经济负担、筛查风险。

第二节　结肠癌的内镜诊断

进展期结直肠癌可以通过大便隐血、血清肿瘤标记、CT、MRI 及 PET—CT 等手段发现，但最终仍需经内镜病理诊断。此外，早期结直肠癌的发现和评估，主要依赖结肠镜检查来实现。

一、白光内镜（White Light Endoscopy，WLE）

是结直肠癌最重要的检查手段。常规白光内镜可以发现早期结直肠癌的形态学改变，隆起型结肠早癌或癌前病变容易在白光内镜下被识别。但由于消化道早癌及癌前病变病灶通常比较微小，且表现不具有明显的特征性，大多数情况下很难准确诊断，导致一些早癌及癌前病变被漏诊。因此，结肠镜检查时应仔细观察黏膜的细微征象（包括黏膜色泽改变、局部呈结节状粗糙不平、轻微隆起或凹陷、毛细血管网的中断或消失、黏膜质脆、易自发出血、肠壁僵硬、蠕动差或消失等）。早期结直肠癌在白光内镜下根据其形态可分为四大类型（图 11－5）。

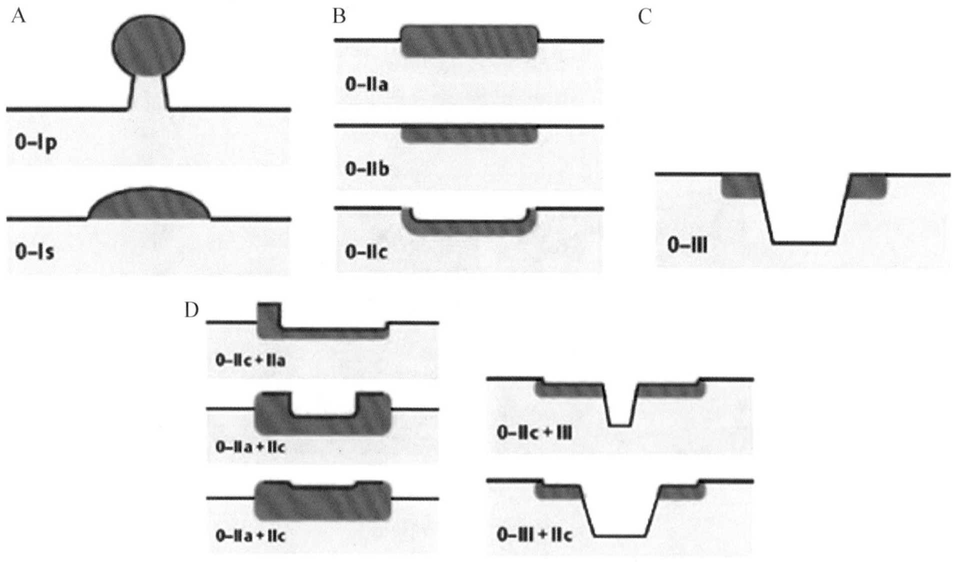

图 11－5 早期结肠癌的内镜分型：巴黎分型标准

A，隆起性病变：带蒂型 0－Ⅰp，扁平型 0－Ⅰs；B，浅表性病变：浅表隆起型 0－Ⅱa，浅表平坦型 0－Ⅱb，浅表凹陷型 0－Ⅱc；C，凹陷型；5－4 浅表凹陷＋隆起型 0－Ⅱc＋Ⅱa，浅表隆起＋凹陷型 0－Ⅱa＋Ⅱc；溃疡＋浅表凹陷型：0－Ⅱc＋Ⅲ，Ⅲ＋0－Ⅰic

在白光内镜的基础上，常需结合内镜精查技术（包括放大内镜、色素内镜、电子染色内镜及其他精度较高的新型内镜成像技术）来提高病变的检出率。

二、内镜精查技术

1. 放大内镜：可将病灶放大至 100～150 倍，可在内镜下直接观察结直肠黏膜的腺管开口及微血管形态，在进行黏膜活检前进行病灶组织学类型的判断，这对鉴别肿瘤性与非肿瘤性病变具有重要意义，并可对肿瘤的黏膜下侵犯程度进行较为准确的判断，为病变是否可行内镜下治疗提供重要依据（图 11－6）。

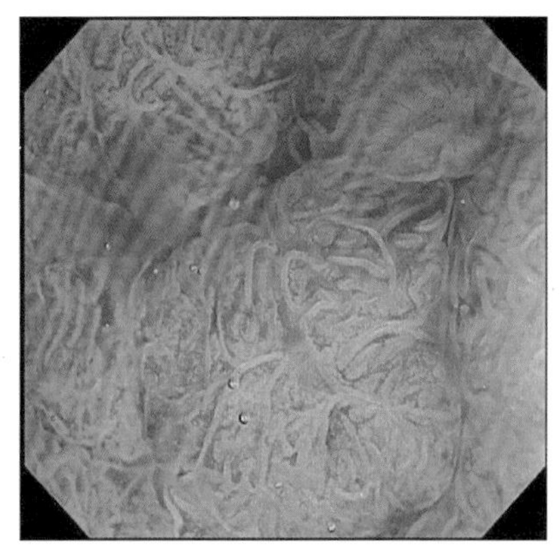

图 11－6　白光放大内镜

2. 色素内镜：通过在局部喷洒染色剂（靛胭脂、亚甲蓝、醋酸及结晶紫等）以显示病变范围和黏膜表面形态，使病灶与正常消化道黏膜的分界显示更为清晰，增强内镜对病变细节的识别能力（图 11－7）。在此基础上应用放大内镜进一步观察结肠腺管开口形态及微血管形态，可显著提高结直肠早癌诊断的准确性。

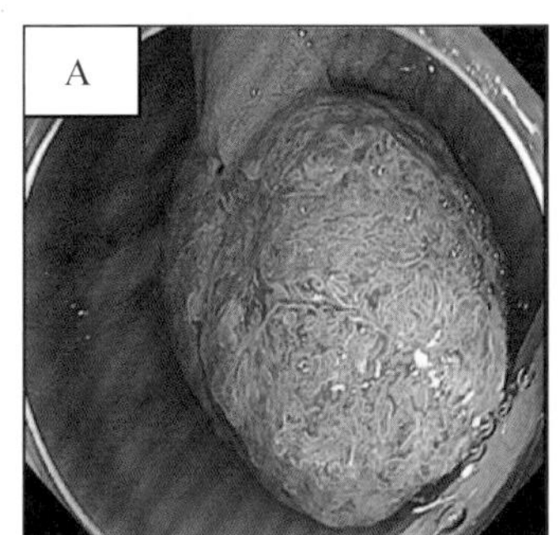

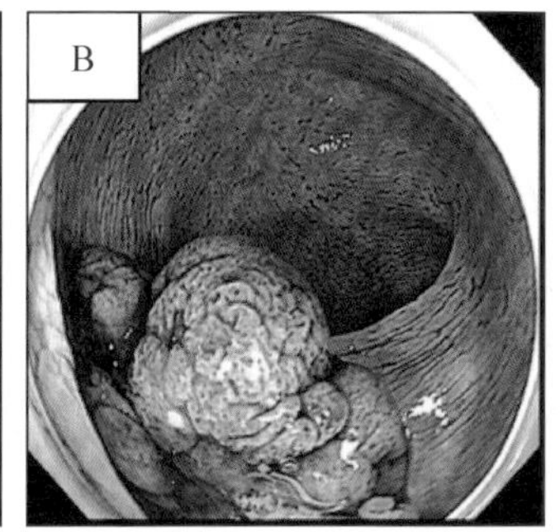

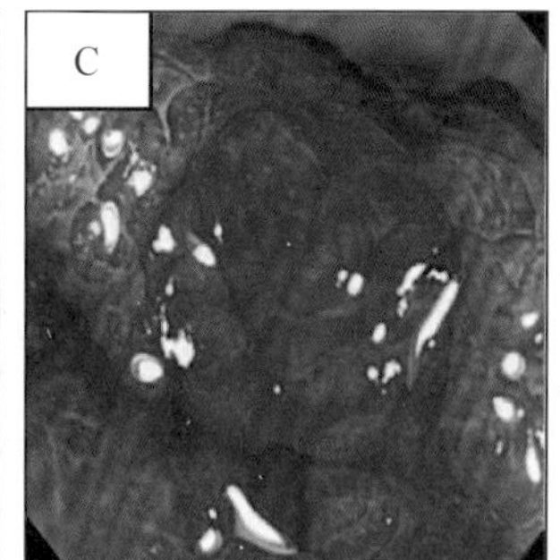

图 11－7　色素内镜

A，醋酸染色；B，靛胭脂染色；C，结晶紫染色

3. 电子染色内镜

(1) 窄带成像技术（Narrow Band Imaging，NBI）：NBI 技术的原理是通过滤去红光成分，保留蓝光及绿光成分，利用黏膜表面细微血管的成像，增加病变部位黏膜与正常黏膜的对比度而达到增加病变的诊断率（图 11－8）。窄带成像结合放大内镜（ME－NBI）可以突显出黏膜微表面结构（Micro Surface patterns，MS）及微血管（Micro Vascular patterns，MV）形态，清晰观察病变的边界和范围，获得与色素内镜类似的视觉效果。与普通高清白光结肠镜相比，利用电子染色结合放大内镜观察黏膜腺管开口和黏膜表面微血管网，可对早期结直肠癌

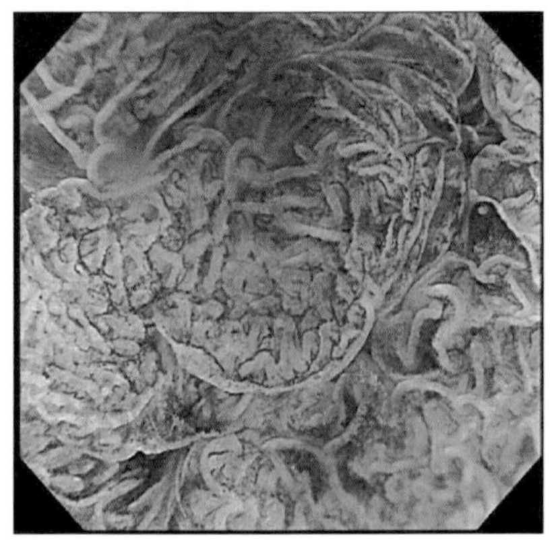

图 11－8　NBI 染色

及其癌前病变的病理性质作出实时、准确的判断，为治疗方案的制订提供可靠依据。

(2) 自发荧光成像(Autofluorescence Imaging，AFI)：可将活体组织的自发荧光转化为图像加以分析，主要根据不同色调区分肿瘤性病变与正常黏膜，又称为虚拟染色结肠镜。其对设备要求较高，早期临床研究结论差异较大，目前并未在临床上推广应用。目前研究表明虚拟染色结肠镜诊断大肠腺瘤和息肉的作用有限，可能仅对小型和扁平病变的检出有轻度获益。主要原因是虚拟染色结肠镜光源的亮度不高，还不足以达到对宽大肠腔黏膜的最佳可视化。而且肠腔残余的胆汁和粪渣在虚拟染色图像中呈现红色和黑色，会干扰对黏膜的观察，所以虚拟结肠镜对肠道清洁度要求较高。目前，虚拟染色结肠镜比较适合于对肿瘤性和非肿瘤性微小病变的鉴别，从而减少操作并发症风险及经济成本。

(3) 蓝激光成像(Blue Laser Imaging，BLI)：BLI 对人体血管与其表面结构的对比显示最强，属于放大观察模式；蓝激光联动成像(Linked Color Imaging，LCI)模式明度最高，强调图像白色与红色的对比，对黏膜病变的筛查更为精细；BLI-bright 不仅可强调人体血管表面结构对比，还可将图像明亮度提高，可以弥补白光难以观察到黏膜表面细微结构的不足，提高了病变部位的辨识度。此外，BLI 对结直肠肿瘤浸润深度的诊断准确性与 NBI 相似。通过上述模式，可对结直肠病变表面的微血管结构与微结构形态以及病变边界进行有效观察，利于协助临床进行内镜下病理标本的获取以及最终治疗方案的制定。

三、共聚焦激光内镜(Confocal Laser Endomicroscopy，CLE)

共聚焦激光内镜使用激光束作为其光源并通过处理器单元处理所获取的图像，使得内镜医师可在内镜检查实时进行细胞成像和组织学评估。聚焦激光内镜可将细微黏膜结构放大 1 000 倍，故 CLE 最大优点在于在内镜检查的同时可实现即时“光学活检”的目的，常用于可疑病灶的精细观察。

虽然 CLE 在消化道早癌的诊断中具有独特的优势，但受限于操作者的临床经验、评估显微图像时的主观性以及获取高质量图像的高难度等因素，目前尚不支持 CLE 在临床实践中常规使用。

四、组织病理学检查

通过白光结肠镜或内镜精查后，应根据病变的性质和大小综合判断如何对可疑病变进行活检。可按照以下标准进行：对较小的隆起型病变，可先取 1～2 块组织，也可不行活检而尽早完整切除病变后送检。对较大的隆起型病变，建议取 2～4 块组织。对平坦型病变，单一部位活检不能反映病变全貌，多块活检则可能导致黏膜层与黏膜下层纤维化，增加后续内镜切除的难度，可不进行活检，尽早整块切除病变后送检。若内镜中心具备条件，也可实施诊断性内镜黏膜下剥离术（Endoscopic Submucosal Dissection，ESD）。

第三节　早期结直肠癌的内镜下治疗

在过去的10余年中，消化内镜治疗消化道早癌和癌前病变取得了重大突破。内镜黏膜切除术（Endoscopic Mucosal Resection，EMR）是一种用于治疗大多数胃肠道良性病变的简单有效的方法。但是，随着内镜黏膜下剥离术（ESD）和内镜全层切除术（Endoscopic Full Thickness Resection，EFTR）的应用，结直肠病变的内镜治疗适应范围已较前扩大。如今，消化内镜技术不仅用于结直肠良性病变的常规治疗，而且还应用于早期结直肠癌的根治性切除。

1. 内镜圈套灼除术（Snare Resection，SR）

适用于Ⅰp型和Ⅰps型早期结直肠癌，即便是带蒂、表面有癌性分化的大息肉，只要正确使用圈套器亦可完整切除。

2. 内镜黏膜切除术（EMR）

适用于≤3 cm的Ⅰs型、Ⅱa型、Ⅱb型早期结直肠癌，通常EMR对于这些病变的完整切除率可高达80%（图11－9）。EMR通常先通过病变黏膜下注射使之抬举后进行，根据病变的大小和形态，可以选择不同尺寸的圈套器。此外，对于表面呈均匀颗粒形态的LST，发生黏膜下浸润癌的风险则较低，因此即使EMR分块切除亦足以作为有效治疗手段。然而，当遇到扁平病变且直径超过特定大小的情况，EMR通常会导致病灶“碎片化”，导致较高的复发风险。在一项纳入479例患者的多中心前瞻性研究发现，对于超过40 mm的病灶，EMR术后复发的风险可高达41%。在另一项纳入252例无蒂、直径超过20 mm的腺瘤患者的随访研究中，

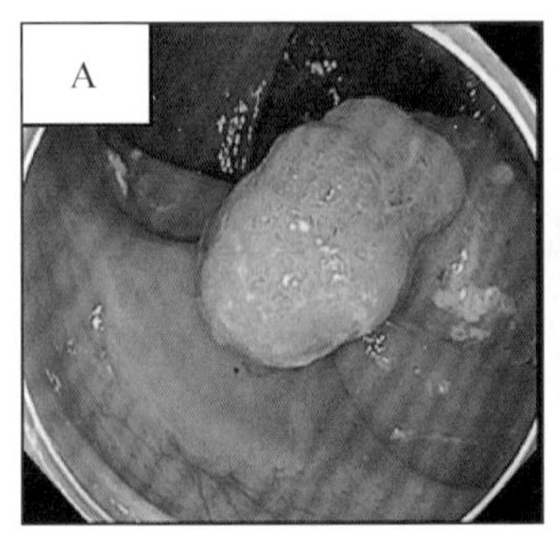

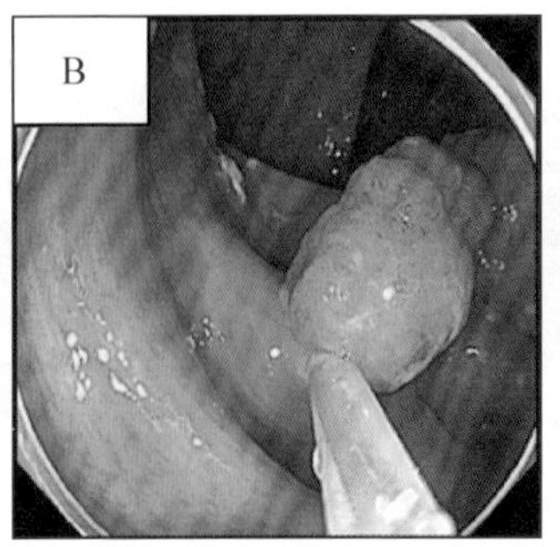

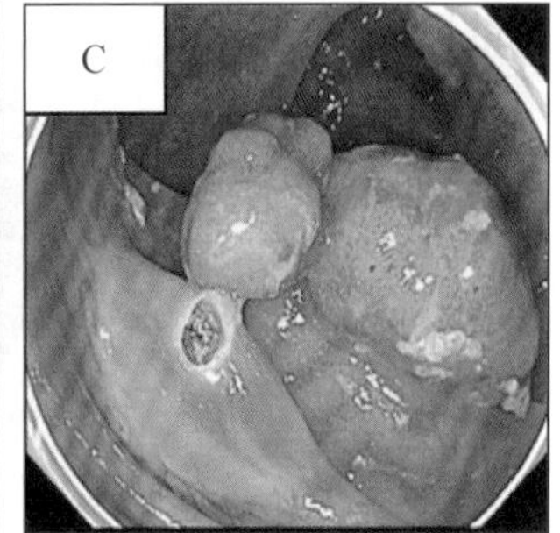

图11－9　内镜黏膜切除术

A，横结肠息肉黏膜下注射；B，圈套器EMR切除；C，切除术后创面

EMR 术后 3～6 个月可见 31.69%肿瘤残留。近年来，有学者尝试进行水下 EMR（Under water EMR，UEMR）切除结直肠息肉。UEMR 与传统的 EMR 相比复发率更低、根治率更高，但不良事件发生率并无显著改善。

3. 内镜黏膜剥离术（ESD）

在早期结直肠癌中，对病变进行 R0 切除是最重要的。分块切除后的病变无法对切除边缘进行组织病理学分析。在对高度怀疑浸润性癌的病变进行整块切除及完整术后病理评估方面，ESD 及相关技术优于 EMR 或 SR。内镜黏膜下剥离术（ESD）是一种内镜下利用专用高频电刀对消化道早期肿瘤进行完整切割、剥离的新技术（图 11－10）。这一方法是在 EMR 基础上发展起来的，其优点是可一次性完整切除病灶，并提供准确的病理分期。在日本，ESD 已被确认为治疗上消化道早期肿瘤的标准方法。相较于 EMR，ESD 的临床结局更佳，术后复发率仅为 1.2%。目前，应用 ESD 进行结直肠肿瘤的整块切除率具有较大的地区差异性，在亚洲国家可高达 93%，在非亚洲国家约 86%；亚洲国家结直肠肿瘤的 R0 切除率可达到 86%，而非亚洲国家显著偏低，仅 73%。

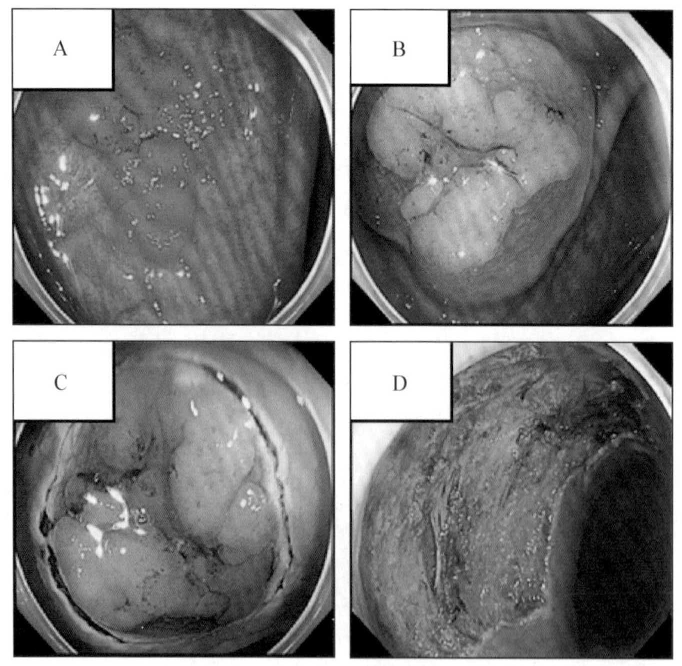

图 11－10　内镜黏膜剥离术

A，乙状结肠 LST；B，黏膜下注射；C，切开病变边缘；D，ESD 术后创面

ESD 切除结直肠病变的适应证包括：① 无法通过 EMR 实现整块切除的 ＞20 mm 腺瘤和结直肠早期癌症。② 抬举征阳性的腺瘤和早期结肠直肠癌。

③ >10 mm 的 EMR 残留或复发病变、再次 EMR 切除困难的病变。④ 多次活检仍不能证实为癌的低位直肠病变。欧洲胃肠道内窥镜协会(ESGE)建议对于直径>20 mm、高度怀疑局限的黏膜下浸润病灶进行 ESD 完整切除。这些发生可疑黏膜下浸润的病灶有两个主要特征：① 黏膜微表面结构不规则或非颗粒型侧向发育性肿瘤(LST)；② 表面呈凹陷或假凹陷形。非颗粒型 LST 病变具有相对较高的黏膜下浸润癌风险，最高可达 69%，而在假凹陷型病变中，浸润癌风险甚至高达 73.5%。此外，也有数据表明，在非颗粒型大肠癌病变中，有 30%～56%发生多灶性黏膜下浸润。因此，必须高度重视这些结直肠特殊类别病变的完整切除术，以便对肿瘤切缘进行可靠的组织病理学分析。

从部位而言，直肠的病变相对更容易进行 ESD 处理。一项前瞻性单中心研究表明，在位于直肠近端的 182 例病例，完整切除率和 R0 切除率分别为 88.4%和 62.6%。右半结肠的 ESD 可能属于最困难且繁琐的内窥镜切除手术，对手术技巧十分具有挑战性且费时。但该研究证实 ESD 术对于右半结肠病变也是可行且有效的。就病灶大小而言，ESD 对于直径超过 50 mm 的病变依然能达到满意的疗效，当然病变越大，可能需要的手术时间越长，且 R0 切除率可能会下降。另外该研究显示，对于 20～50 mm 的病变，平均所需的手术时间约为 92.7 min。综上所述，ESD 术已成为内镜下治疗早期结直肠癌的重要“首选方法”。

ESD 的禁忌证包括：① 合并严重的心肺疾病；② 血液病、凝血功能障碍以及服用抗凝剂的患者，凝血功能纠正前；③ 病变基底部黏膜下注射抬举较差的病变，提示病变可能发生黏膜下层浸润或黏膜下层存在严重纤维化，操作本身难度较大，应慎行；④ ESD 治疗前影像学检查提示淋巴结转移征象，或术前活检提示细胞分化程度低，或有淋巴血管浸润。

第四节　内镜下治疗的并发症

1. 出血：出血是最常见的并发症，可分为术中出血和迟发性出血。术中出血较为常见，一旦发生，应利用去甲肾上腺素、电凝等方法及时处理，若出血量大必要时需终止 ESD 手术。迟发性出血主要与病变大小及部位有关，表现为术后出现黑便或鲜血便，应及时发现并尽早内镜下止血治疗。

2. 穿孔：穿孔是内镜下手术最严重的并发症之一，由于操作时间较长，肠腔内聚集大量气体使得压力较高，有时较小的肌层裂伤也会造成气体外溢。当然，大多数穿孔通过内镜治疗可获得缓解，需要急诊手术治疗的概率很低(仅约 1%)。

3. 感染：内镜治疗后术后感染也是常见并发症。由于肠腔为非无菌环境，故

ESD术后感染时有发生，一般在ESD术后常规预防性应用抗生素，可减少术后感染的发生。

第五节　内镜治疗后的随访

早期结直肠癌得到内镜下治愈性切除后，应密切随访，一般应在1年内进行结肠镜检查，然后根据检查情况进行后续内镜随访。对于接受结直肠癌手术患者，一般建议5年内每6个月进行肠镜检查。如术前肠镜未完成全结肠检查，建议术后3～6个月进行肠镜复查。

第六节　内镜治疗和外科治疗的选择

早期结直肠癌的内镜治疗有效、微创且复发率低。因此，除个别特殊病例外，很多早期结直肠癌病例的内镜治疗优于外科手术。尽管目前尚缺乏关于ESD术与外科手术的直接比较研究，但通过2种方法对早期结直肠癌的回顾性比较表明，ESD后患者的生活质量显著更高。经肛内镜微创手术（Transanal Endoscopic Micro-surgery，TEMS）和经肛门微创手术（Transanal Minimally Invasive Surgery，TAMIS）是早期直肠癌外科治疗的优选微创方案。但相比ESD，上述外科手术方式的侵入性仍相对更大，甚至有研究表明上述手术的复发率较内镜治疗更高。

在选择外科手术方案之前，应使用各种内镜、染色内镜以及放大内镜对结直肠病变进行仔细的内镜评估。精确的治疗前评估可能有助于区分癌前病变和深度浸润癌，从而改善外科治疗方法的选择。此外，内镜下还可以对不易发现的病灶进行术前定位及病变范围标记。

综上所述，在早期结直肠癌的治疗中，尤其是浸润深度判断困难的病例，内镜医师和结直肠外科医生之间需要经常进行多学科讨论，以确保为患者提供最佳治疗选择。

第七节　内镜下结肠病变病例

1. 乙状结肠腺瘤样隆起

乙状结肠癌术后3年，吻合口复发腺瘤样隆起，大小4.2 cm×3.8 cm，病理提示管状腺瘤伴高级别上皮内瘤变，ESD完整切除（图11-11）。

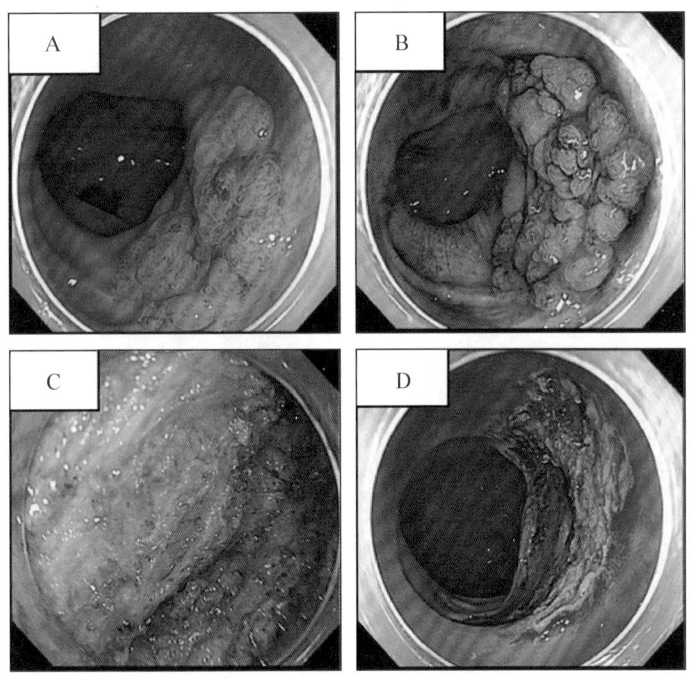

图11-11　乙状结肠腺瘤样隆起

A，乙状结肠吻合口上见腺瘤样隆起；B，靛胭脂染色见病变呈不规则结节状；C，ESD术中见大量白色瘢痕黏连；D，术后完整切除创面

2. 横结肠巨大腺瘤样隆起

横结肠见巨大腺瘤样隆起，亚蒂，大小约3.0 cm×2.5 cm，病理提示绒毛管状腺瘤高级别上皮内瘤变，ESD完整切除（图11-12）。

3. 直肠侧向发育性肿瘤

直肠见侧向发育性肿瘤，大小3.0 cm×4.0 cm，表面呈颗粒型，病理提示管状腺瘤低级别瘤变，局部高级别上皮内瘤变，ESD完整切除（图11-13）。

4. 降结肠肿瘤

降结肠见广基腺瘤样隆起，大小3.0 cm×2.8 cm，病理提示锯齿状腺瘤伴局部高级别瘤变，ESD完整切除（图11-14）。

5. 直肠近肛缘肿瘤

直肠近肛门见广基肿瘤样隆起，大小4.5 cm×3.8 cm，病理提示锯齿状腺瘤伴局部黏膜内癌变，ESD完整切除（图11-15）。

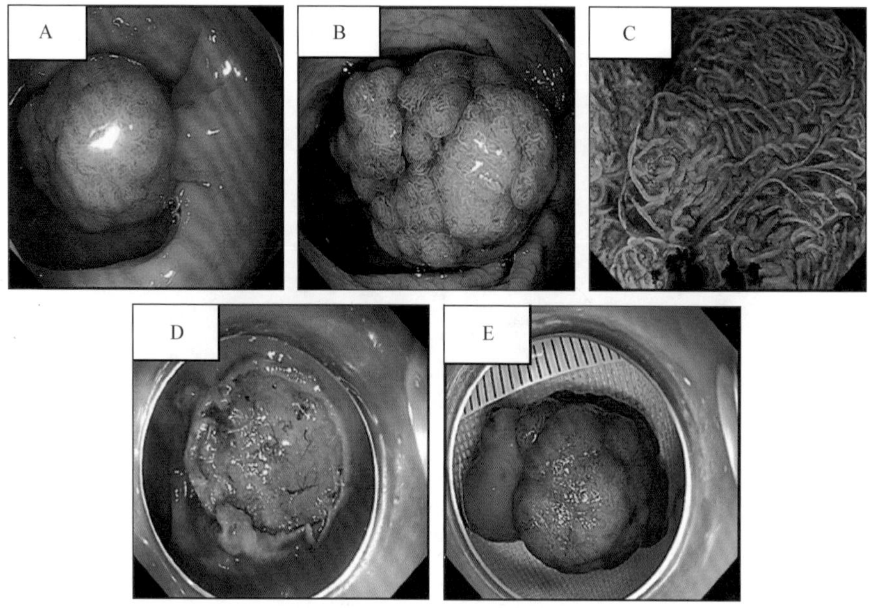

图 11 - 12　横结肠巨大腺瘤样隆起

A，横结肠见巨大腺瘤样隆起；B，靛胭脂染色；C，ME - NBI 观察呈 JNET - 2A 型；D，完整切除创面；E，完整切除标本

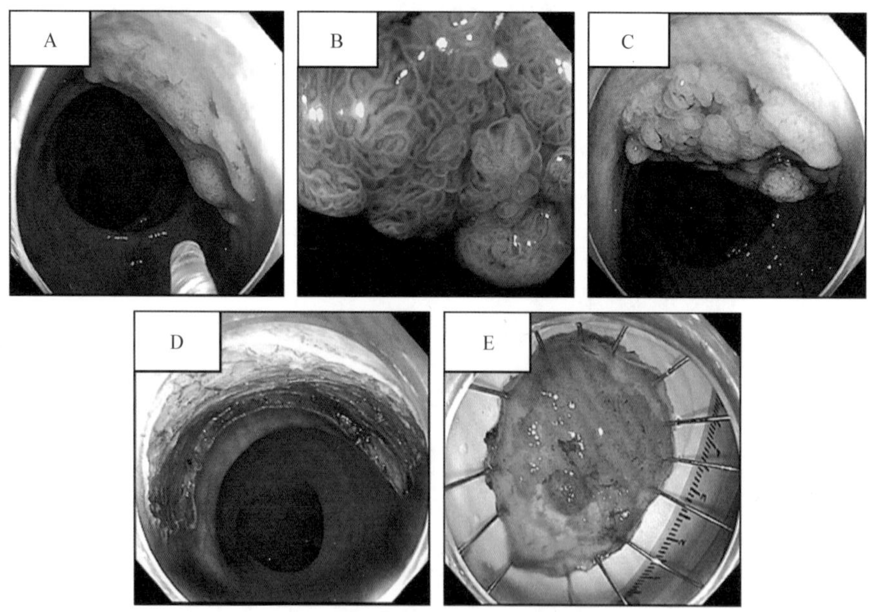

图 11 - 13　直肠侧向发育性肿瘤

A，直肠见 LST 隆起；B，靛胭脂染色；C，ME - NBI 观察呈 JNET - 2A 型；D，完整切除创面；E，完整切除标本

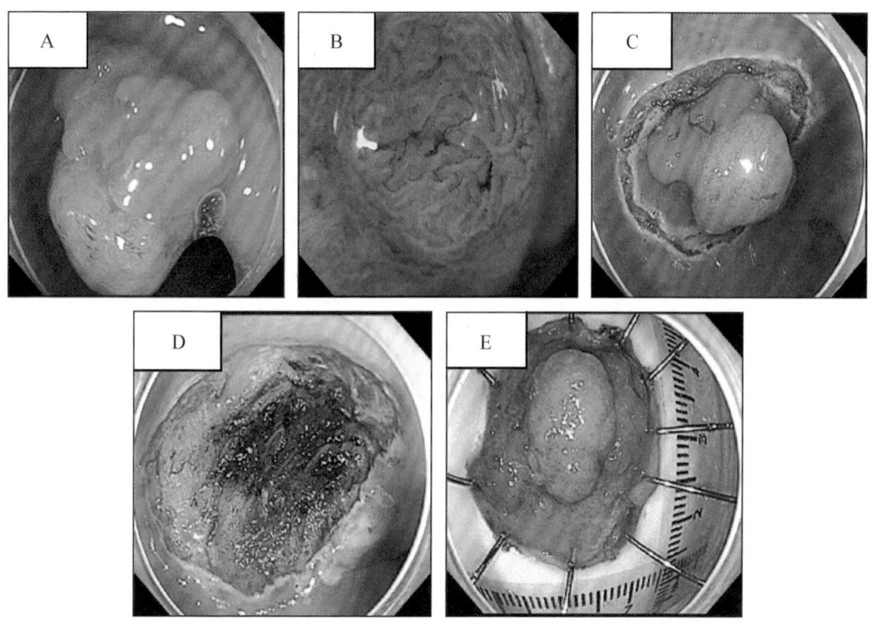

图 11-14　降结肠肿瘤

A，降结肠见肿瘤样隆起；B，ME-NBI 观察局部呈 JNET-2A 型；C，ESD 切开病变边缘；D，完整切除创面；E，完整切除标本

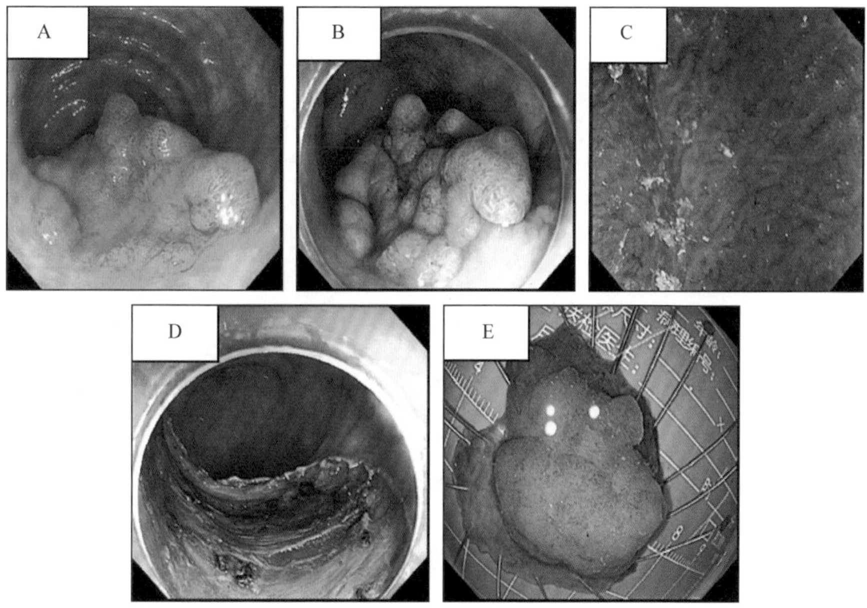

图 11-15　直肠近肛缘肿瘤

A，直肠近肛缘见肿瘤隆起，呈混合结节型；B，靛胭脂染色；C，ME-NBI 观察呈 JNET-2B 型；D，完整切除创面；E，完整切除标本

| 第十二章 |

结直肠癌外科创新治疗

第一节　腹腔镜结直肠癌减孔、单孔手术

传统的腹腔镜结直肠癌手术腹壁戳孔通常需要5个操作孔(2个12 mm,3个5 mm)。戳孔的数量不仅只影响美观,同时伴随着孔数的增多,患者切口疼痛及与切口相关并发症如戳孔的切口感染、腹壁出血、器官或组织损伤、戳孔疝的发生率也会相应增加。穿刺套管数量对术者人数也有要求,5个操作孔意味着三位术者(主刀、一助、扶镜者)同时进行手术操作,但在临床实际工作中,由于各级医院发展不平衡,腹腔镜结直肠癌手术的学习曲线较长,手术人员的相对不固定,在手术过程中,不熟练的助手往往会对主刀医生产生不必要的干扰,抑或造成意外的医源性损伤。为了进一步减少手术创伤,降低术后戳孔并发症的发生率,追求更好的美容效果,传统的腹腔镜微创手术渐趋成熟,创新的腹腔镜手术技术被不断地提出,外科医生如今正进一步尝试由原先的多孔腹腔镜手术向减孔手术以及单孔手术发展,以期通过减少操作孔的数量,达到良好的手术效果。

国内外腹腔镜手术专家在保证手术质量的前提下,正在就减少操作套管数量作相应的尝试,提出了单人操作减孔腹腔镜结直肠手术,主要包括三孔腹腔镜技术以及单孔腹腔镜技术和经自然腔道手术。

一、腹腔镜减孔、单孔手术简介

(一) 腹腔镜减孔手术定义及其应用

减孔腹腔镜手术的定义在全球范围内并没有共识。从字面上看,减孔腹腔镜手术较传统五孔腹腔镜手术而言,减少了穿刺器数量,通过减去1～2孔完成手术。而国外主流学者所谓的"减孔腹腔镜手术"其原文为"Port Reduced Laparoscopic Surgery",指的是单孔加一孔的腹腔镜手术,但也有少量国外学者将三孔腹腔镜手术称为"减孔腹腔镜手术"。在减孔腹腔镜下的结直肠手术面临手术野暴露困难、术者操作困难,体内吻合困难等技术的复杂性问题。在国外,日本的ShoichiFujii、

意大利的 Husher 以及美国的 John Marks 等诸多专家学者，已陆续开展了对部分患者进行三孔腹腔镜结直肠手术（Three-port Laparoscopy-assisted Colorectal Surgery）的临床研究，认为三孔腹腔镜手术作为一种创新的减孔腹腔镜技术，与传统五孔腹腔镜技术相比，在安全性、可行性等方面并无明显区别，同时减孔技术降低了手术成本，美容效果更佳。在我国，特别是特大型城市，如北京、上海等地，许多医院的医师及手术器材资源并不丰富，尤其是刚运行的郊区三级医院，人员配备相对上级医院少，而患者的数量及要求逐渐增加，减孔腹腔镜手术可以降低手术成本，减少人力配备，符合国情需要。遗憾的是，这些研究多选择结肠憩室等良性疾病为手术病例，专门针对结直肠癌的减孔腹腔镜手术的研究只在近年来才有少数的病例报道。

(二) 腹腔镜单孔手术定义及其应用

单孔腹腔镜结直肠手术指在传统腹腔镜手术基础上发展而来，通过腹部单一小切口置入多枚腹腔镜器械实施结直肠手术的一种手术方式（包括良性疾病的结直肠切除术和恶性肿瘤根治性手术）。

单孔技术由于应用于不同国家的多个学科，故其命名尚未达成共识。在已发表的国内外文献中，这种技术通过多种名称出现。2008 年，为了使国际上表述统一，腹腔镜单切口手术评估与研究协会（Laparoendoscopic Single-Site Surgery Consortium for Assessment and Research，LESSCAR）将 LESS 引入为学术出版物的标准命名。2010 年，中华医学会外科分会腹腔镜与内镜外科学组的专家达成共识，同样以 LESS 命名。但目前为止，LESS 的名称尚未被广泛采纳，目前多篇国内外研究论文均以 SILS 为主要命名方式。2019 年，经过学组专家讨论和特约专家讨论，建议统一命名为 SILS（Single-incision Laparoscopic Surgery）。

2008 年，SILS 首次在结直肠手术中报道，Bucher 等人与 Remzi 等人分别成功为结直肠良性息肉患者实施了单孔腹腔镜右半结肠切除术。2009 年，Bucher 等人顺利为一位结肠癌患者开展了单孔腹腔镜根治性左半结肠切除术，开启了 SILS 在结直肠恶性肿瘤中应用的大门。国内也于 2010 年前后开始单孔腹腔镜结直肠手术的探索和开展。单孔腹腔镜结直肠手术具有以下优点：

（1）隐匿型切口能够满足部分患者的美容要求，绕脐小切口手术完成后基本可以达到腹部无痕化的视觉效果。

（2）疼痛满意度更好，部分的研究表明单孔腹腔镜结直肠手术患者腹部切口疼痛感减轻更加理想，有助于患者术后的早期康复，符合 ERAS（快速康复）的理念。

（3）多项荟萃分析表明，单孔腹腔镜结直肠恶性肿瘤的根治手术在技术成熟及符合适应证的情况下开展不影响根治效果，推荐。应当重视的是开展单孔腹腔镜结直肠癌手术必须要在技术条件成熟的特定结直肠癌患者人群中开展。

(4) 降低人力成本，单孔腹腔镜结直肠手术在传统腹腔镜结直肠手术基础上相同手术条件下可减少一个手术参与者，优化了人力资源分配。

(5) 单孔腹腔镜结直肠手术在世界范围内应用和开展越来越广泛，但是缺乏高级别的多中心前瞻性随机对照临床研究数据，在国内逐步推广单孔技术，早期开展多中心的临床研究，制定操作指南或者规范，有利于该技术的推广，提高该术式国际影响力，让更多的符合条件的结直肠疾病患者受益。

(6) 单孔腹腔镜结直肠手术的广泛开展和推广有利于促进手术器械的研发，研制和改进，反而进一步促进手术水平的提升。

(三) 腹腔镜减孔、单孔手术局限性及其争议

目前减孔腹腔镜手术、单孔腹腔镜手术还不被广泛接受成为常规选用的腹腔镜结直肠癌的术，争论的焦点在于上述手术在无法保证充分的手术暴露及完全依靠主刀单人手术的条件下是否安全可行，尤其是能否做到根治性切除，同时手术野暴露、牵拉对抗不够等问题是三孔腹腔镜手术中存在的困难。目前在国内做减孔腹腔镜手术的大有人在，在条件合适的患者身上，富有经验的外科医师完全可以三孔或四孔完成理想的结直肠手术，当然，在暴露困难时可灵活加孔获得理想的暴露和牵拉，以保证手术质量。

和减孔腹腔镜手术一样，单孔腹腔镜同样存在暴露不理想的特点，除此之外，还有器械间互相干扰等等操作技术上的困难。操作三角的丢失后，手交叉技术用以还原操作三角和操作感觉，使单孔手术成为有别于减孔和单孔加一孔手术。Geisle 等人认为三孔腹腔镜手术经验的积累有助于单孔手术的开展。Gash 等学者认为学习单孔腹腔镜结直肠手术的关键在于对 TLAC 手术的熟练掌握。

单孔腹腔镜结直肠手术相关研究虽逐年增加，但仍以回顾性为主，病例报道居多。已有的相关研究表明该技术应用于特定的患者相较于传统腹腔镜技术短期安全、有效可行，而其潜在术后疼痛轻、美容效果好的优势尚有争议，远期预后尚无定论。

(四) 腹腔镜减孔、单孔手术技术更新与展望

为了更好地推动单孔腹腔镜结直肠手术在我国的研究与开展，2017 年 12 月 15 日在中国医师协会结直肠肿瘤专业委员会的支持下成立了单孔腹腔镜学组。撰写《单孔腹腔镜结直肠手术专家共识》旨在为我国单孔腹腔镜结直肠手术的规范化实施提供指导与参考。

单孔腹腔镜结直肠手术是微创技术的进一步提升，单孔腹腔镜结直肠手术可以结合 3D 腹腔镜技术，机器人手术和 TaTME 手术等多种手术方式，目前已有单

孔机器人手术在其他外科领域的报道，克服了传统机器人手术需要多个机械臂操作的缺点，相信单孔机器人手术也将为结直肠手术带来一场新的革命。另外，单孔腹腔镜手术联合 NOSES 手术，可以作为 NOTES 技术发展的桥梁。

二、腹腔镜结肠癌减孔手术

(一) 适应证与禁忌证

减孔腹腔镜结肠癌手术适应证和禁忌证在传统腹腔镜适应证与禁忌证的基础上，建议应严格控制手术适应证。

1. 适应证

(1) 肿瘤不宜过大，通常<5 cm

(2) BMI<30 kg/m^2

(3) 肿瘤位于左右侧结肠

(4) 经超声、CT、MR、PET—CT 等检查判断无远处转移

(5) 无手术区域广泛粘连

(6) 根据第 8 版 AJCC 癌症分期手册，经肠镜、腹部(盆腔)CT 或 MRI 评估后临床肿瘤分期为 cT1 - 4aN0 - 2M0，无论是否接受过术前放化疗。

2. 禁忌证

(1) 肿瘤过大直径≥5 cm

(2) 恶性肿瘤伴有远处转移

(3) 身体不能耐受腹腔镜手术

(4) 急性肠梗阻、穿孔或出血行急症手术病例

(5) 多原发癌病例

(6) 合并其他脏器恶性肿瘤

(7) 合并同时其他部位手术病例

(二) 围术期准备

准确评估患者一般情况，通过 CT、MR、肠镜判断肿瘤位置、大小及浸润深度。完善胸部 CT 平扫，肝脏 MR 等评估，排除远处转移。经 MDT 讨论制定治疗方案。做好切口标记或造口标记，术前进行常规肠道准备。同时应控制可影响手术的相关疾病：高血压、冠心病、糖尿病、呼吸功能障碍、肝肾疾病；纠正贫血、低蛋白血症和水电解质酸碱代谢失衡，改善患者营养状态。

(三) 腹腔镜右半结肠癌减孔手术

1. 体位及手术室布置

静吸复合全身麻醉，取分腿平卧位，头低足高 30°，建立气腹后手术台向左侧倾

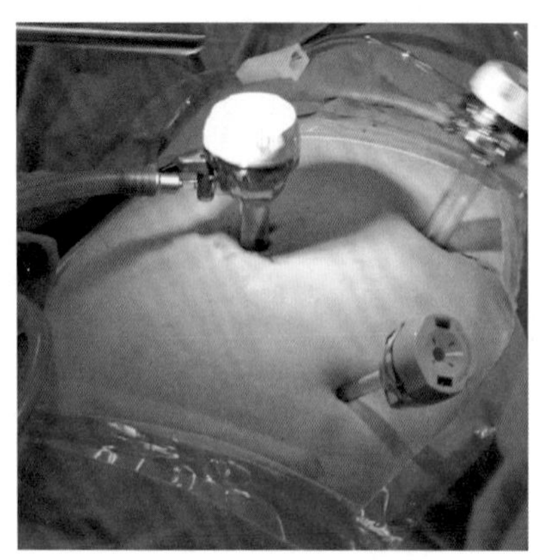

图 12-1 三孔腹腔镜辅助右半结肠切除的套管布置

斜，以免小肠阻挡视野，术者站位于患者左侧，扶镜手站位于患者两腿之间，具体可参见图12-1。

2. 穿刺套管位置

三孔法穿刺套管位置：脐孔上行 10 mm 戳孔放置镜头，Karl Storz 30°镜头经脐部观察孔进入腹腔，探查：注意肝脏、腹腔、盆腔及大网膜有无转移，明确肿块位置以及是否侵犯浆膜，有无肿大淋巴结等，明确术中分期确认腹腔镜可行性后，另外的 10 mm 套管还有 5 mm 的套管在腹腔镜头直视下分别放置在左侧锁骨中线位置，保证病灶位于两套管位置的三角顶点。

3. 关键步骤

手术过程常采用由内向外、从下向上、先处理血管和非接触肿瘤的方法。沿肠系膜上血管投影处打开结肠系膜，并解剖出回结肠血管、右结肠血管及结肠中血管，分别置以血管夹夹闭并剪断，同时清扫血管根部淋巴结。在胃网膜弓外分离切断胃结肠韧带，结肠肝曲横结肠肿瘤需切断胃网膜右血管分支，清除幽门下方淋巴结群。沿结肠外侧自髂窝至结肠肝曲，也可从肝曲游离至髂窝，切开后腹膜，将升结肠从腹后壁游离。注意勿损伤十二指肠腹膜后部、输尿管、肾脏、精索内(或卵巢)血管。

4. 取标本途径以及体外吻合

腹部作与标本相应大小的小切口，切口保护套保护切口。体外切除右半结肠，包括肿瘤、结肠系膜和足够肠段。一般作回肠横结肠端端吻合(也可作端侧吻合)。先以氯己定涂抹两侧肠端，然后吻合。横结肠系膜与回肠系膜的游离缘可缝合关闭，也可不缝合。

(四) 腹腔镜左半结肠癌减孔手术

1. 体位及手术室布置

静吸复合全身麻醉，取截石位，头低足高至 15°～20°，向右倾斜 15°～20°。术者手术台的右侧，扶镜助手站位于患者两腿之间。

2. 穿刺套管位置

三孔法穿刺套管位置：脐孔下行 10 mm 戳孔放置镜头，Karl Storz 30°镜头经脐部观察孔进入腹腔，探查：注意肝脏、腹腔、盆腔及大网膜有无转移，明确肿块位置以及是否侵犯浆膜，有无肿大淋巴结等，明确术中分期确认腹腔镜可行性后，第二个 10 mm 的穿刺套管放置在右髂窝内，通常位于右侧髂前上棘内侧约两指宽，第三个 5 mm 辅助操作孔在前两孔之间连线中点开外约一掌距离，一般需遵循病灶位于两套管位置的三角顶点的原则，具体布置可参见图12－2。

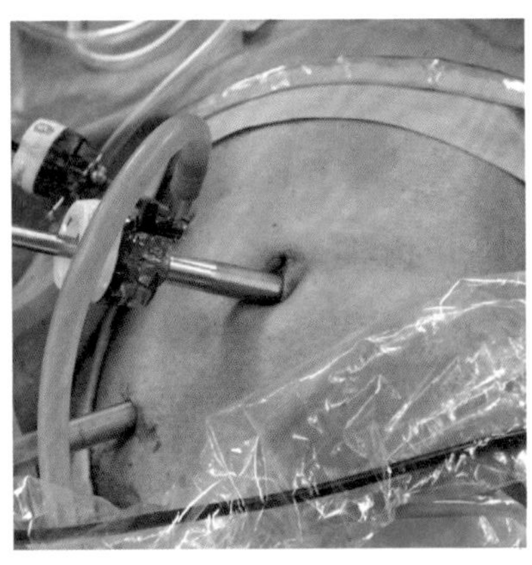

图 12－2　三孔腹腔镜辅助左半结肠切除术的套管布置

3．关键步骤

腹主动脉前打开结肠右侧腹膜，分离左结肠动、静脉以及乙状结肠动、静脉分支，结扎后切断，并分离结肠系膜，注意保留肠段的血液供应。剪开降结肠及乙状结肠外侧后腹膜，分离左侧结肠及其系膜，注意勿损伤输尿管及精索内(或卵巢)动静脉。打开胃结肠韧带，分离结肠脾曲。分离并切断结肠中动静脉左支。切断附着于胰腺体、尾部下缘的横结肠系膜根部，注意勿损伤结肠血管。

4．取标本途径以及体外吻合

体外切除左半结肠，包括肿瘤、足够肠段及结肠系膜，作横结肠-乙状结肠端端吻合。关闭系膜孔。关闭小切口后，重新建立气腹，冲洗腹腔，查无出血后，放置引流，关腹。

(五) 腹腔镜乙状结肠癌减孔手术

1．体位及手术室布置

静吸复合全身麻醉。患者取头低足高 30°的膀胱截石位。术者站位于患者右侧，扶镜者站位于术者同侧。

2．穿刺套管位置

三孔法穿刺套管位置：脐孔上行 10 mm 戳孔放置镜头，Karl Storz 30°镜头经脐部观察孔进入腹腔，探查：注意肝脏、腹腔、盆腔及大网膜有无转移，明确肿块位置以及是否侵犯浆膜，有无肿大淋巴结等，明确术中分期确认腹腔镜可行性后，第二个 10 mm 的穿刺套管放置在右侧髂前上棘内侧靠近右侧锁骨中线位置，第三个 5 mm 辅助操作孔在前两孔之间连线中点开外，靠近右侧锁骨中线位置，布置可参见图 12－3。

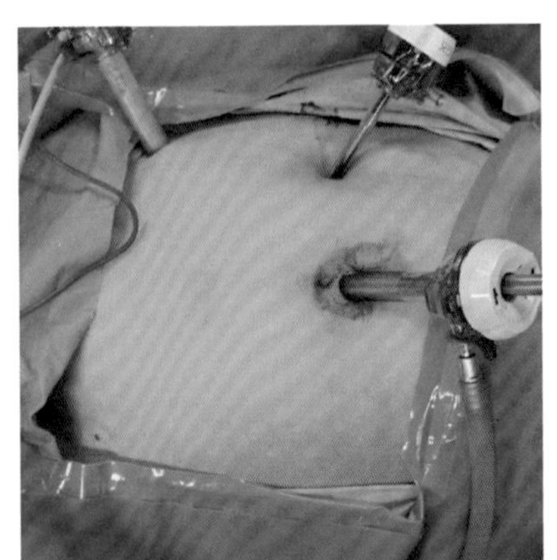

图 12－3　三孔腹腔镜辅助乙状结肠切除术的套管布置

3．关键步骤

分离乙状结肠系膜的右侧，分离过程中应注意两侧输尿管的位置及走向，解剖暴露肠系膜下动脉和静脉，清扫血管根部淋巴结，切断肠系膜下动脉或直肠上动脉及其伴行静脉。但有时应注意保留结肠左动脉，以避免吻合口血供不足而产生吻合口瘘。在肿瘤下方用腹腔镜切割缝合器切断直肠。

4. 取标本途径以及体外吻合

在下腹作相应大小的小切口，用塑料袋保护好切口，将带肿瘤的近端直肠乙状结肠拉出腹腔外，体外切除乙状结肠，包括肿瘤、足够肠段及结肠系膜，作降结肠-直肠端端吻合。若肿瘤部位较高或乙状结肠较游离时可把肠段拉出腹腔外切除及吻合。

三、腹腔镜直肠癌减孔手术

减孔腹腔镜直肠手术，对于高位直肠癌，可以以三孔腹腔镜完成。但是对于低位和超低位的直肠癌，三孔的难度较大，可能需要四孔甚至传统五孔腹腔镜完成。

(一) 适应证与禁忌证

1. 适应证

(1) 肿瘤不宜过大，通常直径<5 cm

(2) BMI<30 kg/m^2

(3) 肿瘤位于高位直肠

(4) 经超声、CT、MR、PET—CT 等检查判断无远处转移

(5) 无手术区域广泛粘连

(6) 根据第 8 版 AJCC 癌症分期手册，经肠镜、腹部(盆腔)CT 或 MRI 评估后临床肿瘤分期为 cT1 - 3N0 - 2M0，无论是否接受过术前放化疗。

2. 禁忌证

(1) 肿瘤过大直径≥5 cm

(2) 低位和超低位直肠癌

(3) 恶性肿瘤伴有远处转移

(4) 身体不能耐受腹腔镜手术

(5) 急性肠梗阻、穿孔或出血行急症手术病例

(6) 多原发癌病例

(7) 合并其他脏器恶性肿瘤

(8) 合并同时其他部位手术病例

(二) 围术期准备

准确评估患者一般情况，通过 CT、MR、肠镜、指诊判断肿瘤位置、大小及浸润深度，完善直肠癌分期。完善胸部 CT 平扫，肝脏 MR 等评估，排除远处转移。经 MDT 讨论制定治疗方案。做好切口标记或造口标记，术前进行常规肠道准备。同时应控制可影响手术的相关疾病：高血压、冠心病、糖尿病、呼吸功能障碍、肝肾疾

病；纠正贫血、低蛋白血症和水电解质酸碱代谢失衡，改善患者营养状态。

(三) 腹腔镜直肠癌减孔 Dixon 手术

1. 体位及手术室布置

三孔法：静吸复合全身麻醉。患者取头低足高 30°的膀胱截石位。术者站位于患者右侧，扶镜者站位于术者同侧。

2. 穿刺套管位置

三孔法穿刺套管位置：脐孔下行 10 mm 戳孔放置镜头，Karl Storz 30°镜头经脐部观察孔进入腹腔，探查：注意肝脏、腹腔、盆腔及大网膜有无转移，明确肿块位置以及是否侵犯浆膜，有无肿大淋巴结等，明确术中分期确认腹腔镜可行性后，第二个 10 mm 的穿刺套管放置在右髂窝内，通常位于右侧髂前上棘内侧约两指宽，第三个 5 mm 辅助操作孔在前两孔之间连线中点开外约一掌距离，一般需遵循病灶位于两套管位置的三角顶点的原则，具体位置偏下。

3. 关键步骤

如果为女性患者，应悬吊子宫，以减少子宫对于骶前空间的影响。

左手拉起乙结肠系膜，保持张力，在骶骨峡水平开窗，进入 toldt’层面，分离过程中应注意两侧输尿管的位置及走向，解剖暴露肠系膜下动脉和静脉，清扫血管根部淋巴结，切断肠系膜下动脉或直肠上动脉及其伴行静脉。但有时应注意保留结肠左动脉，以避免吻合口血供不足而产生吻合口瘘。沿着直肠深筋膜与盆壁筋膜的间隙行锐性分离，低位直肠肿瘤的骶前分离应至尾骨尖部。切开直肠前腹膜返折，于 Denonvillier 筋膜之间的间隙将直肠前壁与精囊分离，女性在直肠生殖膈平面进行分离。切断两侧的侧韧带并注意保护盆腔的自主神经。在肿瘤下方用腹腔镜切割缝合器切断直肠。

4. 取标本途径以及体外吻合

在下腹作相应大小的小切口，用塑料袋保护好切口，将带肿瘤的近端直肠乙状结肠拉出腹腔外，切除肠段。将圆形吻合器抵钉座放入近端结肠，重新建立气腹，使用吻合器在腹腔镜直视下作乙状结肠-直肠端端吻合。吻合口必须没有张力。冲洗盆腔后，吻合口附近放置引流管。

(四) 腹腔镜直肠癌减孔 Miles 手术

1. 体位及手术室布置

减孔腹腔镜 Miles 手术一般采用四孔法：静吸复合全身麻醉。患者取头低足高 30°的膀胱截石位。术者站位于患者右侧，扶镜者站位于术者同侧。

2. 穿刺套管位置

四孔法穿刺套管位置：脐孔下行 10 mm 戳孔放置镜头，探查明确术中分期确认腹腔镜可行性后，套管位置与三孔腹腔镜直肠前切除术类似，第四孔位于左下腹欲造口处。

3. 关键步骤

如为女性患者应首先悬吊子宫，如为男性患者应悬吊部分膀胱。

在腹主动脉前打开后腹膜，游离、切断肠系膜下动脉或乙状结肠动脉及其伴行静脉。由内侧向外侧分离结肠系膜，剥离左髂总动、静脉前的脂肪组织。应注意勿损伤双侧输尿管及其周围组织，并注意其走向。切开其左侧后腹膜，将乙状结肠系膜从后腹膜壁游离。游离直肠时，应在其深筋膜与盆壁间隙内进行，操作轻柔。先分离其后部及侧部，下达尾骨尖及两侧肛提肌平面，再分离直肠前方至前列腺尖端平面。切断两侧韧带，靠近盆壁向下游离直肠，清除两盆壁脂肪淋巴组织。按无菌技术要求在腹腔内用线形切割器或体外直接切断乙状结肠，在左下腹适当位置作腹壁造口。

会阴组：肛门需作荷包缝合。环绕肛门作皮肤梭形切口，应较广泛切除坐骨直肠窝脂肪组织。尾骨前切断肛尾韧带，在两侧靠近盆壁处分离并切断肛提肌。向前牵拉肛管，横行切开肛提肌上筋膜，进入直肠后骶前间隙，将肛提肌上筋膜向两侧剪开扩大，并将已游离、切断的乙状结肠及直肠从骶前拉出，以利直肠前壁的分离。断肛门外括约肌深部向前的交叉纤维，将食指及中指伸入盆腔置于前列腺（阴道后壁）与直肠间，剪断直肠前的附着肌肉，将直肠切除。分离直肠前壁时，需防止损伤尿道及阴道后壁，注意避免直肠前壁穿通，污染伤口。

4. 取标本及缝合盆底

直肠切除后，标本从会阴部取出，用大量消毒水或抗癌药物溶液经腹多次冲洗盆腔，彻底止血。会阴部切口皮下组织及皮肤分层缝合，置引流管。盆底腹膜可选择关闭或不关闭。关闭盆底腹膜前应放置闭式引流。

四、单孔腹腔镜结直肠癌手术

（一）适应证与禁忌证

1. 单孔腹腔镜结直肠手术的适应证

结直肠良性疾病：结直肠息肉、炎症性肠病、憩室、便秘等（证据等级：高；专家推荐等级：推荐）；恶性肿瘤根治性手术的实施应在符合传统腹腔镜适应证与禁忌证的基础上，建议对于早期开展单孔腹腔镜结直肠恶性肿瘤根治术应严格控制手术适应证（证据等级：中；专家推荐等级：推荐）：

（1）肿瘤最大直径≤4 cm

（2）BMI<30 kg/m^2

（3）肿瘤位于结肠以及中、高位直肠

（4）经超声、CT、PET—CT 等检查判断无远处转移

（5）无手术区域广泛粘连

（6）根据第 8 版 AJCC 癌症分期手册，经肠镜、腹部（盆腔）CT 或 MRI 评估后临床肿瘤分期为 cT1－4aN0－2M0，无论是否接受过术前放化疗。

对于开展单孔腹腔镜结直肠手术成熟的单位，手术适应证可适当放宽。

2. 单孔腹腔镜结直肠手术的入路选择

（1）绕脐入路：最常见的入路方式，脐部作为天然瘢痕对于切口有较好的掩饰作用，而且结直肠呈环绕脐部行走，从脐部置入手术器械可顺利到达结直肠各个部位，同时肠系膜上动脉及肠系膜下动脉位置分布均靠近脐孔，经脐孔操作较传统腹腔镜更有利于血管根部淋巴脂肪组织显露及清扫。

（2）耻骨联合上切口入路：在处理中低位直肠时，可选择耻骨联合上切口，以减少骶骨岬对视野及操作的影响，此切口可通过会阴部阴毛以及衣物的遮盖而起到美容效果。

（3）造口或原切口入路：对于存在既往腹部手术史的患者，可根据具体情况，选择原手术切口入路。当患者在术前已计划做造口时也可选择在造口部位做切口入路，从而做到"无痕"。

3. 单孔腹腔镜结直肠手术的禁忌证

单孔腹腔镜结直肠手术禁忌证主要为相对禁忌证（证据等级：低；专家推荐等级：推荐）：

（1）肿瘤直径≥5 cm

（2）恶性肿瘤伴有远处转移

（3）身体不能耐受腹腔镜手术

（4）肿瘤位置过低（一般来说腹膜返折以下）

（5）BMI≥30 kg/m^2

（二）围术期准备

单孔腹腔镜结直肠手术，尤其是恶性肿瘤根治性手术需选择合适的患者开展。准确评估患者一般情况，判断肿瘤位置、大小及浸润深度，是选择最佳手术方案的前提和基础。完善胸部 CT 平扫，腹、盆腔 CT 增强、直肠 MRI 等评估，判断术前分期，经 MDT 讨论制定治疗方案。做好切口标记或造口标记，术前进行常规肠道准备。

（三）单孔腹腔镜结直肠手术的手术设备与器械

1. 操作平台

（1）目前有多种的单孔操作平台，包括国产的和进口的单孔道操作平台：SILS™ Port；STAR－Port；GelPOINT™ platform；Triport™ & QaudPort™；Uni－X™；R－port™ 等。

（2）自制简易装置：小型切口保护套的外环套接无菌手套，根据需要剪去 3～

5 个手指部分，和常规 Trocar 相连组装成简易操作平台。

2. 操作器械

以常规传统腹腔镜械为主（超声刀、无损伤抓钳、无损伤肠钳、剪刀、冲洗吸引器、hemo-lok 钳、电铲、切割吻合器等），同时可根据需要使用预弯曲器械或前端可调节弯曲器械。

3. 镜头

可根据具体情况采用常规 30°镜、前端可弯曲软镜、3D 腹腔镜等，优先推荐可弯曲软镜。

（四）单孔腹腔镜结直肠手术的手术基本站位及原则

1. 手术切口及站位

（1）切口（图 12－4）

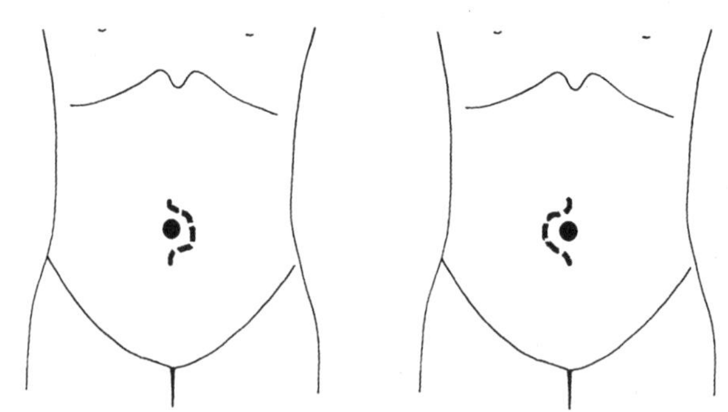

图 12－4　左侧结肠、直肠操作切口右侧结肠操作切口

（2）术者站位（12－5）

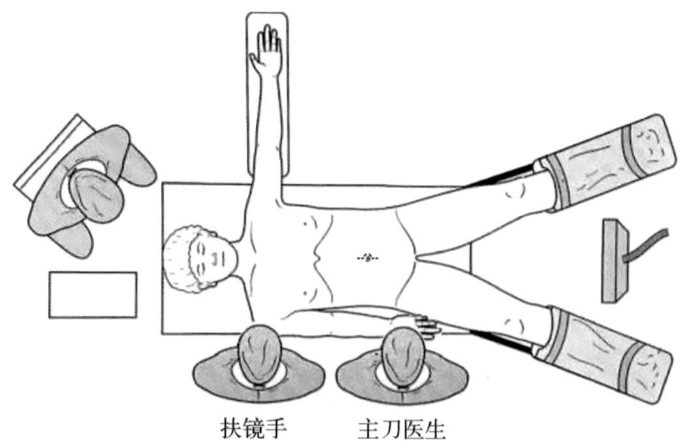

单孔腹腔镜直肠-乙结肠手术站位示意图

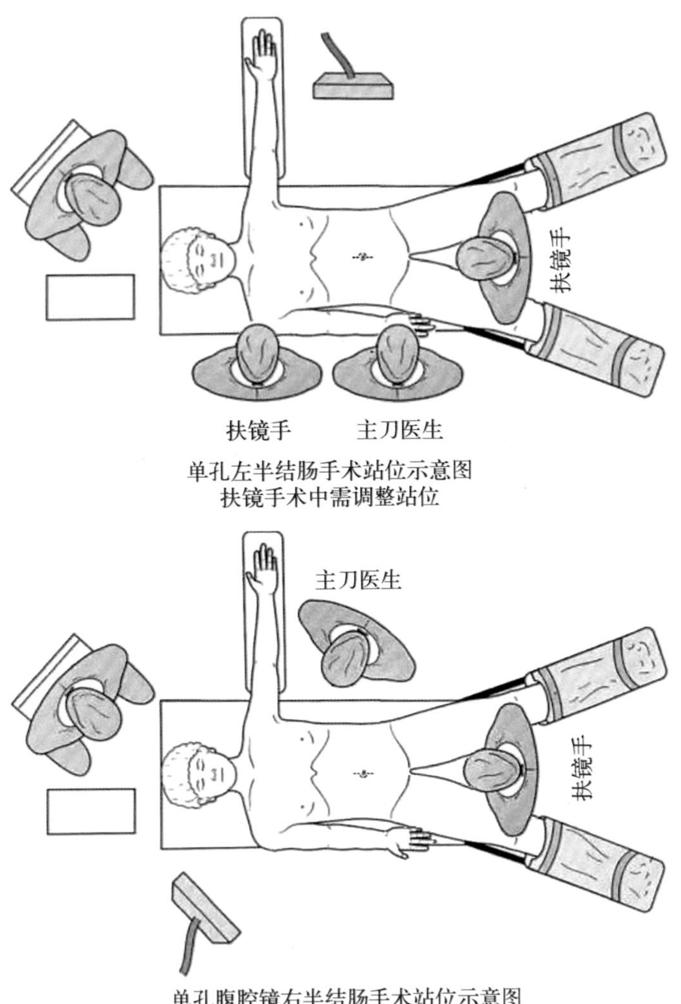

图 12-5　术者站位

2. 手术过程及基本原则：各术式手术过程均与传统腹腔镜手术相同。恶性肿瘤根治性手术依据全结肠/直肠系膜全切除原则，要求充分的切缘及彻底的淋巴结清扫。

术后引流可根据具体情况选择是否放置，若放置可选择经切口引出，对于手术操作满意患者条件合适的患者可不放置引流管（证据等级：中；专家推荐等级：推荐）。

五、单孔腹腔镜结直肠手术的技术难点和操作技巧

1. 单孔腹腔镜结直肠手术的技术难点主要包括：

（1）丢失操作三角：传统的腹腔镜需要镜头孔与术者左右手的操作孔尽可能

分布成倒置的等边三角形，即“三角分布原则”。而SILS经单一切口置入所有的器械操作违反了这个重要的原则，产生了即为所谓的“筷子效应”。

（2）镜头与操作器械平行共轴：传统腹腔镜的二维视野缺乏深度感，而在SILS中，镜头与操作器械平行进入腹腔，产生直线型的视野，术野层次感更加不足。经验不足的医师容易找错组织间隙，造成术中邻近血管、脏器的损伤。另外SILS较传统腹腔镜相比视野受限程度更大，手术器械间断性离开视野，更加容易造成视野外的出血或损伤。

（3）暴露困难：SILS因进入腹腔的空间有限，需尽可能减少操作器械，常无法由第一助手辅助进行术野的暴露，仅依靠扶镜手及主刀医生两人完成腹腔镜下的操作，这样有限的操作器械使得组织牵引不足，术野暴露困难。

（4）共用支点：镜头与操作器械共用相同的支点，狭小的空间造成两者在体内经常发生碰撞，产生“打架”的现象，妨碍手术进程。

2. 单孔腹腔镜结直肠手术技术具有独特性，难以从传统腹腔镜的手术经验中获得。以下经验技巧可以帮助克服单孔腹腔镜结直肠手术中的技术难点。

（1）练习三孔法及单孔加一孔腹腔镜结直肠手术：三孔法腹腔镜结直肠癌手术的实施仅依靠一名扶镜手，在无手术助手的帮助牵拉下，术者需利用体位的调整进行术野的暴露。单孔手术的本质是将多个操作孔道移至同一位置，三孔手术的练习有利于术者熟悉无手术助手的手术操作模式，对于快速渡过单孔手术的学习曲线具有较大帮助。

（2）交叉技术：利用器械在体内交叉及手在体外交叉的技术可以重新建立手术操作三角，主要有内交叉和外交叉的手法。

（3）合理的体位调整及悬吊技术：根据具体手术方式选择合适的体位，利用重力帮助术野暴露，游离左侧时可以合理地右倾，游离右侧时可以合理地左倾。在进行直肠手术时可以利用膀胱或子宫悬吊技术帮助暴露。

（4）合理的空间分配，蚕食法操作：扶镜手将镜头保持于操作器械的对侧可减少碰撞，条件允许的情况下可利用四方向镜进行镜头的转向。同时主刀医生逐步进行局部小范围的分离解剖，如同蚕食，逐步积累，完成整条线、整个面的解剖，达到最终的充分清扫及游离。

（5）术野层次改善：结合利用3D腹腔镜三维显像技术，可以获得高清、立体的图像，同时可以清晰地显示解剖结构。

六、单孔腹腔镜结直肠手术后的注意事项

单孔腹腔镜结直肠手术术后并发症与传统腹腔镜基本相同，各并发症依照常规进行处。当术中出现操作困难，难以继续进行时，可根据实际情况在合适部位进行加孔或转为开腹手术，一切以手术安全为重，避免造成重要血管及脏器的损伤。

既往有报道称单孔腹腔镜胆囊切除术增加了切口疝发生的风险，使得单孔技术受到质疑，但最近的单孔腹腔镜结直肠手术的相关报道并未显示切口疝发生率增加。

第二节　直肠癌 taTME 手术

近年来，腹腔镜技术发展迅速，新辅助治疗手段应用广泛，对于低位直肠癌而言，保肛率逐年提升。在保证根治性治疗直肠癌的基础上，最大程度的保留肛门功能，提升患者的生活质量，成为外科医生新的目标。作为低位直肠癌保肛手术，经肛全直肠系膜切除术已经初步证实为一种安全、有效的低位进展期直肠癌的保肛手术。它不仅提供了解决老问题的新方法，而且拥有广泛的发展前景，逐渐成为低位直肠癌保肛的重要术式。

一、盆底临床应用解剖及低位直肠癌保肛手术进展

（一）盆底临床应用解剖

盆底解剖结构复杂，神经血管丰富，包含着消化、泌尿、生殖系统。对于胃肠结直肠肛门外科医生而言，熟悉掌握盆底解剖，关系到手术成败、患者愈后及肿瘤学结果。① 盆底是封闭骨盆下口会阴软组织，由前方的肛提肌和后方的尾骨肌以及覆盖在两肌上、下面的盆膈上、下筋膜组成。其主要功能是对抗腹压，承托内脏，及对分娩、排尿、排便功能进行精密调节。② 盆底由外向内分为 3 层。外层由会阴浅筋膜及其深面的 3 对肌肉（球海绵体肌、坐骨海绵体肌、会阴浅横肌）及一括约肌（肛门外括约肌）组成。而肛门外括约肌的反射性收缩，克制排便的发生，是保肛手术中需重点保护的组织，手术过程中若损伤该肌肉，可引起大便失禁，影响患者术后生活质量。中层为泌尿生殖膈，由上下两层筋膜及其间会阴深横肌及尿道括约肌组成，其中有尿道和阴道穿过。内层是骨盆底最坚韧的一层，由肛提肌及其内、外面各覆一层筋膜组成。每侧肛提肌自前内向后外由耻尾肌、髂尾肌和坐尾肌 3 部分组成。各部分在阴道和直肠周围交织，功能上相互协调，可维持肛管直肠前、后角，有加强肛门和阴道括约肌的作用。③ 盆底筋膜可分为盆壁筋膜和盆脏筋膜，两层筋膜之间充满脂肪组织及结缔组织，也是结直肠肛门外科手术中重要的平面间隙。位于盆底腹膜与盆膈之间的直肠旁间隙，可作为定位标志，其前方为直肠膀胱隔（女性为直肠阴道隔），术中损伤则可能产生膀胱瘘（女性为直肠阴道瘘），后方为直肠后隙，与上方的腹膜后隙相通。而被覆在肛提肌表面的盆膈上筋膜，在 taTME 手术中起到重要的定位作用。对该筋膜的准确辨识，可以保证进入正确的游离层面，浅了会造成直肠系膜脂肪组织的残留，深了则会暴露出肛提肌表面的肌肉纤维，增加了潜在骶前静脉从损伤的风险，同时也会造成盆神经丛的副损伤。在

侧方淋巴结清扫术中，输尿管腹下神经筋膜、膀胱腹下筋膜、髂腰肌筋膜在平面构建中作用明显，有助于建立内侧、外侧及背侧平面，使手术在疏松的间隙内操作，避免手术切入淋巴组织中引起出血及渗血，确保术野干净，减少因止血导致的不必要的副损伤，保护输尿管及盆腔自主神经，确保手术安全。④ 盆底血管神经丰富，同样也是外科医生在手术过程中需要重点保护的对象。盆底内脏神经丰富，且大多支配排尿、排便相关组织肌肉，与患者术后生活质量息息相关。在一些经肛术式，例如 taTME 或经肛直肠癌侧方淋巴结清扫术中，精确辨识筋膜、间隙，对于保护神经血管，降低患者术后并发症，改善生存质量至关重要。

(二) 低位直肠癌保肛手术术式及其进展

近年来，直肠癌发病率不断升高，且发病人群趋于年轻化，低位直肠癌占比增多。这意味着保留肛门，改善患者生活质量，成为直肠癌根治手术中需要考量的另一个目标。随着新辅助放化疗技术水平的不断提高，微创外科水平的飞速进展，低位直肠癌保肛率逐年提升。目前，主要的保肛手术有：① 内括约肌切除术(Internal Sphincter Resection)：完全 ISR、次全 ISR、部分 ISR 和改良的部分 ISR；② 经肛全直肠系膜切除(Transanal total Mesorectal Excision)手术；③ 经肛内镜显微手术(Transanal Endoscopic Microsurgery)；④ 经肛微创手术(Transanal Minimally Invasive Surgery)；⑤ 经前会阴超低位直肠切除术(APPEAR)。

低位直肠癌是指肿瘤下缘距离肛缘＜5 cm 的直肠癌。其位置特殊，解剖关系复杂，与周围组织毗邻密切。传统手术方式为腹会阴联合切除术，切除范围广，损伤大，患者术后无法保留肛门，只能接受永久性造口，极大影响了患者术后的生活质量。因此，在保证根治性前提下，保留肛门、最大限度改善患者生活质量成为外科医生的目标。

内括约肌切除术(ISR)由 Parks 提出，最早用于需要进行全结直肠切除的炎性肠病的患者。1992 年 Braun 等人将 ISR 手术应用于距肛 5 cm 以下的低位直肠癌的保肛治疗中，由于其只需要切除内括约肌，而保留了外括约肌及肛提肌，降低了会阴区及盆底的损伤，因此为患者保肛提供了可能性。根据内括约肌切除的范围，可分为完全 ISR、次全 ISR 和部分 ISR。完全内括约肌切除术即经括约肌间沟完全切除内括约肌；次全内括约肌切除术即在齿状线与白线之间切除中上 2/3 内括约肌；部分内括约肌切除术，即在齿状线附近切除上 1/3 内括约肌。内括约肌在控制排便功能上起到重要作用，保留更多的内括约肌更有利于患者术后肛门功能的恢复。因此，韩加刚等在部分 ISR 基础上，改良了手术方式，即如果一侧癌灶向肛门方向侵犯较多，通常对侧可沿该齿状线上缘水平切断直肠，保留部分齿状线。作为直肠癌根治术中的保肛手术，ISR 也具有令人满意的肿瘤学结果。Kim 等人回顾性分析了 624 例行直肠癌低位前切除术和 ISR 手术的两组患者的肿瘤学结果，得出结论，与直肠癌低位前切除术相比，ISR的5年总生存率、无病生存率以及局部复发率等差异无统计学意义。在严格掌握ISR适应证的基础上，R0切除率可达到92.0%。在肛门功能恢复及生活质量方面，ISR保留了部分内括约肌，全部外括约肌，耻骨直肠肌以及盆底神经丛，即使由于切除部分内括约肌导致术后早期存在肛门功能受损情况，但是在术后6～12个月可有不同程度的改善，且可使患者避免遭受永久性造口的痛苦，因此，ISR术式可作为低位直肠癌保肛手术的重要选择。

经肛局部切除手术根据操作平台不同，可分为经肛内镜显微手术（TEM）和经肛微创手术（TAMIS）。对于无淋巴结转移的T1期、内镜超声或MRI检查提示肿瘤淋巴结阴性和局限于肠壁内的直肠癌，可采取经肛局部切除方式。Gehard Buess在1983年提出了TEM术式，在充气扩张的肠管内，置入内镜，可获得清晰的视野。依赖其良好的视角，TEM最初用于切除直肠息肉，后用于直肠癌的切除。与传统经肛切除手术相比，TEM术式可以达到准确的局部切除，且外科切缘阳性率较低。然而，该术式需要特制的器械，花费较高，适应证局限。Sam Atallah在2009年开展的TAMIS术式很好地解决了这些问题。TAMIS平台所需的器械与常规腹腔镜器械一致，并不需要特制器械，单腔多孔通道也符合微创操作，降低了患者费用。TAMIS最初用于良性疾病的治疗，而后逐渐作为早期直肠癌保肛手术的治疗选择。2种手术方式的适应证均为局限于黏膜下层不伴有淋巴结转移的早期直肠癌，故损伤小、恢复快，术后肛门功能良好，生活质量较高。在肿瘤学方面，Bach等人总结了424例接受TEM的直肠癌病例，平均随访时期为36个月，93%的患者无复发。在严格遵循适应证的前提下，TEM与TAMIS不失为早期直肠癌值得选择的治疗方案。然而若术后病理证实切缘阳性情况下，也应做好追加手术的准备。

经前会阴超低位直肠切除术（APPEAR）由Williams于2008年提出并完成了14例手术。在我国，林国乐等人在2010年首次开展该术式，完成8例患者的手术。由于该术式平面为经直肠阴道或直肠尿道之间，故对肛门括约肌损伤较小，适用于肛提肌和肛门外括约肌上缘之间的超低位直肠癌。该术式可在完全显露视野良好的条件下进行操作。对于其他手术无法显示的被盆底肌和耻骨直肠肌包裹下端直肠，可充分进行游离，创造出保肛手术的必要条件。在手术愈后方面，行APPEAR的患者术后生活质量无明显降低，但会阴伤口并发症，例如会阴伤口感染和瘘的发生率较高，发生率为15.4%～60.0%，而会阴伤口感染可继发吻合口-会阴瘘。近年来，随着腹腔镜技术的飞速发展，APPEAR联合腹腔镜TME手术也成为可能。虽然APPEAR可以通过游离更大的直肠远切缘获得较高的保肛率，然而其并发症发生率高，手术难度大，且缺乏长期多中心大样本的肿瘤学相关研究，使得该技术的发展受到限制。

（三）经肛全直肠系膜切除术

① 1984 年 Gerald Marks 首先描述了一种经腹联合经肛（TATA）的直肠乙状结肠切除术。这种技术使用腹腔镜器械，从尾侧入路进行直肠切除。该术式成为经肛直肠切除的雏形。自 Bill Heald 引入全直肠系膜切除（TME）以来，便成为直肠癌根治术的金标准。2010 年，Sylla 整合 TATA、TEM、TAMIS 与经自然腔道内镜手术（NOTES）的理念，最先开展了 taTME 术式。根据辅助平台不同，可分为 TEM - taTME、TAMIS - taTME 等。作为“自下而上”的手术方式，taTME 具有广阔的视野，而且可以深入盆腔的解剖位置，保护相应的血管神经束。② 近年来，各项研究也表明，taTME 拥有令人满意的可行性与安全性。首先体现在标本质量上，de Lacy 等人报道的大样本研究证实，TaTME 标本的系膜完整率为 95.7%，环周切缘阳性率为 8.1%，远切缘阳性率为 3.2%。拥有比腹腔镜经腹更高的标本质量，更低的直肠系膜残留率。在手术方面，taTME 的手术时间更短，术中出血量更少。在肿瘤学数据上，Veltcamp 指出，在 10～15 个月的随访时间上，局部复发率为 4%，而继续随访至 29 个月时，无病生存率可达到 80%。由于 taTME 术式提供了良好的视野及操作空间，便于保护神经丛，这大大降低了泌尿系与性功能方面的损伤。患者的肛门功能在术后 1 个月的随访过程均出现不同程度的下降，表现在肛周疼痛及排便失禁，但在 6 个月的功能锻炼后，可获得明显提升。③ 随着机器人技术的飞速发展，其出色的器械、操作中震荡的降低、3D 视野及更加稳定的镜头，使 taTME 手术质量迈上新的台阶。Hu 在一项纳入 20 例患者的实验中指出，机器人辅助的 taTME 与传统 taTME 的肿瘤学与功能学结果相当，具有令人满意的可行性与安全性。可见，taTME 顺应时代发展的潮流，有广泛的发展前景。

传统的全直肠系膜切除术，对于男性、骨盆狭窄、肥胖、肿瘤巨大、骨盆狭窄、新辅助治疗后等低位直肠癌患者作用局限，从上向下的视角，难以显露直肠系膜周围间隙，且在狭小的空间内操作困难，极易损伤周围血管神经束，且影响直肠系膜切除质量，甚至造成无法根治的情况。而 taTME 拥有自下而上的视角，在治疗男性、前列腺肥大、肥胖、肿瘤直径>4 cm、直肠系膜肥厚、低位直肠前壁肿瘤、骨盆狭窄、新辅助放疗引起的组织平面不清晰等“困难骨盆”的直肠癌患者，可能更具优势。不仅如此，taTME 还可以用于克罗恩病、溃疡性结肠炎、吻合口狭窄的修复以及 Hartmann 手术的还瘘等一些良性疾病的治疗。而对于肛门狭窄及肛门功能损伤的患者，即使行 taTME 也无法使患者在肛门功能方面获益，故对于此类患者不推荐使用该术式作为治疗方案的首选。

对于任何手术方式而言，安全性是衡量手术成功与否的重要方面。Penna 研究了 720 名行 taTME 术式的患者的短期愈后，有 0.8%的患者出现尿路损伤的情况。由于在手术操作过程中需要将直肠全层切开，盆腔感染与盆腔脓肿的发生率达到了 16.2%。而有 6.9%的患者出现了不同程度的盆壁出血，这可能与盆腔侧壁切除过多有关。吻合口漏是最严重的并发症，其发生率达到了 15.7%，其中 79%的患者需要再次干预。由此可见，尽管 taTME 无论是在肿瘤学还是术后功能恢复上优势明显，其并发症的发生也不容小觑。taTME 手术难度大，不仅需要优秀的腔内缝合技术，还需要对盆腔解剖充分地理解。而 taTME 的手术质量与操作数量息息相关，其学习曲线长，如何结构化系统化培训合格优秀的 taTME 术者，也是世界范围内面临的难点之一。同时，taTME 的远期效果仍缺乏相应支持，希望在不远的将来能够获得多中心大样本高质量的前瞻性研究去证实 taTME 是可靠的、安全的低位直肠癌保肛术式。

二、直肠癌 taTME 手术

(一) 适应证与禁忌证

适应证：男性、前列腺肥大、肥胖、肿瘤直径>4 cm、直肠系膜肥厚、低位直肠前壁肿瘤、骨盆狭窄、新辅助放疗引起的组织平面不清晰等"困难骨盆"的直肠癌患者。

禁忌证：肛门狭窄无法置入经肛操作平台，患有严重基础疾病无法耐受腔镜手术者。

(二) 围术期准备

1. 充分评估和储备心肺功能。
2. 术前顺行性肠道准备，彻底清洁肠道，减少直肠及肛管部位的污染。
3. 术前 30 min 静脉应用抗生素。
4. 麻醉气管插管，全身麻醉。

(三) 体位、穿刺器位置及数量、会阴部器械及位置、手术室器械及手术人员位置示意图、手术步骤、关键步骤图片

1. 体位及手术人员位置

体位采用头低的截石体位，双侧下肢须抬高并外展，以充分显露肛门。

手术站位经腹手术时站位同常规腹腔镜辅助 TME 手术。经肛手术操作时，术者坐在患者两腿之间，扶镜手站立于术者左侧后方。

腹腔组手术与常规腹腔镜直肠癌根治术体位及戳卡位置无差异，可采用 5 孔法或是减孔单孔操作。

常规于肠系膜下血管根部处理血管，清扫 253 组淋巴结，依照 TME 原则游离直肠系膜，后方至直肠骶骨韧带水平，前方于腹膜返折前方 0.5～1.0 cm 处切开，进入 Denonvilliers 筋膜前方无血管间隙，男性患者向远端分离至精囊腺下缘结束，女性患者游离显露阴道后壁。腹腔组游离完毕后，经预切除段直肠系膜内穿入 0 号丝线，结扎闭合直肠腔，阻断经肛门手术时荷包缝合关闭不严造成肠道胀气，干扰手术(图 12-6)。

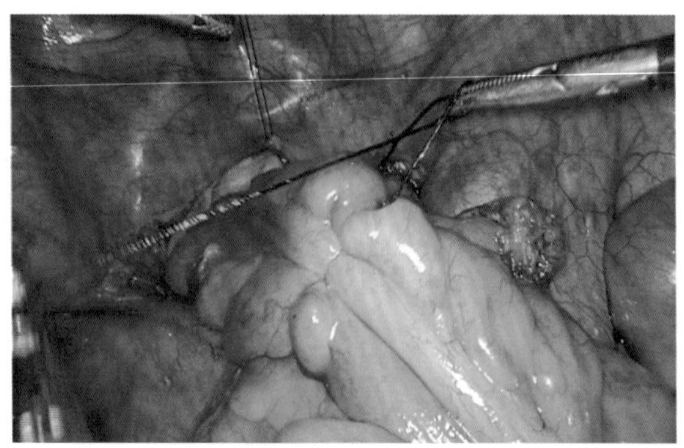

图 12-6 预切除肠丝线结扎闭合直肠腔

经肛门手术：用 lonestar 拉勾拉开肛门，经肛门注入碘伏水冲洗肠腔，充分扩肛后，根据肿瘤距离肛门位置，置入 PPH 透明环或是经肛 port 支撑，距离肿瘤下缘 1～2 cm 处荷包缝合关闭肠腔(图 12-7)。

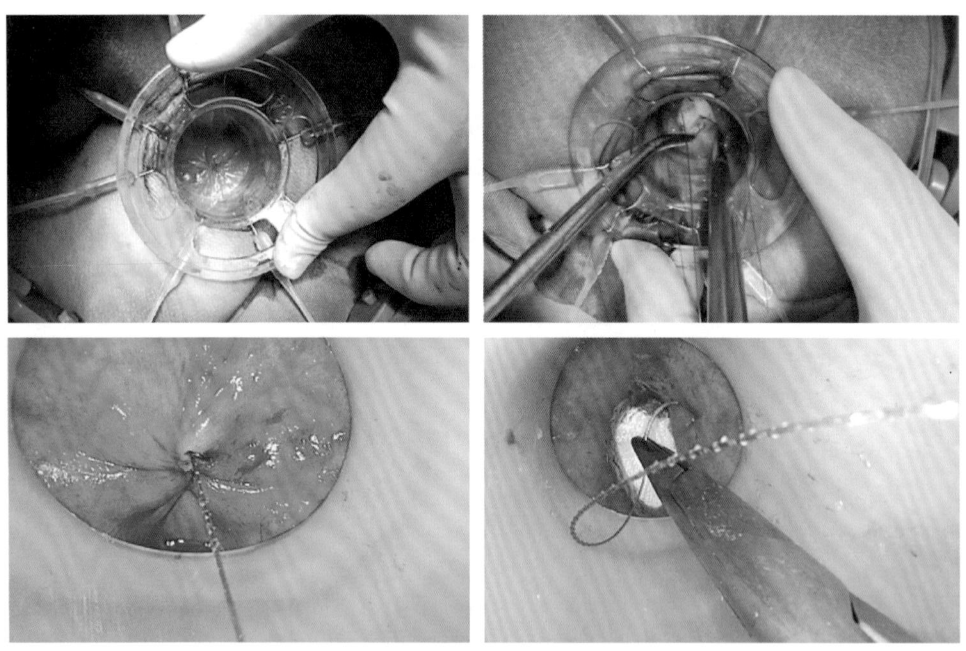

图 12-7 经肛荷包缝合

经肛门置入一次性单孔腹腔镜入路装置，直肠腔内灌注 CO_2(压力为 10 mmHg，1 mmHg=0.133 kPa)。沿预定肠管切开线电钩烧灼一周，作为游离起始段 mark，位置选择在收紧荷包的花瓣状纹理外侧黏膜平展区，距离 port 0.5 cm 左右(图 12-8)。

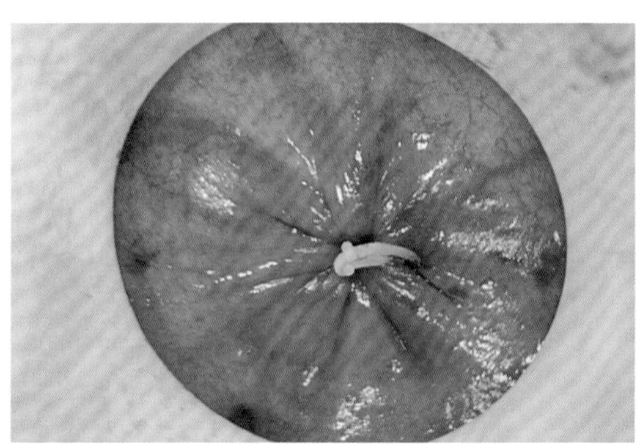

图 12－8　游离起始段标记

建议采用逐层切开技术，先切开黏膜及黏膜下层，(图 12－9)凝闭黏膜下血管，然后判断纵行肌纤维(图 12－10)，全层切开，进入直肠外间隙(图 12－11)。

系膜游离起始部位：全层切开肠管壁后，最容易进入的间隙是前壁前列腺后间隙层面，女性患者应谨慎分离，避免损伤阴道。

后壁会遇到直肠尾骨韧带，不建议马上切开，可以沿着该韧带向两侧拓展，辨

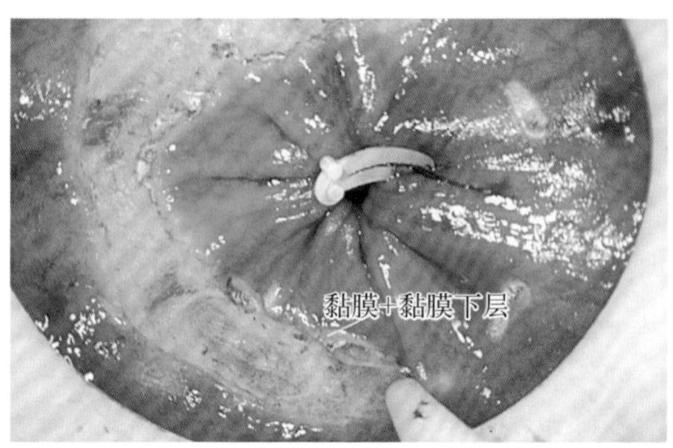

图 12－9　凝闭黏膜下血管

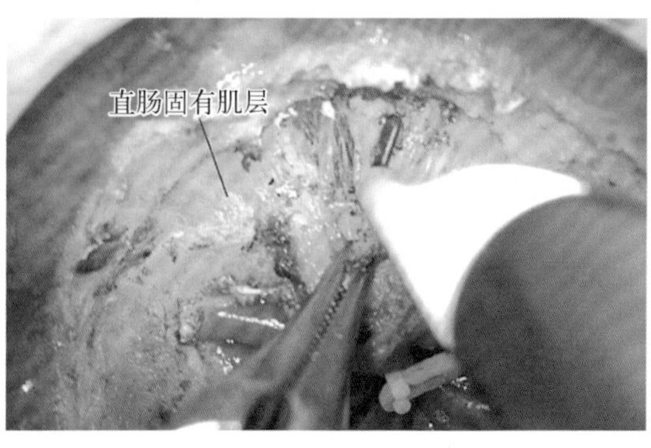

图 12－10　纵行肌纤维的判断

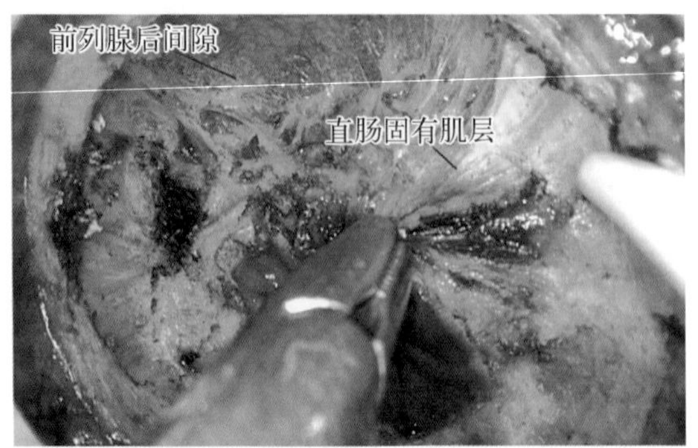

图 12－11　直肠全层切开进入直肠外间隙

识盆膈上筋膜。盆膈上筋膜是被覆肛提肌表面的一层菲薄的筋膜，覆盖于肛提肌与尾骨肌上面，无论经腹 TME 手术还是经肛 TME 手术都会造成盆膈上筋膜的误判，进而造成解剖层面的错误，导致进入不同的游离层面，浅了会造成直肠系膜脂肪组织的残留，深了则会暴露出肛提肌表面的肌肉纤维。在后壁分离的过程中，改变提拉的力度和方向以利于盆膈上筋膜的显露，通常情况下截石位 6 点钟的位置会和直肠尾骨韧带存在融合，很难分离，建议采用 5 点和 7 点的位置进入(图 12－12)。

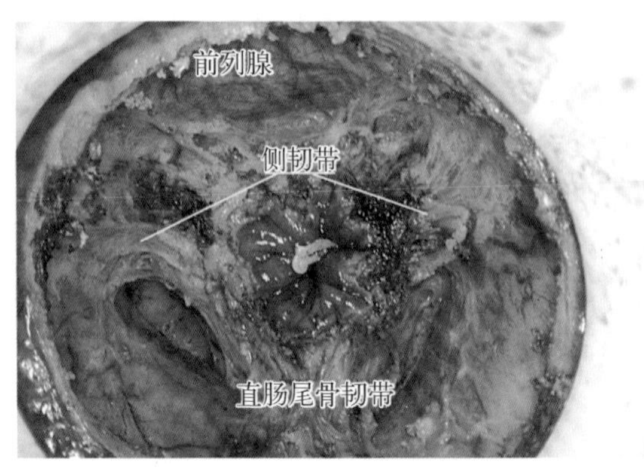

图 12－12　直肠后壁分离

继续游离进入肛提肌上间隙，就会见到清晰的白色泡沫样组织，细致止血，避免小穿支血管出血污染术野。可借用纱球向头侧推举，更好的显露游离间隙，直至直肠骶骨韧带处与腹腔游离层面会合(图 12－13)。

前壁游离：保护前列腺后方的筋膜，与经腹 TME 手术相同在精囊腺下缘处切开邓氏筋膜，避免损伤血管神经束(图 12－14)。

两侧需等到前后壁腹会阴游离平面会合后再行游离，借助腹腔内围绕纱布的指引，避免进入到前列腺腹侧平面，损伤尿道等其他器官(图 12－15)。

重建方式：可采用手工结肠肛管吻合和器械吻合，笔者团队提出经肛拖出套

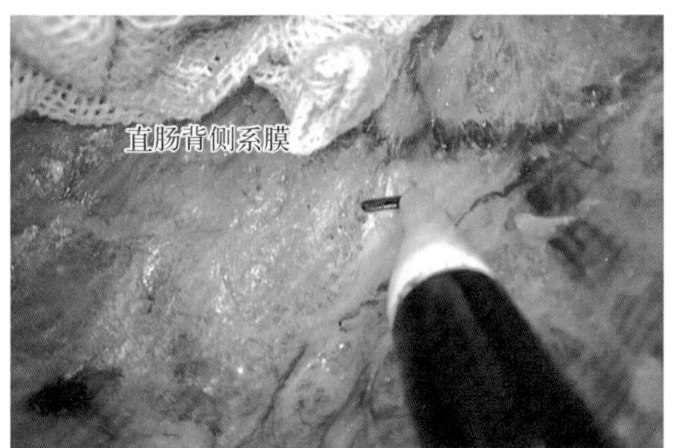

图 12－13　肛提肌上间隙的游离

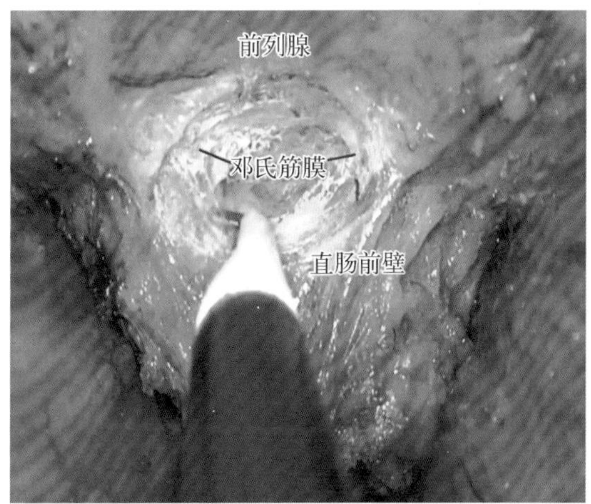

图 12－14　直肠前壁游离

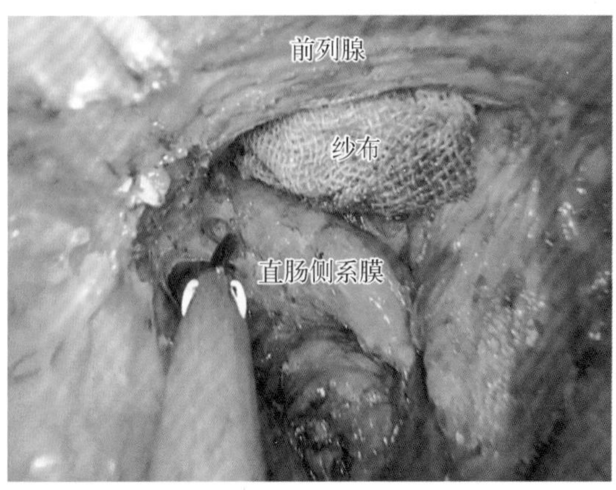

图 12－15　前后壁腹会阴游离平面会合后两侧游离

入式手工吻合方法，方便操作。环形肛门拉钩（LonestarTM）拉开肛门，确定肛管断缘全层位置，于 3 点、6 点、9 点及 12 点位置，分别以 3-0 可吸收缝线于距断缘约 0.5 cm 黏膜处进针，穿越全层自断缘侧缝出，如肛管层次显露不清，可加深缝合层次，穿越部分外括约肌以增加局部的稳固性。随后将带针缝线悬吊于环形拉钩的外固定盘上，以备缝合近端肠管浆肌层用。将近端肠管经肛管拖出，拆除结扎用丝线，确认近端肠管活性，且方向无误后，逐一取下缝合肛管所用的丝线，分别于肠管 3 点、6 点、9 点及 12 点位置断缘近端约 0.5 cm 处浆膜面进针，穿越浆肌层，自断缘缝出，结扎缝线。结扎完毕后，近端肠管的断缘即被套入到肛管之内。然后每两个点位之间，间断全层加固缝合两针，共计 12 个点位的缝合，完成结肠与肛管的吻合（图 12-16）。重新建立气腹，在肛管吻合口内涂抹碘伏溶液，利用腹腔内气压，可以检查吻合口有无渗漏，若存在局部漏气，可以加缝一针，通常 12 针足矣。

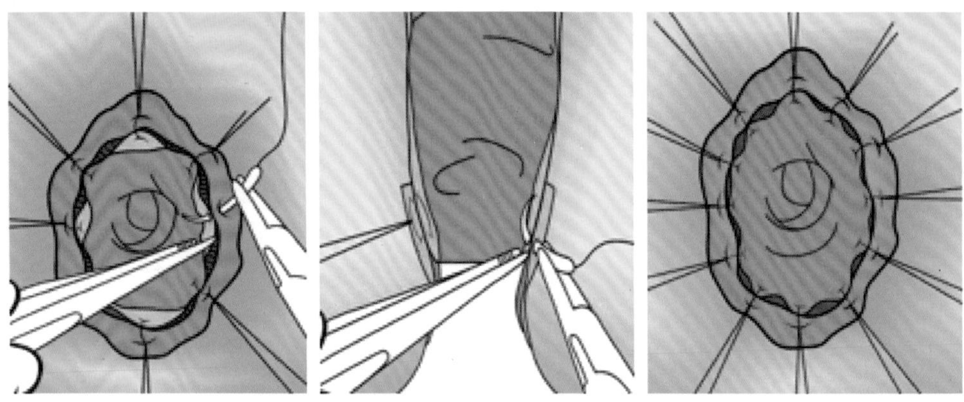

图 12-16 结肠和肛管的吻合过程

若使用圆形吻合器完成消化道重建，则将钉砧置入乙状结肠断端并完成荷包缝合，将钉砧经肛还纳入盆腔，建议将钉砧的尾部连接输液器管，以便于导引后续的吻合操作，经肛行肠壁全层荷包缝合，关闭直肠残端（图 12-17）。经肛置入圆形吻合器

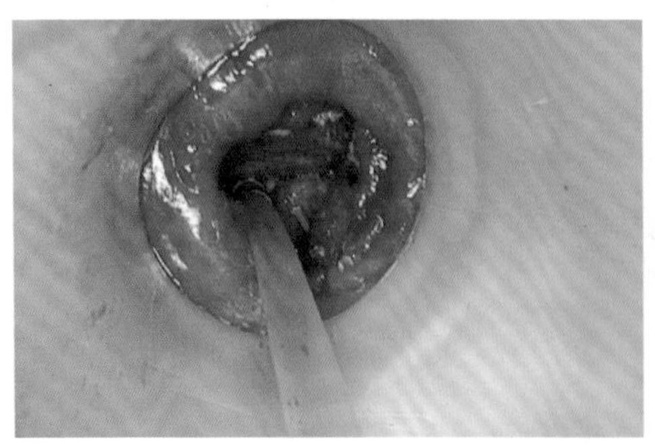

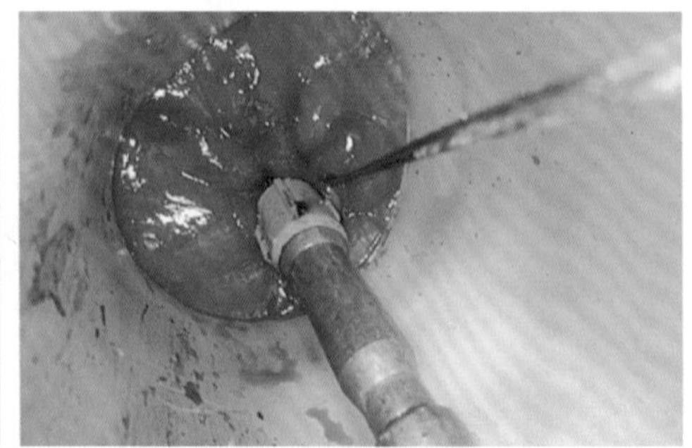

图 12-17 钉砧尾部连接输液器管引导吻合关闭残端

的中心杆部分，牵引输液器管与钉砧部分连接，在腹腔镜辅助下完成肠管的端-端吻合。

三、taTME 手术争议与展望

taTME 自提出以来一直备受关注和质疑，客观上来说这种上下结合的方式为困难骨盆的直肠癌患者提出了行之有效的解决方案，可以提高 TME 的手术质量，但实践证明这样的手术方式又产生了许多让医生和患者都无法接受的问题，包括手术时间的延长、吻合口漏发生率增高及盆壁的播散性复发等等，这些问题有些是经腹 TME 手术所未见的，不得不引起外科医生的警惕。还有就是原本可以经腹顺利完成的中位直肠癌手术，并没有困难骨盆这样的干扰因素，也被施行了 taTME 手术，形成了为了 taTME 而 taTME 的局面，从学习曲线的角度上来说是为了尽快度过学习曲线，但是从手术的收益方面，似乎增加了诸多不确定性。那么是否需要全盘否定 taTME 这种手术方式呢？当然不是，任何术式都有其适用的范围和背景，盲目的一概而论是不客观的，经肛操作给予了外科医生全新的视角，也促进了其对局部解剖的再思考，同时对于困难骨盆的患者和复发性直肠癌等患者的手术根治创造了可能，而且随着单孔机器人已经单孔操作器械的不断进步，许多限制目前技术发展的瓶颈将被一一突破，只有不断实践才能发现问题，只有发现问题才会促成思考，只有思考才会更好地解决问题。

第三节　机器人结直肠癌手术

一、DaVinci 机器人手术系统简介

典型的达·芬奇机器人手术系统由四部分组成。包括外科医生操控台、控制台、远程机械臂和可视化系统。外科医生操控台是外科医生进行手术操作的地方，术者观察屏幕并通过主机械臂控制手术区域的器械。控制台调节整个机器人系统，并提供参与手术人员之间互相交流的平台。远程机械臂位于患者侧，由外科医生在操作台控制。机械臂可以同外科医生操纵台的操纵杆平行同步移动。达·芬奇机器人包括四个机械臂，可提供切割、电凝、缝合等多种操作。可视化系统包括相机、电子元件、显示器等。可为术者提供一个高清的三维手术视野，同时为操作团队和助手提供独立的手术野画面。目前达·芬奇机器人手术系统在中国范围内可以购买的系统为 DaVinciS、DaVinciSi、DaVinciXi 和 DaVinciSP 系统。

二、机器人结直肠手术

（一）适应证与禁忌证

其中 DaVinciS 和 DaVinciSI 系统因为机械臂移动受限，比较适用于完成乙状

结肠和直肠的手术。DaVinciXi 系统采用悬吊臂技术，移动范围更大，可以更好地适用于右半结肠和左半结肠等结直肠癌手术。笔者单位拥有 DaVinciS 和 DaVinciSI 系统，主要开展乙状结肠肿瘤根治术，直肠癌低位前切除术，腹会阴联合直肠癌根治术等结直肠手术。与标准的开放手术或传统的腹腔镜微创手术相比，机器人结直肠手术具有相似的复发率和无疾病生存期。在术后短期结局方面，一些研究报道了机器人手术可能有利于患者的术后恢复。

在过去，高龄、肥胖、既往腹部手术史、严重的心肺功能不全、肠梗阻肠穿孔等急诊处理都被认为可能成为机器人结直肠癌手术的禁忌证。但近年来，越来越多的研究逐渐排除了上述一些禁忌证。在高龄或者存在某些腹部手术史的患者中，部分学者认为机器人结直肠癌手术是安全的。

（二）围术期准备

传统结直肠癌手术中的一般原则也可以应用到机器人结直肠癌手术中。对拟行机器人结直肠癌的患者需要进行全面的病史采集和体格检查，注意既往的腹部手术史。心肺功能的评估以及患者并发症相关的检查都需要在术前完善。常规的术前评估还包括用于术前分期及可切除性评估的影像学检查以及用以排除结直肠多原发肿瘤的全结肠镜检查。

作为一种微创手术，术前肿瘤定位是术前准备的关键组成部分。方法包括钡灌肠、计算机断层扫描结肠成像、结肠镜检查等。最常用结肠镜检查，其具有高的敏感性（97%～99%）和特异性（99.6%～99.9%）。此外用于结肠镜下肿瘤定位的方式包括金属夹标记、黏膜下墨汁注射、纳米碳标记和术中结肠镜定位等。

关于术前肠道准备，是否在术前进行机械性清洁肠道准备尚存争议。尽管缺乏确凿证据证实术前机械性肠道准备能够使患者获益，然而机械性肠道准备仍然在许多中心被广泛使用。对于机器人结直肠癌手术前是否需要机械性肠道准备，目前也尚缺乏高级别循证医学证据的支持。

同开放结直肠癌手术一样，机器人结直肠癌手术的术后处理包括合理术后镇痛、深静脉血栓预防、早期下床活动、适时恢复饮食以及术后并发症（常见的包括肠梗阻，肺不张，手术部位感染，吻合口漏等）的处理等方面。

加速康复外科（Enhanced recovery aftersurgery，ERAS）近年来被广泛用于结直肠外科，尤其适用于机器人结直肠癌手术在内的微创手术中。加速康复外科的主要内容包括患者术前宣教、避免机械性肠道准备、术后早期恢复营养支持、避免使用胃肠减压、术后早期下床活动以及多模式镇痛。已有大量证据证明加速康复外科有利于促进术后肠道功能恢复，减少术后并发症，缩短住院时间，降低住院费用。

(三) 机器人直肠癌根治术

1. 手术室布置和患者体位摆放

患者取平卧位,使用脚蹬辅助摆改良截石位。使用大型泡沫垫置于手术台与患者之间,使用肩垫置于患者肩膀头侧,以提高患者与手术台之间的摩擦力,防止在术中使用坡度较陡的头低脚高位时发生患者滑落。使用束带固定患者胸部,可以防止患者滑落,同时防止向两侧大幅度改变体位时患者移动。患者臀部应与手术台下缘平齐,髋部稍屈曲外展。摆截石位时应注意使患者下肢处于功能位,注意使用软性材料保护骨性突起等易受损伤的部位防止其被压伤。机器人的机械臂可放置于患者两腿之间或位于患者侧面越过左侧髋部对接。首选的位置是摆放于左侧。采用这种方法时,应对齐机械臂主杆于左髂前上棘和镜头孔。具体的手术室布置与机械臂摆放详见图 12 - 18。

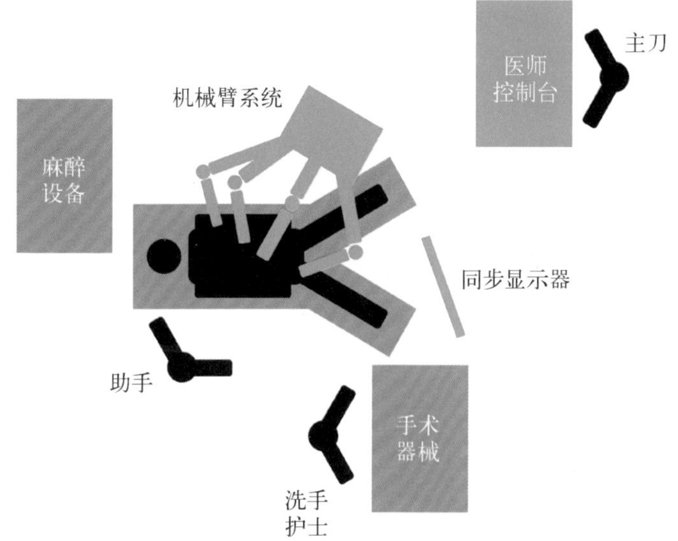

图 12 - 18　机器人直肠、乙状结肠癌根治术手术室布置

2. 穿刺器的位置及数量

手术常用 4～5 枚 Trocar:镜头孔 C,机械臂操作孔 R1、R2、R3,辅助孔 A。若需游离脾曲,则需将机械臂操作孔 R2 更改为机械臂操作孔 R4。详见图 12 - 19。

镜头孔 C: 12 mm 口径,置于脐右上方 3～4 cm 处。

机械臂操作孔 R1: 8 mm 口径,置于右侧麦氏点,即脐与右髂前上棘连线外 1/3处。

机械臂操作孔 R2: 8 mm 口径,置于左锁骨中线,平镜头孔处。

机械臂操作孔 R3: 8 mm 口径,置于左腋前线,平镜头孔处,多用于辅助低位直肠的分离。

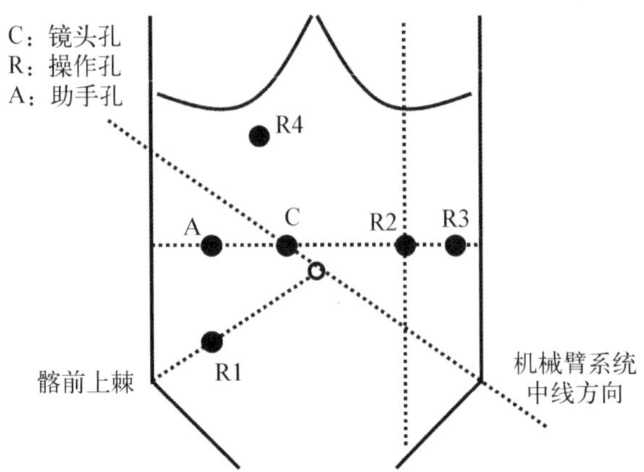

图 12－19 机器人直肠癌根治术 Trocar 位置

机械臂操作孔 R4(游离脾曲用)：8 mm 口径，置于剑突下方 3～4 cm，中线和右锁骨中线中间处。

辅助孔 A：5 mm/12 mm 口径，置于过机械臂操作孔 R1 的垂线，平镜头孔处。

镜头孔的位置相对固定，其余 Trocar 位置依据肿瘤部位、患者体型及术者习惯进行调整，注意保持操作中心在肿瘤部位。相邻 Trocar 间距 8～10 cm，避免机械臂交叉磕碰。所有尺寸均应以气腹后有张力的情况下为准。Trocar 的位置可能需要根据患者骨盆做适当调整。骨盆狭小的男性患者，各 Trocar 位置相对向内侧集中，但仍须注意“8 cm”原则，减少器械之间的碰撞和操作的相互影响。游离直肠和乙状结肠时使用操作孔 R1、R2 和(或)R3；游离脾曲时使用操作孔 R1、R4 和(或)R3。

常用的标本取出位置是下腹部辅助切口，如纵向切口或耻骨联合上横切口。如右侧有足够的距离体外放置荷包钳，可考虑在左下象限做切口或从肠造口切口取出标本。当结肠系膜和肿瘤不大可以通过肛管时，大部分远端肿瘤可以经肛门取出或拖出。

3. 手术步骤

(1) 腔镜探查

患者取头低脚高位并向右侧倾斜，术者和助手位于患者右侧。建立气腹，气腹压力 8～15 mmHg。依次探查整个腹腔。注意腹水，大网膜、腹盆腔和肝脏表明有无转移结节，原发病灶情况。

(2) 肠系膜下血管的处理

沿 Treitz 韧带侧方由内向外游离乙状结肠。确认肠系膜下动静脉，向前轻轻牵拉肠系膜下动脉，使用超声刀或电剪打开其后方的腹膜。钝性分离肠系膜下动静脉和结肠系膜使其抬高离开后腹膜平面进入 Toldt 间隙。向前牵拉乙状结肠，在骶骨岬处向右侧髂内动脉内侧方向切开腹膜。锐性分离和钝性分离结合，进入此无血管平面，分离肠系膜下动脉根部注意完整清扫周围的253组淋巴结。此过程中要注意辨别和保护上腹下神经、腹下神经从和左侧输尿管。分离裸化肠系膜下动脉直至看清左结肠动脉和直肠上动脉之间的"T"形交角。可以选择在根部离断肠系膜下动脉，切断前再次确认左侧输尿管。笔者单位更加推崇保留左结肠动脉的方式，有利于保留更多的吻合口血供，一定程度上有利于减少吻合口漏的发生（图12-20）。自内侧向外侧游离降结肠和乙状结肠系膜直至左侧腹壁。对于从肠系膜根部进入困难的患者（如肥胖，腹腔体积小），也可考虑从外侧向内侧游离。

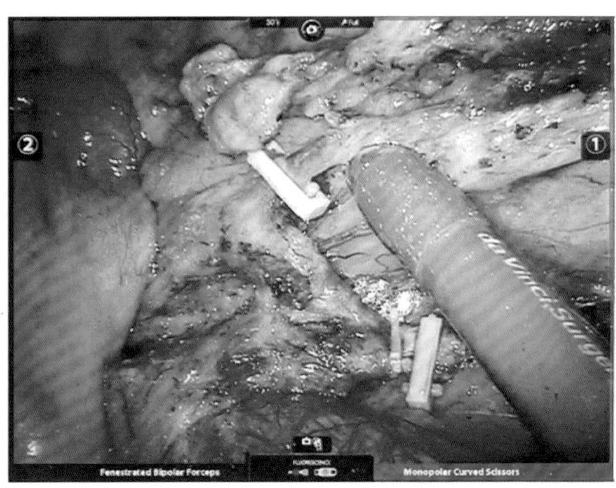

图12-20　肠系膜下血管的处理

（3）乙状结肠的游离

血管游离完成后，开始向外侧游离。将乙状结肠向右侧牵开，在此游离脏层腹膜与壁层腹膜间隙向外侧分离，直至暴露外下方输尿管。

（4）降结肠和脾曲的游离

若需游离脾曲，则需要先撤离机械臂，改变机械臂系统位置，更换操作孔，重新连接机械臂，机械臂系统的中线过镜头位置，与左肩呈15°角。使用操作孔R1、R4游离脾曲。从内侧进入结肠系膜和腹膜后的平面，沿胰体下缘，朝脾门方向沿左上象限进行分离。切开膈结肠韧带和脾结肠韧带，继续向头侧和外侧分离，进入小网膜囊并分离至系膜根部，注意不要损伤胰尾。

（5）直肠的游离

从直肠上动脉下方的骶骨岬进行机器人全直肠系膜切除术（Total mesorectum excision，TME手术）。在Toldt间隙向下延续的无血管骶前间隙平面内分离。要小心提拉直肠系膜，防止造成组织撕裂出血。尽量使用电刀并减少电凝的使用有利于减少对周围神经的损伤。从中央向两侧进行游离，注意保护腹下神经和双侧输尿管。进入骶骨间隙可能会损伤腹下神经和骶前静脉造成神经损伤和严重的出血。所以在直肠系膜后间隙而不是进入骶骨间隙分离至关重要。进入骶前筋膜和直肠系膜之间的分离平面后，向后分离。向前牵拉乙状结肠，在大约 S3 水平由远侧进入直肠骶骨筋膜，继续向尾侧分离直至提肛肌。接下来，在侧面和前面的平面中进行环周分离。在外侧确认腹下神经，并沿盆壁进行完全的自主神经功能保护。对于女性，在直肠和阴道间切开腹膜完成向前的分离。对于男性，则在直肠与精囊和前列腺之间切开腹膜。如果是较大的位于直肠前部的肿瘤，则要一并切开覆盖着直肠的直肠膀胱筋膜。在分离两侧是要注意靠近直肠切开，避免损伤神经。

(6) 横断直肠

在获得了足够的环周切缘后，可行直肠指检评估切除直肠的水平。用切割闭合器离断直肠。最理想的情况是激发一次闭合器完成直肠的横断，如果技术上难以实现需要连续激发切割闭合器时，应注意不要与之前的钉线交叉。

(7) 吻合口完整性的检查

离断远端标本后，移开机械臂。在下腹部选择辅助切口，置入切口保护器，标本通过该切口取出。经远离中线切口或经肛门取出标本也是合理的。然后在近端切缘结扎结肠系膜，切断结肠移除标本。将砧座插入近端结肠末端并用荷包钳缝合。吻合后可考虑使用可吸收缝线间断加固吻合口，尤其是吻合钉交叉处，被称为“狗耳”，此处是吻合口完整性较差的区域，缝合加固可以确保该处吻合的完整性(图 12 - 21)。吻合口完整性的检查可使用空气充气或注入美兰。放置盆底的引流后可关闭盆底的腹膜，恢复盆壁腹膜和结肠系膜的连续性(图 12 - 22)，这样可以将引流管放置在腹膜腔外，即使吻合口漏发生时，也可以避免粪汁进入游离腹腔继发弥漫性腹膜炎。吻合完成后，也可经肛门放置较粗软的引流管，有利于降低吻合口周围压力，并在肠蠕动恢复时保护吻合口免受肠腔内水样便和气体的直接冲击，降低吻合口漏的发生。高风险患者也可选择保护性回肠造口术。

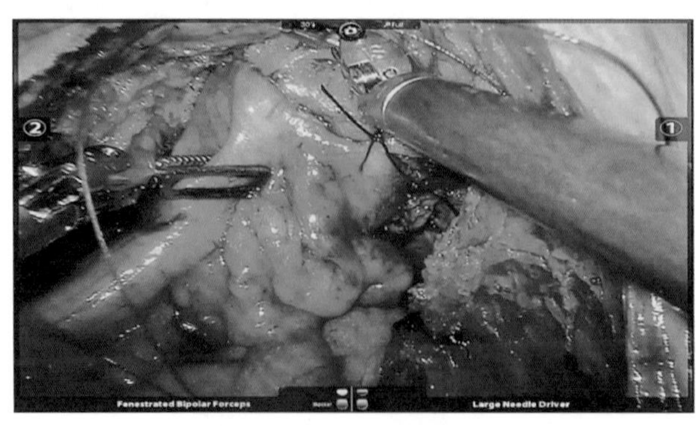

图 12 - 21　加固吻合口

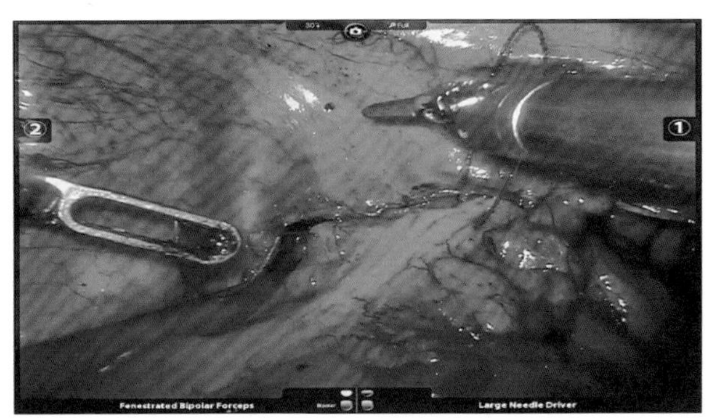

图 12－22　关闭盆底腹膜

4. 腹会阴联合切除术

随着新辅助治疗和全直肠系膜切除术的发展，腹会阴联合切除术（Abdominal-perineal resection，APR）的指征已经缩小。但对于非常低位的侵犯括约肌的肿瘤，仍需要进行 APR 手术治疗。与机器人低位前切除术相比，APR 术仅需长度有限的结肠进行造口术，所以不需要游离结肠脾曲。游离左侧结肠后，行机器人全直肠系膜切除术。与前切除术不同，APR 术不需要将直肠抬离肛提肌。正确的方法是使用机器人剪刀进行扩大切除，在肛提肌起始部进行环周切除直至进入两侧坐骨直肠窝，穿过坐骨直肠窝内脂肪直至肛周皮肤前方。助手在会阴部，帮助识别相对于尾骨尖的直肠后方分离界限。切除肛提肌后，于正中线后面汇合，并切除肛尾韧带。切除的横向界限为闭孔筋膜内侧缘。切除两侧时注意保护自主神经和髂血管的分支。在男性，邓氏筋膜是切除的前侧边缘，在女性道格拉斯窝是切除的前部边缘。切除过程中，要注意辨认并保护输尿管，尤其在男性患者中。

会阴手术组自会阴体至尾骨，围绕肛管周围做环形皮肤切口。坐骨直肠脂肪内可看到前方和后方的直肠下血管。切开直肠尾骨肌进入骶前间隙。在男性患者，切除直肠尿道肌和筋膜的其他附件。切开前方横行的会阴和直肠尿道肌。在女性，除非肿瘤很小且位于后壁，否则可能需要行后阴道切除术。之后标本从会阴取出。冲洗切口后分三层关闭皮肤。冲洗腹腔后，放置盆腔引流管。最后，于先前标记的位置行结肠造口术。

5. 经自然腔道标本取出手术（机器人 NOSES 术）

NOSES 术（Natural orifice specimen extraction surgery）的标本取出方法常见的有 3 种术式：① 经肛门标本外翻和腹外切除技术主要用于低位直肠癌；② 经腔内标本抽出和腹外切除技术主要用于中位直肠癌；③ 腹腔内标本切除和腔内取出技术主要用于高位直肠癌。这里将详述经肛门标本外翻和腹外切除的手术方法。分离直肠系膜和筋膜后，机器人直视下经腹腔内将肠管分离至距线性切割器切缘至少 10 cm。轻柔扩张肛门并冲洗后，将带有肿瘤的远端直肠通过肛门翻出腹腔。

冲洗和消毒后，在外翻的直肠壁上切一个小切口将砧座置入腹腔(图 12-23)。然后使用弯曲的切割吻合器在直视下进行腹外直肠切除术(图 12-24)，注意确保足够的远端切除边缘。随后，将远端直肠经肛门轻轻推回盆腔。在用荷包线将砧座固定在近端肠管残端后(图 12-25)，使用环形吻合器在体内进行端对端吻合。必要时应通过冰冻切片确认 1～2 cm 的远端切除切缘阴性。

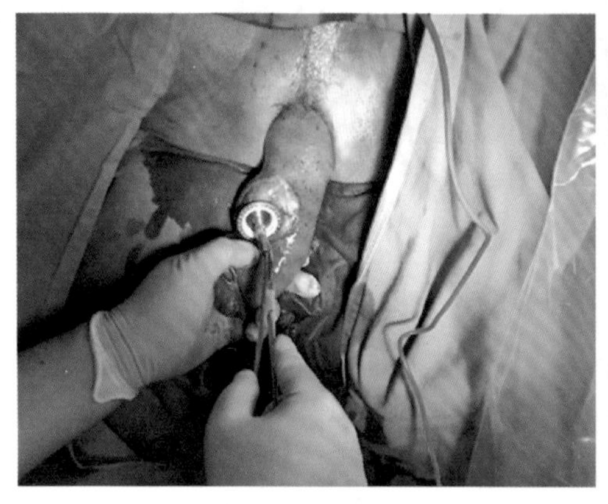

图 12-23 在外翻的直肠壁上切一个小切口将砧座置入腹腔

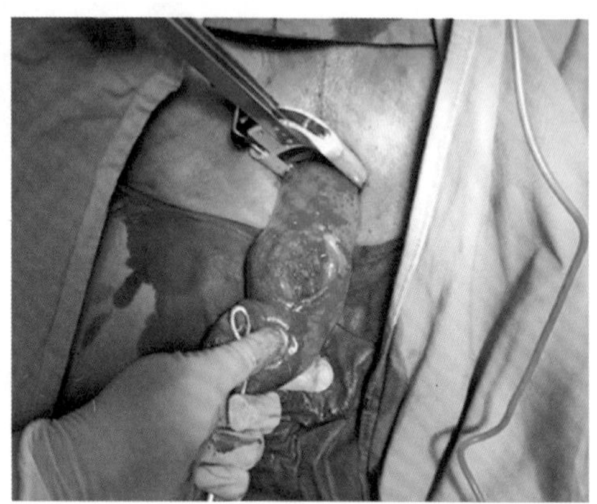

图 12-24 直视下进行腹外直肠切除术

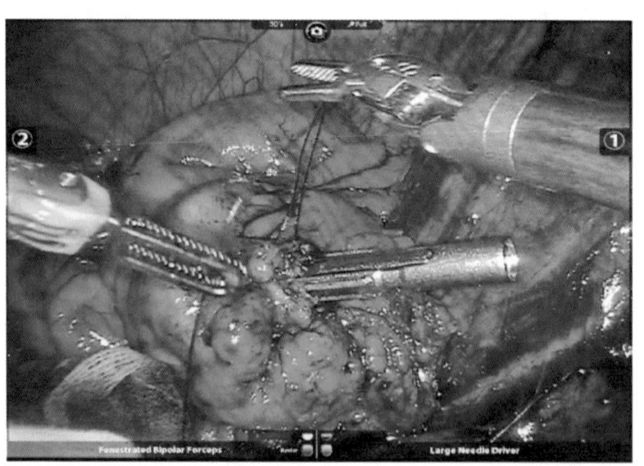

图 12-25 荷包线在近端肠管残端固定砧座

(四) 机器人右半结肠癌根治术

1. 手术室布置和体位摆放

在患者到达手术室前，手术团队成员须开启控制台，准备和校准机器人并对机械手臂铺无菌保护套。机器人通常位于患者右侧，助手位于患者左侧(图 12-26)机器人右半结肠癌根治术中，患者常规取仰卧位。患者固定可使用塑性带。手臂裹放于两侧，上肢稍朝向侧方，拇指朝向天花板。固定双臂时应注意保护手肘和腕部的骨性突起。头低脚高位患者应注意放置垫肩，防止滑落。胸部以胸部束带"4"字形交叉固定3次。

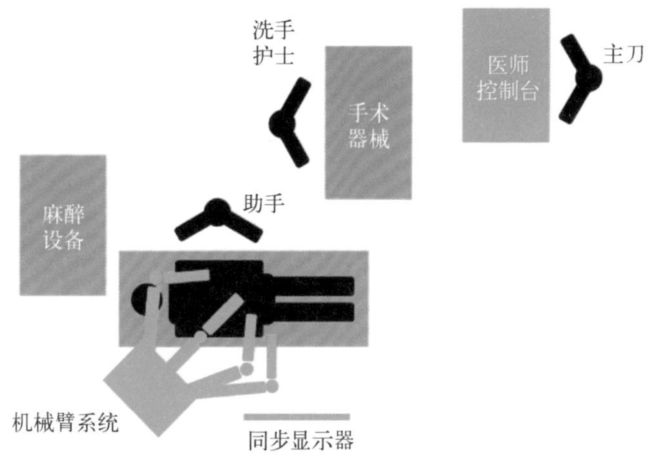

图 12－26　机器人右半结肠癌根治术手术室布置

2. 穿刺器的位置及数量

机器人右半结肠癌根治术常规需要使用5枚Trocar：镜头孔C，机械臂操作孔R1、R2、R3，辅助孔A，详见图12－27。

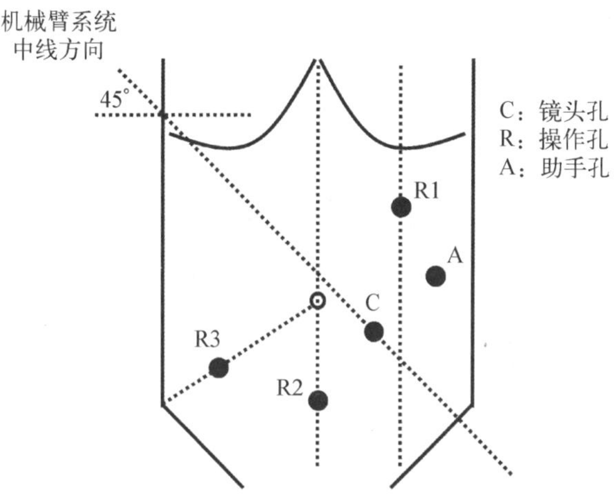

图 12－27　机器人右半结肠癌根治术 Trocar 位置

镜头孔C：12 mm口径，置于脐左下方3～4 cm处。

机械臂操作孔R1：8 mm口径，置于左锁骨中线肋缘下7～8 cm处。

机械臂操作孔R2：8 mm口径，置于中线耻骨联合上方6～8 cm处。

机械臂操作孔 R3：8 mm 口径，置于右侧麦氏点，即脐与右髂前上棘连线外 1/3 处。

辅助孔 A：5 mm/12 mm 口径，置于机械臂操作孔 R1 下方 6～8 cm，左锁骨中线外侧，距镜头孔 8 cm 以上。

3. 手术步骤

（1）探查

按如上置入 Trocar 并建立气腹，患者取左倾斜的头低脚高位，进行诊断性腹腔镜探查。

（2）处理回结肠血管

使用 R2 机械臂抓住并抬起盲肠，使用 R1 沿根部游离并切断回结肠蒂。助手应用能量器械自起始部横断回结肠系膜蒂。

（3）识别十二指肠并分离腹膜后平面

识别十二指肠后，尽可能远离中线分离腹膜后结构。助手协助提起升结肠系膜。

（4）游离右半结肠和末端回肠

术中使用 R2 与助手同时抓住盲肠和升结肠，向中线和上方牵引，并沿右结肠旁沟 Toldt 白线开始分离。从盲肠至结肠肝曲持续轻柔向中线牵拉，保持在无血管平面内分离。

（5）游离结肠肝曲和近端横结肠

R2 使用电钩或电剪，R1 使用抓钳。打开胃网膜进入小网膜囊。R1 将结肠向尾侧牵拉，同时 R2 将网膜从结肠壁上游离。助手牵拉横结肠或网膜以提供适当的张力。以相同方法切除肝结肠韧带，完成结肠肝曲和近端横结肠的游离。也可使用外向内的手术路径游离结肠肝曲。

（6）中结肠血管的处理

主刀使用 R2 或助手通过闭合器结扎中结肠血管的右支（图 12 - 28）。

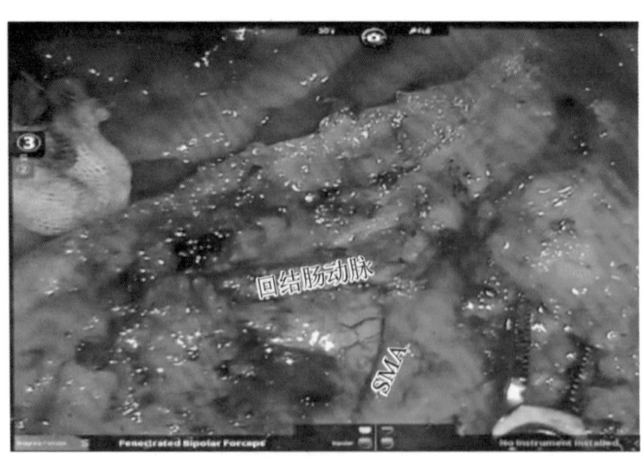

图 12 - 28 右结肠血管的解剖

(7) 吻合、关闭和检查

机器人离位，并从术野移除。在脐中线开一 4～5 cm 切口，置入切口保护器，由此取出末端回肠和右半结肠。切除结肠后可使用吻合器或手工吻合。手术最后再次建立气腹，检查整个腹腔(图 12－29)。

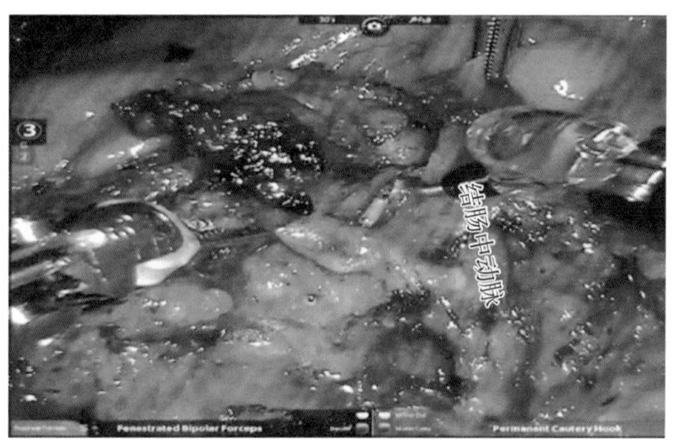

图 12－29　中结肠血管的解剖

(五) 机器人左半结肠癌根治术

1. 手术室布置和体位摆放

在左半结肠癌根治术或乙状结肠癌根治术中，机器人通常位于患者左侧，助手位于患者右侧(图 12－30)。机器人左半结肠癌根治术中，患者常规取改良截石位。患者取头低脚高位并稍向右侧倾斜。双臂收拢裹放于两侧。在手术过程中可能需

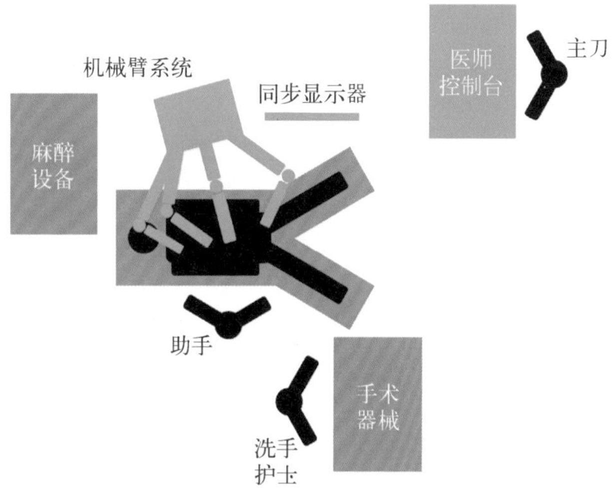

图 12－30　机器人左半结肠癌根治术手术室布置

要利用重力作用而采用角度更大的仰卧位，所以必须将患者安全的固定于手术台上。通常使用束带固定患者胸部，但要注意不能影响到患者正常呼吸。

2. 穿刺器的位置及数量

机器人左半结肠肿瘤根治术常用 5 枚 Trocar：镜头孔 C，机械臂操作孔 R1、R2、R3，辅助孔 A，详见图 12－31。

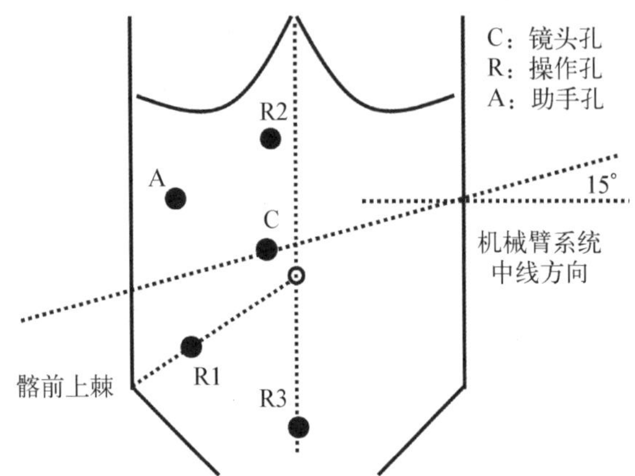

图 12－31　机器人左半结肠癌根治术 Trocar 位置

镜头孔 C：12 mm 口径，置于脐右上方 3～4 cm 处。

机械臂操作孔 R1：8 mm 口径，置于右侧麦氏点，即脐与右髂前上棘连线外 1/3 处。

机械臂操作孔 R2：8 mm 口径，置于剑突下方 3～4 cm，中线稍偏右侧，必须位于横结肠上方。

机械臂操作孔 R3：8 mm 口径，置于耻骨联合上方 3～4 cm 中线处。

辅助孔 A：5 mm/12 mm 口径，置于右锁骨中线外侧，镜头孔和机械臂操作孔 R2 中间的水平位置。

镜头孔的位置相对固定，其余 Trocar 位置依据肿瘤部位、患者体型及术者习惯进行调整，注意保持操作中心在肿瘤部位。相邻 Trocar 间距 8～10 cm，避免机械臂交叉磕碰。所有尺寸均应以气腹后有张力的情况下为准。

3. 手术步骤

(1) 游离降结肠和结肠脾曲，识别和结扎肠系膜下静脉

首先将腹腔内小肠牵拉放置至手术区域右侧之外。小肠被牵拉开之后，肠系膜内血管将很容易寻找。在无血管平面切开腹膜，做一个靠近血管蒂的切口进入腹膜后平面。小心牵拉肠系膜同时撑起腹膜，进一步暴露和扩展腹膜后平面。向上分离至胰体下缘，向外侧分离至 Toldt 白线，分离过程中注意保护左侧输尿管。腹膜后区域全部分离完成后，断开胃结肠韧带，进入网膜囊。松解和游离脾曲后，

完整游离左半结肠。至此，脾曲至降乙结肠的分离完成。

(2) 识别和结扎肠系膜下动脉

牵拉开直肠和乙状结肠，在骶骨岬水平切开腹膜底部，显露骶前无血管层面。进入此平面进行由内至外的分离。注意辨认和保护腹下神经、左输尿管和生殖血管。分离至肠系膜下动脉下缘后，可根据病灶的类型和位置在不同水平（左结肠动脉之前或之后）离断闭合血管。

(3) 游离乙状结肠

抬高已经离断的血管蒂，进一步分离腹膜后层面进而游离乙状结肠。

(4) 横断乙状结肠

首先确认即将切除层面的肠管远端，切除此段肠管的系膜，注意止血。系膜切除完成后，使用直线切割闭合器横断肠管。

(5) 完成吻合

从患者体侧移除机械臂。做左侧经腹直肌辅助切口或者上腹部正中切口。放置切口保护器后将切除肠管取出体外。采用管状吻合器完成端侧吻合或者选择手工短短吻合。此时也可连接机械臂并重新建立气腹，在机器人下用直线切割闭合期完成吻合，并重新探查腹腔。吻合口采用可吸收缝线缝合加固。

三、讨论

1. 机器人手术近期效果、远期效果

(1) 机器人结肠癌手术的远期与近期效果

研究机器人结肠手术长期安全性的文献很少。荷兰小组进行一项非随机的前瞻性研究，比较 378 例接受Ⅰ～Ⅲ期结直肠癌机器人或腹腔镜手术切除的患者，并进行 15 个月的中位随访。结果发现，机器人组和腹腔镜手术组在根治性边缘切除率、淋巴结清扫数及局部复发率上无显著差异。一个韩国小组比较传统开放、腹腔镜以及机器人右半结肠癌根治术，三组在淋巴结清扫数和 5 年无病生存率无统计学差异。尽管这些初步研究表明，机器人方法可能具有腹腔镜或传统开发手术相似肿瘤学结果，但是在做出任何明确结论之前，仍然需要进行大规模的前瞻性随机对照试验。

从短期结局来看，机器人的应用仍有一些限制。一个重要的限制是前期成本，机器人的价格从 100 万～250 万美元，这其中还不包括对外科医生以及手术室员工进行培训的费用。在比较腹腔镜手术和机器人结直肠手术时，文献结果明显不同。在一项回顾性研究中，两组在手术时间、住院时间和整体住院费用上没有差异。在另一项研究中，机器人对比腹腔镜组多花费 2 000 美元，这也许是因为机器人组有更高的中转开放率（15%和 7%）。国家手术质量提升计划（NSQIP）审查发现，机器人的中转开腹率 2.4%，而腹腔镜为 3.4%；机器人组住院天数 4.5 天，而腹腔镜为 5.1 天。新机器人的购置和装机成本也许会被较低的中转开腹率和缩短的住院时间所抵消。在结肠手术中，机器人的装机和拆装时间使得手术的总时间延长，相应地降低了外科医生每天的手术台数。

(2) 机器人直肠癌手术的远期与近期效果

在处理直肠病变时，机器人手术与传统腹腔镜或开放手术相比在处理盆腔深处的直肠中低位病变时有较大的好处。与传统开放手术相比，机器人 TME 有相似的围术期和术后病理结果，已被证明是安全可行的。然而在早期研究中，机器人手术往往有更长的手术时间。与传统腹腔镜手术相比，机器人直肠切除术有较低的中转开发率。Baik 等人报道了机器人对比腹腔镜直肠癌低位前切除术的队列。这项研究表明两组在手术时间、吻合口漏发生率以及并发症发生率无差异。机器人组拥有更低的中转开放率和更完整的 TME 切除标本。Patriti 等人在病例匹配的机器人对比腹腔镜低位前切除术研究队列中，机器人组缩短了手术时间，降低了中转开放率。总体生存方面，两组的无病生存率和无病生存率相似。很少有研究分析机器人直肠癌手术的长期肿瘤学结局。Baek 等人分析了直肠癌手术后的肿瘤学结局。他们报道了中位淋巴结清扫数为 14.5 个，远端切缘距离肿瘤(DRM) 3.4 cm，所有标本中的 CRM 均为阴性。在 20.2 个月的平均随访期间，无局部复发。3 年总生存期和无病生存期分别为分别为 96.2%和 73.7%。

2. 机器人手术相对于腹腔镜和开腹手术优缺点

机器人辅助手术设备的出现克服了腹腔镜设备固有局限性。它提供由医生控制的三维视野，并允许手腕在狭窄区域内自然运动，结合了传统开放手术和腹腔镜手术的优点。机器人 TME 手术致力于解决腹腔镜在骨盆狭窄范围内操作的局限性。针对机器人这一潜在优势的研究结果却参差不齐。Hoshino 等人在一项荟萃分析中发现，2 篇综述中的机器人组 CRM 阳性率显著降低，而 9 篇综述中两组没有显著差异。两种手术方式在局部复发，无病生存期和总体生存期上均无显著差异。Milone 等人在 2019 年的荟萃分析中进一步研究了有关 TME 完整性的问题。该分析包含 12 篇文章，涉及 1 520 台手术。统计结果显示机器人手术组可以获得明显优于腹腔镜的 TME 标本。这些研究为“机器人手术能够获得等同于开放手术的肿瘤学结局”这一论点提供了方法学的依据。在临床试验方面，证据也逐渐被发表。机器人与腹腔镜直肠癌切除术(ROLARR)试验研究了机器人对比腹腔镜直肠癌手术的安全性和有效性。这项国际的，多中心，前瞻性，随机对照试验比较了两种微创手术方法中转为开放手术的风险，其次要终点包括术中和术后并发症以及术后病理，功能恢复和短期肿瘤学预后。最初的研究结果发现，与腹腔镜手术相比，机器人手术并没有显著降低中转开放率，这表明由经验不同的外科医生进行的机器人辅助手术并没有提供比腹腔镜手术更好的优势。男性患者的亚组分析显示，就中转开放率而言，机器人手术比腹腔镜手术更具优势，尽管每组患者人数不足，尚不能得出统计学上的意义。作为对 ROLARR 试验的回应，Rouanet 等进行了一项前瞻性注册的回顾性单中心队列研究，比较了机器人和腹腔镜 TME，使用了 ROLARR 中研究的相似的主要终点和次要终点。结果显示，与腹腔镜手术相比，机器人 TME 没有增加中转开放率，两组的手术时间和病理结果相似。在 ROLARR 试验发表后，Jones 等人随后进行了系统综述，比较机器人 TME 与腹腔镜 TME 患者的结局。来自 28 项研究的 547 例患者的荟萃分析显示，在两种微创方法之间，肿瘤学和围术期的结果具有可比性，结论是机器人直肠癌切除术并不优于腹腔镜切除术，但它是一种肿瘤学安全可行的方法，可降低中转开放率。

3. 达·芬奇机器人系统的更新

1997 年 7 月第一代达·芬奇机器人（Da Vinci）上市。经过 20 余年的不断更新和进步，达·芬奇手术机器人经历了 Da Vinci、Da Vinci S、Da Vinci Si、Da Vinci Xi Da Vinci X 五代。其中第四代机器人手术系统 Da Vinci Xi 也在 2018 年 12 月在中国大陆获准上市。与先前几代相比，Da Vinci Xi 更新了机械臂的设计，采用了更加灵活的 5 轴机械臂；同时也更新了影像处理平台并提供更加智能的用户界面。目前，第五代机器人手术系统 Da Vinci X 也已在美国上市。它添加了声音系统、激光引导系统以及轻量级内窥镜等新功能，机械臂的体积也更小。作为微创手术的发展方向之一，单孔手术或经自然腔道手术也在迅猛发展。达·芬奇手术系统也推出了用于单孔或自然腔道手术的单端口手术机器人 Da Vinci SP。Da Vinci SP 将三个多关节的可以扭动的“机械手腕”和一个灵活的 3D 高清摄像头集成于一个机械臂上，能在狭窄的空间中精准而游刃有余地自由活动。目前，Da Vinci SP 已经获批用于耳鼻喉科和泌尿外科。对于直肠癌患者，特别是骨盆狭小或者极低位的直肠癌患者，未来 Da Vinci SP 手术系统也许会为结直肠外科医生提供更加适合的解决方案。

4. 其他手术机器人介绍

自 1983 年世界首个医疗机器人 Arthrobot（温哥华）问世以来，机器人正在医疗活动中扮演着愈发重要的角色，影像诊断、术中导航、远程诊疗等方方面面都能看到机器人的身影。几乎每一个外科的二级学科都会用到相应的手术机器人，用于脊柱外科的 Renaissance 手术系统，用于骨关节外科的 RIO 机器人，用于神经外科的 VISIUS Surgical Theatre 手术系统，用于泌尿外科的 Puma 机器人，用于心脏外科的 CardioArm 手术系统，用于血管外科和心脏内科的 Corpath 机器人。甚至在青年外科医生的训练中也使用到了机器人（RoSS 机器人）。谁都无法否认，外科手术正在进入一个机器人的时代。

5. 机器人手术技术进展与展望

在过去 30 年，经肛门内镜手术（TES）平台的发展为外科医生提供了新的灵活解决直肠肿瘤的方式。1983 年，由 Gerhard Buess 医生研发的经肛门内镜显微手术(TEM)问世；2010 年 Larach、Albert、Atallah 三位医生报道了经肛门微创手术(TAMIS)。除了局部切除，经肛门手术设备甚至允许外科医生进行全直肠系膜切除(TME)，称为经肛门 TME 手术(taTME)。这些有前途的新方法代表了直肠手术的新纪元。传统腹腔镜设备虽然可与通用的 TAMIS 平台联合使用，但在极其狭小空间内完成单关节的腹腔镜操作是极其困难的。这造成了 TAMIS 手术学习曲线陡峭、初始成本高，是阻止其被广泛应用的障碍。机器人经肛门微创手术(TAMIS)代表了一种引人注目的新选择，它能够克服传统 TAMIS 切除直肠病变的局限性。已有部分中心开展基于 Da Vinci Si 和 Da Vinci Xi 系统的 TAMIS 手术，并在小样本内证明了机器人 TAMIS 手术的安全性和有效性。然而，这些方法仍然存在繁杂的装机工作、潜在的括约肌破坏可能等缺点，限制了其吸引力。单孔机器人系统(Da Vinci SP)拥有更小的体积，高度集成的摄像头和机械臂，全息的 3D 视觉定位系统，是 TAMIS 手术更加完善的解决方案。目前该系统已在尸体上完成了 TAMIS 技术上的验证，小样本的临床应用也在逐渐开展。

第四节 结直肠癌 NOSES 手术

一、NOSES 手术简介

1. NOSES 定义及与 NOTES 区别

经自然腔道取标本手术(Natural Orifice Specimen Extraction Surgery，NOSES)作为微创外科的一名新秀，在众多的微创外科技术中异军突起，逐渐引起国内外学者的广泛关注和热议。NOSES 手术指使用腹腔镜器械、TEM 或软质内镜等设备完成腹腔内手术操作，经自然腔道(直肠、阴道或口腔)取标本的腹壁无辅助切口手术，即通过现有手术方式最大限度追求微创效果，避免腹壁辅助切口，减少腹壁功能障碍。该手术与常规腔镜手术最大的区别就在于标本经自然腔道取出，避免了腹壁取标本的辅助切口，术后腹壁仅存留几处微小的戳卡瘢痕。

经自然腔道内镜手术(Natural Orifice Translumenal Endoscopic Surgery，NOTES)与经肛全直肠系膜切除术(Transanal Total Mesorectal Excision，taTME)也是当下外科领域炙手可热的两个微创名词，这两种技术与自然腔道也有千丝万缕的联系，因此十分容易与 NOSES 混淆。明确这两种技术的定义以及其与 NOSES 关系，更有利于掌握 NOSES 概念。NOTES 定义是指经口腔、胃、结直肠、阴道、膀胱、食管等自然腔道进入腹腔、胸腔等，进行各种手术操作，包括探查活检、肿物切除、消化道重建、心包膜开窗等操作，NOTES 的特点是体表无任何可见瘢痕，所有手术操作均经自然腔道完成。taTME 定义是利用 TEM 或 TAMIS 平台，采用“由下而上”的操作路径，并遵循 TME 原则而实施的经肛腔镜直肠切除手术。taTME 的特点主要概括为经肛逆向操作、腹壁无切口瘢痕。

从以上三种技术的基本概念可知，NOSES 主要强调将“无瘢”理念与常规设备相结合，通过经腹入路完成常规腹腔内手术操作，并充分利用自然腔道取出标本，因此 NOSES 既表现出良好的微创效果，也迎合外科医生的操作习惯。而 NOTES 主要强调采用自然腔道作为手术入路进入体腔，并进行各种诊断或治疗相关的操作，该技术完全颠覆了常规经体表入路的手术方式，这也是对常规外科手术入路极大的挑战。由于 NOTES 术中标本取出的途径也是经自然腔道，因此从这个角度讲 NOTES 也应算作 NOSES 的一部分。NOSES 术巧妙地结合了 NOTES 的“无切口”理念和腹腔镜技术的操作技巧，既表现出了完美的微创效果，又兼具良好的安全性和可操作性。taTME 强调的是经肛门入路，并采用自肛门向腹腔的“逆向”操作来完成全直肠系膜的游离和切除，并经肛门将标本取出，该手术采用肛门入路完成手术操作，因此从这个角度讲 taTME 应该是 NOTES 的一部分。三者关系见图 12 - 32。

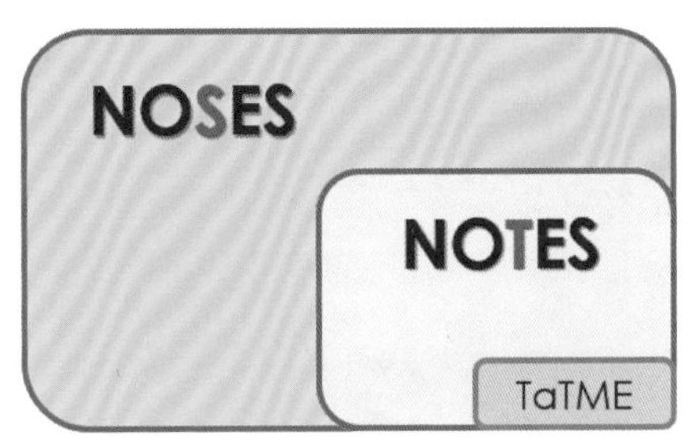

图 12 - 32　NOSES, NOTES, taTME 三者之间的关系

2. NOSES 应用、局限性及其争议

(1) NOSES 应用

根据取标本的不同途径，NOSES 术主要分为 3 种，即经肛门取标本 NOSES 术、经阴道取标本 NOSES 术以及经口取标本 NOSES 术(图 12 - 33)。目前临床应用最广的就是前 2 种方式，尤其是经肛门取标本。经肛门取标本主要适用于标本较小，容易取出的患者；经阴道取标本主要适用于标本较大，经肛门取出困难的女

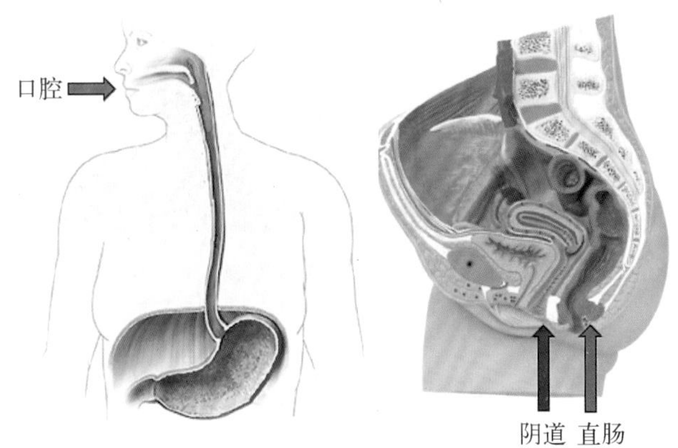

图 12 - 33　取标本途径示意图

性患者。除此两种取标本途径外，也有学者开始尝试开展经口取标本的 NOSES 术，包括袖状胃切除术、胃间质瘤切除术、肝活检术、胆囊切除术、脾切除术等。但由于食管管腔狭长、管壁弹性差，术者在开展经口取标本手术时，一定要严格把握适应证。

根据取标本的不同方式，NOSES 术又可分为 3 类，分别是标本外翻体外切除(外翻切除式)(图 12－34)、标本拉出体外切除(拉出切除式)(图 12－35)、标本体内切除拖出体外(切除拖出式)(图 12－36)。不同手术方式具有不同的操作特点和技巧，但影响术式选择的决定性因素就是肿瘤位置。在结直肠 NOSES 术中，外翻切除式主要适用于低位直肠肿瘤，拉出切除式主要适用于中位直肠肿瘤，而切除拖出式的适应范围最为广泛，包括高位直肠、乙状结肠、左半结肠、右半结肠以及全结肠。除结直肠以外，其他组织器官的标本取出方式都是采用切除拖出式。

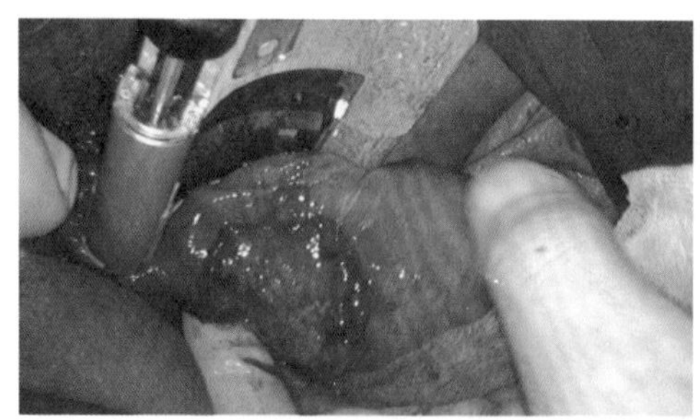

图 12－34　外翻切除式

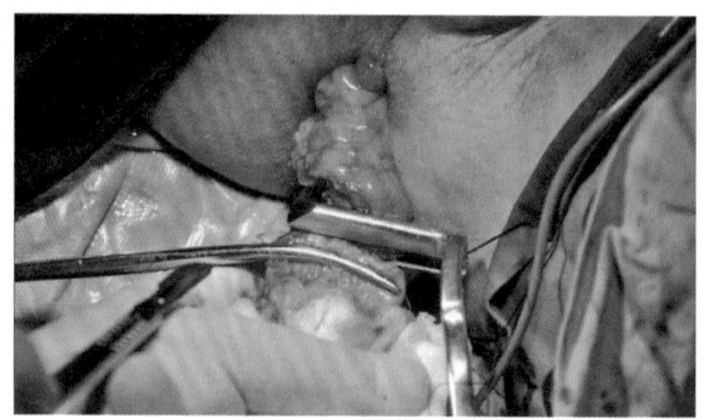

图 12－35　拉出切除式

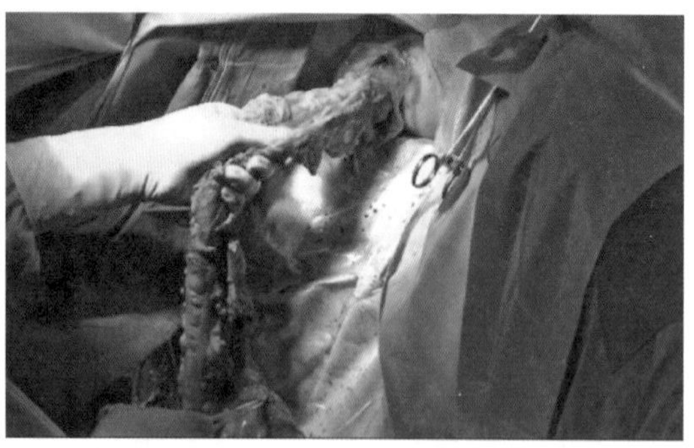

图 12－36　切除拖出式

(2) 局限性及其争议

作为一种新兴微创技术，NOSES 术也存在一定的不足，主要包括以下几个方面：① 与开腹和常规腹腔镜手术比较，NOSES 术的适应证更为严格，适应开展人群相对局限；② 由于 NOSES 术需要进行一些特殊操作，对于技术要求更高，无菌操作和无瘤操作要求也更为严格；③ 对于另辟蹊径的 NOSES 术，如直肠标本经阴道取出、胃标本经直肠取出等，这也增加了其他自然腔道的创伤以及术后并发症发生风险可能性。

3. NOSES 技术更新与展望

NOSES 术能在我国广泛开展的原因主要包括以下几个因素：① 腹腔镜技术在我国已经广泛开展，在很多医院甚至已经取代了开腹手术，成为一种常规治疗手段。因此，腹腔镜技术的广泛开展为 NOSES 术的普及提供了必要的前提和基础。② 从结直肠肿瘤及良性疾病的发病角度分析，有 50%～60%的患者是可以考虑行 NOSES 术。再考虑技术因素，有 30%～40%患者也可以从 NOSES 术中获益。③ 对于如何提高腹腔镜技术而言，很多外科医生已经进入瓶颈期。由于器械设备的限制，腹腔镜技术很难再有新的突破。而 NOSES 术的出现，在腹腔镜技术的设备基础上，结合“无瘢”理念，让 NOSES 这一微创手术变成了“微创中的微创”，这一点也充分迎合了微创外科发展的大趋势。第四，NOSES 术技术本身就具有微创优势，包括避免腹壁辅助切口，减轻患者术后疼痛，保留腹壁功能，具有良好的美容效果等。《经自然腔道取标本手术——结直肠肿瘤》《经自然腔道取标本手术学——胃肠肿瘤》等专著的出版发行，也为中国 NOSES 的发展提供了巨大帮助。

近 30 年来，随着电学、光学、器械工艺学的发展，外科学正在朝着“无创”“微创”的方向快速前进。随着以腹腔镜为代表的各类设备平台和“热兵器”的研发应用，外科学许多理念和技术发生了很大变化。如今，NOSES 术在国内和国际各个领域确实取得了突飞猛进的进步，在众多的微创外科技术中异军突起，逐渐引起国内外学者的广泛关注和热议。尽管在现阶段，我们仍无法找到哪一种微创技术能完美至极、无可挑剔。但是，我们在面对一项新技术时，哪怕它只有一点点创新和改进，也值得我们去学习和掌握。对于 NOSES 这一微创技术，我们要以认真的态度看待他，以严谨的态度完善他，以科学的态度发展他，无论是理论体系还是技术细节，都让 NOSES 更加完善，从而造福更多患者。

二、结肠癌 NOSES 手术

1. 适应证与禁忌证

在 NOSES 临床实践中，合理选择适应人群是开展 NOSES 的重要前提。由于 NOSES 是基于常规微创设备平台完成的，因此 NOSES 必须先满足常规微创手术适应证的基本要求，主要包括：① 手术团队一定要具备丰富的腹腔镜手术经验，并能熟练完成全腔镜下消化道重建；② 不能用于局部晚期肿瘤；③ 不适用于肿瘤引起的急性肠梗阻和肠穿孔；④ 需进行全腹腔探查；⑤ 需考虑术前病灶定位。

《结直肠肿瘤经自然腔道取标本手术专家共识(2019 版)》明确指出，结直肠肿瘤 NOSES 术特有适应证主要包括：肿瘤浸润深度以 T2～T3 为宜，经直肠 NOSES 术的标本环周直径<3 cm 为宜，经阴道 NOSES 术的标本环周直径 3～5 cm 为宜。良性肿瘤、Tis、T1 期肿瘤病灶较大，无法经肛门切除或局切失败者，也是 NOSES 的合理适应证。NOSES 相对禁忌证包括肿瘤病灶较大、肠管系膜肥厚、患者过度肥胖（BMI≥30 kg/m^2）。此外，合并肛周疾病或肛门狭窄者不建议开展经直肠 NOSES，合并妇科急性感染、阴道畸形或未婚未育以及已婚计划再育的女性，不建议开展经阴道 NOSES。而肿瘤位置对结肠手术具有一定的影响，因此，右半结肠、左半结肠手术的适应证和禁忌证有所不同。

2. 围术期准备

围术期准备特别是肠道准备是结直肠手术前的常规程序，目的在于清洁肠道、便于手术操作，随着快速康复外科理念的推广，围术期准备的内容也在不断调整改进，但由于 NOSES 手术操作的特殊性，围术期准备至关重要，涉及肠道准备、女性患者的阴道准备以及患者术前的心理准备等诸多方面，只有做好各个方面的准备，才能达到最满意的手术效果。

（1）肠道准备

与常规腹腔镜手术相比，NOSES 术的标本取出途径与消化道重建方式有着很大的区别，术中很多操作涉及无菌术的把控，因此 NOSES 对肠道准备提出了很严格的要求。如术前准备不充分，肠内容物较多，很容易导致术中肠内容进入腹腔，继而因腹腔污染发生感染，甚至手术失败。

近年来，有学者提出肠道准备不能减少术后伤口感染和吻合口并发症发生率的观点，使肠道准备的运用价值首次受到了重大冲击。研究发现肠道准备对患者吻合口漏发生率及切口感染率等指标不产生显著影响，随机对照研究也显示肠道准备并不改善患者预后。随着快速康复理念的兴起，关于无肠道准备的临床研究陆续在国内外开展，并陆续证明了无肠道准备并不增加并发症的发生率，但是仍存在一定的非一致性和不确定性，原因是目前大多数研究缺乏统一的肠道准备标准及抗生素预防应用方案。但是对于 NOSES 手术，肠道准备这一环节是不可缺少的，这也是术中无菌操作的有力保障。

拟行 NOSES 术的患者行术前肠道准备，可参考如下方案：① 饮食调整，术前 3 天开始半流质饮食，术前 2 天全流质饮食，术前 1 天禁食，根据患者营养状态给予至少 1 天静脉营养支持；② 口服导泻剂：无梗阻症状患者目前常用方法为术前 1 天口服导泻剂；③ 术前灌肠：至少术前 1 天清洁灌肠。

（2）阴道准备

手术部位消毒是预防手术部位感染的重要步骤，对于常规结直肠肿瘤手术，阴道消毒并不是常规步骤。然而，在 NOSES 手术中，阴道是取标本的主要途径，因此需要严格的阴道消毒和准备。在美国，目前只有聚维酮碘（PVP－Ⅰ）批准在阴道中使用，在其他国家也有选用葡萄糖酸氯己定。阴道手术准备并没有指定方案，为了避免刺激性，葡萄糖酸氯己定配伍高浓度的乙醇（如 70%异丙醇，通常用于皮肤准备）不应该应用于阴道。配伍低浓度的方案，通常具有良好的耐受性，可用于阴道准备。

拟行经阴道取标本的 NOSES 患者，可采用如下方案进行阴道准备和相关操作：① 术前 3 日使用 3‰碘伏或 1‰新洁尔灭冲洗阴道，每天一次；② 手术当日，冲洗阴道后，3‰碘伏消毒宫颈，用纱布球擦干阴道黏膜及宫颈，然后留置导尿管；③ 术区消毒时外阴、阴道及肛门周围等部位需要在原有基础上再消毒 2 次；④ 术中则需要严格按照无菌和无瘤原则进行操作（详见本章第六节）；⑤ 术后可于阴道内留置一块碘伏纱布，并于术后 48 h 取出，视情况对纱布进行定期更换。

（3）伴发疾病的处理原则

结直肠患者以老年患者居多，许多老年患者在接受手术之前都伴发一种或几种老年常见疾病，如高血压、糖尿病、慢性阻塞性肺疾病（COPD）、肾功或肝功不全等。手术治疗像一把双刃剑，一方面可以达到切除病灶的目的，手术的创伤性同时对患者机体来说又是一种打击，尤其对于免疫力较低和机体各系统存在伴发病的老年患者，手术的创伤性影响更加凸显，围术期伴发疾病的处理不力，往往会使本来完美的手术治疗功亏一篑。对于限期手术治疗的结直肠肿瘤患者来说，如何术前调整这些伴发疾病对于整体治疗的结果是否成功至关重要。因此，应当重视伴发基础疾病的术前调整和术后管理，加速患者的快速康复，缩短住院时间，减少术后相关并发症的发生。

3. 右半结肠癌 NOSES 手术

（1）适应证和禁忌证

适应证：女性右半结肠肿瘤；肿瘤环周径＜5 cm 为宜；肿瘤未侵及浆膜为宜。

禁忌证：肿瘤环周径＞5 cm；肿瘤侵犯周围组织器官；患者过于肥胖（BMI＞35 kg/m^2）；男性右半结肠癌。

（2）手术体位

分腿平卧位或功能截石位

（3）戳卡位置（图 12－37）

① 腹腔镜镜头戳卡孔（10 mm 戳卡）位于脐至脐下方 5 cm 的范围内均可；② 术者主操作孔（12 mm 戳卡）位于左上腹中部，腹直肌外侧缘；③ 术者辅助操作孔（5 mm 戳卡）位于左下腹，与腹腔镜镜头戳卡孔不在同一水平线；④ 助手主操作孔（12 mm 戳卡）位于右下腹并尽量靠外侧脐与髂前上棘连线中外 1/3 处，便于消化道重建时放入直线切割闭合器；⑤ 助手辅助操作孔（5 mm 戳卡）位于右上腹，右锁中线与横结肠投影区交叉处。

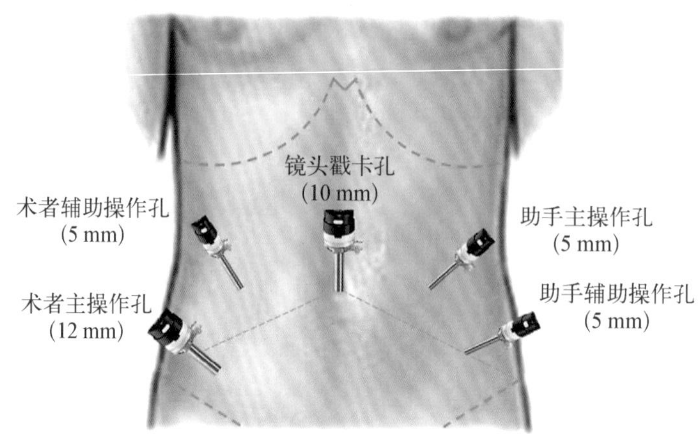

图 12－37 术者站位(标本取出)

(4) 手术步骤

1) 腹腔探查：进镜至腹腔后，常规探查肝脏、胆囊、胃、脾脏、结肠、小肠、大网膜和盆腔有无肿瘤种植和腹水。探查肿瘤位置及大小，是否侵及浆膜。

2) 解剖结构判定：右半结肠切除术较为复杂，毗邻脏器较多，需判定回结肠动静脉、右结肠动静脉、中结肠动静脉，尤其中结肠动静脉，血管分支较多，如果处理困难，建议在中结肠动静脉根部结扎切断。此外，还需判定横结肠游离后可否行镜下回肠横结肠功能性端端吻合。

3) 回结肠动静脉根部解剖与离断：沿肠系膜上静脉充分暴露系膜表面。回结肠动静脉与肠系膜上静脉夹角有一凹陷薄弱处(图 12－38)，用超声刀打开此处系膜，慢慢分离裸化血管。沿 Toldts 间隙向上、向外侧分离，呈洞穴状，向上游离可见十二指肠，表明间隙正确(图 12－39)。在回结肠动静脉根部尽量打开肠系膜上静脉鞘，向上分离，在其右侧与后方相贯通。裸化回结肠动静脉根部，清扫淋巴脂肪组织，用血管夹双重结扎切断(图 12－40)。

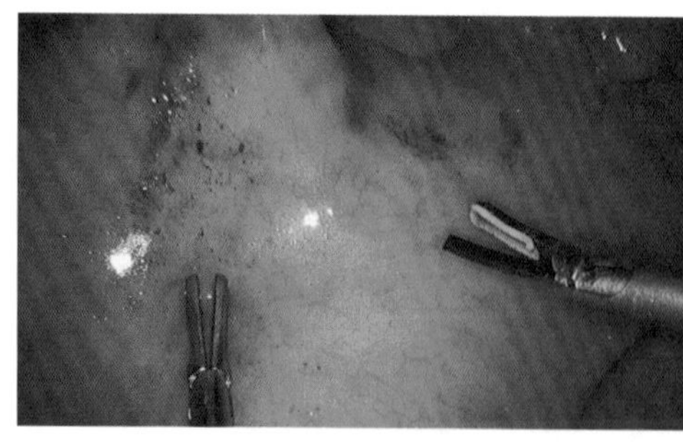

图 12－38 回结肠动静脉与肠系膜上静脉夹角凹陷处

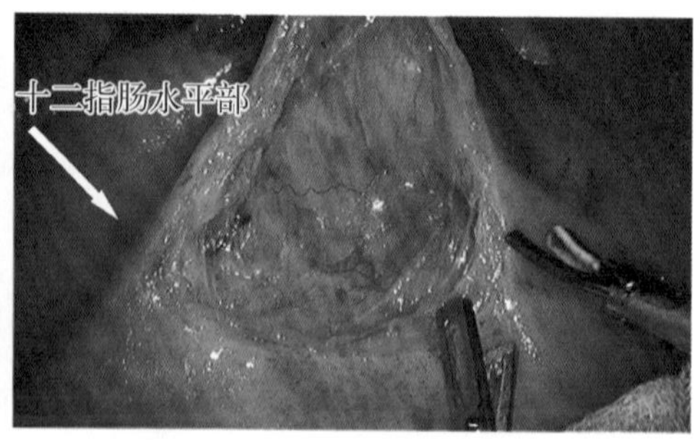

图 12－39 进入 Toldts 间隙

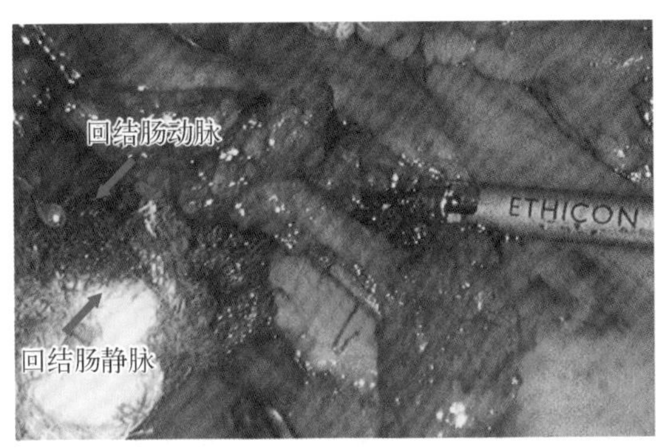

图 12－40　裸化回结肠血管根部

4）右结肠动静脉根部处理：沿着 Toldts 筋膜在十二指肠表面游离，仔细分离后可见右结肠静脉、胃网膜右静脉、Henle 干（图 12－41）共同汇合进入肠系膜上静脉，结扎切断右结肠静脉，沿肠系膜上静脉向上分离可见右结肠动脉（图 12－42），在根部双重结扎切断。

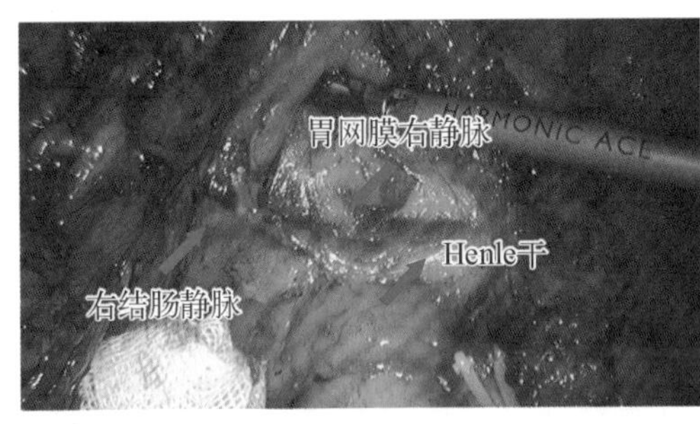

图 12－41　显露 Henle 干

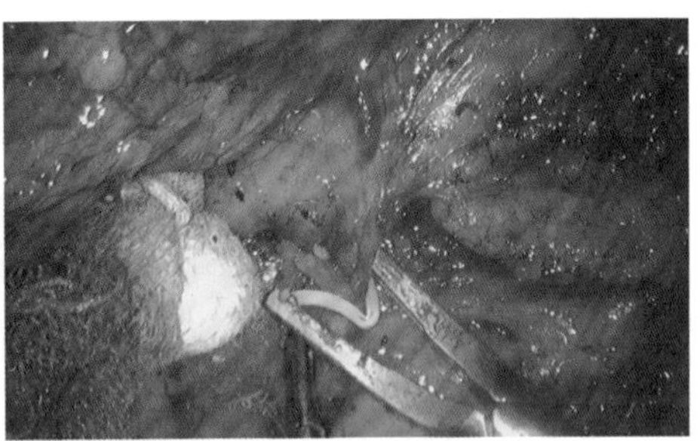

图 12－42　结扎右结肠静脉

5）中结肠动静脉根部处理：继续向上分离，在胰颈表面透一层薄膜可见胃窦后壁即停止分离，随即垫一块小纱条。沿肠系膜上静脉向上分离，于胰腺下缘双重结扎切断中结肠动静脉（图 12－43）。至此供应右半结肠血管均解剖离断。

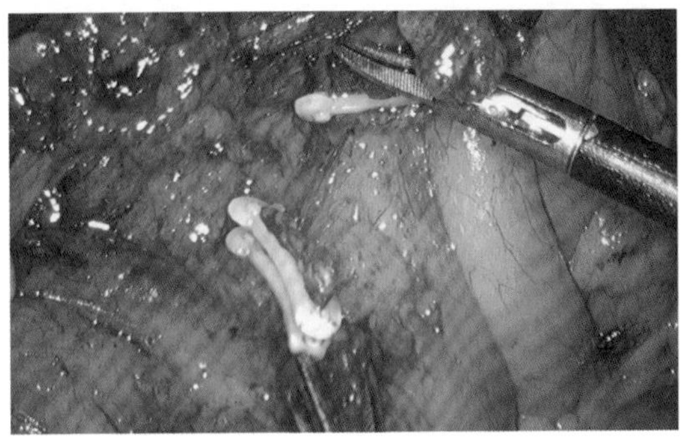

图 12－43　结扎并切断中结肠动静脉

6）结肠系膜游离：继续沿 Toldts 间隙进一步向外侧、上方及下方分离，可见整个游离的表面光滑、平整、干净。

7）回肠系膜的处理：打开盲肠后方腹膜及其根部附着筋膜裁剪回肠系膜，切割至末端回肠壁，向近端裸化 2 cm 肠管。

8）大网膜及第 6 组淋巴结的处理：判断横结肠预切定线，游离大网膜。用超声刀裁剪右侧大网膜至横结肠壁。分离切断胃结肠韧带（图 12－44）。沿胃网膜右动静脉血管弓外缘向右侧分离切断（图 12－45）。

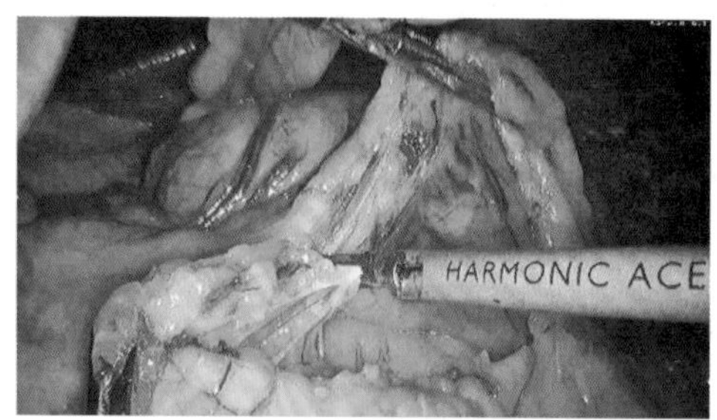

图 12－44　分离切断胃结肠韧带

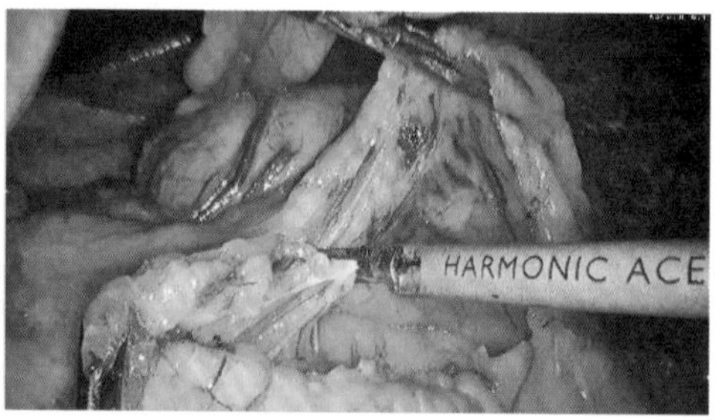

图 12－45　沿胃网膜右动静脉血管弓外缘向右侧分离

9）横结肠系膜处理：在胃窦十二指肠胰头区离断后，可见垫于系膜后方的纱布条，将其横行切开，向横结肠系膜无血管方向分离。结扎离断边缘血管，进一步向横结肠预切定线分离，裸化肠壁 1 cm（图 12－46）。

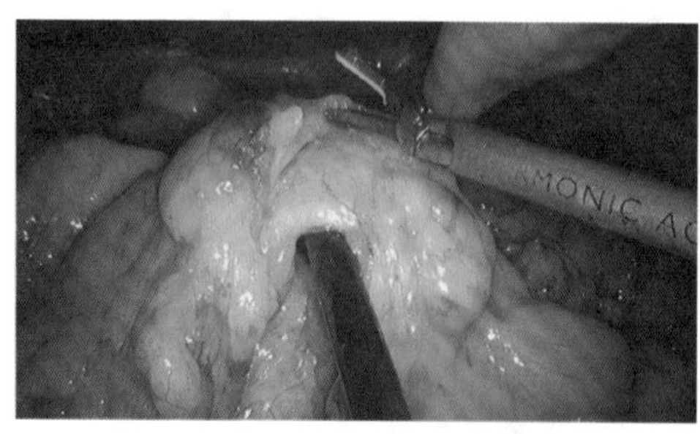

图 12－46　裸化横结肠肠壁

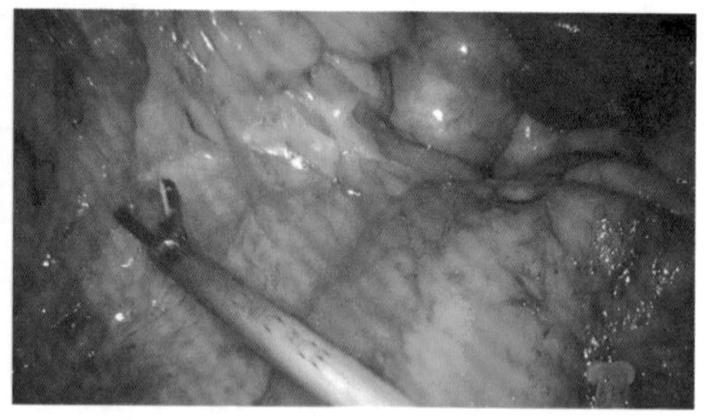

图 12－47　沿右结肠旁沟向下游离

（5）标本切除与消化道重建

用直线切割器在横结肠预切定线处缝合切割肠管，将近端翻向右下腹，可见后方垫的纱布条。用超声刀在纱布条的指示和保护下沿右结肠旁沟向右髂窝分离，直至与下方贯通（图 12－47）。用直线切割闭合器在血运线内侧横断回肠。至此，右半结肠切除完成，将标本置于盆腔。

将回结肠末端一角用剪刀沿吻合钉剪开 5 mm 小口（图 12－48），助手经右下腹 12 mm 的戳卡置入 60 mm 直线切割闭合器，将钉座侧置入回肠肠腔内并含住。同样在横结肠断端一角剪开约 10 mm 小口，将直线切割闭合器钉仓侧套入结肠肠腔内(图 12 - 49)，确认无误后击发，完成回肠横结肠侧侧吻合。检查吻合口内腔有无明显出血，提起断端，术者经左上腹 12 mm 戳卡置入直线切割器，横行闭合残端，完成功能性端端吻合(图 12 - 50)，切下的残端组织用取物袋经 12 mm 的戳卡取出。镜下浆肌层缝合回横吻合结合处，以减轻吻合口张力(图 12 - 51)。至此完成右半结肠切除后的消化道重建。

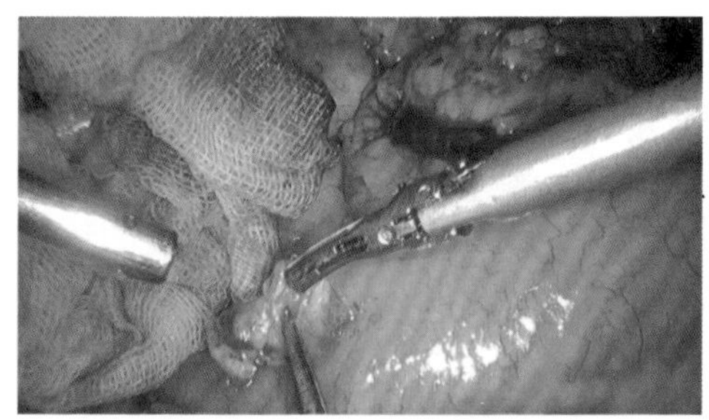

图 12 - 48　剪开末端回肠

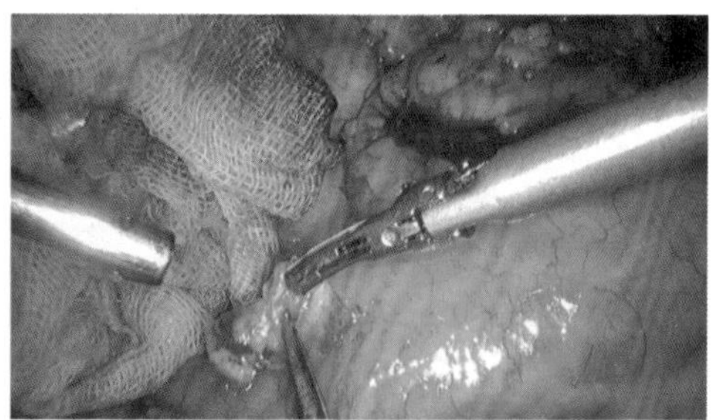

图 12 - 49　将直线切割闭合器钉仓侧置入横结肠

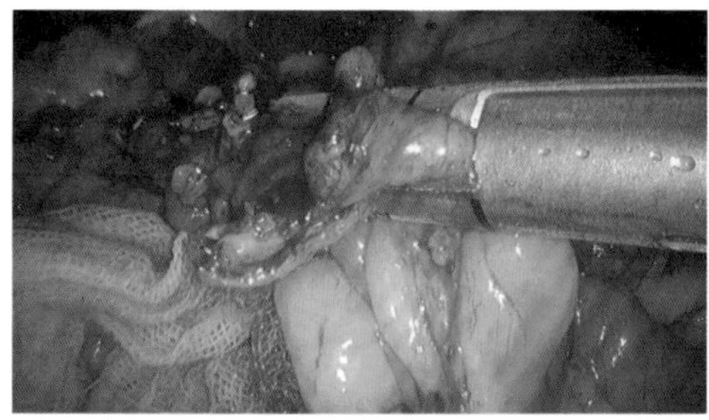

图 12 - 50　横行闭合残端

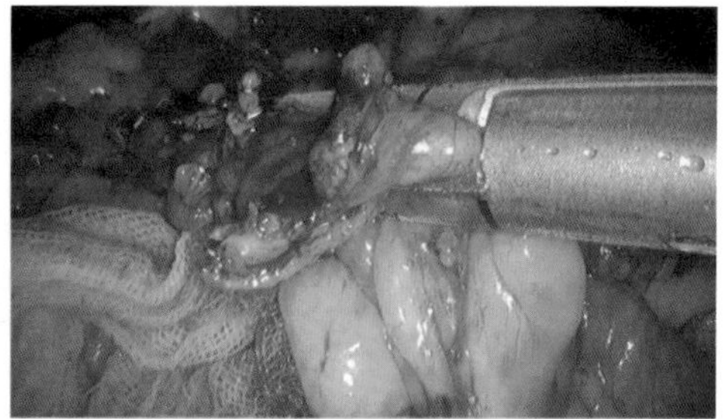

图 12 - 51　缝合加固吻合口

(6) 标本取出

经左上腹 12 mm 的戳卡置入无菌塑料保护套(图 12 - 52)，将腹腔内的纱布及标本置于保护套内(图 12 - 53)，袋口扎紧后以 Hamlock 夹紧(图 12 - 54)。在切开阴道之前，术者需换位置于患者右侧，同时转换腹腔镜显示器位置，患者体位由头高足低位改为足高头低位，助手于体外用举宫器将子宫抬起，进而充分暴露阴道后穹窿(图 12 - 55)。横行切开阴道 3 cm，纵向牵拉将切口扩展至 5～6 cm。助手于体外用卵圆钳夹持住标本一端慢慢向外牵拉(图 12 - 56)，术者与助手配合将置入标本的保护套缓缓从阴道拉出，至此标本移出体外(图 12 - 57)。缝合阴道切口，关闭戳卡孔。

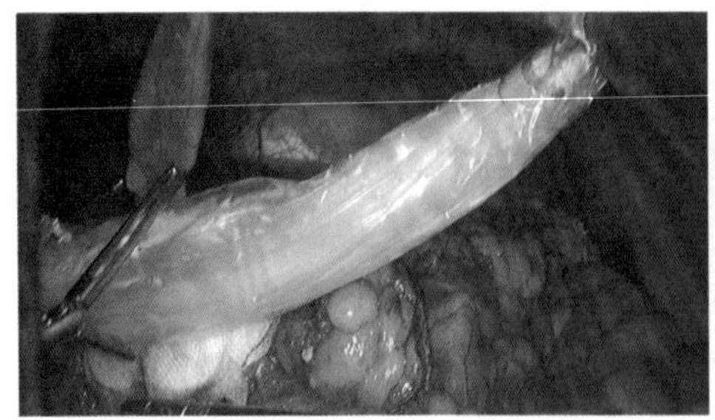

图 12－52　经戳卡置入标本保护套

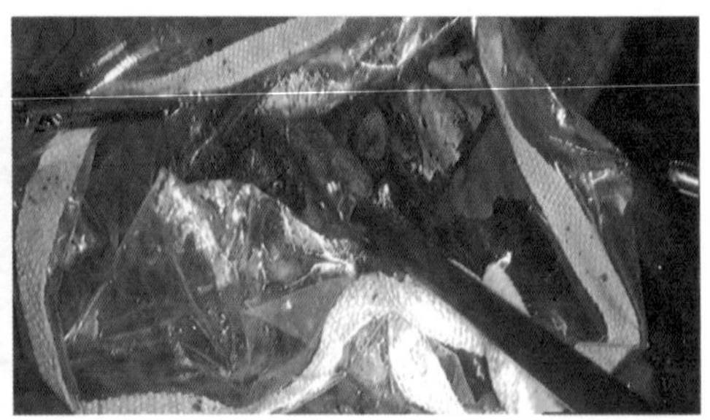

图 12－53　纱布及标本置于保护套内

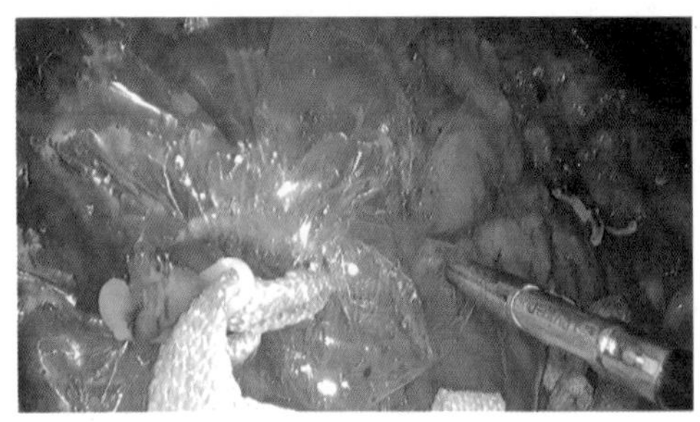

图 12－54　袋口以 Hamlock 夹紧

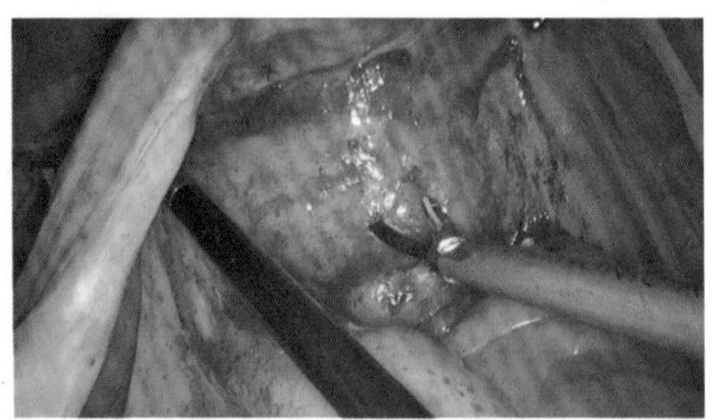

图 12－55　暴露阴道后穹隆

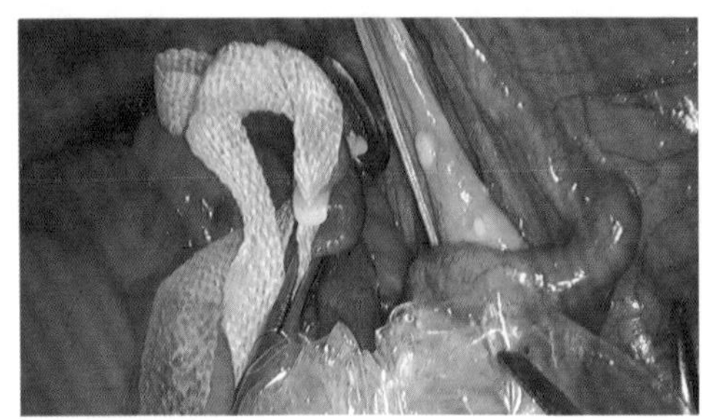

图 12－56　经阴道置入卵圆钳夹持内含右半结肠标本的保护套

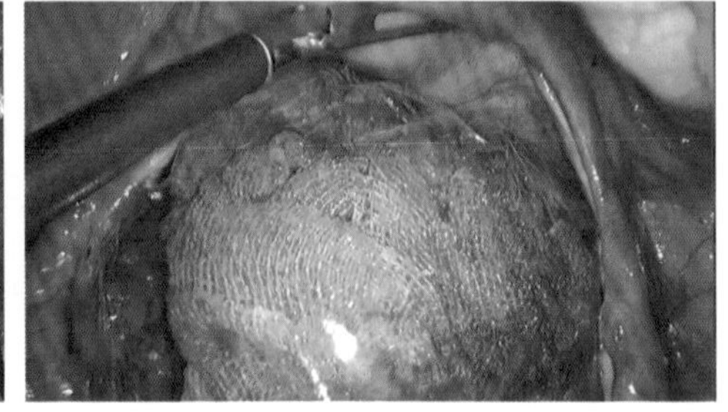

图 12－57　经阴道将标本拉出体外

4. 左半结肠癌 NOSES 手术

(1) 适应证和禁忌证

适应证：降结肠、降乙交界或乙状结肠近端肿瘤；肿瘤环周直径<5 cm 为宜；肿瘤未侵及浆膜为宜。

禁忌证：肿瘤位于结肠脾曲和横结肠左半部分；肿瘤环周直径>5 cm 者；肿瘤侵出浆膜；过于肥胖者(BMI>35 kg/m^2)。

(2) 手术体位

患者取功能截石位，右侧大腿需稍平一些，有利于术者操作。

(3) 戳卡位置(图 12－58)

① 腹腔镜头戳卡孔(10 mm 戳卡)位于脐下 2～3 cm 处；

② 术者主操作孔(12 mm 戳卡)位于右髂前上棘与脐连线的中 1/3 处；

③ 术者辅助操作孔(5 mm 戳卡)位于脐水平上方 10 cm 与右腹直肌外缘交叉处的横结肠投影区；

④ 助手主操作孔(5 mm 戳卡)位于脐上方 10 cm 与左锁中线交叉处；

⑤ 助手辅助操作孔(5 mm 戳卡)位于脐与左髂前上棘连线中外 1/3 处。

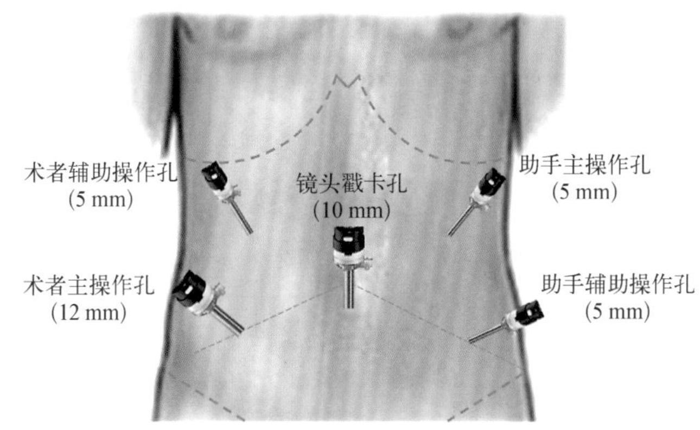

图 12－58　戳卡位置(五孔法)

(4) 手术步骤

① 腹腔探查：手术进镜至腹腔后，常规观察肝脏、胆囊、胃、脾脏、大网膜、结肠、小肠和盆腔有无肿瘤种植和腹水。探查肿瘤位置及大小，详细评估肿瘤经直肠/阴道拉出的可能性。

② 解剖结构判定：判定结肠及系膜的结构特点，即肠管游离后，下拉的长度和血管弓的走行是否有利于镜下吻合；其次要判定肠系膜肥厚程度及肿瘤环周径情况是否适合经直肠拉出；女性患者经阴道行指诊了解阴道后穹隆的状态是否适合切开并取标本。

③ 肠系膜下动静脉根部的处理：在肠系膜下动脉根部打开后腹膜，并在腹主动脉外侧向蔡氏韧带打开后腹膜(图 12－59)，小心分离，进入 Toldts 筋膜间隙(图 12－60)。在肠系膜下动脉根部上方、下方、左侧建立空间，裸化肠系膜下动脉根部，双重结扎切断(图 12－61、图 12－62)。提起根部向外侧游离，向上游离至蔡氏韧带外侧，在胰腺下缘横断肠系膜下静脉(图 12－63、图 12－64)。

④ 内侧入路的左半结肠系膜游离：提起肠系膜下静脉断端和肠系膜下动脉断端，用超声刀向外侧、向下、向上锐性和钝性分离相结合游离 Toldts 筋膜。在下方可见左侧输尿管走行及蠕动。中侧在左肾脂肪囊表面充分游离，上方在胰腺下缘游离至胰尾。

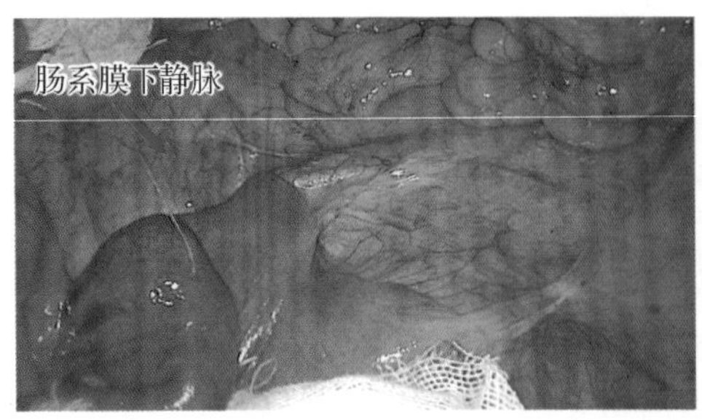

图 12-59 显露蔡氏韧带和肠系膜下静脉

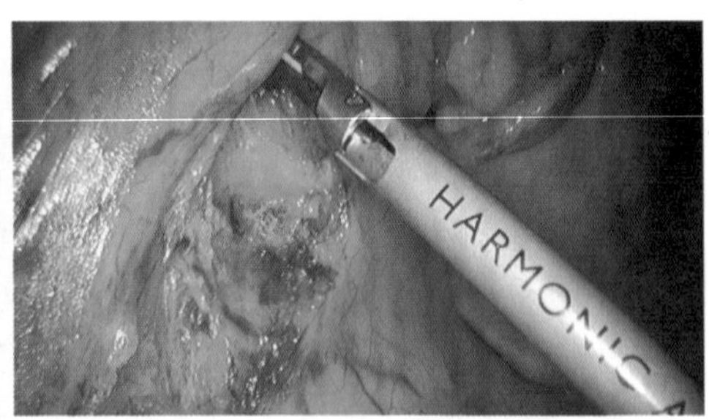

图 12-60 进入 Toldts 间隙

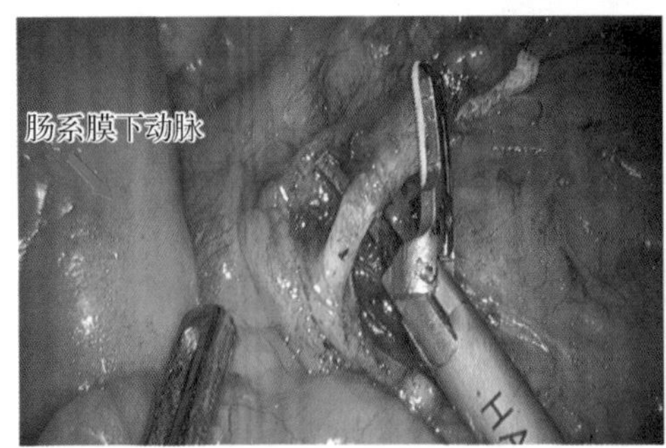

图 12-61 裸化肠系膜下动脉

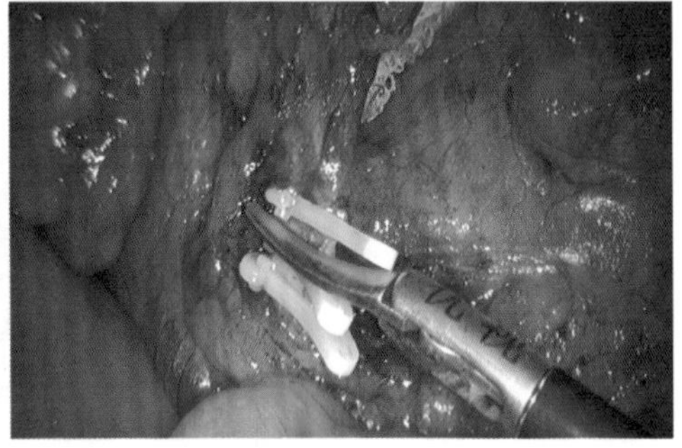

图 12-62 结扎切断肠系膜下动脉

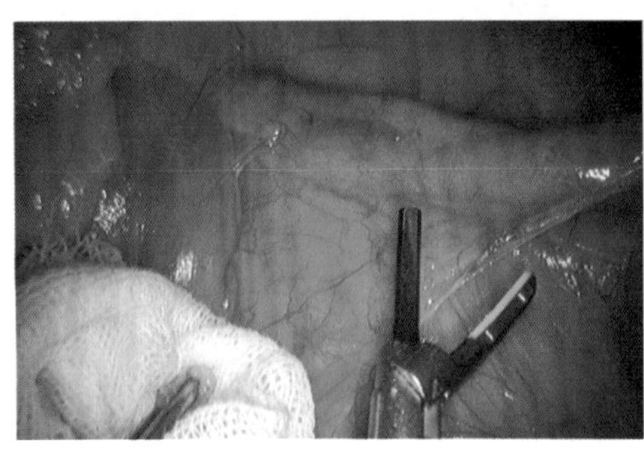

图 12-63 游离肠系膜下静脉

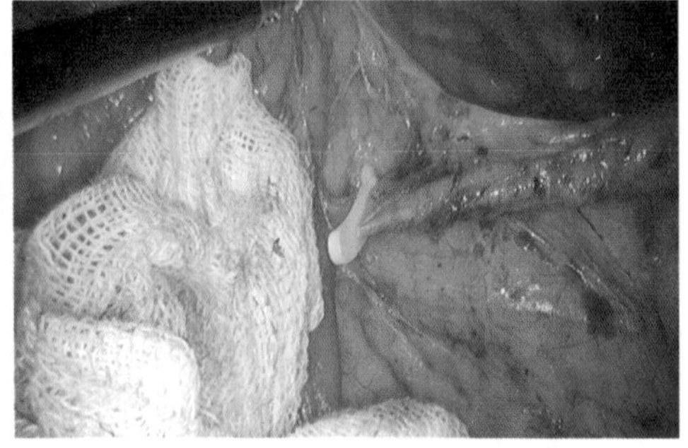

图 12-64 结扎肠系膜下静脉

⑤ 乙状结肠及直肠系膜的处理：评估肿瘤下方切除范围。本术式肿瘤下缘预切线在直肠上段为宜。提起肠系膜下动脉走行系膜，向下分离至骶骨岬水平，注意保护腹主动脉前神经。横行切断直肠系膜至肠壁，其中直肠上动静脉远端宜用血管夹夹闭。直肠和乙状结肠交界处裸化肠管 3～4 cm 备用。

⑥ 横结肠左半和脾曲的处理：术者用超声刀在横结肠中部向左分离，切断大网膜附着处，直至显露脾下极及结肠脾曲外侧腹膜，进入网膜囊。将大网膜翻向上方，处理胃与横结肠系膜的粘连带，向左侧游离至脾下极。将横结肠提起，在蔡氏韧带外侧肠系膜下静脉断端开始切割分离横结肠系膜，与网膜囊贯通，沿胰腺下缘

向左侧切割分离至脾下极。

⑦ 游离左结肠旁沟：将乙状结肠翻向右侧，在直肠左侧切割线沿 Toldts 筋膜向上分离，借助纱布条指示向上打开左结肠旁沟至脾下极。上下会合贯通，至此左半结肠游离完毕。

⑧ 肿瘤上方结肠系膜的裁剪与裸化：下拉结肠脾曲，判定预切定线。游离横结肠系膜至边缘动脉弓，切断结扎边缘血管弓，游离至肠壁，裸化肠管 2 cm 备用。

（5）标本切除及消化道重建

在肿瘤下方，乙状结肠肠管裸化区横行切一小口，助手用卵圆钳夹持抵钉座经肛门直肠送入腹腔。在肿瘤上方裸化区的远端开一纵行小口，将抵钉座置入近端结肠内，并用直线闭合器切断结肠，将抵钉座封闭于近端肠管，并用碘伏纱条消毒肠管断端。在肿瘤下方横行切口的基础上继续横断直肠，至此左半结肠完全游离于腹腔。

（6）标本取出

经戳卡孔置入无菌塑料保护套入腹腔。术者与助手配合将标本顺畅置入保护套中，助手于体外用卵圆钳夹持住肠管一端，缓慢经直肠肛门拉出标本，女性患者条件允许可经阴道将纱布及左半结肠标本拉出体外。之后进行消化道重建。

三、直肠癌 NOSES 手术

1. 适应证和禁忌证

直肠肿瘤位置对于 NOSES 手术方式的选择至关重要，因此十分对直肠分段进行准确划分十分必要。直肠分段标准以齿状线为标志，通常距齿状线 5 cm 以内为下段直肠，距离齿状线 5～10 cm 为中段直肠，距离齿状线 10 cm 以上称为上段直肠。根据直肠肿瘤位置的不同选择合适的手术方式，更有利于患者的治疗和康复。根据肿瘤位置及取标本途径的不同，直肠 NOSES 手术共分为Ⅰ～Ⅴ式，其中 NOSESⅠ式又细分为 A～E 五种方法，本章节主要涉及 NOSESⅠ式 A 和 B 法。细致缜密的划分有利于临床医生根据患者的不同情况选择合适的取标本方式。

直肠 NOSES 术的适应证、禁忌证与结肠 NOSES 术相似，主要涉及标本大小、肿瘤浸润深度和 BMI 等参考指标，尤其要注意的是，标本大小不仅仅限于肿瘤直径，而是包括肿瘤组织、切除肠管以及系膜组织等组织的全部标本，因此评估标本能否经自然腔道取出，不仅要考虑肿瘤大小，还要评价肠管和系膜的情况。另外，标本能否经自然腔道取出，或如何选择取标本途径，最主要决定因素在于标本最大环周径，环周径主要是指手术标本的切缘周径，其与标本长度等因素无关。对于 T4 期肿瘤不建议开展 NOSES 术，主要是由于 T4 期肿瘤在常规腹腔镜手术中的开展仍存有争议，以及考虑 T4 期肿瘤存在自然腔道肿瘤种植的风险。尽管在经自然腔道取标本过程中，可以采取各种措施将标本和自然腔道进行隔离，但仍不建议常规开展 T4 期肿瘤的 NOSES 术。

2. 围术期准备

NOSES术围术期准备方面，直肠肿瘤对肠道与阴道准备要求较高。如术前准备不充分，很容易导致引起医源性腹腔感染。因此，NOSES术前必须进行良好的肠道与阴道准备，这也是术中无菌操作的重要前提和保障。同时准确的术前评估对NOSES术的选择至关重要。直肠肿瘤术前分期最主要的检查方法主要是盆腔MRI。盆腔MRI可以对直肠系膜肥厚程度进行测量，这也便于术前评估取标本难易程度。

3. NOSESⅠ式

(1) 适应证和禁忌证

NOSESⅠ式A法和B法

适应证：低位直肠癌或良性肿瘤；浸润溃疡型肿瘤，且侵犯肠管<1/2周；隆起型肿瘤，肿瘤环周径<3 cm；肿瘤下缘距齿状线2～5 cm为宜。

禁忌证：肿瘤侵犯肠管>1/2周；肿瘤环周径>3 cm；黏液腺癌或印戒细胞癌，且术中无法明确下切缘状况；过于肥胖者（BMI>35 kg/m^2）。

(2) 手术体位

患者取功能截石位，右侧大腿需稍平一些，有利于术者操作。

(3) 戳卡位置（图12-65）

腹腔镜镜头戳卡孔（10 mm戳卡）脐窝内；

术者主操作孔（12 mm戳卡）右侧髂前上棘与脐连线中外1/3偏下位置为宜，使得低位直肠深部操作容易一些，尤其在低位直肠壁裸化时，可形成垂直角度横断直肠系膜；

术者辅助操作孔（5 mm戳卡）位于脐右侧10 cm左右，这样在直肠深部操作时，可减少与腹腔镜镜头的干扰；

助手辅助操作孔（5 mm戳卡）位于脐与左髂前上棘连线中外1/3处为宜，主要起到提拉作用，同时，靠外侧便于放置引流管；

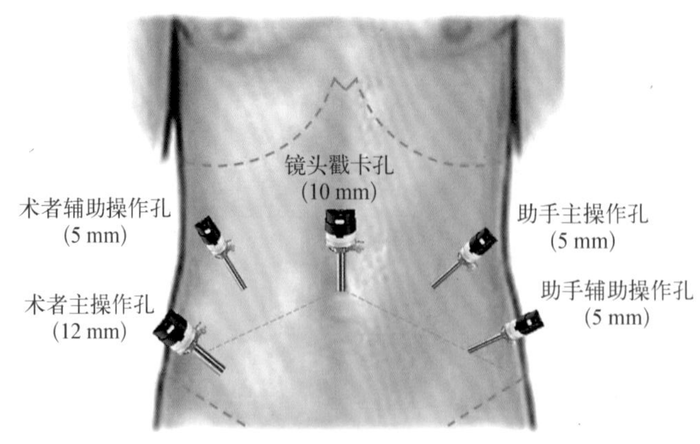

图12-65 戳卡位置(五孔法)

助手主操作孔(5 mm 戳卡)脐水平左上方,靠内侧腹直肌外缘为宜。

(4) 手术步骤

① 腹腔探查：手术进镜至腹腔后,按照肝脏、胆囊、胃、脾脏、大网膜、结肠、小肠、直肠和盆腔顺序逐一进行探查。腹腔镜下低位直肠肿瘤常无法探及,大多数肿瘤位于腹膜返折以下。术者可以用右手行直肠指诊,与左手操作钳进行会合,来判定肿瘤位置及大小,是否适合行该手术。

② 解剖结构判定：包括对乙状结肠、直肠系膜的肥厚程度,血管弓的长度,预切除范围的判定(图 12－66 和图 12－67)。

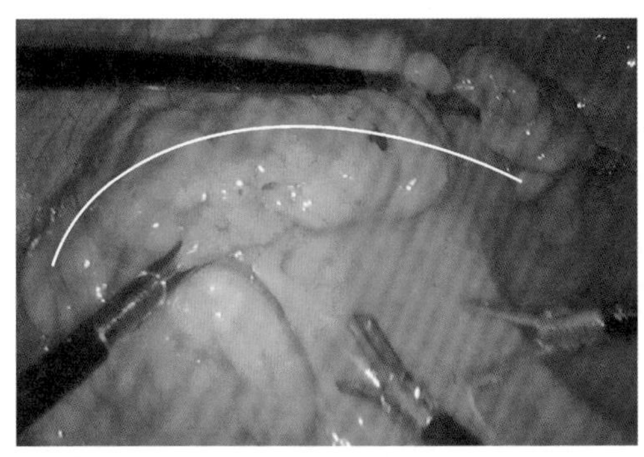

图 12－66　判定乙状结肠长度及系膜厚度

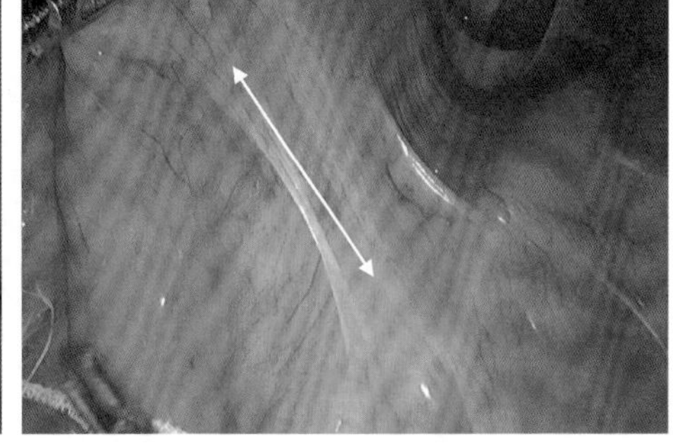

图 12－67　判断血管弓的长度

③ 第一刀切入点：患者取头低足高体位,用 1/2 纱布条将小肠挡于上腹部,能显露整个盆腔及肠系膜下动静脉根部。第一刀切入点在骶骨岬下方 3～5 cm,尤其是肥胖患者,往往有一菲薄处,用超声刀从此处开始游离(图 12－68)。

④ 肠系膜下动静脉游离与离断：沿 Toldts 间隙上下分离,直肠系膜能提起有一定空间,再开始向肠系膜下动静脉根部游离。同时,向左侧沿 Toldts 间隙上下扩大空间。用超声刀分离清扫肠系膜下动脉根部脂肪结缔组织,充分裸化后,双重结扎切断肠系膜下动静脉(图 12－69～图 12－71)。勿用超声刀上下剥离,而应选定切除线,由近及远整块分离,血管根部不易裸化过长,够结扎即可。

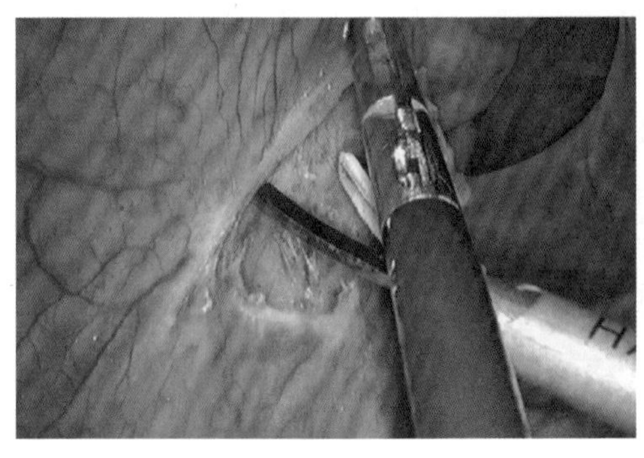

图 12－68　进入 Toldts 间隙

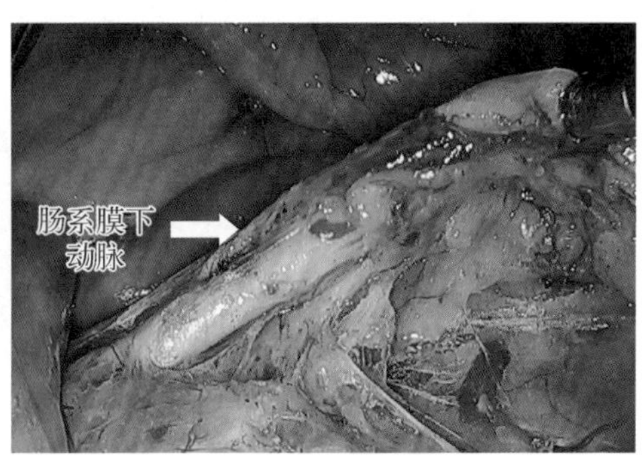

图 12－69　裸化肠系膜下动脉根部

⑤ 直肠系膜的游离：当肠系膜下动静脉离断后，助手左手钳提起直肠右侧系膜，右手钳提起肠系膜下动静脉断端翻转，术者沿 Toldts 间隙进一步向外向下分离乙状结肠系膜至右髂总动脉处(图 12－72)，用一纱布条垫于此处系膜后方(图 12－73)。沿骶前间隙分离，可见下腹下神经，在其分叉处向左右分离，在神经表面用超声刀匀速推行分离(图 12－74)。沿骶前间隙向下向左右游离，向下至尾骨水平。两侧可见肛提肌(图 12－75)。

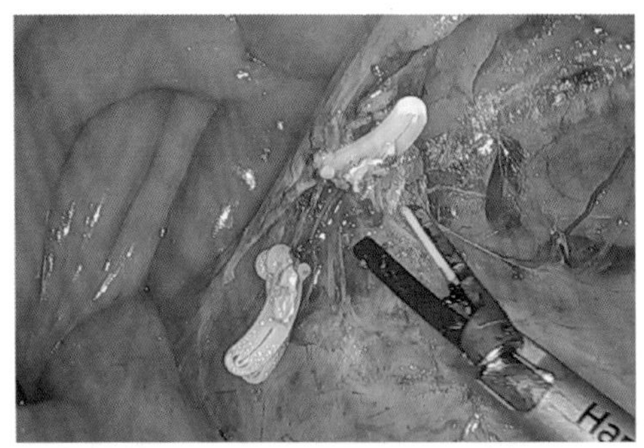

图 12－70 结扎切断肠系膜下动脉

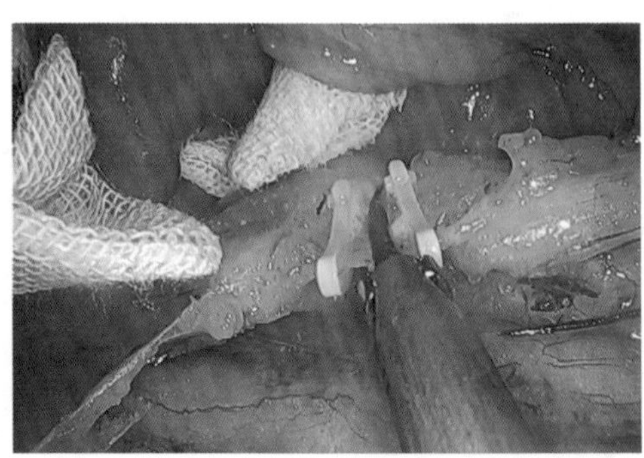

图 12－71 结扎切断肠系膜下静脉

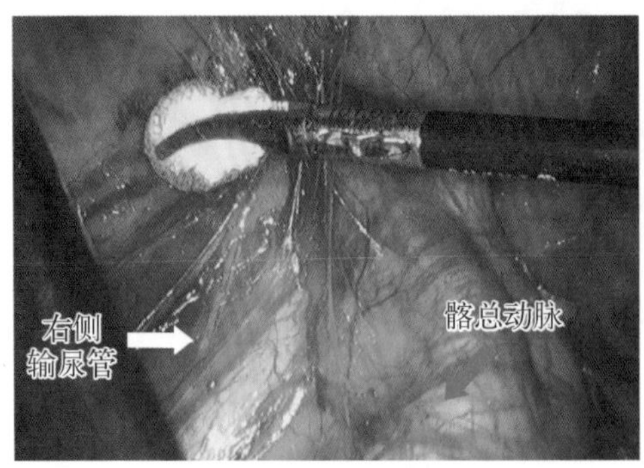

图 12－72 沿 Toldts 间隙向外侧游离

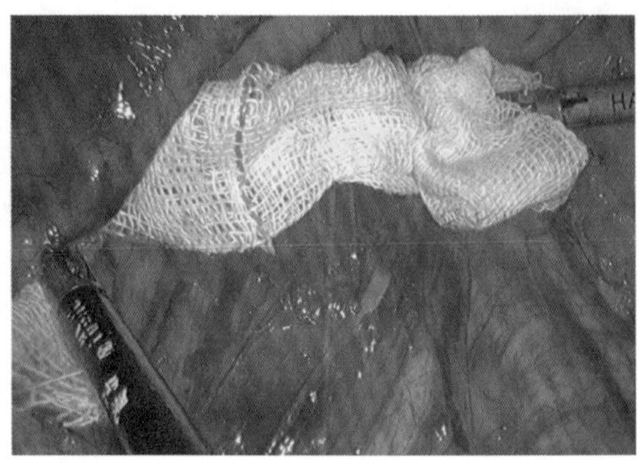

图 12－73 系膜后方垫入纱布

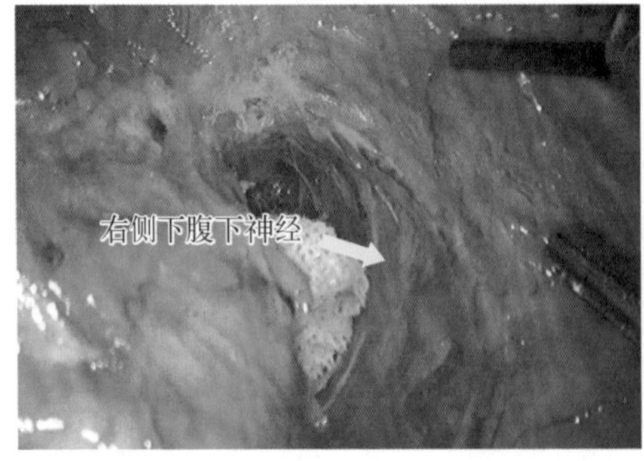

图 12－74 右侧下腹下神经及分支

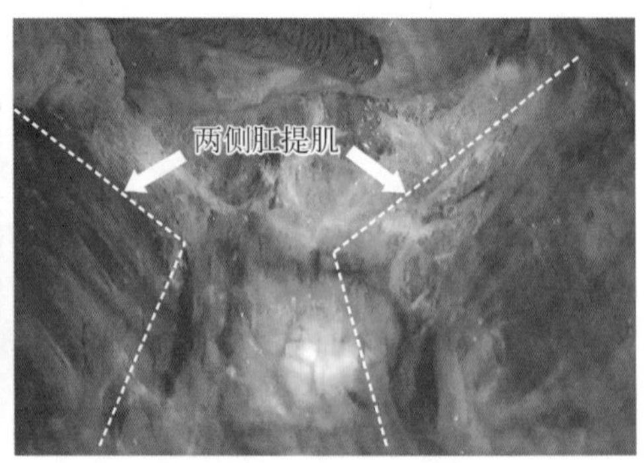

图 12－75 向下游离至肛提肌平面

⑥ 直肠右侧的游离：如果直肠后壁游离充分，直肠右侧分离则容易进行，如同一层薄膜。助手左手钳提起膀胱底（男性患者）或用举宫器将子宫举起（女性患者），右手提起直肠系膜，直肠系膜边界清楚可见。用超声刀沿解剖界限分离至腹膜返折，并横行切开腹膜返折右侧（图 12－76）。

⑦ 乙状结肠及直肠左侧的游离：打开乙状结肠与腹壁黏连处，并由外侧向内侧分离，注意保护生殖血管和输尿管。将乙状结肠翻向右侧，可见系膜后方的纱布条（图 12－77），按其标识打开系膜，可以防止输尿管等组织器官的损伤。向上方游离时，多数病例不需要游离结肠脾曲，向下方沿解剖边界游离至腹膜返折处与右侧会师。

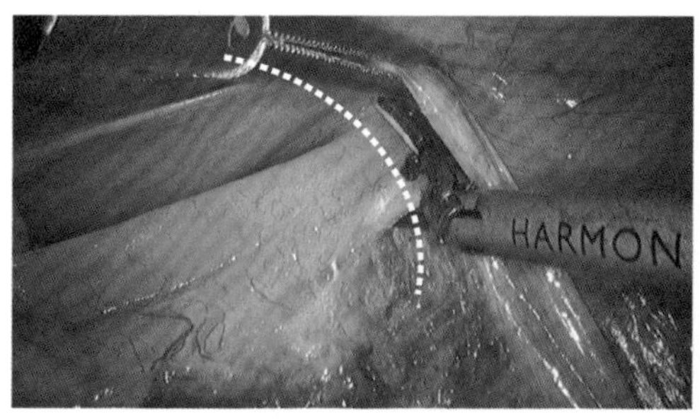

图 12－76　切开腹膜返折右侧

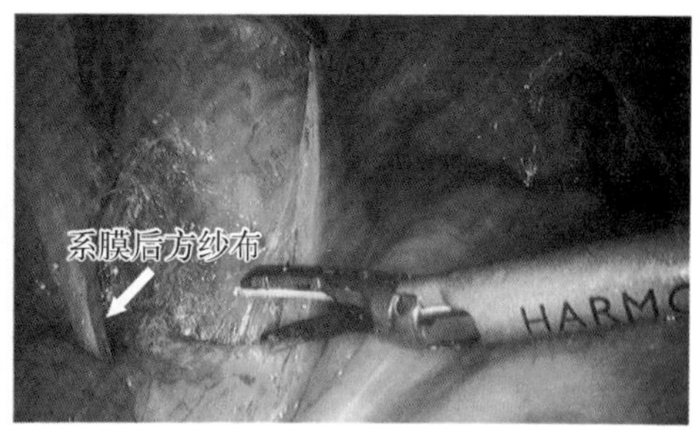

图 12－77　向内侧游离乙状结肠系膜

⑧ 肿瘤下方肠管的裸化：沿直肠前壁向下分离，显露双侧精囊（男性患者）或阴道后壁（女性患者）。此时，助手做直肠指诊再次确认肿瘤位置，力争超过肿瘤下缘 2～3 cm。同时，分别进一步裸化直肠右侧肠壁及左侧肠壁（图 12－78、图 12－79）。

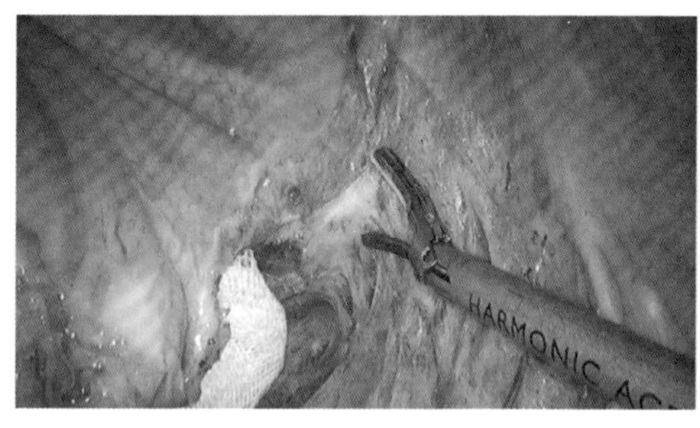

图 12－78　裸化直肠右侧壁

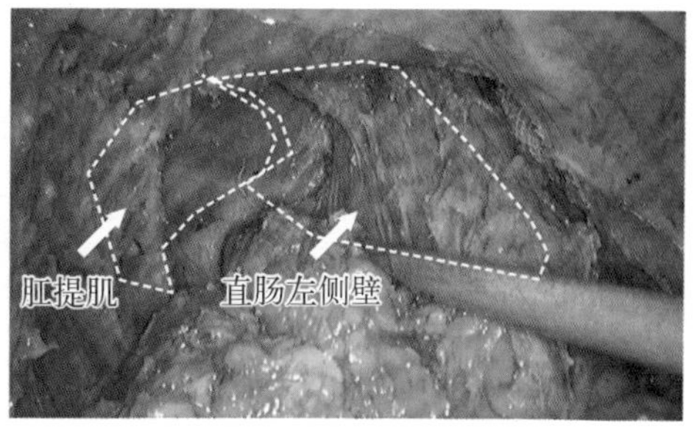

图 12－79　裸化直肠左侧壁

⑨ 乙状结肠系膜裁剪：将乙状结肠拉向左侧，在系膜后方垫入纱布，目测裁剪范围，确定吻合预切定线。进一步向预切线游离，靠近肠壁时尽量不用血管夹，避免吻合时嵌入。超声刀游离至肠壁并尽量裸化肠管 2～3 cm。

（5）标本切除及消化道重建

1）NOSES Ⅰ式 A 法：严格遵循无菌原则和无瘤原则，经肛门置入无菌塑料保护套，至肿瘤上方 5 cm。用卵圆钳夹持抵钉座，经肛门保护套内肿瘤的对侧滑入直肠近端，至预切定线上方。观察肠管血运，用直线切割闭合器在裸化的肠管预切线处切割闭合乙状结肠，并将抵钉座留在乙状结肠肠腔内。用碘伏纱布条消毒断端。经肛置入卵圆钳伸至直肠断端，夹持肠系膜断端及肠壁，将直肠外翻拉出肛门外。标本翻出体外后，肿瘤位置清晰可见。用碘伏盐水冲洗，确认无误后用凯途闭合器在肿瘤下缘 1～2 cm 切断直肠。移除标本，直肠断端可自行还纳回腹腔。充分进行扩肛，经肛注入碘伏盐水，在腹腔镜下观察直肠断端有无渗漏；在乙状结肠断端将抵钉座连接杆取出。经肛置入环形吻合器，完成乙状结肠直肠端端吻合术。

2) NOSES Ⅰ式 B 法：用直线切割闭合器在裸化的肠管预切线切割闭合乙状结肠，用碘伏纱布条消毒断端。助手将卵圆钳经肛门伸至直肠残端，夹持肠系膜残端及肠壁。将直肠匀速外翻拉出肛门外。外翻后切开肠壁，经外翻后的肠壁通道将抵钉座送入盆腔。用碘伏盐水冲洗标本，无误后用凯途闭合器在肿瘤下缘 1～2 cm 切断直肠。移除标本。在乙状结肠断端处肠壁切开一小口，并用碘伏纱布条进行消毒，将抵钉座置入乙状结肠肠腔内，用直线切割闭合器关闭乙状结肠切口。在乙状结肠断端将抵钉座连接杆取出。经肛门置入环形吻合器，旋出穿刺杆，行乙状结肠直肠端端吻合。并通过注水注气试验检查吻合口通畅确切，生理盐水冲洗，确切止血，分别经左右下腹戳卡孔放置引流管。对于超低位保肛患者，也可经肛对吻合口进行加固缝合。

4. NOSESⅡ式

(1) 适应证及禁忌证

适应证：中位直肠癌或良性肿瘤；肿瘤环周直径＜3 cm 为宜；肿瘤不侵及浆膜为宜。

禁忌证：肿瘤体积过大，无法经肛门拉出；乙状结肠及系膜长度无法满足经肛门拉出；直肠系膜过于肥厚无法经肛门拉出；过于肥胖者(BMI＞35 kg/m^2)。

(2) 手术体位：患者取功能截石位，右侧大腿需稍平一些，有利于术者操作。

(3) 戳卡位置(图 12 - 80)

① 腹腔镜镜头戳卡孔(10 mm 戳卡)脐窗中；

② 术者主操作孔(12 mm 戳卡)在脐与右侧髂前上棘中外 1/3 为宜；

③ 术者辅助操作孔(5 mm 戳卡)在脐旁右旁正中线上 5 cm；

④ 助手辅助操作孔(5 mm 戳卡)左髂前上棘与脐连线中外 1/3 处；

⑤ 助手主操作孔(5 mm 戳卡)脐水平左腹直肌外缘。

(4) 手术步骤

① 手术进镜至腹腔后，在详细术前检查的基础，进镜观察肝脏、胆囊、胃、脾脏、大网膜、结肠、小肠及系膜表面和盆腔脏器有无种植转移，探查肿瘤位置及大小。

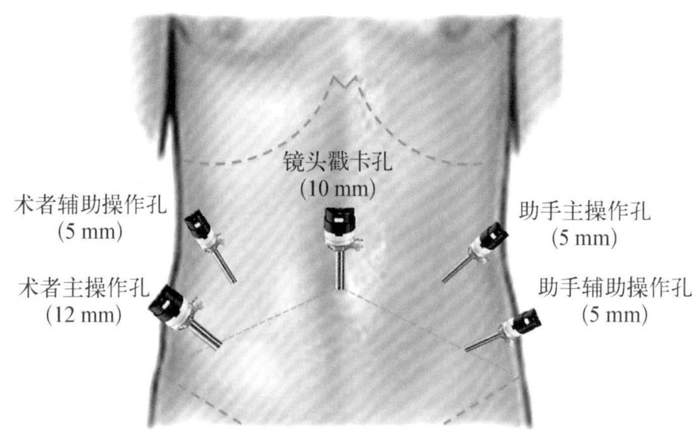

图 12-80　戳卡位置(五孔法)

② 解剖结构判定：判定乙状结肠及其系膜血管长度，判定中段直肠系膜肥厚程度，能否拉出直肠肛门外。

③ 第一刀切入点：患者头低足高体位，将小肠移至上腹部，充分显露整个盆腔及肠系膜下动静脉根部，术者在骶骨岬下方 3～5 cm 直肠系膜薄弱处切割第一刀(图 12-81 和图 12-82)。

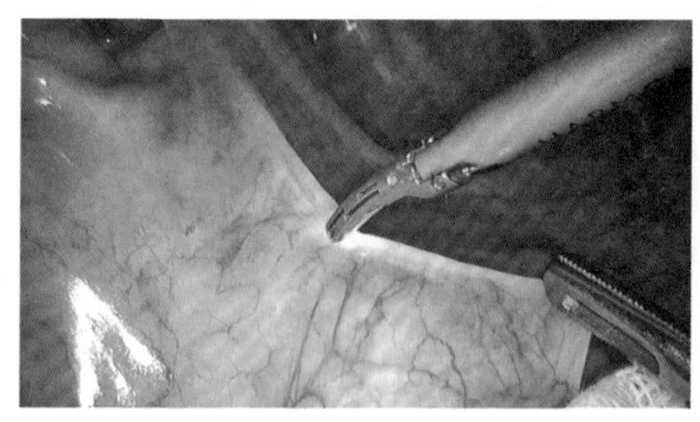

图 12-81　第一刀切入点

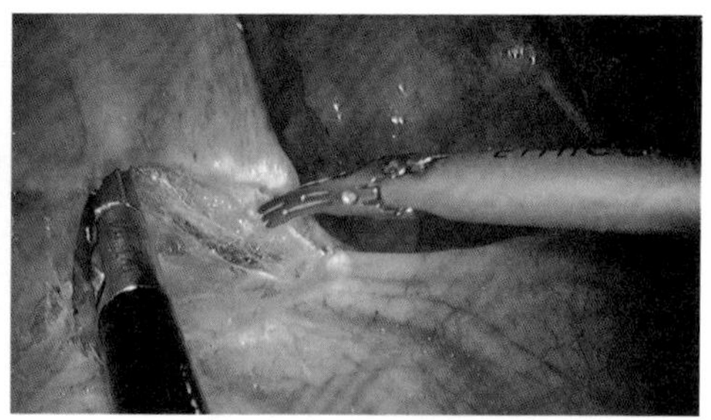

图 12-82　进入 Toldts 间隙

④ 肠系膜下动静脉根部游离与离断：提起直肠系膜向肠系膜下动静脉根部方向及左侧系膜游离，沿此 Toldts 筋膜上下游离扩展空间(图 12-83)。游离过程中可见左侧输尿管走行及蠕动，注意保护。将小纱布团置于肠系膜下动静脉后方及左外侧(图 12-84)，此处往往是乙状结肠系膜无血管区。用超声刀在根部预切线逐层分离裸化肠系膜下动静脉，充分裸化后进行结扎切断(图 12-85 和图 12-86)。

⑤ 直肠系膜的游离：当肠系膜下动静脉离断后，可部分打开乙状结肠系膜无血管区(图 12-87)，操作过程中需找到左侧输尿管和左侧生殖血管，并注意保护(图 12-88)。向下向外游离至左侧髂总动脉分叉处。沿骶前间隙向下方分离，可

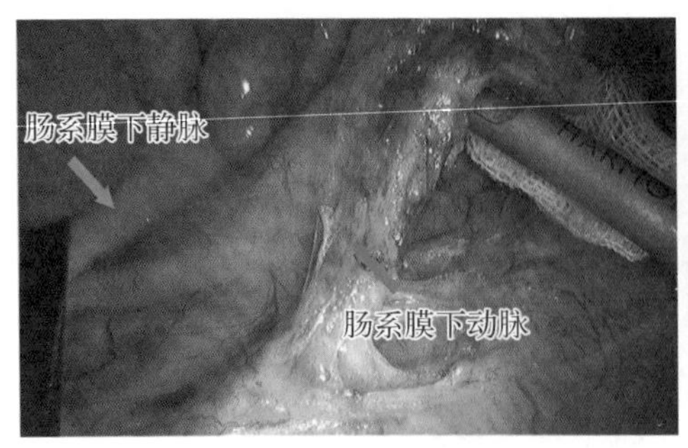

图 12-83　游离肠系膜下动脉根部

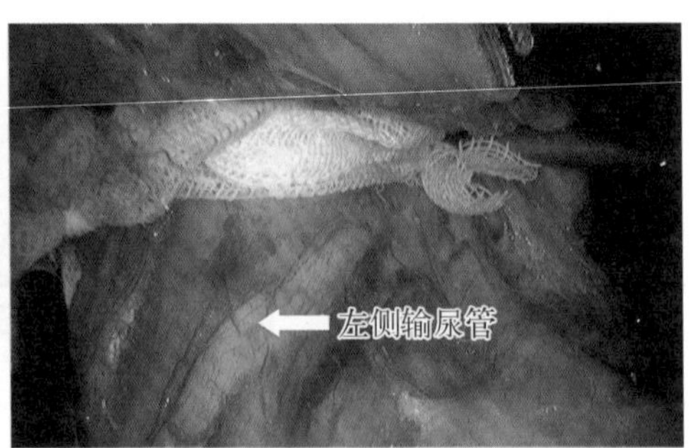

图 12-84　纱布条置于系膜左外侧

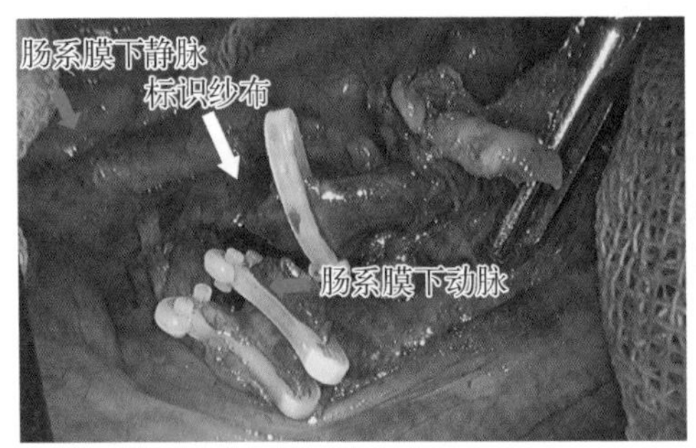

图 12-85　结扎切断肠系膜下动脉

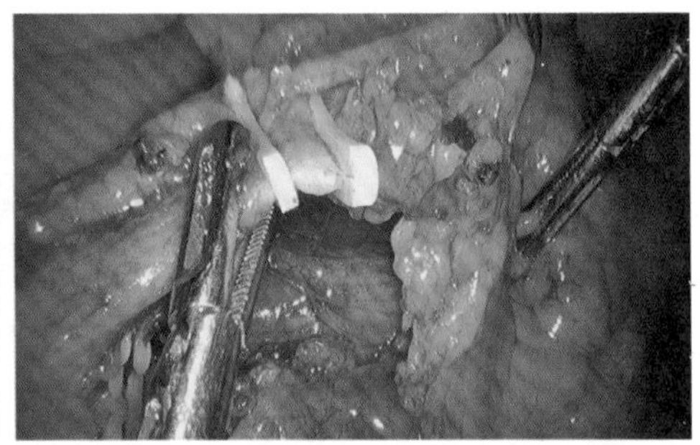

图 12-86　结扎切断肠系膜下静脉

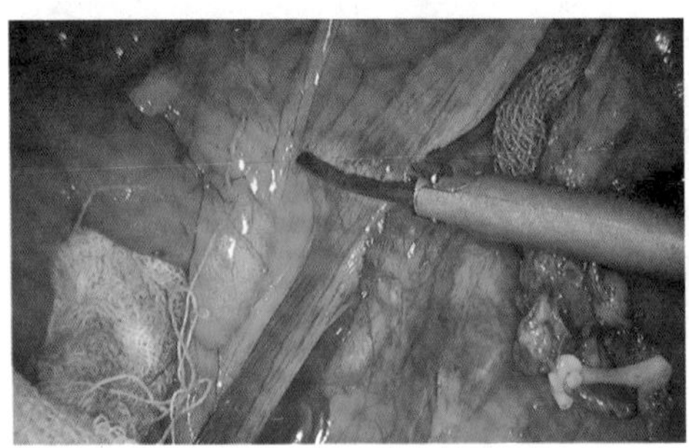

图 12-87　打开乙状结肠系膜无血管区

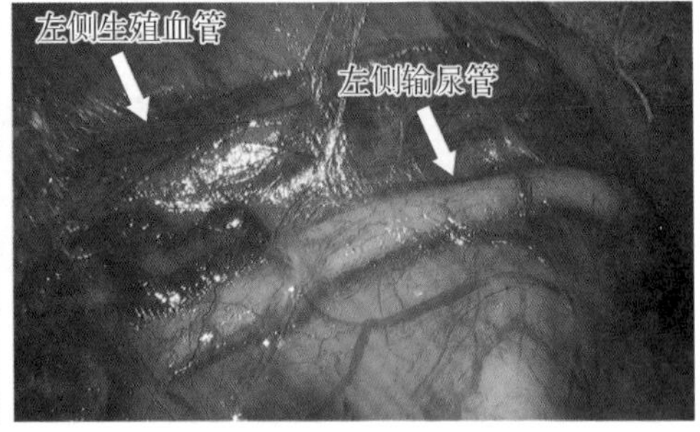

图 12-88　显露和保护输尿管和生殖血管

见下腹下神经走行，在分叉处沿神经表面用超声刀匀速推行分离（图 12-89 和图 12-90）。向下游离范围与直肠左右侧游离范围相结合，至肿瘤下方 5 cm 左右。

⑥ 直肠右侧的分离：直肠右侧的分离与骶前分离相结合，注意游离的范围，游离右侧腹膜返折横行，一般在肿瘤下方 5 cm 即可，不宜范围过大。

⑦ 乙状结肠及直肠左侧的游离：切断乙状结肠粘连带，沿 Toldts 筋膜向内侧游离，打开系膜，向上继续分离，一般不需游离脾曲，向下游离直肠左侧至腹膜返折处与右侧会师。

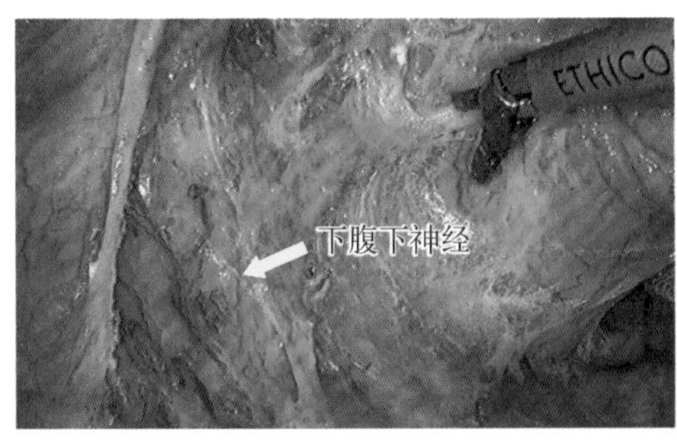

图 12-89　由骶前间隙向左游离

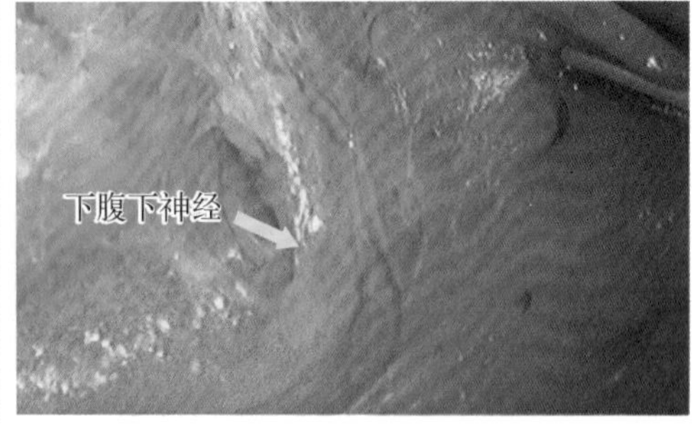

图 12-90　由骶前间隙向右游离

⑧ 肿瘤下方肠管的裸化：确定肿瘤位置，在肿瘤下方 5 cm 内进行肠壁裸化约 3 cm 范围。在腹膜返折处继续向下沿邓氏筋膜分离，显露精囊（男性）或阴道后壁（女性），向右侧裸化肠壁，同时向后方横断系膜。再进行左侧肠壁裸化，并与右侧相通。

⑨ 乙状结肠系膜的裁剪：将乙状结肠翻向左侧，可见系膜后方纱布条，目测裁剪范围，确定吻合预切定线（图 12-91）。将系膜提起，可见肠系膜下动静脉走行，沿其走行进行裁剪，分别结扎切断几支乙状结肠动静脉（图 12-92），逐渐向预切定线分离至肠壁裸化 2 cm 范围，预判其游离长度是否可从肛门拉出体外。

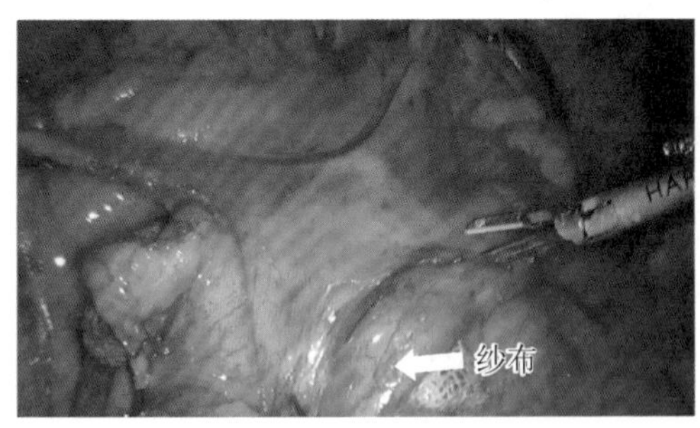

图 12-91　裁剪乙状结肠系膜

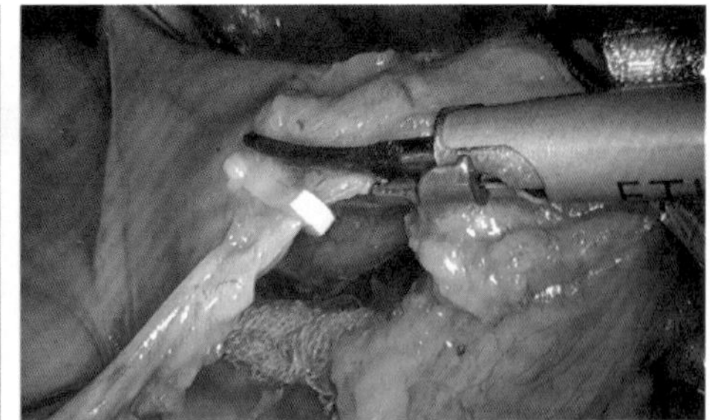

图 12-92　结扎切断乙状结肠系膜血管

（5）标本切除与消化道重建

助手充分扩肛冲洗后，可经肛置一碘伏纱团于肿瘤下方（图 12-93）。助手右手持吸引器，于肿瘤下方约 2 cm 处，当横行切开肠管时，及时吸尽肠内容物。术者用超声刀在肿瘤下方约 2 cm，肠腔内纱布团指引下横行切开肠管（图 12-94）。助手经肛置卵圆钳，取出碘伏纱团，随后经戳卡孔置入无菌塑料套进入腹腔（图 12-95），助手将保护套一端经肛门拉出体外，将直肠断端及游离的直肠置入套内（图 12-96），助手经肛用卵圆钳夹住直肠断端，缓慢经肛拉出。分离的标本拉出肛门，在肛门外乙状结肠预切线处上荷包钳，切断直肠移去标本。

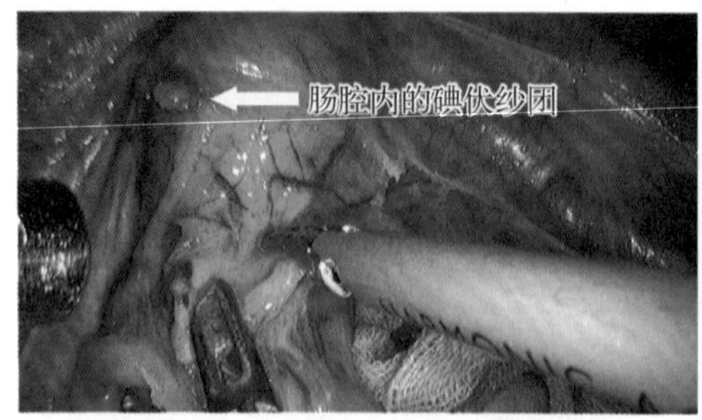

图 12－93　经肛门置入碘伏纱团

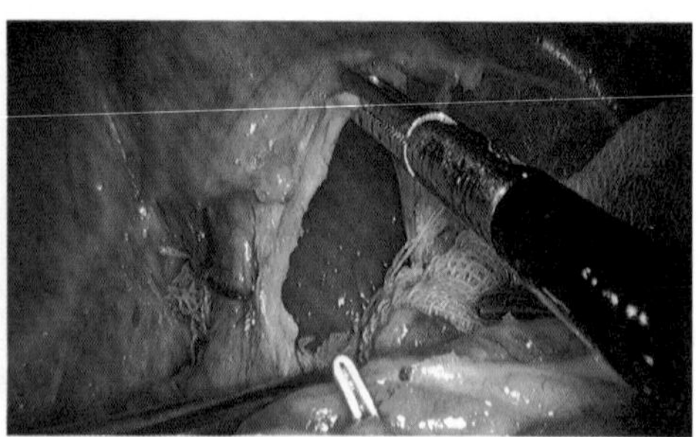

图 12－94　横行切开直肠

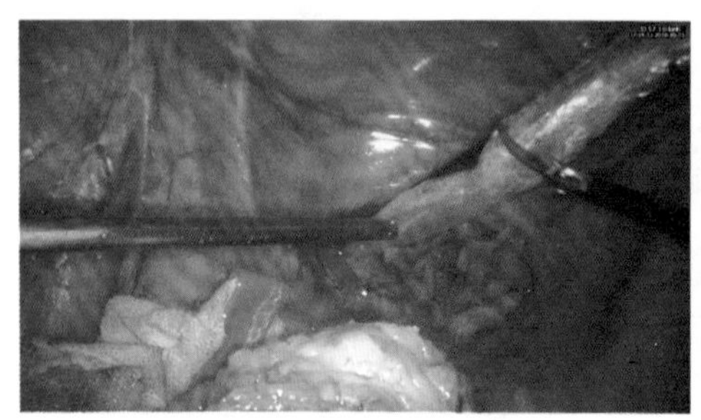

图 12－95　经戳卡孔置入无菌塑料套

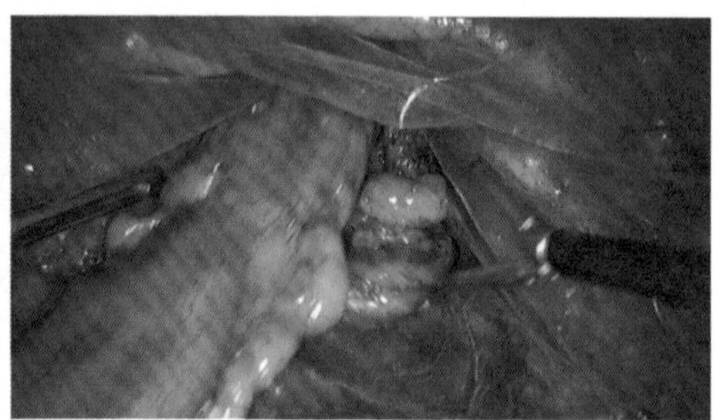

图 12－96　经肛门将直肠标本拉出体外

将抵钉座置入乙状结肠断端，收紧荷包，冲洗消毒后，用卵圆钳将其送回腹腔。向腹腔内注入 1 000 mL 碘伏盐水冲洗盆腔并扩肛。用直线切割闭合器闭合直肠残端。经肛门置入环形吻合器，将抵钉座与机身对接，完成端端吻合。注水注气试验检查吻合口有无出血、渗漏、是否通畅确切。于盆腔放置两枚引流管。

5. NOSESⅢ式

(1) 适应证及禁忌证

适应证：女性中段直肠癌或良性肿瘤；肿瘤环周直径介于 3～5 cm；肿瘤不侵出浆膜为宜；乙状结肠及系膜长度适合拉出者。

禁忌证：肿瘤体积过大，取出有困难者；乙状结肠及系膜长度无法达到经阴道拉出者；过于肥胖者(BMI＞35 kg/m^2)。

(2) 手术体位

患者取功能截石位，右侧大腿需稍平一些，有利于术者操作。

(3) 戳卡位置

① 腹腔镜镜头戳卡孔(10 mm 戳卡)脐窗中；

② 术者主操作孔(12 mm 戳卡)位于脐与右侧髂前上棘连线中外 1/3 处；

③ 术者辅助操作孔(5 mm 戳卡)位于平行脐右侧 10 cm 处；

④ 助手主操作孔(5 mm 戳卡)脐水平左上方腹直肌外缘；

⑤ 助手辅助操作孔(5 mm 戳卡)位于脐与左髂前上棘连线中外 1/3 处,该钳操作较少,主要起提拉作用,靠外侧便于兼顾放置引流管(图 12 - 97)。

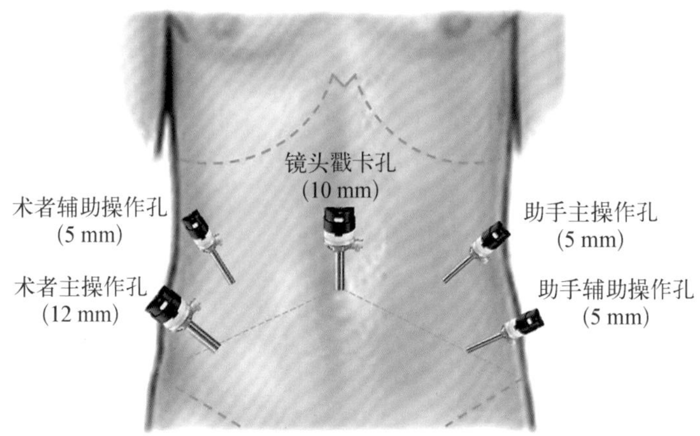

图 12 - 97　戳卡位置(五孔法)

(4) 手术步骤

① 腹腔探查手术进镜至腹腔后,进镜至腹腔,观察肝脏、胆囊、胃、脾脏、结肠、小肠、大网膜和盆腔有无肿瘤种植,探查肿瘤位置及大小。

② 解剖结构的判定: 判定乙状结肠及其系膜长度及系膜肥厚程度能否合适经阴道拉出体外。

③ 第一刀切入点: 术者用超声刀在骶骨岬下方直肠系膜薄弱处行第一刀切割,刀头热量产生汽化,沿直肠系膜骶前间隙扩散。用刀头上下拨动,可见白色骶前筋膜,表明此间隙正确,用超声刀上下扩展空间,有时可见下腹下神经走行(图 12 - 98)。

④ 肠系膜下动、静脉根部的游离与离断: 术者用左手持钳沿直肠上动脉及肠系膜下动脉走行将其挑起。右手持超声刀,沿 Toldts 间隙向系膜根部及左侧、外侧游离,可用小纱布条钝性分离(图 12 - 99),可见游离平面光滑、平整、干净。

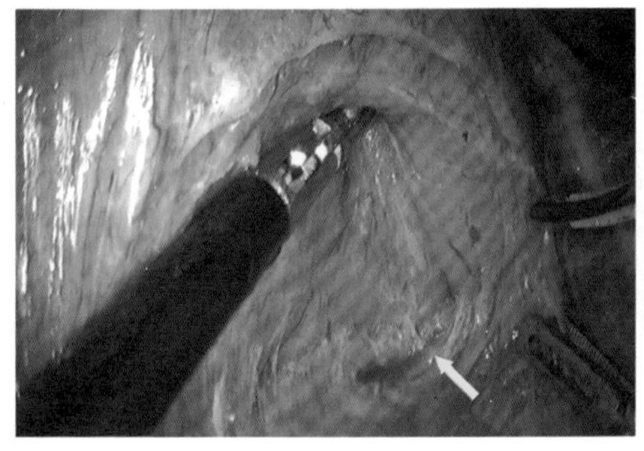

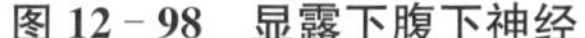

图 12 - 98　显露下腹下神经

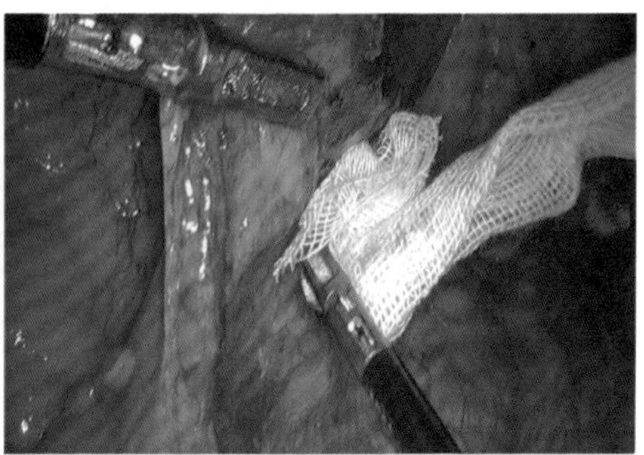

图 12 - 99　可用纱布钝性分离

可见左侧输尿管走行及蠕动。将纱布条置于肠系膜下动静脉后方及左外侧，此处可见乙状结肠系膜无血管区。转换镜头可见肠系膜下动静脉根部及后方纱布全貌。纱布起到指示和保护作用(图 12－100)。超声刀在根部预切线逐层分离。在此处血管的裸化不宜过长，够结扎即可。双重结扎肠系膜下动脉及静脉(图 12－101)。

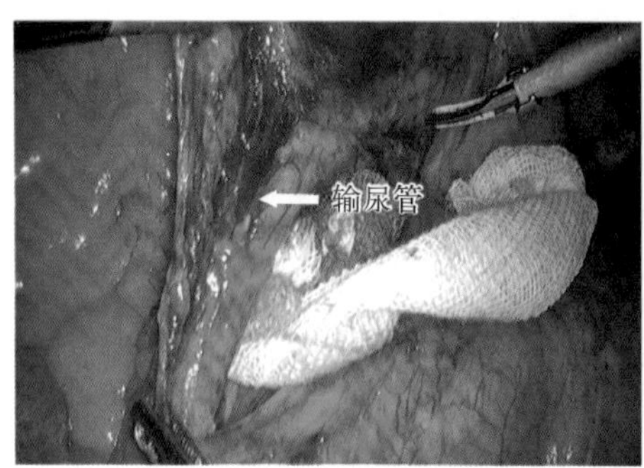

图 12－100　纱布置于系膜后方

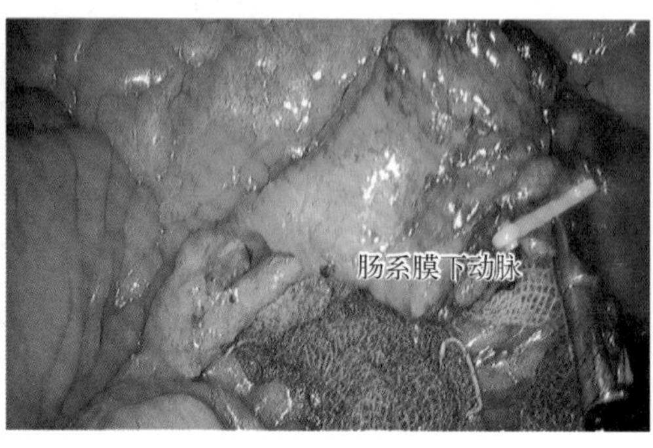

图 12－101　裸化肠系膜下静脉

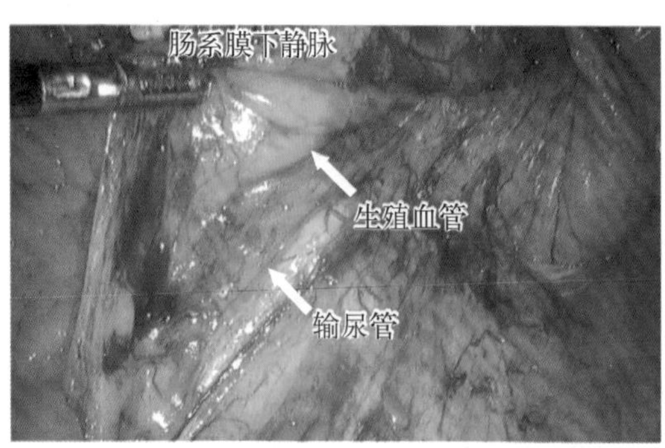

图 12－102　显露和保护输尿管和生殖血管

⑤ 直肠系膜的游离：当肠系膜下动静脉离断后，可部分打开乙状结肠系膜无血管区。助手左手持钳提拉系膜，右手钳夹肠系膜下动静脉断端翻转。术者向下向外侧进一步分离乙状结肠系膜间隙至左髂总动脉分叉处，注意保护输尿管及生殖血管(图 12－102)，放置一纱布条于此区域(图 12－103)。向下游离与直肠右侧游离相会合(图 12－104)。

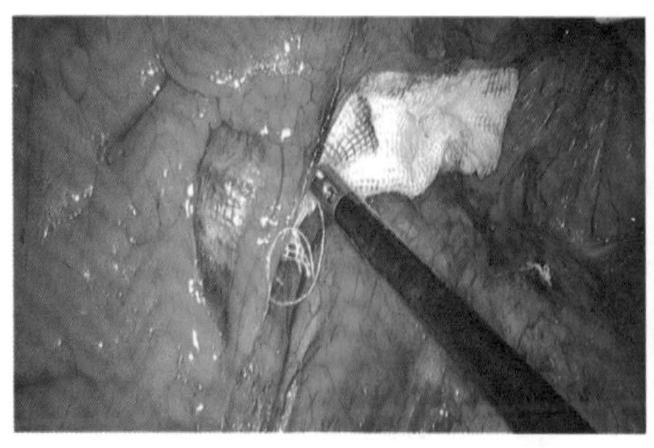

图 12－103　小纱布置于系膜后方

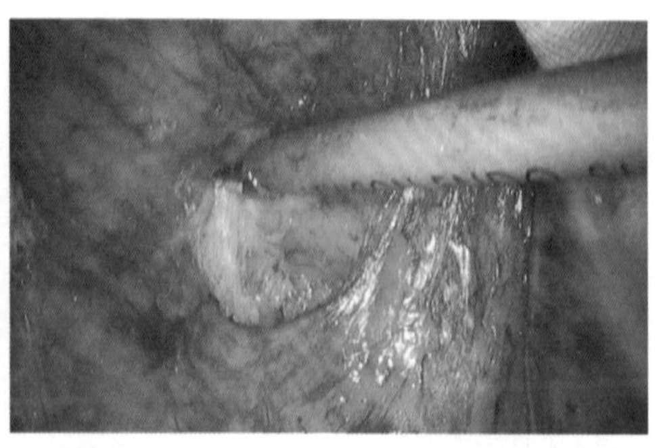

图 12－104　沿 Toldts 间隙向下方游离

⑥ 直肠右侧分离：直肠右侧分离线清晰可见（图 12－105）。直肠右侧壁的游离需与直肠后壁分离相结合，范围依据肿瘤位置而定，一般在肿瘤下方 3～5 cm 即可，不宜过多，还应考虑直肠的功能因素。

⑦ 乙状结肠及直肠左侧的游离：切断乙状结肠黏连带，沿 Toldts 筋膜向内侧游离，可发现置于系膜后方的纱布（图 12－106），打开系膜向上、向下充分游离。

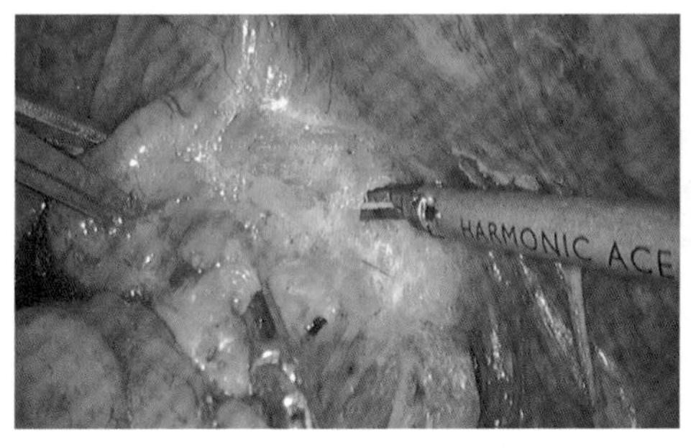

图 12－105　游离直肠右侧壁

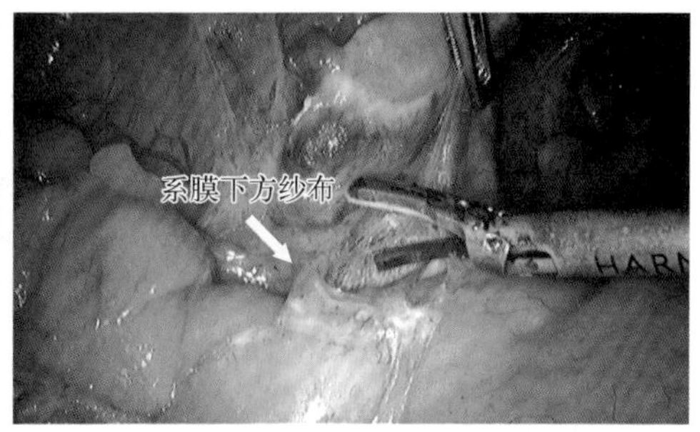

图 12－106　打开乙状结肠左侧腹膜

⑧ 肿瘤下方肠管的裸化：根据肿瘤的大小病理特点，可在肿瘤下方 3～5 cm 处横行切割直肠系膜，不用裸化过多，大约 2 cm 即可（图 12－107）。

⑨ 乙状结肠系膜的裁剪：将乙状结肠翻向左侧，在系膜后方垫一纱布条。目测或测试需要游离的乙状结肠系膜范围，乙状结肠系膜裁剪预留长一些，使标本容易经阴道拉出。确定吻合预定线（图 12－108）。将系膜提起，可见肠系膜下动静脉和直肠上动静脉的走行。进行分离解剖，结扎切割 2～3 支乙状结肠动静脉，向肠管预定线切割分离系膜。乙状结肠肠管裸化 2 cm 即可，不宜裸化过多。

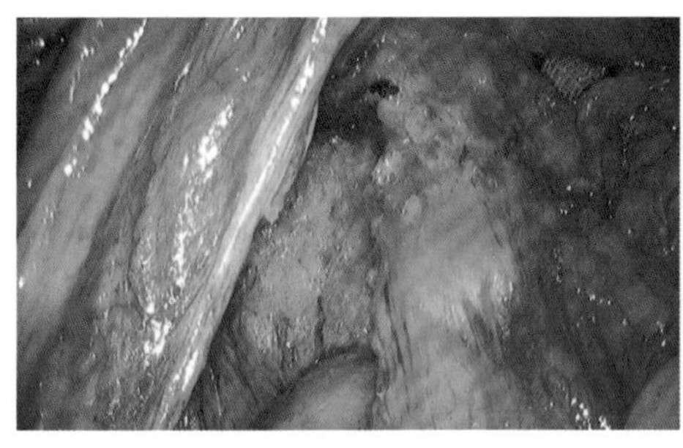

图 12－107　裸化肿瘤下方肠管

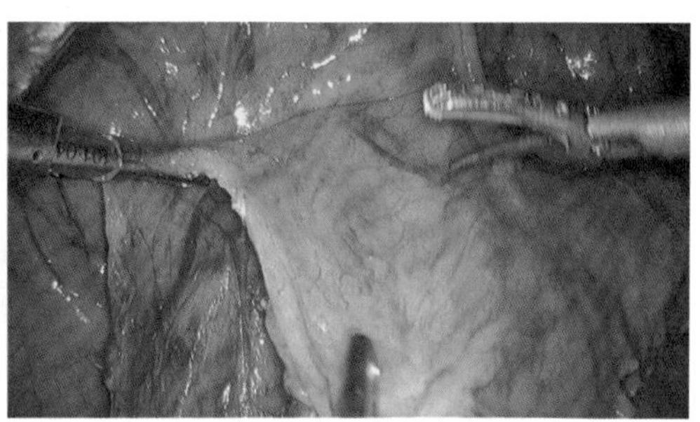

图 12－108　裁剪乙状结肠系膜

（5）标本切除与消化道重建

用直线切割闭合器在肿瘤下方 4～5 cm 处切断肠管（图 12－109）。助手经阴道再次消毒后，将小膀胱拉钩置于阴道后穹隆起指示作用（图 12－110），术者用超声刀横行切开后穹隆（图 12－111），经戳卡孔将无菌塑料保护套送入腹腔，助手用卵圆钳夹持保护套一端，将其经阴道拉出体外。术者将标本置入保护套内，助手经阴道用卵圆钳夹持直肠断端，将其拉出体外，在体外乙状结肠预切定线上放置荷包钳，切断并移去直肠标本。

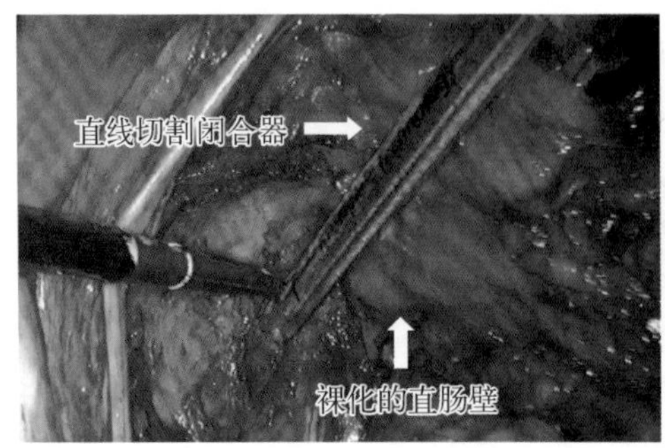

图 12-109 于肿瘤下方切割闭合直肠

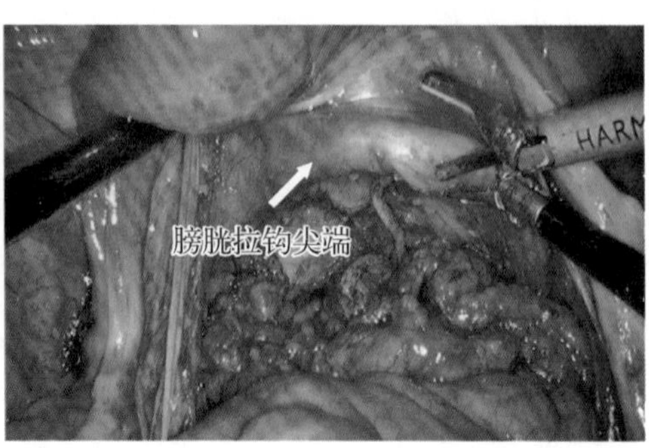

图 12-110 经阴道置入膀胱拉钩进行指示

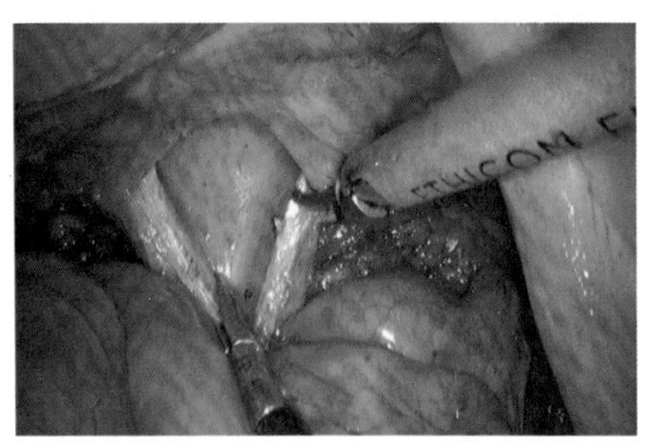
图 12-111 切开阴道后穹隆

将吻合器抵钉座置入乙状结肠残端，收紧荷包。冲洗消毒后，用卵圆钳将乙状结肠送回腹腔。经肛门置入环形吻合器，完成抵钉座与穿刺针连接后，行乙状结肠与直肠的端端吻合。同时检查吻合环的完整性。用可吸收缝线在危险三角区域“8”字缝合。注水注气试验检查吻合口是否通畅，有无出血及渗漏。排出腹腔气体，阴道切口的缝合可采用腹腔镜下缝合。再次生理盐水或蒸馏水冲洗盆腔，留置引流管。关闭戳卡孔，清点纱布器械确切无误，术毕。

6. NOSES Ⅳ式

(1) 适应证及禁忌证

适应证：高位直肠、直乙交界处肿瘤或乙状结肠远端肿瘤；肿瘤环周径<3 cm为宜；肿瘤不侵及浆膜为宜。

禁忌证：非此段肠肿瘤；肿瘤过大，无法经直肠肛门拖出者；乙状结肠系膜过于肥厚，判定经肛拖出困难者。过于肥胖者(BMI>35 kg/m^2)。

(2) 手术体位

患者取功能截石位，右侧大腿需稍平一些，有利于术者操作。

(3) 戳卡位置

① 腹腔镜镜头戳卡孔(10 mm 戳卡)置于脐上 3～5 cm 处；

② 术者主操作孔(12 mm 戳卡)右髂前上棘与脐连线中外 1/3 点偏上；

③ 术者辅助操作孔(5 mm 戳卡)右腹直肌旁,平脐处;

④ 助手主操作孔(5 mm 戳卡)左腹直肌旁,平脐处;

⑤ 助手辅助操作孔(5 mm 戳卡)位于脐与左髂前上棘连线中外 1/3 偏外,便于放置引流管充分引流(图 12－112)。

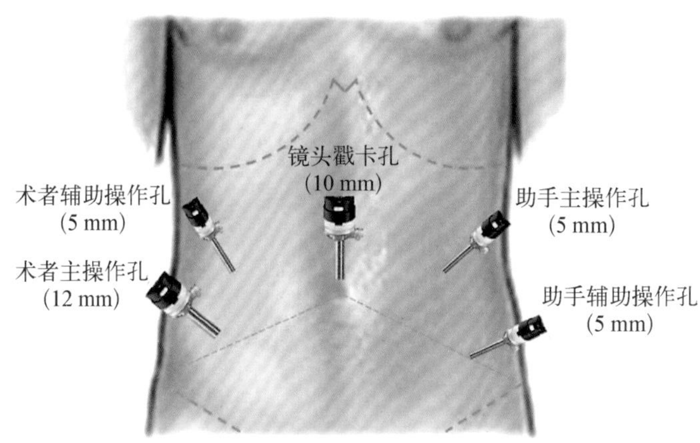

图 12－112　戳卡位置(五孔法)

(4) 手术步骤

① 腹腔探查:手术进镜至腹腔后,进镜至腹腔观察肝脏、胆囊、胃、脾脏、大网膜、结肠、小肠及盆腔表面有无转移种植及其他病变,探查肿瘤位置及大小。

② 解剖结构判定:判定乙状结肠及系膜血管弓的长度,同时肿瘤位置特点决定是否保留肠系膜下动静脉及直肠上动脉。还需考虑系膜肥厚程度,预判能否经直肠肛门取出。

③ 第一刀切入点:患者头低足高体位,助手左手钳提起直肠前壁向上、向腹壁方向,展示直肠在盆腔内完整走行。同时,助手右手钳提起肠系膜下动静脉处,使整个肠系膜下动静脉根部至直肠及盆底腹膜返折处清晰进入视野。在骶骨岬下方 3～5 cm,尤其是肥胖患者,往往有一菲薄处,用超声刀从此处开始操作。切开系膜后,刀头汽化产生热量,沿着骶前间隙走行,用刀头上下推动,可见白色蜂窝状组织间隙(图 12－113)。

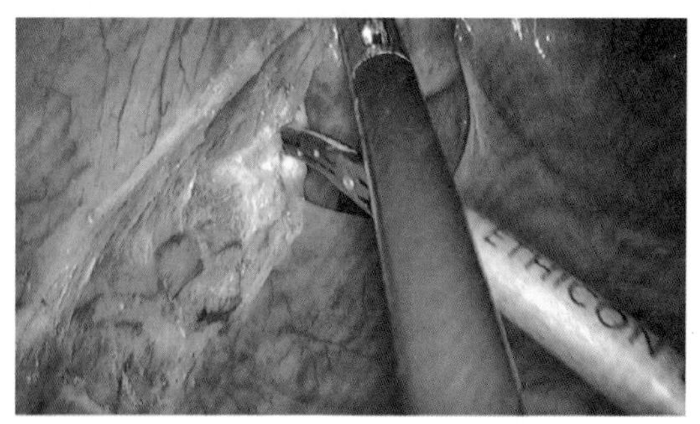

图 12－113　进入 Toldts 间隙

④ 肠系膜下动静脉根部的游离与离断:沿着 Toldts 间隙向上向左侧分离,沿着乙状结肠系膜与回肠系膜分界线逐层向肠系膜下动脉根部游离,游离过程中可

见左侧输尿管走行及蠕动。将纱布条向上后方推动，置于肠系膜下动静脉根部后方，起到保护和指示作用。转换镜头，可见乙状结肠系膜无血管区后方的纱布团。可以放心在肠系膜下动脉根部预切定线清扫淋巴脂肪组织，并于根部结扎肠系膜下动脉(图 12－114)。继续向左外侧分离，翻转系膜可见肠系膜下静脉走行，显露肠系膜下静脉后可结扎切断该血管(图 12－115)，并部分打开乙状结肠系膜无血管区。

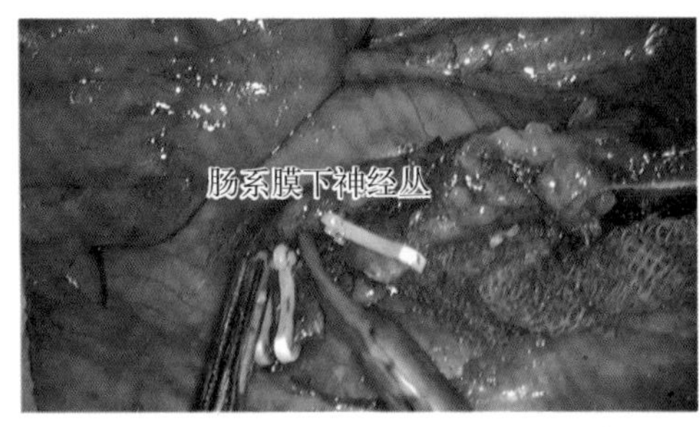

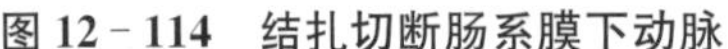
图 12－114　结扎切断肠系膜下动脉

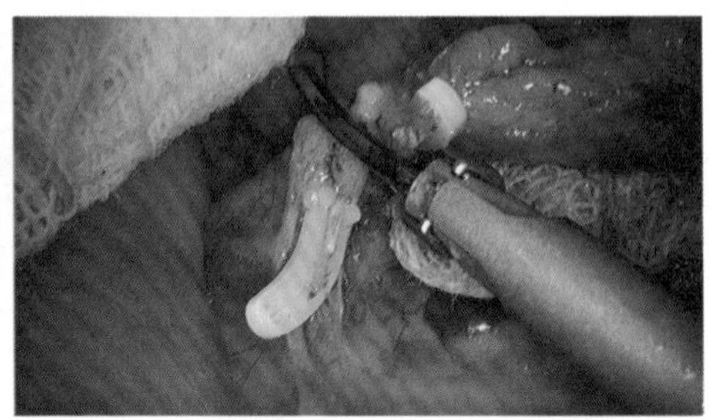

图 12－115　结扎切断肠系膜下静脉

⑤ 直肠上段系膜游离：提起肿瘤边缘系膜，判定位于或标记在肿瘤下方 5 cm。沿着直肠上段外侧向下打开腹膜至标志线。充分游离后壁，注意游离范围，并保护下腹下神经(图 12－116)和骶前血管(图 12－117)。

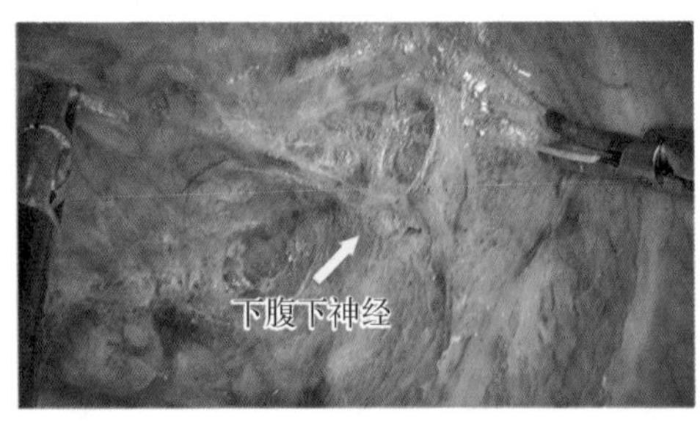

图 12－116　沿直肠后间隙向下方游离

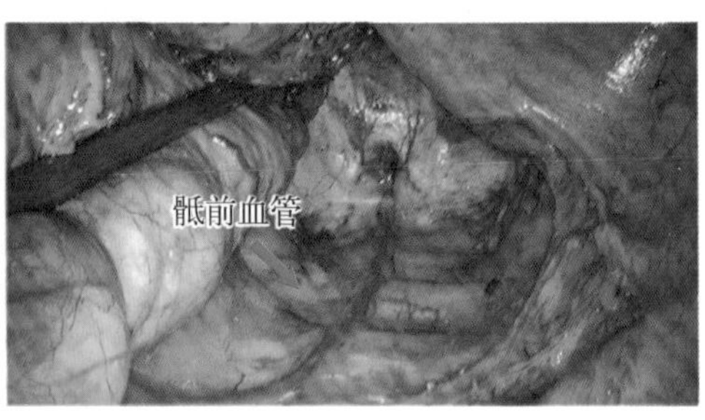

图 12－117　骶前血管

⑥ 乙状结肠外侧及直肠乙状结肠的游离：将纱布条垫于游离的系膜后方，将肿瘤翻向右侧。打开乙状结肠外侧粘连，沿 Toldts 筋膜分离，注意保护输尿管及生殖血管。向内侧游离可见纱布条，其既起到标识作用(图 12－118)，又可保护后方输尿管。一般情况下本术式不游离脾曲。向下在直肠左侧游离至与右侧同一水平(图 12－119)。

⑦ 肿瘤下方肠管的裸化及离断：由于直肠系膜两侧贯通，可以在确定水平面横断直肠系膜，应小心仔细分离，通常直肠上动静脉远端(即保留端)，可用血管夹夹闭。肿瘤下方的裸化范围为 3～5 cm。最后用直线切割闭合器将肠管裸化区切割闭合(图 12－120)。

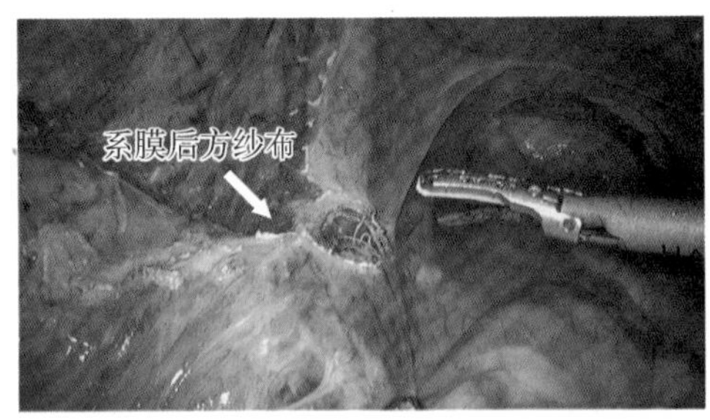

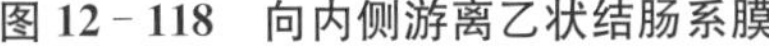
图 12－118　向内侧游离乙状结肠系膜

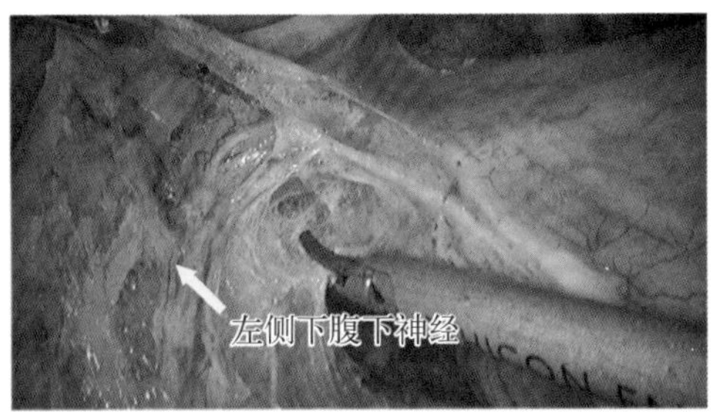

图 12－119　游离直肠左侧壁

⑧ 乙状结肠系膜裁剪：将纱布条垫于乙状结肠系膜后方，裁剪分离乙状结肠动静脉数支（图 12－121），向预定的乙状结肠壁分离，应裸化乙状结肠肠管 2 cm 左右。

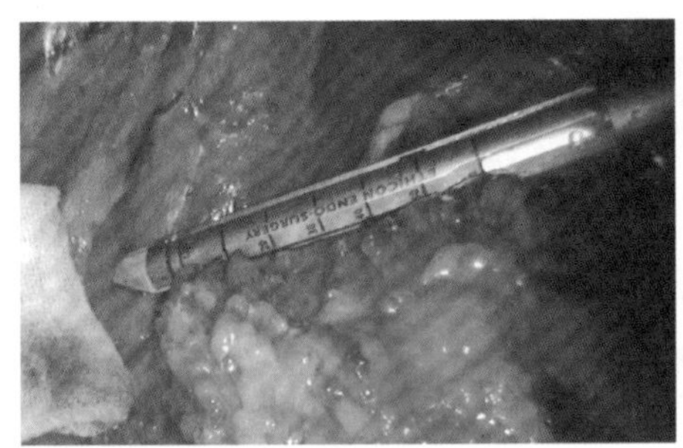
图 12－120　切断闭合直肠远端肠管

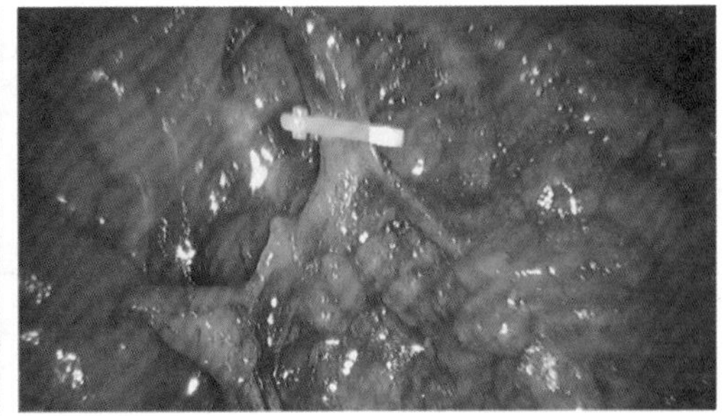
图 12－121　结扎切断乙状结肠系膜血管

（5）标本切除与消化道重建

将保护套经主操作孔置入腹腔，用超声刀将直肠闭合端切开，经肛门置入卵圆钳，将保护套拉出至肛门外（图 12－122），用卵圆钳将抵钉座经保护套送入腹腔（图 12－123）。将远端肠管置入保护套里，并在肿瘤上方肠壁纵行打开一小口，将 1/4 碘伏纱条经纵向切口探入乙状结肠腔。将抵钉座经纵向切口置入乙状结肠腔内。

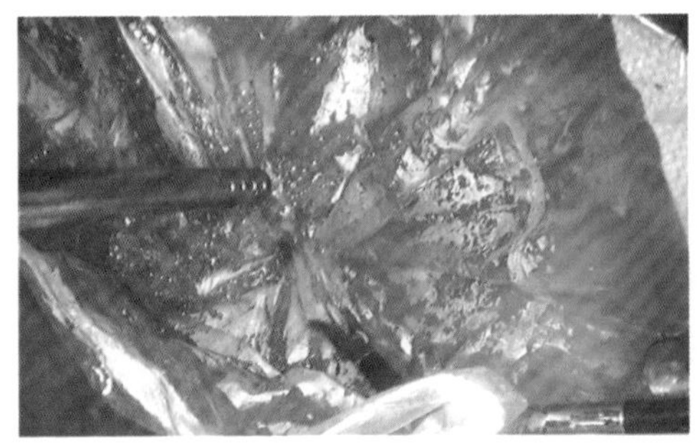
图 12－122　经肛门拉出保护套

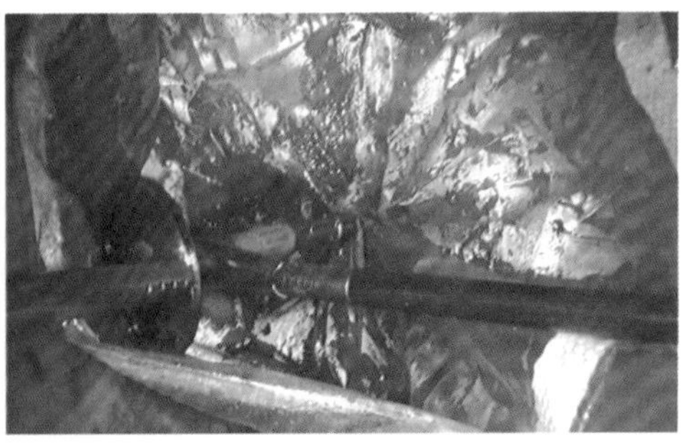
图 12－123　经保护套置入抵钉座

在纵向切口上方，用直线切割闭合器将肠管裸化区切割闭合，并用碘伏纱团消毒乙状结肠断端，至此标本完全游离于保护套中。将用过的小纱布和标本一起置入保护套内。在保护套内经直肠肛门缓慢拉出，移出体外。

用直肠切割器闭合直肠残端，由于肿瘤位置高，闭合容易，往往一次切割闭合即可。将切下直肠残端置入取物袋或者自制手套中，经 12 mm 戳卡取出。在乙状结肠断端一角取出抵钉座连接杆，助手将环形吻合器经肛门置入，靠近直肠残端的左侧角旋出穿刺器。完成对接，调整结肠系膜方向，完成乙状结肠和直肠端端吻合(图 12－124)。取出吻合器检查吻合环完整性。可以镜下缝合危险三角(图 12－125)。经肛门注水注气试验检查吻合口通畅确切，无渗漏及出血。冲洗腹腔，检查无误后，左右下腹部各放置一枚引流管，排尽气腹，缝合戳卡孔，可用普鲁卡因封闭切口以减少术后疼痛。

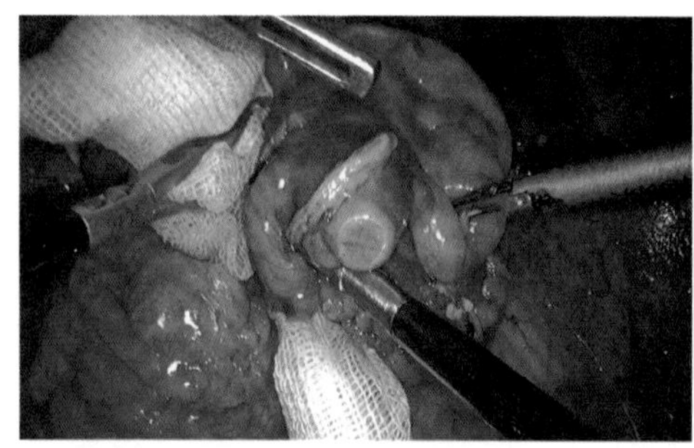

图 12－124　于肠腔内固定抵钉座

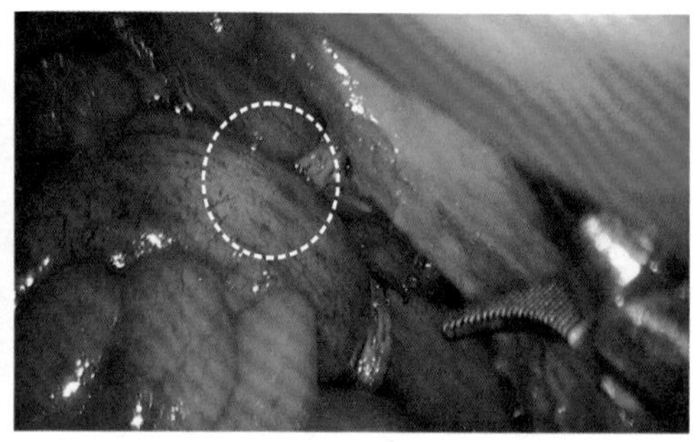

图 12－125　危险三角

7. NOSES Ⅴ式

(1) 适应证及禁忌证

适应证：高位直肠肿瘤、直乙交界肿瘤或远端乙状结肠肿瘤；肿瘤环周径介于 3～5 cm；肿瘤未侵及浆膜为佳。

禁忌证：非此肠段肿瘤；肿瘤环周径＞5 cm，经阴道取出困难者；肿瘤侵出浆膜，经阴道取出有肿瘤种植风险者。过于肥胖者(BMI＞35 kg/m^2)。

(2) 手术体位：患者取功能截石位，右侧大腿需稍平一些，有利于术者操作。

(3) 戳卡位置

① 腹腔镜镜头戳卡孔(10 mm 戳卡)置于脐上 3～5 cm 处；

② 术者主操作孔(12 mm 戳卡)右髂前上棘与脐连线中外 1/3 点偏上；

③ 术者辅助操作孔(5 mm 戳卡)右腹直肌旁，脐右侧 5～10 cm 处；

④ 助手主操作孔(5 mm 戳卡)左腹直肌旁，平脐处；

⑤ 助手辅助操作孔(5 mm 戳卡)位于脐与左髂前上棘连线中外 1/3 偏外，便于放置引流管充分引流(图 12－126)。

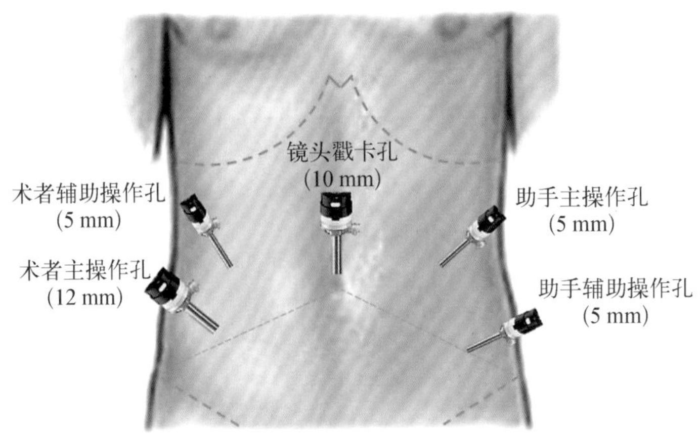

图 12－126　戳卡位置(五孔法)

(4) 手术步骤

① 腹腔探查：手术进镜至腹腔后，进镜至腹腔，常规观察肝脏、胆囊、胃、脾脏、结肠、小肠、大网膜和盆腔有无肿瘤种植和腹水，探查肿瘤位置及大小。

② 解剖结构的判定：判定乙状结肠及其系膜长度及系膜肥厚程度能否经阴道拉出体外。

③ 第一刀切入点：由于肿瘤位置较高，助手左手持钳提起肿瘤下方直肠前壁，右手持钳提起系膜(图 12－127)。术者可根据情况在骶骨岬或下方打开系膜。

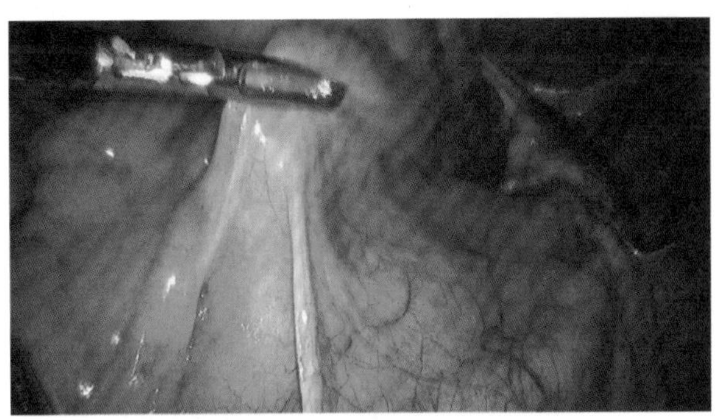

图 12－127　暴露肠系膜根部

④ 肠系膜下动静脉根部清扫与离断：沿着 Toldts 间隙向上向左侧分离，沿着乙状结肠系膜与回肠系膜分界线，逐层向肠系膜下动脉根部打开，游离过程中可见左侧输尿管走行及蠕动。将纱布条向上后方推动，置于肠系膜下动静脉根部后方，起到保护和指示作用。转换镜头，可见乙状结肠系膜无血管区后方的纱布。在纱布的保护下，术者可放心在肠系膜下动脉根部预切定线清扫淋巴脂肪组织，并于根部结扎肠系膜下动脉(图 12－128)。继续向左外侧分离，翻转系膜可见肠系膜下静脉走

行，裸化肠系膜下静脉并非必要，切莫为了裸化而裸化。显露肠系膜下静脉后可结扎切断该血管(图 12－129)，并部分打开乙状结肠系膜无血管区(图 12－130)。

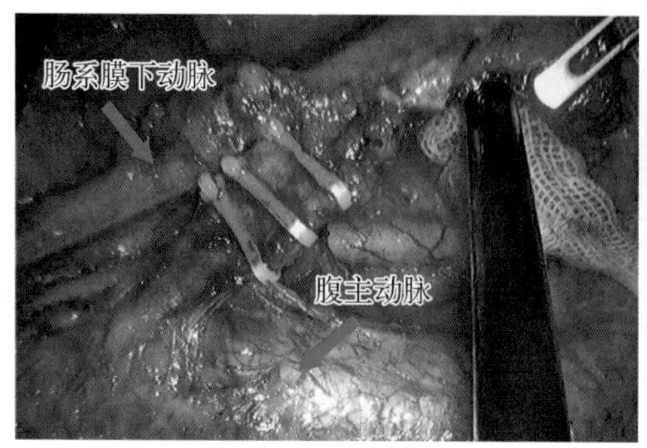

图 12－128　结扎切断肠系膜下动脉

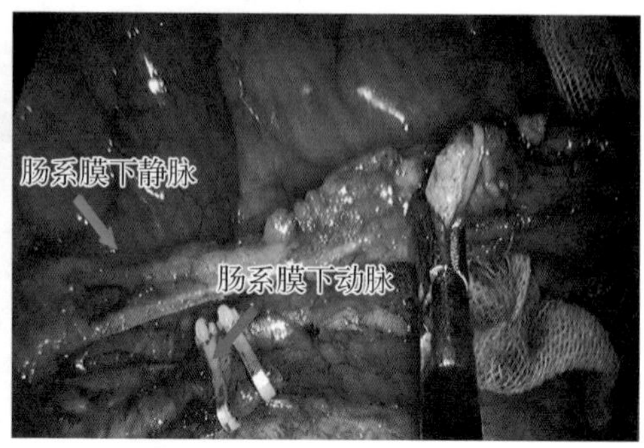

图 12－129　显露肠系膜下静脉

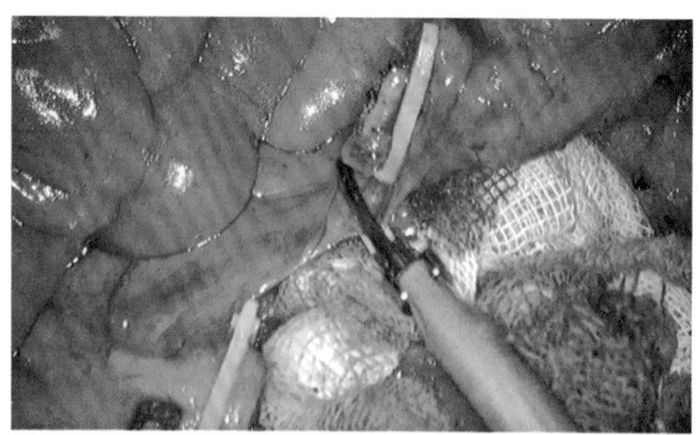

图 12－130　打开乙状结肠系膜无血管区

⑤ 直肠系膜的游离：当肠系膜下动静脉离断后，助手可提起直肠系膜后方，术者用超声刀沿 Toldts 间隙向下、向后方分离(图 12－131)。直肠系膜避免分离过多，在肿瘤下方 5 cm 即可。

⑥ 直肠右侧的分离：直肠右侧壁的游离，可预先确定肿瘤下方切除范围，从外侧向预定肠壁游离(图 12－132)。

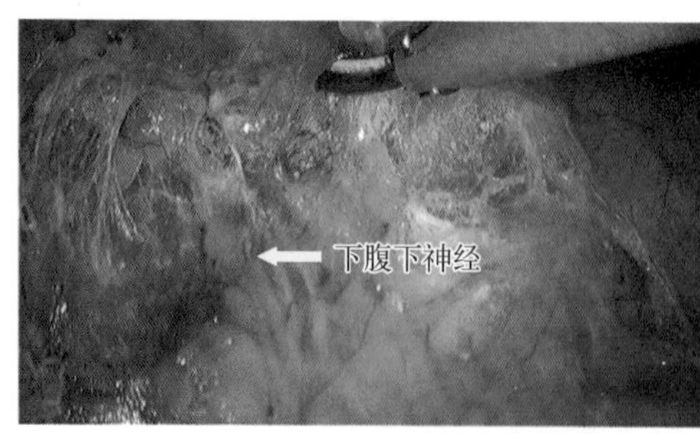

图 12－131　沿 Toldts 间隙向下方游离

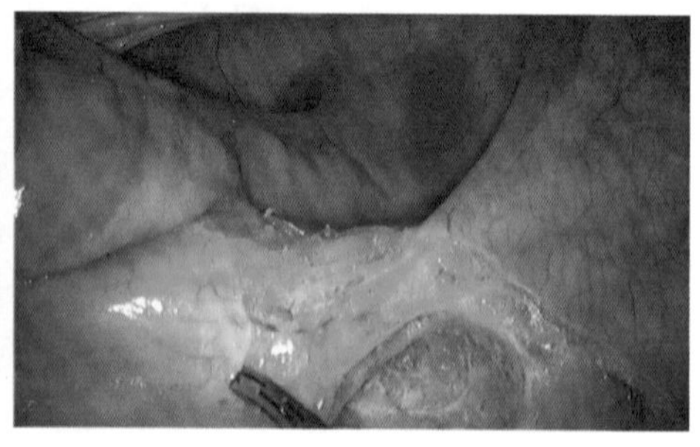

图 12－132　游离直肠右侧壁

⑦ 乙状结肠和直肠左侧的分离：在乙状结肠和直肠系膜后方置一纱布条(图 12－133)，将乙状结肠翻向右侧，打开乙状结肠外侧粘连带。沿 Toldts 筋膜向内侧游离，打开系膜左右贯通向上进一步分离(图 12－134)。一般无需游离脾曲，向下游离至与右侧同一水平面。

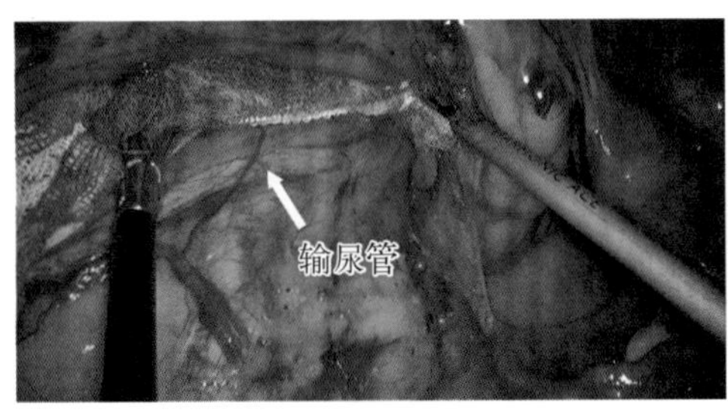

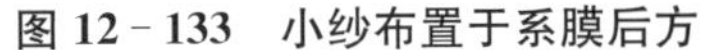
图 12－133　小纱布置于系膜后方

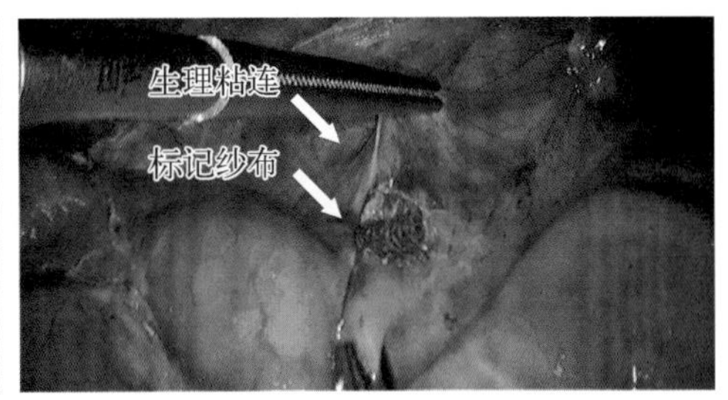

图 12－134　打开乙状结肠左侧腹膜

⑧ 肿瘤下方肠管的裸化：在肿瘤下方约 5 cm 横行切断直肠系膜，如遇直肠上动静脉较粗(图 12－135)，可用血管夹夹闭断端。肿瘤下方肠管裸化范围约 2 cm 即可。

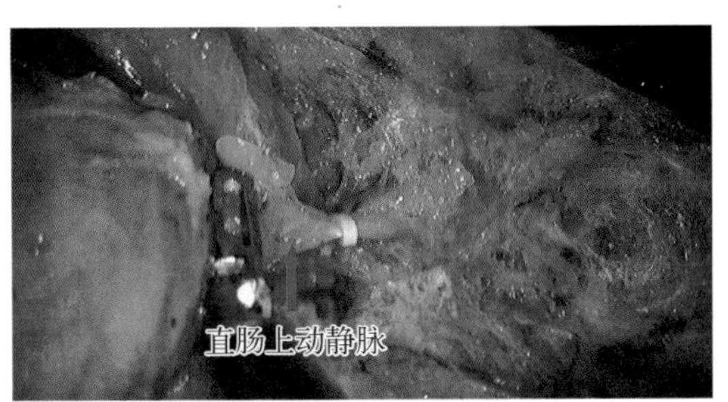

图 12－135　结扎直肠上动脉

⑨ 乙状结肠系膜的裁剪：在系膜后放置一枚纱布条，目测或测试肠管需吻合的长度，沿着肠系膜下动静脉走行分离解剖裁剪，并裸化 2 cm 左右乙状结肠备用。

(5) 标本切除与消化道重建

将保护套经主操纵孔置入，助手经阴道用膀胱拉钩将阴道后穹隆抬起，术者用超声刀横行切开阴道约 3 cm，再纵行牵拉切口，扩大至 5～6 cm。经阴道置入卵圆钳将保护套拉出体外并撑开，再经保护套将抵钉座送入腹腔。在肿瘤上方乙状结肠预切定线下方 1 cm 纵行切开肠壁，助手用吸引器及时吸引肠内容物并用碘伏纱布清洗肠腔。将抵钉座置入乙状结肠近端肠腔内，用直线切割闭合器横断乙状结肠。同时，再用直线切割闭合器在肿瘤下方肠管裸化区横行切断直肠。至此，直肠肿瘤及肠段完全游离于腹腔，缓慢、匀速将肿瘤拉出体外。

在乙状结肠断端一角取出抵钉座连接杆，经肛门置入环形吻合器并旋出吻合器穿刺针，将抵钉座与吻合器机身对接，完成乙状结肠直肠端端吻合。检查吻合环的完整性，可以加固缝合危险三角。最后进行注气注水试验再次检查吻合口通畅性，确切无出血。生理盐水或蒸馏水冲洗腹腔后，经腹或经阴道放置腹腔引流管。引流管摆放好后，排出腹腔气体关闭戳卡孔，充分暴露阴道切口，用两把爱丽丝钳提起切口的前后壁，用可吸收线间断缝合即可。

第十三章

结直肠癌化疗

结肠癌是常见的发生于结肠部位的消化道恶性肿瘤，好发于直肠与乙状结肠交界处，以40～50岁年龄组发病率最高，男女之比为2∶1～3∶1。发病率占胃肠道肿瘤的第三位，是近二三十年来发病率上升最快的肿瘤之一。近年来，由于结肠癌早期筛查、手术技术提高及综合治疗手段的应用，结直肠癌患者的总体生存率提高。化疗是结直肠癌综合治疗手段之一，根据每个患者的病情不同，化疗方案也不相同。合理、规范、个体化使用结直肠癌化疗药物、靶向药物、免疫治疗药物、新药临床试验等起到重要作用。

第一节　结直肠癌常用化疗药物

一、常用化疗药物

20世纪50年代以来，氟尿嘧啶(Fluorouracil，5-FU)作为结直肠癌化疗的基本药物应用于临床，并衍生出卡培他滨、替吉奥胶囊等化学类似物。90年代中后期，第三代高效化疗药物如奥沙利铂、伊立替康、以贝伐珠单抗和西妥昔单抗为代表的新型靶向药物以及联合治疗方案在临床的逐步应用，使得结直肠癌在药物治疗方面取得了长足进步(表13-1)。下面针对常见化疗药物的作用机制、治疗方案、剂量用法及相关临床研究等方面进行阐述。

表13-1　目前FDA批准用于治疗结肠癌的药物及其方案

FDA批准用于结肠癌治疗药物	FDA批准用于结肠癌治疗方案
贝伐珠单抗 西妥昔单抗 雷莫芦单抗 阿帕西普 帕尼单抗 瑞格菲尼 奥利沙铂	CAPOX：卡培他滨+奥利沙铂 FOLFIRI：亚叶酸钙+氟尿嘧啶+盐酸伊立替康 FOLFIRI-BEVACIZUMAB：亚叶酸钙+氟尿嘧啶+盐酸伊立替康+贝伐株单抗 FOLFOX-CETUXIMAB：亚叶酸钙+氟尿嘧啶+盐酸伊立替康+西妥昔单抗 FOLFOX：亚叶酸钙+氟尿嘧啶+奥利沙铂

续 表

FDA 批准用于结肠癌治疗药物	FDA 批准用于结肠癌治疗方案
5-氟尿嘧啶 曲氟尿苷 伊立替康 亚叶酸	FU-LV：氟尿嘧啶+亚叶酸钙 XELIRI：卡培他滨+盐酸伊立替康 XELOX：卡培他滨+奥利沙铂

1. 5-FU

5-FU 是尿嘧啶 5 位上的氢被氟取代的衍生物，进入细胞后转化为单磷酸脱氧氟尿嘧啶(FdUMP)，后者可抑制胸苷酸合成酶(Thymidylate Systhase, TS)的活性，进而阻止脱氧尿苷酸(dUMP)转变为脱氧胸苷酸(dTMP)，最终干扰脱氧核糖核酸(Deoxyribonucleic Acid, DNA)的合成，起到抑制肿瘤细胞生长的作用。5-FU 用于结直肠癌的治疗已经超过 40 余年，大量的前瞻性、随机、对照临床试验及长期的临床实践证明，以 5-FU 为基础的单药或者联合化疗在结直肠癌的辅助化疗及晚期挽救性化疗中均有明显疗效(表 13-2)。

表 13-2　常用 5-FU 给药方案

方案名称	给药方法(所有药物均采用静脉给药方式)
Roswell Park	LV 500 mg/m^2 静脉滴注 2 h，每周 1 次×6； 5-FU 500 mg/m^2 在 LV 滴注开始 1 h 静脉推注，每周 1 次×6 每 8 周重复
AIO	LV 500 mg/m^2 静脉滴注 2 h，随后 5-FU 2 600 mg/m^2 持续静脉滴注 24 h 每 1 周重复
de Gramont	LV 200 mg/m^2 静脉滴注 2 h，第 1 和 2 天 随后 5-FU 400 mg/m^2 静脉推注，第 1 和 2 天 然后 5-FU 600 mg/m^2 持续静脉滴注 22 h，第 1 和 2 天 每 2 周重复
sLV5FU2	LV 400 mg/m^2 静脉滴注 2 h，第 1 天 随后 5-FU 400 mg/m^2 静脉推注，然后 5-FU 1 200 mg/m^2/天×2 天持续静脉滴注 46～48 h 每 2 周重复

INT0035 随机对照研究入组了 1 200 例 Ⅱ 期或 Ⅲ 期的结肠癌患者，随机分为单纯手术组、左旋咪唑(LEV)组和 5-FU/LEV 组。结果显示：5-FU/LEV 较单纯手术可减少 40%的复发风险($P<0.0001$)和 33%的死亡风险($P=0.0007$)。因此，5-FU/LEV 一度曾作为结肠癌标准的辅助化疗方案。NSABP C-04 研究对接受 5-FU 联合亚叶酸钙(LV)和 5-FU/LEV 辅助化疗 1 年的结肠癌患者进

行分析发现，5－FU/LV 组的 5 年 DFS 优于 5－FU/LEV 组(65%对 60%，$P=0.04$)。基于此研究结果，5－FU/LV 方案取代 5－FU/LEV 作为标准的辅助化疗方案。此外，INT0089 研究显示：5－FU 联合高剂量 LV 相比低剂量 LV，9～12 个月相比 6～8 个月的辅助化疗均未显示出优势。美国国家综合癌症网络(National Comprehensive Cancer Network，NCCN)结肠癌临床实践指南推荐 6 个月的 5－FU/LV 为低危Ⅱ期的结肠癌的标准辅助化疗方案。

5－FU 用于晚期结直肠癌的治疗已经超过 40 余年。其单药方案疗效有限，有效率仅为 10%～15%。一项纳入 18 项临床试验 3 300 例患者的荟萃分析显示，5－FU 联合 LV 的有效率可从 11%提高至 21%($P<0.000\ 1$)。此外，多项研究探讨了 5－FU 不同给药方法和剂量对疗效和毒性的影响。相关荟萃分析显示 5－FU 静脉滴注有效率显著高于静脉推注(22%对 14%，$P<0.000\ 2$)，消化道毒副反应发生率也更低。因此，NCCN 推荐 5－FU 联合 LV 静脉持续滴注作为 5－FU 的标准给药方法。

2. 卡培他滨

卡培他滨是口服的氟尿嘧啶类药物，可被肿瘤组织中较高表达的胸苷磷酸化酶(TP)转变为 5－FU。利用肿瘤组织中 TP 的活性比正常组织高的特性，达到选择性肿瘤内激活的目的，从而最大限度发挥肿瘤杀伤作用以及降低对正常人体细胞的损害。同时 2 次/天的给药模式可模拟持续灌注的 5－FU，以在药物作用部位提供稳态的血药浓度。

X－ACT 研究纳入了 1 987 例术后的Ⅲ期结肠癌患者，随机分为卡培他滨组和 5－FU/LV 组，结果显示，卡培他滨组的无疾病生存期(Disease-free Survival，DFS)至少与 5－FU/LV 组相当，且毒副反应更低($P<0.001$)。因此，卡培他滨单药方案也可作为结肠癌术后辅助治疗的标准方案之一。NCCN 推荐卡培他滨 1 250 mg/m^2，每日 2 次口服，第 1～14 天，每 2 周重复，共 24 周作为结肠癌术后辅助治疗方案。

Van Cutsem 等人综合分析了两项比较卡培他滨单药与 5－FU/LV 静脉推注方案用于晚期结直肠癌的Ⅲ期临床研究，发现卡培他滨单药具有更高的有效率(25.7%对 16.7%，$P<0.000\ 2$)，在疾病进展时间和总生存时间方面，两组差异无统计学意义。卡培他滨单药用于晚期或转移性结直肠癌剂量为 2 000～2 500 mg/m^2/天，分 2 次口服，第 1～14 天，随后休息 7 天，每 3 周重复。

3. 奥沙利铂

奥沙利铂为新型第 3 代铂类化疗药物，与其他铂类药物相同，均以 DNA 为作用部位，铂原子与 DNA 链形成链内和链间交联，阻断 DNA 复制和转录。奥沙利铂和 DNA 结合较快，对 RNA 亦有一定作用。体内和体外试验均表明其与顺铂、卡铂等无交叉耐药，此外其骨髓抑制轻微，因此更易与其他抗肿瘤药物联合使用。

欧洲的国际多中心 MOSAIC 研究第一次证明了奥沙利铂联合 5－FU 化疗即 FOLFOX 方案 6 个月辅助化疗优于 5－FU/LV 方案。该研究共入组 2 246 例Ⅱ期或Ⅲ期结肠癌患者。结果显示 FOLFOX 组的Ⅲ期患者其 5 年 DFS 绝对值提高了 7.5%($P=0.005$)。NSABP－C07 研究进一步肯定了奥沙利铂在辅助治疗中的作用。2047 例Ⅱ期、Ⅲ期结肠癌患者术后随机接受 FOLX 或 5－FU/LV 方案辅助化疗，两组 4 年 DFS 分别为 73.2%和 67.0%($P<0.004$)。目前 NCCN 推荐奥沙利铂联合 5－FU/LV 的 FOLFOX 或 FLOX 方案用于除ⅡA 期(无高危因素)以外的根治术后的Ⅱ或Ⅲ期结直肠癌的辅助治疗。

N9741 随机Ⅲ期研究比较了 FOLFOX4、伊立替康联合静脉推注 5－FU/LV (IFL)方案及奥沙利铂联合伊立替康(IROX)方案一线治疗晚期转移性结直肠癌。FOLFOX 方案在有效率、PFS 和 OS 方面均优于后两种方案。NCCN 推荐 FOLFOX 可作为晚期或转移性结直肠癌一线标准化疗方案。目前广泛使用的 mFOLFOX6 方案，奥沙利铂采用 85 mg/m^2 第一天静脉滴注 2 h，每 2 周重复的给药方法。NO16966A Ⅲ期研究对 2034 例转移性结直肠癌患者中比较了奥沙利铂联合卡培他滨的 CapeOX 方案和 FOLFOX 方案的疗效，结果发现两组患者的中位 PFS 相似(8.0 个月对 8.5 个月)，表明在晚期结直肠癌的一线治疗中，CapeOX 方案不劣于 FOLFOX 方案。

4. *伊立替康*

伊立替康是一种天然喜树碱的半合成衍生物，通过抑制拓扑异构酶发挥细胞毒作用。其能选择地作用于拓扑异构酶Ⅰ，对 DNA 空间构型、复制、重组、转录及有丝分裂等过程具有十分重要的干预功能，使 DNA 单链及双链断裂，从而诱导癌细胞凋亡。

CALGB 89803 研究比较了伊立替康联合静脉推注 5－FU/LV(IFL)方案和单用 5－FU/LV 治疗Ⅲ期结肠癌的疗效。结果显示 IFL 组的 OS($P=0.74$)或 DFS ($P=0.84$)均没有提高，并且 IFL 组发生中性粒细胞减少，发热性中性粒细胞减少和死亡的风险更大。此外 PETACC－3 研究和 FFCD9802 研究发现伊立替康联合静脉滴注的 5－FU/LV(FOLFIRI)方案用于结肠癌辅助化疗并不优于 5－FU/LV 方案。因此，含伊立替康的方案不适用于结直肠癌的辅助化疗。

FOLFIRI 方案一线治疗晚期结直肠癌疗效与 FOLFOX 相对的证据来自 GERCOR 交叉研究。在这项研究中，患者开始治疗时用 FOLFIRI 或 FOLFOX 方案，当病情进展时换用另一方案。结果显示这 2 种方案作为一线治疗时其缓解率(56%对 54%)和疾病进展时间(Progression-free Survival，PFS)(8.5 个月对 8.0 个月，$P=0.26$)相似。Colucci 等人的Ⅲ期临床研究进一步支持了这个结论，该研究比较了 FOLFOX 和 FOLFIRI 方案治疗初治的转移性结直肠癌的疗效和毒性。

两组患者在缓解率、PFS 和 OS 方面均没有显著差异。基于上述证据，NCCN 推荐 FOLFIRI 方案（伊立替康 180 mg/m^2 静脉滴注，第一天；LV 400 mg/m^2 静脉滴注 2 h，第 1 天，随后 5－FU 400 mg/m^2 静脉推注，然后 5－FU 1 200 mg/m^2/天×2 天持续静脉滴注 46～48 h，每 2 周重复）用于晚期或转移性结直肠癌的姑息化疗。

二、常用靶向药物

1. VEGF 信号通路及其抑制剂

VEGF 信号通路是肿瘤血管形成的最主要的机制，目前已知 VEGF 家族有六种亚型，分别为 VEGF－A、－B、－C、－D、－E 及 PIGF（Placental Growth Factor）。VEGF 配体可与三种酪氨酸激酶受体结合，即 VEGFR1、VEGFR2、VEGFR3，进而激活下游信号通路，促进肿瘤血管内皮细胞的增殖。其中，VEGF－A 又称血管渗透因子，可刺激血管内皮细胞增殖、血管成熟等，已经成为肿瘤靶向治疗的靶点。VEGF－A 是一种糖蛋白，可由 VEGF 基因的 8 个外显子选择性剪接形成 34～42 kDa 的分子量不等的 7 种异构体，其氨基酸长度分别为 121、145、148、165、183、189、206。VEGF－A 主要通过与 VEGFR－2 结合导致磷脂酰肌醇的活化，胞内三磷酸肌醇表达上调，激活 Akt/PKB、内皮细胞型一氧化氮合酶，最终导致血管内皮细胞的活化。此外，HIF－1α 是低氧环境下肿瘤反应性生成的重要物质，VEGF 可直接激活 HIF－1 信号途径，诱导肿瘤血管生成。大量临床病理研究表明，VEGF－A 在 40%～60%的结直肠癌患者中存在过表达。因此，VEGF 抑制剂可作为阻碍结肠癌的血管形成的靶点，增强肿瘤的化疗疗效。迄今为止，FDA 及 EMA 批准 3 种 VEGF 抑制剂应用于结肠癌的治疗，包括贝伐珠单抗、阿柏西普、雷莫芦单抗。

（1）贝伐珠单抗

贝伐珠单抗（Bevacizumab，BEV）是重组、人源化的 IgG－1 抗体，可高度特异性地与 VEGF－A、VEGF－B、PIGF 结合，从而抑制其下游信号通路的激活，减少肿瘤血管的形成，破坏已存在的新生血管网结构。BEV 与化疗联合应用，可提高化疗药物的渗透性，进而增强化疗疗效。AVF2107 研究是一项比较单用 IFL 方案和 IFL 加用贝伐珠单抗一线治疗转移性结直肠癌的Ⅲ期临床研究。结果显示：IFL 联合贝伐珠单抗比单用 IFL 方案有效率（44.8%对 34.8%，$P=0.004$）、PFS（10.6 对 6.2 个月，$P<0.001$）和 OS（20.3 对 15.6 个月，$P<0.001$）均有显著提高。基于此研究结果 2004 年美国食品与药品管理局（FDA）批准了贝伐珠单抗用于一线治疗转移性结直肠癌。2005 年欧洲药品管理局（EMA）批准贝伐珠单抗联合伊立替康一线治疗转移性结直肠癌。目前，NCCN 推荐贝伐珠单抗可联合 FOLFOX、FOFIRI 或者 CapeOX 方案用于晚期或转移性结直肠癌，其用法为 5 mg/kg，每 2 周重复。

(2) 雷莫芦单抗

雷莫芦单抗(Ramucirumab，RAM)是一种人类Ⅰ型免疫球蛋白 VEGFR－2 拮抗剂单克隆抗体，可抑制 VEGF－A、VEGF－C、VEGF－D，VEGFR2 结合，阻断血管内皮生长因子配体、受体的相互作用，降低肿瘤血管供应。Ⅲ期临床试验研究证实 RAM 可应用于晚期转移结肠癌的二线治疗。与应用 5－FU、IRI 和安慰剂相比，FOLFIRI/RAM 二线治疗方案显著延长 OS(OS 13.3 对 11.7 个月；$P=0.022$)。因此，FOLFIRI/RAM 获得 FDA 的批准应用于奥利沙铂为基础化疗后的结肠癌的靶向治疗。

(3) 阿柏西普

阿柏西普(Ziv-Aflibercept，ZIV)是由 VEGFR－1 和 VEGFR－2 的胞外结构域与人 IgG1 恒定区组成的人源化重组蛋白，可与 VEGF－A、PIGF 特异性结合，进而发挥其抗血管作用。阿柏西普治疗晚期结肠癌Ⅲ期临床研究表明，阿柏西普联合 FOLFIRI 方案治疗 CC 患者具有更高的有效率和生存获益。结果显示，ZIV 联合 FOLFIRI 可延长中位 OS 1.44 个月(13.50 对 12.06 个月)、中位 PFS 2.23 个月(6.90 对 4.67 个月)，提高客观缓解率(Objective Remission Rate，ORR) 8.7%(19.8%对 11.1%)。虽然 FOLFIRI/ZIV 相较于对照组不良反应发生率较高，但仍在安全范围内。因此，美国 FDA 与 EMA 于 2012 年批准了阿柏西普与 FOLFIRI 联合方案治疗进展期结肠癌患者，但在国内 ZIV 并无获批适应证。

(4) 瑞格非尼

瑞格非尼(Regorafenib，REG)为小分子多激酶抑制剂，其靶点包括 VEGF 受体 1、2、3，血小板衍生长因子受体，酪氨酸激酶受体 2、成纤维细胞生长因子受体 BRAF、KIT、RET，抑制新生血管的形成、肿瘤的生长，调控肿瘤的微环境。

CORRECT 研究纳入 1 052 位转移性结直肠癌患者，随机分为两组，REG 组及安慰剂组，结果表明，REG 组患者的中位 OS 较安慰剂组显著延长(6.4 对 5.0 个月，$P=0.005\,2$)。另外，CONCUR 研究纳入亚洲患者且 40%未接受过生物靶向治疗，结果显示，瑞格非尼组患者的中位生存期较安慰剂组延长 2.5 个月($P=0.000\,2$)，PFS 也显著延长。研究者认为，CONCUR 研究纳入的患者较 CORRECT 患者具有更好的生存获益原因可能是因为两项研究的预处理的差异。CORRECT 研究中的患者均在接受试验前经过抗 VEGF 治疗，约 50%接受过抗 EGFR 治疗。而 CONCUR 研究中，约 40%未经任何靶向生物治疗。据此，研究者推测接受治疗前的预处理越少，瑞戈非尼可能会给患者带来越高的生存期获益。此外，采用 Kaplan-Meier 评估 CORRECT、CONCUR 研究中的 OS、PFS，结果发现最初 2 个月的曲线几乎重叠，但曲线在 2 个月后相互分离。这表明部分患者对瑞格非尼耐药，部分患者对瑞戈非尼较为敏感。2 项研究同时鉴定了瑞格非尼的安全性，虽然瑞格非尼的不良反应更多，但是其健康相关生命质量(Health-related

Quality of Life, HRQoL)不受影响。据此,NCCN、EMSO、SEOM 均推荐瑞格非尼作为转移性结肠癌的治疗方式三线用药。

(5) 呋喹替尼

呋喹替尼(Fruguintinib)是抑制 VEGFR－1、2、3 的新型小分子抑制剂。其活性高、毒副作用较小,选择性强,对 RET、FGFR－1 和 C－Kit 的抑制作用较弱且对 CYP450 酶无抑制性,联合用药不会产生交叉反应。目前主要有两项研究验证了呋喹替尼在结肠癌中的疗效及安全性。其中一项是随机多中心、安慰剂为对照组的临床Ⅱ期试验,该研究发现,呋喹替尼组较安慰剂组其中位 PFS 显著延长(4.7 对 1.0 个月,$P<0.001$),疾病控制率显著提高(68.1%对 20.8%)。2017 ASCO 报道了 FRESCO 研究,该研究完全由中国研究团队设计,针对中国晚期结肠癌患者,为随机、双盲的多中心临床试验,受试者为至少经过 2 线化疗失败的转移性结直肠癌患者,分为呋喹替尼组及安慰剂组。结果表明,呋喹替尼显著延长了患者的 OS(9.3 对 6.57 个月),差异具有统计学意义。因此,呋喹替尼作为三线用药为中国结肠癌患者的治疗提供新的思路。

2. EGFR 及其抑制剂

EGFR 家族包括 ERBB1/EGFR、ERBB2(HER2/neu)、ERBB3(HER3)、ERBB4,可介导细胞增殖、细胞存活、移行和分化。EGFR 分子量为 170 kDa 的跨膜糖蛋白主要通过二聚化后激活 Ras 蛋白,导致磷酸化级联反应而激活 PI3K/Akt 信号通路,诱导细胞增殖、移行、分化、凋亡进而引起肿瘤的发生、发展。EGFR/PI3k/Akt 信号通路可通过 Bad、NF－κB、Notch、TGF、茶多酚可促进细胞凋亡;此外,EGFR 还可上调 HIF－α 促进血管生成、通过上皮间质细胞转换调节细胞间的黏附力等,促进肿瘤的侵袭、转移。研究表明,EGFR 在 60%～80%的结直肠癌组患者中高表达。因此抑制 EGFR 信号通路成为肿瘤治疗的重要靶点。目前,应用于结肠癌的靶向治疗的 EGFR 抑制剂主要有西妥昔单抗、帕尼单抗。

(1) 西妥昔单抗

西妥昔单抗(Cetuximab, CET)是 IgG1 型人/鼠嵌合单克隆抗体,可靶向 EGFR 细胞外区域。可以竞争性抑制 EGFR 与其配体的结合,通过抑制与受体相关的酪氨酸激酶的活化而抑制细胞周期进程、诱导凋亡,减少基质金属蛋白酶和血管内皮生长因子(Vascular Endothelial Growth Factor, VEGF)的产生,降低肿瘤血管生成、细胞的迁移和侵袭。其次,西妥昔单抗还具有激发补体介导的细胞杀伤效应和抗体依赖的细胞杀伤效应发挥间接抗肿瘤作用。大量文献报道 KRAS 基因的第 12 或 13 密码子突变的肿瘤对 EGFR 抑制剂西妥昔单抗治疗不敏感。因此,对于已知有 KRAS 基因第 12 或 13 密码子突变的患者,不管是单药还是与其他抗肿瘤药物联合,均不应使用西妥昔单抗。

在 FIRE－3 试验中,共纳入 592 例转移性结直肠癌患者并分为两组:

FOLFIRI联合西妥西单抗与FOLFIRI联合贝伐珠单抗，结果显示西妥西单抗组的中位OS为28.7个月，而贝伐珠单抗组为25.0个月（HR=0.77，$P=0.017$）。可见，西妥西单抗对维持治疗的结直肠癌患者是有获益的。对随机Ⅱ期试验OPUS数据进行回顾性分析发现，对于KRAS野生型的患者，与单用FOLFOX相比，西妥昔单抗联合FOLFOX能使客观缓解率提高（57%对34%，$P=0.0027$）和PFS（8.3对7.2个月，$P=0.0064$）显著提高。CRYSTAL研究评估了西妥西单抗在治疗KRAS野生型的结肠癌患者的疗效预测中的作用，结果表明，FOLFIRI联合西妥西单抗组可显著延长中位OS（23.5对20.0个月，$P=0.0093$），中位PFS也有明显获益（9.9对8.4个月）。

（2）帕尼单抗

帕尼单抗（Panitumumab，PAN）是一种人IgG2单克隆抗体，可高度特异性的结合EGFR细胞外结构域，通过竞争性抑制防止下游通路的激活，FDA于2006年批准帕尼单抗联合FOLFOX方案用于转移性结直肠癌的一线治疗。

PRIME研究了帕尼单抗联合FOLFOX4治疗KRAS野生型的结肠癌的疗效。结果显示，帕尼单抗联合FOLFOX4方案较单纯化疗方案可以显著降低结肠癌进展的危险性，其缓解率明显提高。此外，帕尼单抗已列入化疗难治性的转移性结肠癌患者的治疗方案。

分子靶向药物为结肠癌患者的临床治疗提供的广阔前景，但是目前批准用于临床的血管生成抑制剂远期疗效仍有待提高。晚期结肠癌患者对靶向治疗可产生抗药性，其耐药性的机制尚未完全明确，逆转策略仍需进一步研究。据此，仍迫切需要深入研究耐药机制及调控措施克服这种耐药性。此外，靶向药物相对于传统化疗药对晚期结肠癌患者获益更大，但是同时也对某些表达靶点的正常组织的作用会带来不良反应，因此需要研究特异性更强的靶点。

综上所述，目前结直肠癌的药物治疗主要为以上六类药物。规范化合理使用这些药物不仅降低了Ⅱ、Ⅲ期结直肠癌患者的术后复发率，也大大延长了晚期患者的疾病进展时间和生存时间，提高了生活质量。通过基于临床研究数据的规范化合理用药是治疗结直肠癌的关键，而今后的治疗研究仍会侧重于优化化疗方案以提高疗效减轻不良反应，并对不同患者实施个体化的治疗。设计合理的随机对照临床药物研究是结直肠癌规范化用药的重要参考依据。

第二节　结直肠癌辅助化疗

对于Ⅰ～Ⅲ期结直肠癌，根治性手术是主要的治疗方式，手术后辅助化疗作为另外一种有效的治疗方法，是结直肠癌治疗过程中重要的组成部分，辅助化疗有利于减少肿瘤细胞中耐药克隆的形成，目的是清除肉眼不可见微小病灶，减少复发，从而提高无疾病进展时间和总体生存。

一、辅助化疗的历史和现状

结直肠癌辅助化疗最早开始于20世纪50年代，但是一直没有定论，直至1988年，Wolmark等人第一次报道在结直肠癌中，辅助化疗可以提高患者的生存率，之后才慢慢达成共识，从20世纪90年代开始，随着奥沙利铂、卡培他滨、伊立替康、贝伐珠单抗、西妥昔单抗和瑞格非尼等相继上市，结直肠癌化疗方案有了更多的选择，但经过多项临床研究的证实，结肠癌辅助化疗仍然是以氟尿嘧啶类单药或联合奥沙利铂为基本选择。

根据NCCN指南和我国结直肠癌诊疗规范，目前用于辅助化疗药物主要包括：5-FU/LV、奥沙利铂、卡培他滨。常用化疗方案见表13-3。

表13-3　结直肠癌辅助化疗方案

化疗方案	用　　法
mFOLFOX6	奥沙利铂85 mg/m² 静脉输注2 h，第1天 LV＊ 400 mg/m² 静脉输注2 h，第1天 5-FU 400 mg/m² 静脉推注，第1天，然后1 200 mg/m²/天×2天持续静脉输注（总量2 400 mg/m²，输注46～48 h），每2周重复
CAPEOX	奥沙利铂130 mg/m² Ⅳ >2 h，第一天 卡培他滨1 000 mg/m²，每天2次口服，第1～14天，随后休息7天，每3周重复，共24周
FLOX	LV 500 mg/m² 静脉输注2小时，每周第1天，连用6周，休息2周 5-FU 500 mg/m² 在LV输注开始1小时后静脉推注，每周第1天，连用6周，休息2周 奥沙利铂85 mg/m² Ⅳ>2 h，8周内第1、3、5周第1天用药 共3个周期
双周5-FU输注/LV方案	LV＊ 500 mg/m² 静脉滴注2 h，随后5-FU 500 mg/m² 静脉推注，每周第1天，连用6周，休息2周，共4个周期
简化的双周5-FU输注/LV方案（sLV5FU2）	LV＊ 400 mg/m² 静脉滴注2 h，第1天 随后5-FU 400 mg/m² 静脉推注，然后1 200 mg/m²/天×2天持续静脉输注（总量2 400 mg/m²，输注46～48 h），每2周重复
卡培他滨	卡培他滨1 000～1 250 mg/m²，每天两次口服，第1～14天，随后休息7天，每3周重复，共24周

二、结直肠癌辅助化疗总体原则

1. Ⅰ期（T1-2N0M0）不推荐辅助治疗。

2. Ⅱ期结肠癌辅助化疗一直存在争议，应当根据有无高危因素具体分析，高危因素主要包括：组织学分化差（Ⅲ或Ⅳ级）、T4、血管淋巴管浸润、术前肠梗阻/肠穿孔、标本检出淋巴结不足（＜12 枚）、神经侵犯、切缘阳性或无法判定；无高危因素者，建议随访观察，或者单药氟尿嘧啶类药物化疗；有高危因素者，建议辅助化疗；另外，Ⅱ期结直肠癌应进行错位修复基因检测，如果为错配修复基因缺陷（dMMR）或微卫星不稳定（MSI－H），则不推荐氟尿嘧啶类药物的单药辅助化疗。

3. Ⅲ期结直肠癌的辅助化疗没有争议，均推荐辅助化疗。

三、辅助化疗的时机和疗程

2011 年发表的一项荟萃分析，研究术后辅助化疗的时机对疗效的影响，结果发现辅助化疗每延迟 4 周，患者总生存率降低 14％，目前普遍认为辅助化疗开始的时间最好是根治术后的 4～6 周。

另外，针对辅助化疗用药时长，目前普遍认为术后辅助化疗需要半年，但是，考虑到化疗药如卡培他滨或奥沙利铂的毒性，在临床上只有 75％～80％的患者能够完成 6 个月的标准化疗；那么，为了降低毒副反应缩短辅助化疗时间是否会影响疗效呢，临床上开展了相关的研究，IDEA 研究是一项针对Ⅲ期结肠癌患者的临床研究，该研究中入组的患者被随机分配接受 FOLFOX 或 CAPEOX（XELOX）辅助化疗 3 个月或 6 个月，结果发现 3 年的无疾病生存时间（DFS）没有达到预设的终点，但是，进一步亚组分析发现，在接受 CAPEOX 的低风险（T1－3，N1）亚组中，3 个月的 DFS 不劣效于 6 个月，但是，在接受 FOLFOX 治疗的高风险（T4 和/或 N2）亚组中，3 个月的 DFS 低于 6 个月（HR＝1.20；95％CI，1.07～1.35），因此，在临床中，对于低危的Ⅲ期结直肠癌患者，以奥沙利铂为基础的双药联合辅助化疗可缩短至 3 个月，但是，对于高危的Ⅲ期结直肠癌患者，以奥沙利铂为基础的双药联合辅助化疗 6 个月仍然是标准。

四、辅助化疗适应证

辅助化疗主要针对Ⅰ～Ⅲ期结直肠癌根治术后患者，总体上，Ⅰ期的结直肠癌患者预后较好，单纯手术治疗的 5 年生存率达 93.2％，临床上辅助化疗获益很小，目前普遍认为Ⅰ期患者不需要进行辅助化疗。

1. Ⅱ期结直肠癌辅助化疗

Ⅱ期结直肠癌患者是否需要进行术后辅助化疗一直存在争议，QUASAR 研究发现在Ⅱ期结直肠癌患者中，与单纯术后观察相比，虽然总体上 5 年 OS 没有明显差异（$P>0.05$），但是辅助化疗组能降低患者 22％的复发风险（HR＝0.78，$P=0.001$），20％的死亡风险（HR＝0.82，$P=0.008$），临床上针对Ⅱ期结直肠癌患者，不同的危险因素对辅助治疗选择具有重要的意义。

首先，在临床病理因素方面，NCCN 指南中定义Ⅱ期高危因素主要包括：组织学分化差（Ⅲ或Ⅳ级）、T4、血管淋巴管浸润、术前肠梗阻（或肠穿孔）、标本检出淋巴结不足（<12 枚）、神经侵犯、切缘阳性或无法判定。MOSAIC 研究主要探讨辅助化疗中增加奥沙利铂是否给Ⅱ期患者带来生存获益，结果显示，全部Ⅱ期患者中，FOLFOX4 对比 5FU/CF 辅助化疗的 5 年 DFS 分别是 83.7%和 79.9%，绝对获益 3.8%；在高危Ⅱ期患者中，6 年 OS 有微小差异，但无统计学意义（85.0%对 83.3%，$P=0.48$）；5 年 DFS 分别是 82.3%对 74.6%（HR=0.72，$P=0.062$），绝对获益 7.7%；因此，联合奥沙利铂的辅助化疗总体上不能为Ⅱ期结直肠癌患者带来 DFS 获益，但在Ⅱ期高危患者中 DFS 有获益的趋势。2019 年 ASCO 报道的 IDEA 研究主要针对 TOSCA、SCOT、ACHIEVE－2 和 HOGE 等 4 个研究中Ⅱ期高危患者进行了荟萃分析，比较了Ⅱ期高危患者 3 个月奥沙利铂辅助化疗是否非劣于 6 个月，结果显示，虽然 3 个月方案与 6 个月方案的 5 年 DFS 分别没有达到非劣效性（80.7%对 84.0%，$P=0.404$），但差异很小；并且其 3 级以上的不良反应发生率降低（$P=0.0001$），接受 3 个月 XELOX 方案治疗的患者 5 年 DFS 非劣于 6 个月治疗的患者（HR=1.02，$P=0.087$）；接受 3 个月 FOLFOX 方案治疗的患者 5 年 DFS 劣于 6 个月治疗的患者，该研究表明在Ⅱ期高危患者中，含奥沙利铂的不同方案的最佳持续时间有可能不同，但是都具有一定的临床获益，基于以上基础上，NCCN、ESMO 和 ASCO 指南均推荐在没有高危因素的Ⅱ期患者不需要常规化疗，如需化疗通常给予 5－FU 单药，在有高危因素的Ⅱ期患者中推荐使用含奥沙利铂的化疗方案。

其次，在分子基因表型方面，MSI 和 MMR 是结直肠癌预后的预测因素，大约 20%的Ⅱ期结肠癌具有 dMMR 表型，这是预后较好的指标，研究发现 5FU/CF 辅助化疗未能改善 dMMR 患者的 5 年 DFS，反而对这部分患者总体生存有受损的趋势，微卫星低度不稳定性（MSI－L）和微卫星稳定（MSS）的患者可以从氟尿嘧啶辅助化疗获益，但 MSI－H 患者不能从氟尿嘧啶辅助化疗中获益，因此，目前在临床上对于Ⅱ期结直肠癌患者，均推荐进行 MMR 检测，对于不伴有临床高危因素且 MSI－H/dMMR 的Ⅱ期结直肠癌患者，不需要给予辅助化疗，术后定期复查就可以；对于伴有临床高危因素且 MSI－H/dMMR 的Ⅱ期结直肠癌患者，推荐给予含奥沙利铂的联合方案辅助化疗方案。

2. Ⅲ期结直肠癌的辅助化疗

Ⅲ期结直肠癌患者术后进行辅助化疗的是目前的共识，对于Ⅲ期患者而言，与 5－FU 单药相比，奥沙利铂联合 5－FU 的化疗方案（FLOX、FOLFOX、XELOX）在 DFS 和 OS 上有显著优势，MOSAIC 研究比较了在Ⅲ期结直肠癌患者中，FOLFOX4 方案与 FL 方案对患者 DFS 和 OS 的影响，从结果中可以发现，与 FL

方案组相比，FOLFOX4 组 5 年 DFS 的获益具有统计学差异(66.4%对 58.9%，$P=0.005$)，6 年 OS 获益也具有统计学差异(72.9%对 68.3%，$P=0.023$)，总体上，患者死亡风险降低 20%；NSABPC－07 研究比较了在Ⅱ期和Ⅲ期结直肠癌手术后 FLOX 与 5－FU/LV 的疗效，FLOX 组显著提高了 4 年 DFS(73.2%对 67%，$P<0.05$)，在 OS 方面，6 年绝对获益增加 4%，5 年死亡风险降低 15%($P=0.06$)；NO16968 研究比较了 XELOX 与 Mayo 方案在Ⅲ期结肠癌辅助化疗中的疗效，与 Mayo 方案相比，虽然 XELOX 方案组 5 年 OS 获益没有统计学差异(77.6%对 74.2%，$P=0.149$)，但是 5 年 DFS 获益具有统计学差异(66.1%对 59.8%，$P=0.004$)。

以上研究结果表明含奥沙利铂的联合辅助化疗比氟尿嘧啶单药辅助化疗更能改善Ⅲ期结直肠癌患者的 DFS；因此，NCCN、ESMO 和 CSCO 指南均将奥沙利铂联合化疗方案作为Ⅰ类证据推荐使用。

3. Ⅳ期结直肠癌肝或肺转移 R0 切除后辅助化疗

随着外科技术、治疗理念及化疗药物的不断完善，结直肠癌发生肝肺转移且转移灶可行完全 R0 切除的患者 5 年生存率可达 20%～45%。目前针对结直肠癌肝或肺转移 R0 切除术后是按照Ⅳ期进行治疗，或是按照辅助化疗仍有争议；EORTC40983 研究比较了结肠癌肝转移 R0 切除术后单纯观察和 FOLFOX4 辅助治疗的差别，结果显示，与单纯手术治疗组相比，FOLFOX 4 治疗组提高了 3 年 DFS(42.4%对 33.2%，$P=0.025$)，5 年 OS 也得到了提高(51.2%对 47.8%)，该研究表明在Ⅳ期转移性结肠癌 R0 切除术后，含奥沙利铂的辅助化疗能给患者带来生存获益。另一项研究比较了 FOLFIRI 方案与 FL 方案在结肠癌肝转移 R0 切除术后疗效，结果显示在中位 OS 上，给予伊立替康的辅助化疗相对于氟尿嘧啶并没有带来生存获益($P>0.05$)，另外，Turan 等人对比了 FOLFOX 4 辅助化疗方案联合或不联合贝伐珠单抗对结直肠癌肝转移 R0 切除患者的疗效，结果 FOLFOX 4 联合贝伐珠单抗组中位无复发生存期(RFS)相对于 FOLFOX 4 没有统计学差异($P>0.05$)。

4. 老年结直肠癌患者辅助化疗

在临床实践中，约 75%的结直肠患者在诊断时已超过 65 岁，针对这部分老年患者在治疗过程中要综合考虑体力状态、基础疾病以及对化疗的耐受等，目前对于老年结直肠癌患者根治术后接受 5－FU 辅助治疗能带来生存获益已得到一致认可，那么接受含奥沙利铂的辅助化疗能否同样获益仍有争议；2012 年 ACCENT 研究综合分析了结肠癌辅助化疗的 6 项大型临床研究，通过荟萃研究发现，对于<70 岁的结直肠癌患者，联合奥沙利的铂辅助能给患者带来生存获益，而对于年龄>70 岁的患者，联合奥沙利铂的辅助化疗未能改善 DFS 和 OS；因此，在临床诊疗过程中，考虑奥沙利铂本身潜在的神经毒性等副反应，针对老年患者需要结合体能状况制定个体化的辅助化疗方案，对于年龄＜70 岁的患者，可以考虑含奥沙利铂联合的辅助化疗方案，而针对＞70 岁患者，使用氟尿嘧啶类单药是一个合适的选择。

第三节　转移性结直肠癌化疗

复发转移性结直肠癌主要的治疗手段是化疗，以化疗为主的综合治疗方案可以明显延长患者的无疾病进展时间和总生存期。

目前，治疗晚期或转移性结直肠癌使用的化疗药物：5－FU/LV、伊立替康、奥沙利铂、卡培他滨。靶向药物包括西妥昔单抗（推荐用于 K－ras、N－ras、BRAF 基因野生型患者）、贝伐珠单抗和瑞格非尼。常用化疗方案见表 13－4。

表 13－4　晚期结直肠癌化疗方案

化疗方案	用　　法
MFOLFOX6	奥沙利铂 85 mg/m^2 静脉输注 2 h，第 1 天 LV＊ 400 mg/m^2 静脉输注 2 h，第 1 天 5－FU 400 mg/m^2 静脉推注，第 1 天，然后 1 200 mg/m^2/天×2 天持续静脉输注（总量 2 400 mg/m^2，输注 46～48 h），每 2 周重复
MFOLFOX6＋贝伐单抗	奥沙利铂 85 mg/m^2 静脉输注 2 h，第 1 天 LV＊ 400 mg/m^2 静脉输注 2 h，第 1 天 5－FU 400 mg/m^2 静脉推注，第 1 天，然后 1 200 mg/m^2/天×2 天持续静脉输注（总量 2400 mg/m^2，输注 46～48 h） 贝伐单抗 5 mg/kg Ⅳ，第 1 天；每 2 周重复
MFOLFOX6＋帕尼单抗	奥沙利铂 85 mg/m^2 静脉输注 2 h，第 1 天 LV＊ 400 mg/m^2 静脉输注 2 h，第 1 天 5－FU 400 mg/m^2 静脉推注，第 1 天，然后 1 200 mg/m^2/天×2 天持续静脉输注（总量 2 400 mg/m^2，输注 46～48 h） 帕尼单抗 6 mg/kg Ⅳ＞60 min，第 1 天；每 2 周重复
XELOX	奥沙利铂 130 mg/m^2 Ⅳ＞2 h，第 1 天 卡培他滨 850～1 000 mg/m^2，每天 2 次口服，第 1～14 天，随后休息 7 天，每 3 周重复
XELOX＋贝伐单抗	奥沙利铂 130 mg/m^2 Ⅳ＞2 h，第 1 天 卡培他滨 850～1 000 mg/m^2，每天两次口服，第 1～14 天，随后休息 7 天 贝伐单抗 7.5 mg/kg Ⅳ，第 1 天，每 3 周重复 静脉推注或输注 5－FU/LV
ROSWELL－PARK 方案	LV 500 mg/m^2 静脉输注 2 h，第 1、8、15、22、29、36 天 5－FU 500 mg/m^2 在 LV 输注开始 1 h 后静脉推注，第 1、8、15、22、29、36 天，每 8 周重复

续 表

化疗方案	用　　法
简化的双周 5-FU 输注/LV 方案(SLV5FU2)	LV＊ 400 mg/m^2 静脉滴注 2 h,第 1 天 随后 5-FU 400 mg/m^2 静脉推注,然后 1 200 mg/m^2/天×2 天持续静脉输注(总量 2 400 mg/m^2,输注 46～48 h),每 2 周重复
每周方案	LV 20 mg/m^2 静脉输注 2 h,5-FU 500 mg/m^2 在 LV 输注开始 1 h 后静脉推注,每周重复 LV 500 mg/m^2,5-FU 2 600 mg/m^2 24 h 输注,每周重复
IROX	奥沙利铂 85 mg/m^2 静脉输注 2 h 然后伊立替康 200 mg/m^2 静脉输注 30～90 min 每 3 周重复
FOLFOXIRI	伊立替康 165 mg/m^2,奥沙利铂 85 mg/m^2,LV 400＊mg/m^2,静脉输注,第 1 天,然后 5-Fu 1 600 mg/m^2/天×2 天持续静脉输注 (总量 3 200 mg/m^2,输注 48 h),第 1 天开始,每 2 周重复
伊立替康	伊立替康 125 mg/m^2 静脉输注 30～90 min,第 1、8 天,每 3 周重复 伊立替康 300～350 mg/m^2 静脉输注 30～90 min,第 1 天,每 3 周重复
西妥昔单抗(仅 KRAS 野生型)±伊立替康	西妥昔单抗首次剂量 400 mg/m^{2}输注,然后每周 250 mg/m^2 或西妥昔单抗 500 mg/m^2,每 2 周重复 ±伊立替康 300～350 mg/m^2 静脉输注,每 3 周重复 或伊立替康 180 mg/m^2 静脉输注,每 2 周重复 或伊立替康 125 mg/m^2 静脉输注,第 1、8 天,每 3 周重复 西妥昔单抗(仅 KRAS 野生型) 西妥昔单抗首次剂量 400 mg/m^{2}输注,然后 250 mg/m^2,每周 1 次 或西妥昔单抗 500 mg/m^2,每 2 周重复 帕尼单抗(仅 KRAS 野生型) 帕尼单抗 6 mg/kg 静脉输注 60 min,每 2 周重复 Regorafenib(瑞戈菲尼) Regorafenib 160 mg,口服,每日 1 次,第 1～21 天,每 28 天重复

一、复发转移性结直肠癌原则

1. 在治疗前推荐检测肿瘤 K-ras、N-ras、BRAF 基因状态。

2. 联合化疗应当作为能耐受化疗的转移性结直肠癌患者的一、二线治疗。推荐以下化疗方案：FOLFOX/FOLFIRI±西妥昔单抗(推荐用于 K-ras、N-ras、BRAF 基因野生型患者),CapeOx/FOLFOX/FOLFIRI/±贝伐珠单抗。

3. 原发灶位于右半结肠癌(回盲部到脾曲)的预后明显差于左半结肠癌(自脾曲至直肠)。对于 K-ras、N-ras、BRAF 基因野生型患者,一线治疗右半结肠癌中 VEGF 单抗(贝伐珠单抗)的疗效优于 EGFR 单抗(西妥昔单抗),而在左半结肠癌中 EGFR 单抗疗效优于 VEGF 单抗。

4. 三线及三线以上标准系统治疗失败患者推荐瑞戈非尼或参加临床试验。对在一、二线治疗中没有选用靶向药物的患者也可考虑伊立替康联合西妥昔单抗(推荐用于 K－ras、N－ras、BRAF 基因野生型)治疗。

5. 不能耐受联合化疗的患者，推荐方案 5－FU/LV 或卡培他滨单药±靶向药物。不适合 5－Fu/LV 的晚期结直肠癌患者可考虑雷替曲塞治疗。

6. 姑息治疗 4～6 个月后疾病稳定但仍然没有 R0 手术机会的患者，可考虑进入维持治疗(如采用毒性较低的 5－FU/LV 或卡培他滨单药联合靶向治疗或暂停全身系统治疗)，以降低联合化疗的毒性。

7. 对于 BRAF V600E 突变患者，如果一般状况较好，可考虑 FOLFOXIRI±贝伐珠单抗的一线治疗。

8. 晚期患者若一般状况或器官功能状况很差，推荐最佳支持治疗。

9. 如果转移局限于肝或/和肺，参考肝/肺转移治疗部分。

10. 结直肠癌局部复发者，推荐进行多学科评估，判定能否有机会再次切除或者放疗。如仅适于化疗，则采用上述晚期患者药物治疗原则。

二、新辅助化疗

结直肠癌约 60%的患者发生肝转移，而局限于肝的占 50%左右，由于手术技术的提高，手术死亡率降低，能够得到手术完全切除的肝转移患者 5 年生存率达到 29%～39%，有的甚至达到 50%，这是化疗以及目前靶向药物治疗所不能达到的，但毕竟在结直肠癌肝转移患者中，能够进行 R0 切除的患者仅有 10%～30%，如何提高手术切除率或使原本不能手术的患者通过新辅助治疗达到手术治疗的目的是近来临床关注的热点。

对于初始可切除的转移性结肠癌，外科手术切除是潜在根治的治疗方法。根据复发风险评分(CRS)(5 个参数：原发肿瘤淋巴结状态、无病生存时间、肝转移肿瘤数目＞1 个、术前 CEA 水平＞200 ng/mL 和转移肿瘤最大直径＞5 cm，每个参数为 1 分)，CRS 评分越高，围术期化疗越有获益，对高评分(3～5 分)患者，建议以新辅助化疗联合结肠切除术，同期或分期切除/局部治疗手段治疗转移灶，术后给予辅助化疗。

目前研究表明，术前新辅助化疗 FOLFOX 或 FOLFIRI 等方案化疗可以使 10%～30%的不能切除的肝转移患者再次获得 R0 切除机会，而且三药配合的 FOLOXIRI 方案可进一步提高肝转移切除率。新辅助化疗主要针对诊断为结肠腺癌，拟行结肠癌根治手术的患者。

三、新辅助化疗适应证

新辅助化疗的应用具有一定的局限性，并非所有的结肠癌患者都适合接受新辅助化疗。适用于：① 局部进展期结肠癌患者，包括局部可切除但分期晚和潜在可切除须新辅助治疗降期者（局部进展期定义为术前 CT 评估肿瘤浸润肌层深度≥5 mm 的 T3 和 T4）；② 结肠癌肝转移和（或）肺转移，可切除及潜在可切除的患者。对直肠癌而言，其术前辅助治疗限定在术前分期局部 T3 和不论局部浸润程度但淋巴结 Nl、N2 的患者。T4 或局部晚期不可切除的直肠癌患者，也可通过新辅助化疗获得肿瘤降期和降级的良好结果。

四、新辅助化疗目的

针对可切除的结直肠癌，有效的新辅助化疗可达到以下目的：① 可减少术前肿瘤的体积，降低肿瘤负荷及分期，可提高手术根治性切除率，使不能切除的肿瘤变为可以切除，提高治愈性；② 新辅助化疗控制微小及潜在的转移灶，减少术中播散及术后转移复发，清除肝内的微小转移灶；③ 防止术后肿瘤血供改变以致影响化疗效果，效果优于术后；④ 可使手术时肿瘤细胞增殖能力处于最低状态，减少术中癌细胞医源性播散；⑤ 在化疗敏感性试验中，有助于了解肿瘤对化疗药物的敏感性，有利于术后化疗药物的选择，以指导制定术后治疗计划，并可协助判断预后；⑥ 对于伴有肝转移的患者，使不可切除的患者变为可切除，并且减少肝脏的切除范围，最大限度保留肝体积。

五、新辅助化疗原则及方案

为了限制药物性肝脏损害的发生，新辅助化疗的疗程一般限于 2～3 个月。新辅助化疗方案以全身给药为主，首选推荐以奥沙利铂为基础的方案（如 FOLFOX/Capeox），根据情况也可选择伊利替康为基础的方案（FOLFIRI）。

Ⅱ、Ⅲ期结直肠癌术前同步放化疗首选卡培他滨或静脉输注氟尿嘧啶联合放疗。研究结果表明，在直肠癌新辅助同步放化疗中卡培他滨或静脉输注 5 - FU 联合放疗为目前首选方案，增加奥沙利铂并不能进一步增加近期疗效。

在术前靶向治疗方面，2012 年 NCCN 指南中指出，NEW EPOC 研究将可手术治疗或可考虑手术治疗的结直肠癌肝转移患者随机分配进行围术期化疗，在奥沙利铂化疗的基础上联用或不联用西妥昔单抗，西妥昔单抗组无进展生存期显著恶化。FOLFOX 联合西妥昔单抗的方案被从 KRAS 野生型晚期结直肠癌患者的解救化疗和非转化性新辅助化疗中剔除。对于可以切除的肝转移而言，目前不推荐术前使用靶向药物。但在转化性新辅助化疗中，西妥昔单抗联合奥沙利铂为基础的化疗方案仍具有合理性。卡培他滨联合贝伐珠单抗具有良好安全性，为不能耐受高强度化疗的进展期或转移性结直肠癌的一种初始治疗选择。

结直肠癌的新辅助化疗能降低肿瘤的临床分期及局部复发率，提高根治性切除率及肝转移灶的切除率，但远期生存率目前尚无定论。有关新辅助化疗的周期、化疗以及放疗方案缺乏金标准。今后研究可以在术前化疗方案的选择，包括药物、剂量、化疗时机、化疗途径及疗效评价标准等方面进一步深入，规范化疗适应证及化疗方案，开展大规模的随机对照临床研究来进一步证实其疗效。

六、转移性结肠癌的转化治疗

对于所有拟接受全身系统治疗的初始不可切除转移性结肠癌患者可根据转移灶是否有潜在根治性切除可能分为：潜在可切除组和姑息治疗组。在治疗开始时应该考虑的问题包括当患者疾病有效、稳定或出现肿瘤进展情况下可能出现的计划外更改治疗策略，以及针对出现某种特定毒副作用的治疗调整计划。

1. 潜在可切除患者

对于结肠癌肝转移患者而言，初始不可切除肝转移患者，如果 MDT 评估患者肝转移瘤属于潜在可切除，应该考虑使用高有效率的化疗方案，尽可能缩小病灶，提高切除率，争取治愈的可能。早年的研究显示，单纯应用 FOLFOX 或 FOLFIRI 方案一线治疗转移性结直肠癌，其肝转移瘤转化为可切除的比率为 3.3%～40%。一些临床研究探索了抗 EGFR 单抗联合化疗作为肠癌肝转移转化治疗的疗效。一项Ⅰ期试验(CELIM 研究)将初始不可切除肝转移患者随机分组接受西妥昔单抗联合 FOLFOX6 或联合 FOLFIRI 治疗。结果显示，对于 KRAS 野生型患者，在化疗的基础上加入西妥昔单抗，患者的手术切除率为从基线时的 32%(22/68)提高至化疗后的 60%(41/68)($P<0.0001$)。来自中国的另外一项随机对照研究比较 mFOLFOX6 或 FOLFIRI 联合西妥昔单抗对比单纯化疗治疗初始不可切除结直肠癌肝转移患者的疗效，最终西妥昔单抗组 RO 切除率为 25.7%，而对照组为 7.4%($P<0.01$)。另外，两项随机对照临床试验比较了 FOLFOXIRI 和 FOLFIRI 一线治疗转移性结直肠癌的疗效。其中部分纳入肝转移的患者，两项试验结果均显示 FOLFOXIRI 组明显提高了转移瘤的 RO 切除率(在 GONO 试验中为 6%对 15%，$P=0.033$；而在 HORG 试验中为 4% 对 10%，$P=0.08$)。在 GONO 试验的随访研究中发现，FOLFOXIRI 组患者的 5 年生存率较高(15%对 8%)，中位生存时间为 23.4 对 16.7 个月($P=0.026$)。

一些研究还探索了贝伐珠单抗在潜在可切除肝转移患者治疗中的作用。早年的研究似乎表明贝伐珠单抗可以适当提高以伊立替康为基础化疗方案的治疗反应率。然而，这些研究存在入组病例数较少、对照组使用 IFL 方案等问题。另一方面，NO16966 试验结果显示，与 FOLFOX 或 CapeOx 单纯化疗相比，加入贝伐珠单抗并没有提高治疗反应率。因此，在潜在可切除肝转移患者的转化性治疗中，贝伐珠单抗联合两药化疗似乎并不是最好选择。然而，一项对比 FOLFOXIRI 联合贝伐珠单抗和 FOLFIRI 联合贝伐珠单抗一线治疗转移性结直肠癌的Ⅲ期随机对照研究的结果显示，FOLFOXIRI 联合贝伐珠单抗组的有效率明显高于 FOLFIRI

联合贝伐珠单抗组(65% 对 53%，$P=0.006$)。但此项研究并不能证实，FOLFOXIRI 联合贝伐珠单抗较 FOLFOXIRI 方案在有效率方面有无进一步提高。

因此，对于潜在可切除肝转移，适合强烈治疗的患者，根据 RAS、BRAF 基因型不同，分别有以下选择：① RAS、BRAF 基因均为野生型：化疗方案首选 FOLFIRI/FOLFOX＋西妥昔单抗(2A 类证据)，此方案更适合肿瘤负荷大的患者，有效率高，退缩肿瘤较快。或选择 FOLFOXIRI/FOLFOX/CapeOx/FOLFIRI±贝伐珠单抗或临床研究(2A 类证据)，对于 CT 或磁共振显示血供丰富的肝转移灶，可选择肝动脉灌注化疗或者其他局部治疗(2B 类证据)。② RAS 或 BRAF 基因突变型：首选 FOLFOX/CapeOx/FOLFIRI±贝伐珠单抗或临床研究(2A 类证据)，其次可选择 FOLFOXIRI±贝伐珠单抗或临床研究(2A 类证据)，对于 CT 或磁共振显示血供丰富的肝转移灶，可选择肝动脉灌注化疗或者其他局部治疗(2B 类证据)。

转化性化疗 2 个月内应重新评估转移灶的可切除性，如果肿瘤缩小，但仍不能手术切除，则需要继续化疗，每 2 个月应该再次评估。肝转移瘤成功转化的患者应尽快行手术切除，然后应用术前有效化疗方案进行化疗，推荐的术前加术后化疗总时程为 6 个月。肝转移瘤切除后，如果治疗中心具有 HAI 的外科和化疗方面的经验，术后 HAI 加或不加全身化疗(2B 类证据)仍不失为一种治疗选择。如果转化性治疗中使用了贝伐珠单抗，那么最后一次贝伐珠单抗治疗结束和手术的间隔应该最少 6 周，术后 6～8 周方可再次使用贝伐珠单抗。如果转化性化疗 6 个月后肝转移瘤仍然无法转化为可切除，则进入姑息治疗阶段。

2. 姑息治疗患者

对于初始不可切除的结肠癌肝转移，如果 MDT 评估患者肝转移瘤没有转化可能，则进入姑息治疗阶段。此时的治疗目标以延长生存时间，提高生活质量为主。治疗方案的选择主要取决于患者体力状态(是否适合强烈治疗)、RAS/BRAF 基因情况、肿瘤负荷、脏器功能状态、年龄、既往治疗的方式、时限以及治疗方案中各种药物的毒副作用谱等。

对于适合强烈治疗、肿瘤负荷不大、无临床症状患者，推荐 FOLFOX/CapeOx/FOLFIRI＋贝伐珠单抗(图 13－1)或西妥昔单抗(RAS/BRAF 基因均为野生型)(图 13－2)等作为初始治疗方案。对于不适合强烈治疗，不论 RAS/BRAF 基因状态如何，建议选择氟尿嘧啶类单药±贝伐珠单抗作为首选治疗方案，其次可选择西妥昔单抗单药、减量的 FOLFOX/FOLFIRI±西妥昔单抗(适用于 RAS/BRAF 基因均为野生型)或减量的 FOLFOX/CapeOx/FOLFIRI±贝伐珠单抗(适用于 RAS 或 BRAF 基因突变型)。

如果一线治疗方案失败，无论是针对潜在可转化还是姑息治疗的患者，根据患者接受的初始化疗方案、是否适合高强度化疗来选择后续的化疗方案。初始治疗

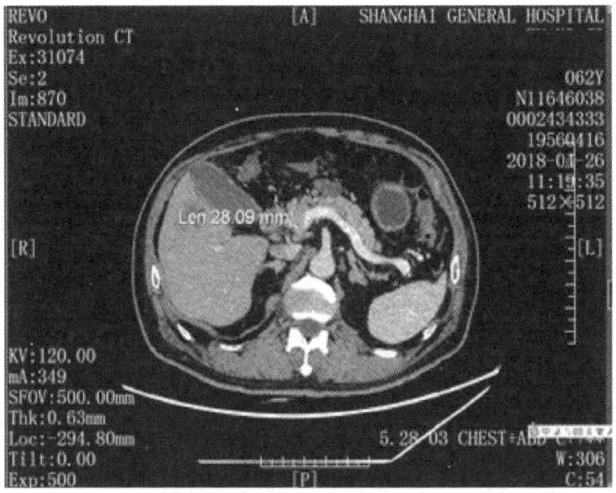

治疗前(2018.04.26) 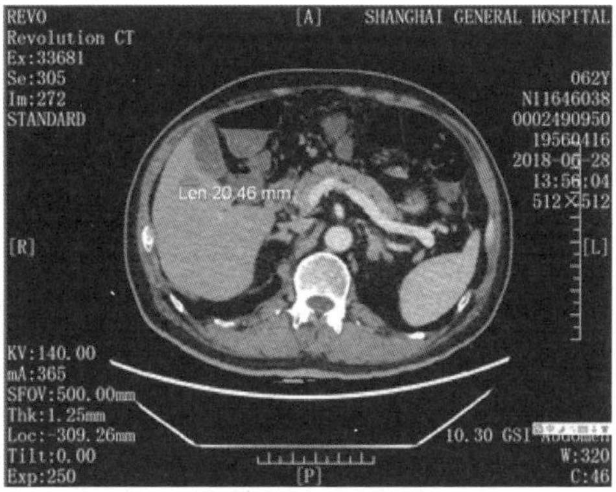　　治疗后(2018.06.28)

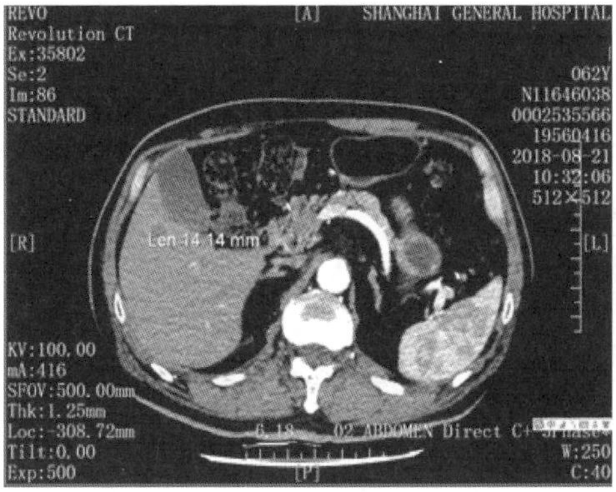

治疗后(2018.08.21) 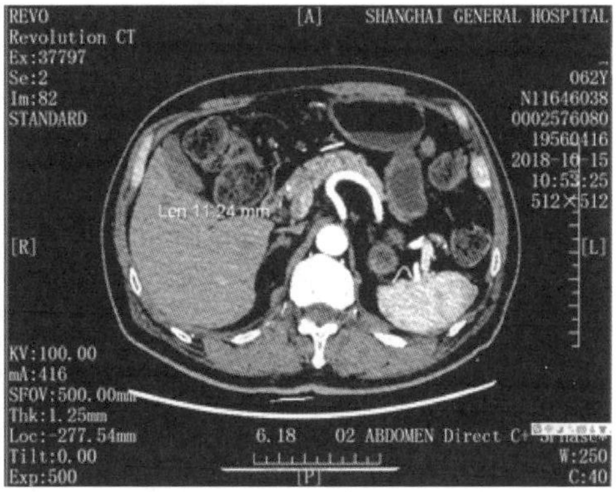　　治疗后(2018.10.15)

图 13－1　患者使用 FOLFIRI＋贝伐珠单抗治疗前后肝脏转移灶变化情况

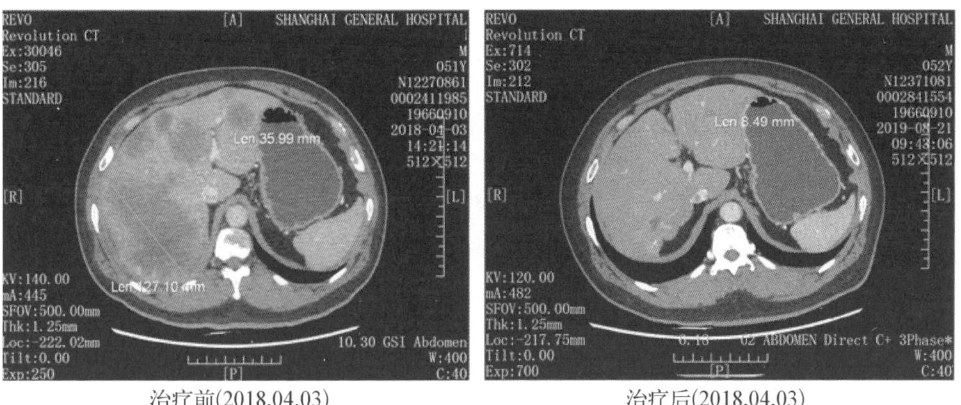

治疗前(2018.04.03)　　治疗后(2018.04.03)

图 13－2　患者使用 FOLFIRI＋西妥昔单抗治疗前后肝脏转移灶变化情况

以 FOLFOX 或 CapeOX 为基础的，后续治疗可考虑使用 FOLFIRI/伊立替康联合/不联合靶向药物。初始治疗是以 FOLFIRI 为基础的，推荐方案如下：FOLFOX 或 CapeOX，西妥昔单抗±伊立替康（适用于 RAS/BRAF 基因均为野生型）。而基于 TML 研究的结果：转移性结直肠癌一线贝伐单抗联合化疗治疗出现疾病进展，继续使用贝伐单抗对比单纯化疗在 OS 和 PFS 仍显著获益，贝伐单抗还可以跨线使用。

肿瘤维持治疗指的是患者完成初始化疗既定的化疗周期数，疾病无进展（CR、PR 或 SD）的患者，为巩固疗效而采取的进一步治疗。继续采用化疗手段的一种延续治疗。维持治疗通常采用原定化疗方案中的一种药物或是与原定化疗药物无交叉耐药的另一种药物，并且所用的维持剂量相对较小。在无明显毒副作用的情况下，维持治疗直至出现疾病进展。其主要目的是预防肿瘤的复发与转移，延长肿瘤缓解期。对于维持治疗的药物选择，多以分子靶向治疗药物，单抗、5－FU 进行维持治疗。目前，维持治疗仍在研究中。绝大多数维持治疗的研究结果显示维持治疗延长了 PFS。对于是否进行维持治疗，需要结合患者自身的具体情况，以及肿瘤的增殖速度、分化程度等生物学行为来判断。

经积极治疗后，疾病稳定或部分缓解的患者，如果肿瘤仍手术无法切除，或者患者出现不可耐受的化疗后不良反应（如奥沙利铂的神经毒性），可考虑给予维持治疗。若初始治疗包括贝伐珠单抗，维持治疗可考虑选择贝伐珠单抗±卡培他滨或氟尿嘧啶/亚叶酸钙。若初始治疗未包括靶向药物，维持治疗可考虑选择卡培他滨或氟尿嘧啶/亚叶酸钙。目前，临床上常选择口服氟尿嘧啶类药物卡培他滨，使用方便。

对于不可切除肝转移患者，在全身治疗期间还应注意有无进行局部处理的可能性。目前的证据显示，局部处理（RFA 等）联合全身化疗可能较单纯全身化疗提高生存率。

七、结直肠癌免疫治疗

越来越多的证据表明，CRC 是一种免疫源性肿瘤、免疫靶向疾病。随着分子生物学及免疫技术的发展，免疫治疗再次引起关注。肿瘤免疫治疗已有近百年的历史，它是指通过主动或被动的治疗方法增强机体的免疫功能，达到杀伤肿瘤细胞的目的，是肿瘤生物治疗的方法之一。20 世纪 80 年代 Oldham 提出生物反应调节理论，并将生物治疗列为肿瘤治疗方法之一。2002 年 Dunn 等提出肿瘤免疫编辑学说，较全面地解释了肿瘤与机体免疫系统之间的相互作用。随后，各种肿瘤免疫疗法（包括细胞因子疗法、过继免疫疗法）相继开展了临床研究。2010 年美国食品药品管理局批准了人类历史上第一支用于前列腺癌的治疗性肿瘤疫苗 sipuleucel－T，它是一种自体树突状肿瘤细胞疫苗，可提高晚期前列腺癌患者的中位生存期

（增加 4 个月）。然而，直到 2011 年，第一支免疫检查点抑制的单克隆抗体（伊匹单抗）用于晚期黑色素瘤的二线治疗获得 FDA 批准，才打开了肿瘤免疫治疗的新篇章。2011 年，*Nature* 杂志指出，肿瘤免疫治疗的时代已来临。时至今日，越来越多的免疫治疗药物应用于临床，如伊匹单抗、帕母单抗及纳武单抗等。免疫治疗已成为肿瘤综合治疗的重要组成部分，是继手术、化疗、放疗后第四大肿瘤治疗方法。免疫治疗与其他肿瘤治疗手段联用具有明显优越性。一项Ⅱ期临床研究表明，帕母单抗联合培美曲塞＋卡铂化疗方案治疗晚期非小细胞肺癌较单用 AP 化疗，患者临床获益更大。ARCTIC Ⅲ期临床研究显示，联合使用抗程序性死亡配体（PD－L1）抗体度伐鲁单伐（Durvalumab）和抗细胞毒性 T 淋巴细胞相关抗原 4（CTLA－4）抗体 Tremeimumab 治疗，可使 PD－L1 肿瘤患者获益。

1. 免疫检查点抑制剂

免疫检查点通路通过影响 T 细胞和抗原提呈细胞的联系介导 T 细胞免疫反应。这一通路包括程序性死亡受体（PD－1、PD－L1 和 CTLA－4）。PD－1 在 T 细胞、巨噬细胞、B 细胞的表面表达，有 PD－L1、PD－L2 两个配体。PD－1 通过下调白介素（IL－2）并上调磷脂酰肌醇 3 激酶/蛋白激酶 B（PI3K/AKT）信号通路来抑制 T 细胞作用。纳武单抗作为 PD－1 的抑制剂应用于实体肿瘤的临床研究，其中包括 CRC 的临床研究（NCT2060188）。Yasuda 等人发现联合抑制 PD－1 和血管内皮细胞生长因子受体（VEGFR－2）后，小鼠 CRC 的生长受到明显抑制。PD－1 抑制剂上调某些细胞炎性因子但并不对血管生成产生影响，而 VEGFR 抑制剂只抑制血管生成却不影响 T 细胞的免疫炎症反应。Yu 等人在小鼠 CRC 模型中，细胞因子 IL－15 与免疫检查点抑制剂抗 PD－1 和抗 CTLA－4 联用能显著增强抗肿瘤活性。反应 CTLA－4 联合瘤内 DC 疫苗同样能促进抗肿瘤免疫活性。

近几年，以免疫检查点抑制剂 PD－1、PD－L1、CTLA－4 为代表的免疫治疗逐渐应用到恶性黑色素瘤、非小细胞肺癌的临床实践中，在鼻咽癌、食管癌、胃癌、结直肠癌等实体瘤中亦如火如荼开展临床研究。研究发现，在一部分（约占结直肠癌患者的 15%）由于缺乏 DNA 错配修复蛋白而导致肿瘤发生超突变，这类肿瘤被称为微卫星高度不稳定（MSI－H）。由于具有较高的突变率和肿瘤抗原负荷的增加，同时伴有密集的免疫细胞浸润。约 2.5%的 MSI－H 结直肠癌发生于与 Lynch 综合征（也称为遗传性非息肉病结直肠癌）相关的遗传。MSI－H 的结直肠癌患者，使用免疫检查点抑制剂 PD－1 的客观有效率为 52%。基于此，2017 年，美国 FDA 加速批准 PD－1 抗体，Pembrolizumab 用于确定有高度微卫星不稳定性（MSI－H）或错配修复基因缺陷（dMMR）的成人和儿童晚期或转移性实体肿瘤患者——这是 FDA 首次批准不以肿瘤部位为参考，仅依靠生物标志物进行治疗选择的药物，其中包括 MSI－H 的晚期结直肠癌。

对于MSS肿瘤类型的患者，免疫疗法被认为对结直肠癌无效，FDA和CFDA没有批准任何免疫治疗药物。目前，正在进行深入的研究，以改善免疫治疗无效的MSI-H和MSS疾病的预后，尤其是探索改变免疫抑制肿瘤微环境的策略。

在选择PD-1抗体药物方面，目前有两种PD-1抗体药物被用于无法切除或转移的MSI-H结直肠癌患者。一种为纳武单抗(Nivolumab)被批准用于经氟尿嘧啶，奥沙利铂，伊立替康全身化疗后复发的MSI-H结直肠癌患者在142例研究中，74例患者每2周接受3 mg/kg剂量的纳武单抗。12个月时，23名患者(31%)达到了客观缓解。疾病控制率为69%。另一种碘解磷定单抗(Pembrolizumab)在MSI-H实体瘤患者中的Ⅱ期研究中，86例患者中有46例(53%)有客观缓解，18例(21%)有完全缓解。

来自非随机研究的数据显示，研究人员评估了Nivolumab和Ipilimumab联合治疗119例MSI-H结直肠癌患者的疗效。12个月无进展生存率71%，总的生存率为87%，联合用药的客观有效率为55%，12周以上的疾病控制率为80%，而3级和4级毒性较高。

2. 细胞因子

细胞因子能间接增强抗肿瘤免疫活性，而且某些细胞因子可直接抑制肿瘤细胞生长。IL-2是T细胞的生长因子、强效自然杀伤(NK)细胞和细胞毒性T细胞的激活因子。IL-2活化的NK细胞又称淋巴因子激活的杀伤细胞，是一种高效的肿瘤杀伤细胞。一项Ⅱ期临床研究发现，晚期CRC患者联合化疗、粒细胞-巨噬细胞集落刺激因子(GM-CSF)和IL-2后，生存期明显提高。Correale等人进行的Ⅲ期临床研究对比联合化疗、GM-CSF、IL-2与单纯FOLFOX方案(奥沙利铂+亚叶酸钙+5-氟尿嘧啶)化疗的差异，结果发现，联合疗法可显著提高无进展生存期(PFS)和总生存期(OS)，延缓肿瘤进展，提示化疗联合细胞因子治疗可能成为CRC治疗的新方向。

3. 疫苗

(1) 全细胞疫苗

全细胞疫苗包括全部肿瘤细胞和细胞裂解物，含有全部TAA，可以刺激发生多价免疫应答，但其免疫作用微弱，免疫源性极低。为了提高效价，将自体肿瘤细胞基因修饰表达细胞因子或生长因子，以此作为TAA来刺激T细胞的应答。Sobol等人的Ⅰ期临床研究发现，IL-2基因修饰的自体成纤维细胞疫苗可能对部分细胞毒性T淋巴细胞前体减少的CRC患者有效。同年，研究发现，术后CRC患者接受辅助自体肿瘤细胞-卡介苗疫苗治疗，无病生存期(DFS)明显提高，复发风险降低。Chen等人研究发现，经基因修饰的肿瘤相关成纤维细胞的成纤维激活蛋白(FAP)表达升高，FAP修饰的全细胞疫苗诱导强抗癌免疫源性，通过减弱免疫抑制细胞的招募并增强T细胞活性可逆转免疫抑制作用。

（2）树突细胞疫苗

DC 作为主要抗原提呈细胞，能够强有力地提呈抗原、激活 $CD4^+$ 和 $CD8^+$ T 细胞。而肿瘤在原位释放肿瘤相关因子，阻碍 DC 成熟，干扰免疫作用。同时，DC 还分泌免疫应答所必需的共刺激分子。在裸鼠 CRC 模型中，定期给予插入 IL－2 基因的 DC 疫苗，裸鼠产生较为稳定且高效价的免疫反应。Lesterhuis 等人给予 CRC 患者标准 XELOX(奥沙利铂＋卡培他滨）化疗及 CEA－肽 DC 疫苗，结果发现，疫苗可诱导 CEA 特异性 T 细胞反应和非特异性 T 细胞反应增强。Lindenberg 等人进一步研究表明，起源于全细胞 CRC 疫苗的可溶性因子不会对 DC 的迁移和成熟产生负面影响，而是诱导 DC 成熟，从而促进功能性辅助性 T 细胞的应答。

（3）多肽疫苗

多肽疫苗的应用基于肿瘤细胞表面的多肽是否被 B 细胞、T 细胞识别。B 细胞能够识别未加工的抗原，而 T 细胞只能识别加工后抗原。T 细胞多肽疫苗需 T 细胞识别多肽表位为 TAA，CEA 是最常见的 CRC 多肽疫苗抗原。Conry 等人评价了 32 例接受 CEA 重组痘苗病毒疫苗治疗的患者的研究结果，7 例患者在注射后白介素水平升高，但血浆 CEA 水平未见改变。Mazzaferro 等人研究表明，肝转移的 CRC 患者应用自体肿瘤源性热休克蛋白/肽复合物（HSPPC）－96 疫苗能引起强烈的 $CD8^+$ T 细胞免疫反应，显著提高 DFS 和 OS。研究发现，超过 50％的 CRC 患者体内 P53 基因过表达，致使 P53 成为免疫治疗的抗原靶位。Menon 等人的Ⅰ期临床研究发现，应用野生型 P53 疫苗能介导 P53 靶位的免疫应答，且不引起严重血液毒性和自身免疫反应。

| 第十四章 |

梗阻性结直肠癌的诊治进展

结直肠癌是消化系统常见的恶性肿瘤之一，每年新发患者约为 193 万，每年因结直肠癌而死亡的人数约为 93 万人，占全球恶性肿瘤发病率和因肿瘤而死亡的人数的第三和第二位。在中国，随着我国人口老年化以及膳食结构和生活方式的改变，结直肠癌的发病率呈逐年上升趋势。最新的数据显示结直肠癌每年约新发患者 38.8 万，每年因结直肠癌而死亡的人数约为 18.7 万，其发病率在男性和女性中分别位居第四和第三位，因结直肠癌而死亡的人数在男性和女性中分别位居第五和第四位。10％～30％的结直肠癌患者以肠梗阻为首发症状就诊，通常需要急诊手术治疗。但是随着对梗阻性结直肠癌的深入认知、材料医学和手术技术的革新以及精准治疗的临床应用，梗阻性结直肠癌的治疗理念亦在不断更新。

第一节　梗阻性结直肠癌概述

一、解剖学特点

既往研究表明右半结肠来源于胚胎期的中原肠，而左半结肠起源于于胚胎期的后原肠。解剖学结果发现右半结肠主要由肠系膜上动脉供血，并通过肠系膜上静脉回流至门静脉，左半结肠主要由肠系膜下动脉供血，并通过肠系膜下静脉回流至脾静脉。故根据胚胎发育和解剖学，将右半结肠定义为盲肠、升结肠和 2/3 右横结肠，左半结肠定义为 1/3 左横结肠、降结肠、乙状结肠、直肠。随着研究的深入，人们也发现左、右半结肠癌的发病率以及基因突变以及后续药物治疗存在不同，且不同部位的大肠癌合并肠梗阻后，其治疗理念也不尽相同。然而临床通常以结肠脾曲为界，本文将以结肠脾区为分界点，分为左、右半梗阻性结肠癌，并分别阐述诊断和治疗策略演变。

二、病理生理特点

由于回盲瓣的单向性特点，当出现结直肠癌瘤体较大或大便干结等情况时，可导致闭袢型肠梗阻。闭袢型肠梗阻可致结肠扩张、肠腔压力升高，进而引起肠壁水肿、血供障碍。另外，大肠内细菌数量较多，当肠壁血运较差时，在细菌毒素的共同作用下，可致肠坏死、穿孔，进而引发腹膜炎，甚至引起全身感染中毒、水电解质紊乱、休克乃至死亡。此外，在梗阻性结直肠癌患者中，高龄患者较多，这些人基础疾病较多，脏器功能较差，手术并发症和死亡率均较高，因此早期诊断结直肠癌伴肠梗阻，以及早期解除结肠梗阻至关重要。

三、影像学诊断

大肠肿瘤合并肠梗阻的患者多以急诊方式入院，除问询病史、体征外，需常规行影像学检查，还要明确是完全性或不完全性肠梗阻，是否发生血运障碍，是否合并肠穿孔或破裂。

四、超声检查

当结直肠癌患者合并肠梗阻时，肠腔扩张，腔内积气、积液。超声检查可见腔内气体的强回声、液体无回声，肿瘤处因肠壁增厚表现为“假肾征”或“靶环征”，此外，彩色多普勒超声可检测肠壁及动静脉血流信号，鉴别肠梗阻有无血运障碍。但当肿瘤较小、腹腔肠管积气较多，或特殊部位肿瘤，如肝脾区肿瘤，一般容易形成误诊、漏诊。故超声较少用于结直肠肿瘤合并肠梗阻的诊断，一般作为补充诊断方式。

五、X 线检查

X 线检查一般包括腹部平片、造影剂检查。梗阻性结直肠癌腹部平片影像学一般表现为梗阻以上肠管扩张、积气、积液，当合并穿孔或破裂时，可见膈下游离气体。造影剂检查一般包括口服造影剂和造影剂灌肠。当考虑完全性梗阻性时，使用造影剂可加重梗阻症状，故应禁止使用。使用 X 线造影剂灌肠，可明确梗阻部位。临床考虑患者患有肠梗阻时，常规行腹部平片进行诊断，但腹部平片检查易漏诊，且较难明确梗阻的具体原因，诊断准确性不尽人意。

六、CT 检查

近年来，随着影像技术的发展，CT 不但可以清晰显示腹腔内脏及周围组织，还可以分辨出积液和包裹性病变，故在辨别结直肠肿瘤合并肠梗阻的部位、判断有无完全梗阻、判断有无绞窄、穿孔等方面具有重要的作用。结直肠癌合并肠梗阻 CT 影像学特征一般为：梗阻部位近端肠腔扩张，肠壁变薄，伴积气、积液，可见气液平面；梗阻部位远端肠腔萎缩，无积气、积液。根据肠管萎陷程度及积气、积液情况判断是否完全肠梗阻。根据增强 CT 结直肠动、静脉血供情况以及肠壁强化程度，判断肠壁血运情况。依据腹腔游离气体、液体情况判断是否合并肠穿孔或破裂。由

于CT检查具有简单便捷、诊断精确等特点，被广泛运用于梗阻性结直肠癌的临床诊断

七、纤维结肠镜

纤维结肠镜可在直视下帮助诊断，一般于术前明确肿瘤性质。当结直肠肿瘤患者合并肠梗阻时，禁用泻药，因肠腔内充满粪便，导致纤维结肠镜效果较差；另外，当梗阻合并血运障碍或肠穿孔时，纤维结肠镜可加重病情进展。故结直肠肿瘤合并肠梗阻时一般较少使用纤维结肠镜。

第二节　右半结肠癌梗阻的治疗进展

右半结肠癌患者通常以全身症状、贫血、腹部肿块为主要临床表现，这可能与右半结肠的生理解剖特点相关。即通常右半结肠肠腔直径较左半结肠大，且粪便较稀，另外肿瘤一般以溃疡型和肿块型为主，距肛门较远。在结直肠癌合并梗阻的患者中，约1/3患者的肿瘤位于右半结肠。右半结肠癌合并肠梗阻时，临床上一般采用一期切除吻合术，但右半结肠癌合并肠梗阻多见于老年患者，常合并高血压、冠心病、糖尿病、贫血、营养不良等疾病，给一期切除手术治疗带来了很多风险。本部分将讨论右半结肠癌合并梗阻时的治疗策略。

一、一期手术

当患者右半结肠肿瘤合并肠梗阻时，可先予以对症保守治疗，梗阻症状缓解后予以手术治疗。临床上已达成共识，当保守治疗无效，且患者无严重心肺疾病，能耐受手术，以及全身营养状况可，一般行一期手术切除吻合术，术中需先游离肠管，然后采取肠腔减压措施，改善肠管扩张和肠壁水肿，随后移去右半结肠标本，在进行消化道重建。消化道重建需保证吻合口宽大，吻合口符合“上空、下通、口正”条件，避免造成术后吻合口张力过大，减少吻合口狭窄的机会。

二、小肠减压管联合手术治疗

右半结肠肿瘤合并急性肠梗阻时，常需急诊开腹手术治疗。但由于术前准备时间较短，创伤较大，手术时间较长，术后恢复时间较长，一般会增加围术期并发症和死亡率。有学者发现小肠减压管可以减轻年长患者的肠管和腹腔压力，改善局部血液循环，为后期微创手术创造条件，2～5天后可行腹腔镜切除术。有研究显示，与急诊手术组相比，小肠减压管联合手术治疗组手术时间较短，术中出血较少，淋巴结清扫增多，肛门较早排气。但小肠减压管联合手术治疗仍存在不足：① 部

分梗阻时间较长，肠鸣音较弱的患者减压效果欠佳，仍需中转开腹治疗；② 右半结肠肿瘤合并肠梗阻患者同时合并腹腔种植或小肠梗阻，小肠减压管治疗效果欠佳；③ 术前 CT 评估为明显的闭袢性肠梗阻，肠破裂风险较大的患者不建议行此治疗方案。

三、支架置入术后联合手术治疗

1991 年 Dohmoto 首次报道使用金属支架治疗结直肠狭窄性病变以来，支架已被广泛应用于治疗结直肠肿瘤导致的梗阻。1992 年，Spinelli 等学者首次报道自膨胀金属支架（Self-expanding Metal Stent，SEMS）可用于治疗结直肠癌梗阻。自此，可供选择的结肠支架越来越多，目前常规支架可分为自膨型、扩张型和新型的生物降解型。临床上常用自膨型金属支架（Self-expanding Metal Stent，SEMS），其具有良好的顺应性和收缩性，不影响肠道蠕动。扩张型支架因其形状固定，延展性差，间接影响肠道功能及血供，在临床上逐渐被摈弃。生物降解支架最早用于治疗食管狭窄，具有无毒、无刺激性，且具有良好的生物相容性和降解性特点，但其降解速度难以控制，且临床研究相对较少，故限制了其临床应用。

1997 年 Campbell 等学者首次报道了右半结肠支架置入治疗肠梗阻。由于右半结肠肿瘤病变部位距肛门较远，肠道迂曲，导致支架置入难度较大，此外右半结肠肠壁较左半结肠薄，更易导致支架植入后肠道穿孔。故目前右半结肠支架置入的研究较少。笔者认为，对于全身情况较差，暂时不能耐受手术的患者而言，支架置入术可作为过度治疗，为后期手术治疗提供条件，进而降低手术风险。

四、姑息性治疗

姑息性治疗治疗右半结肠肿瘤合并肠梗阻时，可分为姑息性手术治疗和姑息性保守治疗。术中发现肿瘤已属于晚期，有广泛转移扩散合并严重基础疾病时，可行姑息性单纯结肠切除术或造瘘术，以缓解患者症状。而姑息性保守治疗主要是指单纯性肠道支架置入术，一般适用于整体情况较差、高龄患者、不能耐受手术、肿瘤晚期、肿瘤广泛转移、术后复发，有手术禁忌证和拒绝手术的患者。Repici 等学者报道了 21 例右半结肠肿瘤合并肠梗阻患者实行支架置入术，成功率可达 95%，临床缓解率为 85%。未见明显并发症，如穿孔或移位。

第三节　左半结直肠癌梗阻的治疗进展

左半结肠癌患者通常以肠梗阻、便秘、腹泻、便血为主要临床表现。数据显示左半结肠肿瘤合并肠梗阻的患者约占结直肠肿瘤合并肠梗阻的 2/3，可能与左半结肠肠腔较细，粪便较干硬，以及左半结直肠肿瘤一般以浸润型为主，易引起环状狭窄有关。当左半结肠肿瘤合并肠梗阻时，常规需手术治疗，然而关于其外科手术处理方式存在争议。本部分将讨论左半结肠癌合并梗阻时的治疗策略进展。

一、三期手术

三期手术一般包括一期结肠造口，二期肿瘤切除，三期闭合造口，该手术方式曾是左半结肠癌肠梗阻治疗的传统术式，一般适用于身体状况很差，肿瘤周边肠管水肿明显，不能耐受长时间手术的高龄患者。这种手术方式具有创伤大，并发症多，患者较为痛苦，此外患者住院时间延长，治疗费用较高，部分患者因不能及时根治原发病灶，错失肿瘤的根治机会，甚至部分患者再次手术时已广泛转移播散，从而导致患者的生存期明显降低等缺点，现已逐渐被摈弃。

二、二期手术

二期手术常用的术式为 Hartmann 术，即一期肿瘤切除，近端造口，远端关闭，术后 3 个月根据患者的具体情况决定是否行二期造口回纳术。该手术方式一般适用于高龄、全身状况相对较差，梗阻段肠管高度扩张、肠壁血供不佳，水肿明显；术中肠道灌洗不满意，虽可耐根治性手术、但要求手术相对简便、手术时间不能太长的患者；特别适合于左半结肠癌合并穿孔及年龄较大的患者。Hartmann 手术相比较于三期手术，患者获得肿瘤根治机会增高，死亡率和并发症并不升高，具有安全可控等特点。

三、一期切除吻合

当左半结肠癌合并梗阻时，传统的治疗方式推荐行分期手术。随着围术期处理水平的提高、抗菌药物的发展、术中肠道处理方法的改进、术后营养支持的进步，多数学者认为左半结肠癌所致肠梗阻施行一期切除吻合手术是安全可行的。该治疗方法不仅能够缩短术后住院时间，减少手术并发症，减少经济负担，提高生活质量，也可提高患者肿瘤的根治机会，延长患者的生存时间。但一期切除吻合适应证相对要求较高，一般仅适用于患者一般情况较好、无其他严重慢性疾病、无感染性休克、腹腔感染尚可、电解质及营养状况较好。此外，结直肠癌合并梗阻时间较短、肿瘤两端肠管无明显水肿扩张、血供良好、结肠内容物基本排空、吻合口符合“上空、下通、口正”条件。但左半结直肠癌合并急性肠梗阻时，患者的术前肠道准备不充分，如术中未行肠道特殊处理：术中肠道减压，肠道灌洗，近端结肠造瘘术及肠襻袖套加强吻合口法等，吻合口瘘发生率将明显升高。为减少吻合口瘘等并发症，临床上常用的 2 种处理方式为：

1. 术中肠道灌洗或肠道减压后行结肠切除吻合

研究表明，一期切除吻合术后吻合口破裂或不愈合主要与梗阻近端结肠内大便负荷相关，肠腔内大量的产气细菌和累积的粪便可造成结肠扩张，引起肠壁水肿、血供障碍，从而导致吻合口瘘，因此术中行结肠灌洗可明显减少吻合口破裂或不愈合的可能。1980 年 Dudley 首次发现结直肠癌患者合并肠梗阻术中行结肠灌洗后可行一期切除吻合。之后愈来愈多的研究证明急性左半结肠癌合并急性肠梗阻行结肠灌洗或减压后一期切除吻合术可降低患者的吻合口瘘及病死率，提高患者生存质量，且整体费用较低。作者认为对于左半结肠癌合并急性肠梗阻患者行结肠灌洗或减压后一期切除吻合切实可行，但应该注意灌洗过程中可能出现溢出污染。由于该术式适合绝大多数患者，是国内学者较多采用的手术方式。

2. 结肠次全切除或全结肠切除吻合

结肠次全切除或全结肠切除吻合术研究主要集中于 20 世纪末，大多数学者研究发现结肠次全切除或全结肠切除吻合术相比较与结肠灌洗一期切除术，术后病死率相对较高（$P>0.05$），术后并发症较高，此外患者更容易发生腹泻。SCOTIA 多中心前瞻性随机对照研究发现结肠次全切术与结肠灌洗部分切除术后患者病死率及并发症无差异，但结肠次全切除组术后患者 4 个月日排便次数明显增加。作者认为结肠次全切除或全结肠切除吻合术需慎重选择，但是对于近端肠管扩张明显，浆膜层撕裂，充满粪便，结肠灌洗难以达到清洗肠道或同时多源发癌或存在多发散在息肉和（或）肿瘤沿肠管纵轴生长，切除肠管后横结肠难以与乙状结肠和直肠吻合等情形，可考虑行此种术式。

四、姑息性治疗

姑息性治疗中视患者的具体情况可分为姑息性手术治疗和姑息性保守治疗。术中发现肿瘤已属于晚期，局部固定不能切除，有广泛转移扩散合并严重基础疾病时，可行姑息性单纯结肠造瘘术：如横结肠造瘘术等，缓解患者症状。姑息性保守治疗主要是指单纯性肠道支架植入术，一般适用于不能耐受手术、肿瘤晚期、肿瘤广泛转移、术后复发，严重营养不良，有手术禁忌证和拒绝手术的患者。越来越多的研究显示，对于左半结肠癌伴梗阻的保守治疗，姑息性支架置入成功率高，其住院时间、围术期并发症和早期病死率等方面显著优于姑息性手术组。对于不能手术切除的结肠癌，Súarez 发现姑息手术组总生存期优于支架置入组（11.9 对 7.3 个月），对于接受化疗的患者而言，姑息手术组仍优于支架置入组（6.8 对 3.9 个月），但当患者不接受化疗时，两组的生存期无明显差别。

五、支架置入术后联合腹腔镜肿瘤根治术

1994 年 Tejero 等人使用支架对梗阻性结直肠癌患者进行术前处理，随后二期

手术。该研究结果表明通过金属支架置入解除急性梗阻，随后进行限期手术是安全有效的。与急诊手术相比，金属支架置入术显著降低患者术后住院天数、病死率和造口率。此外，该方法还让医生获得了进行肠道准备、基础疾病治疗和准确术前分期的时间。

对于左半结肠癌合并急性肠梗阻患者而言，结肠支架置入术作为腹腔镜下结直肠癌根治术的过度治疗，已广泛被内镜医师和外科医师接受。因为结肠支架术可以有效解除恶性梗阻，减轻肠管水肿，缓解症状，避免急诊手术，为择期手术做好肠道准备。腹腔镜结直肠癌根治术具有切口小，术后疼痛较轻，胃肠道功能恢复快，住院时间短，淋巴结清扫数目以及近、远期生存期与开腹手术无差异等优点，在临床上应用越来越广泛。结合两者优点，不仅可以解除肠梗阻，使急诊手术病例转化成为限期手术，还可以降低手术风险，减少传统术式中术野的污染，减少急症手术的造口瘘率和并发症，提高患者的生活质量。

Alcántara 等人的前瞻性随机研究比较了结肠灌洗一期吻合术和支架置入后手术对左半结肠癌梗阻患者的疗效，结果显示支架置入组患者和结肠灌洗组病死率分别为 13.3%对 53.8%，吻合口瘘率分别为 0%对 30.7%，切口感染率分别为 13.3%对 46.1%。术后支架置入组患者住院平均时间为 8 天，结肠灌洗组为 10 天，无显著性差异，同时两组术后生存期无差异。Kim 等人研究发现支架置入术后腹腔镜下切除术的 5 年生存率与结肠灌洗一期吻合术相似，无统计学差异，初步表明支架置入术后腹腔镜下切除术的安全性和可行性。Zheng 等人研究发现，在 21 例左半结肠癌肠梗阻患者中，成功置入 20 例支架，其中 1 例因侵入输尿管行急诊开腹手术。支架置入至腹腔镜下结直肠癌根治术的时间是 7～10 天，平均手术时间 220 min，平均胃肠道功能恢复时间 3 天，仅 1 例患者出现术后切口感染，所有患者均未出现吻合口瘘，进一步表明支架置入术后腹腔镜下切除术的安全可靠性。Zhou 等人通过比较支架置入术后腹腔镜下手术和支架置入术后开腹手术，研究结果显示，行支架置入术后腹腔镜下手术患者的胃肠功能恢复快，住院时间较短，术后并发症明显减少，但是术中出血，总生存期和无病生存期无差异，充分证实了支架置入术后腹腔镜下手术的安全性和可行性。然而对于支架置入术后选择腹腔镜下切除术的时机仍存在争议。Chung 等学者发现支架置入术后 2～11 天（中位数为 7 天）行腹腔镜下切除术安全可行，所有入组患者术后无死亡，且并发症无明显上升。国内学者根据支架置入术后不同时期再行腹腔镜下切除术，将患者分为四个不同时间段的观察组（即 3～6 天为Ⅰ组，7～9 天为Ⅱ组，10～14 天为Ⅲ组，>14 天为Ⅳ组），研究结果显示各组在手术时间，术中出血量，淋巴结清扫数目，胃肠功能恢复情况，术后住院时间及术后并发症方面均无显著差异。作者近期正在从事相关临床研究，初步数据显示支架置入术后 10～14 天行腹腔镜下手术组肠道水肿更轻，一期切除吻合机会更大，且手术时间、围术期并发症相对较少。但仍缺乏大宗数据支持和长期随访结果，有待进一步研究和观察。此外作者认为左半结肠癌合并急性肠梗阻患者行支架置入术后择期腹腔镜下根治术安全、有效、可行，但是对于手术时机的选择，应根据患者肠道恢复情况及身体具体情况而定。

随着医学科技的进步和思维的突破，右半结肠癌合并肠梗阻的外科治疗方法可由过去的急诊开腹一期切除手术，发展为小肠减压管或支架置入术联合腹腔镜手术；而左半结肠肿瘤合并肠梗阻的外科治疗方法的选择已经从过去的三期手术、二期手术慢慢过渡到一期手术或支架置入术联合腹腔镜下手术，患者的围术期并发症、病死率不断减低，生存质量不断提高。作者认为随着研究的深入支架置入或小肠减压管术后联合腹腔镜下手术将成为未来结直肠肿瘤合并急性肠梗阻的首选治疗方法。

第十五章
人工智能在结直肠癌诊治中的应用

21 世纪以来，随着计算机科技的蓬勃发展，人工智能（Artificial Intelligence，AI）迎来了更广阔的“舞台”。过去一些繁重的计算以及复杂的科学工程主要由人脑支配完成，而如今伴随 AI 的发展，人们希望通过使用人工智能技术更高效、更准确地完成复杂重复任务。现今 AI 更侧重于解决工作生活中的实际问题，随着大数据的发展与深度学习技术研究的不断进步，AI 正在向“完成人类所能完成的事情”理想化不断发展。AI 在当前医学领域难题的攻克上也扮演着重要角色，其中一个重要的分支就是 AI 在癌症领域的应用，包括对癌症的诊断、治疗与预后的评估。本文将具体阐述 AI 在结直肠癌诊治中的应用现状及其应用前景。

第一节　医学人工智能的简介

AI 概念首次提出在 1956 年，作为一门整合了计算机科学、数学、统计学等多门学科的新的技术科学，其研究主要用于模拟、扩展和延伸人类智能。AI 的发展经历了三个阶段，分别是推理期、知识期以及学习期。在推理期阶段，制造 AI 机器的思路就是赋予机器推理能力，从而使机器获得智能，但仅靠推理能力永远也达不到人类智能水平；在知识期阶段，制造 AI 机器的思路是设法使机器获得知识，从而模拟人类专家解决实际问题，但其局限性也显而易见，将人类的知识总结教给机器不是一件易事，同时在那个时候很多专家并不会主动去分享自己的知识；在学习期阶段，制造 AI 机器的思路是由机器自己学习知识，从而解决知识工程的瓶颈，其同样存在着缺陷。首先，无法学得语义明确、泛化性能好的概念；其次，由机器学得的结果往往是以黑箱形式存在。但 AI 的应用能降低人力成本，一个成熟的 AI 算法甚至能获得超越专家的准确性。现如今我国医务人员的缺口依旧很大，医生的漏诊、误诊率高，因此深化 AI 在医学领域应用是未来医学发展的趋势。

医学 AI 有两大分支，分别是物理分支与虚拟分支。医学 AI 的虚拟分支即机器的任务处理能力，虚拟分支的发展有赖于当今计算机能力的不断提升和统计学的发展，使得机器能够开始“学习”，通过不断学习和从数据中累积经验，机器的任务处理能力大大加强。AI 虚拟分支在图像识别上取得的成就尤为突出，其在影像组学应用与病理诊断中发挥了重要作用。医学 AI 的物理分支主要体现在医学设备的发展，包括护理机器人，达·芬奇手术系统，智能组织吻合机器人等医疗设备的发展。研发护理机器人初衷就是去帮助认知能力下降或行动受限的人群使其重新获得社会功能，但要注意在机器人实践过程中，要把伦理道德放在第一位。

近年来结直肠癌的高发病率与高病死率对我国医疗卫生事业造成不小的挑战，早诊断、早治疗是降低结直肠癌患者病死率的有效措施。将医学 AI 应用于结直肠癌的诊断与治疗，能有效提高患者的生存期，使患者受益达到最大化。

第二节　人工智能在影像学方面诊断结直肠癌

结直肠癌术前分期的准确诊断对后续治疗方案的选择至关重要，如准确术前评估可以判别结直肠癌是否可以 R0 切除，与此同时，若患者同时存在淋巴结或远处器官转移，则需要化疗与靶向药物治疗。个性化与合适的术前决策能有效降低复发与转移风险，从而提高患者的生存率。近年来，CT、MRI 等影像学方法在结直肠癌初步诊断领域运用愈发普遍，影像学可通过其纹理分析技术能识别肉眼无法识别的客观医学信息，定量评估病变特征，发觉微观潜在的医学影像信息。但影像学的评估最通常依赖于视觉评估，这就造成了临床上检验结果判读的主观性与一定程度的不准确性。近几年来随着计算机能力指数性增长，深度学习算法的出现，有目的的收集标记图像组成庞大的数据库，促进了 AI 在影像学领域诊断结直肠癌的能力。

结直肠癌发病于黏膜层，导致肠壁增厚，随着疾病进展，逐渐侵犯浆膜层、肌层，乃至波及整个肠腔，在 CT 或 MRI 的增强扫描中，可以清晰地观察在动脉期浆膜层是否有侵犯、突破现象（图 15－1）。同时，由于肠腔周围脂肪存在，若 CT 提示邻近脏器与癌肿之间脂肪间隙消失、密度增高则提示结肠癌邻近器官有所侵犯。有研究报道，使用 64 排螺旋 CT 检查对结肠癌的诊断准确率高达 94.0%，且分期诊断准确率为 91.49%。但目前 CT 检查报告仍以视觉评估为主，这将会导致影像学结果局限于影像科医生专业的多寡，且由于解读过程带有主观性将引起最终结果的不准确性。2016 年复旦大学团队利用 AI 结合 CT 来诊断结直肠癌，其团队率先证实了该方案的可行性，并证实了该方案评估结直肠癌患者术前 TNM 分期具有良好的重复性。在该研究中共有 296 例患者纳为训练集，利用 logistic 回归建立了预测模型，用 ROC 曲线验证结果准确性，其研究结果显示，该训练模型的 AUC 为 0.792，灵敏度为 0.692，准确度为 0.874，其结果提示 AI 结合 CT 可作为判断患者肿瘤临床分期的辅助手段。该团队于2018年更新了相关研究技术，在新技术中对特征提取运用了最小绝对收缩联合选择算子法，并采用了MannWhitney U检验使最终AUC提高到了0.812。目前随着训练集数据库的丰富以及对算法不断开发优化，AI在影像学领域识别肿瘤能力愈发精准，在未来很有可能成为结直肠癌术前分期的重要辅助工具之一。

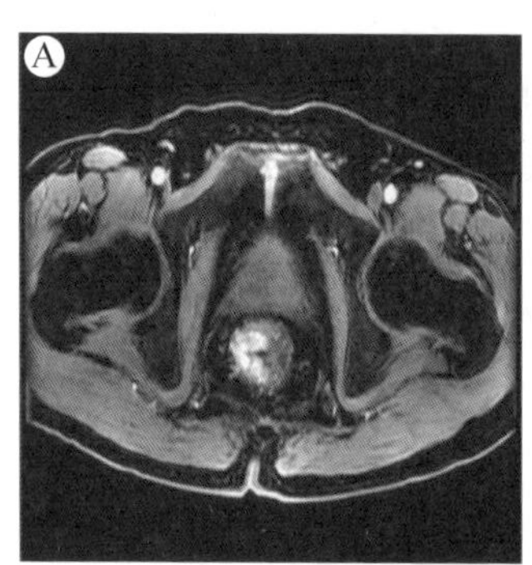

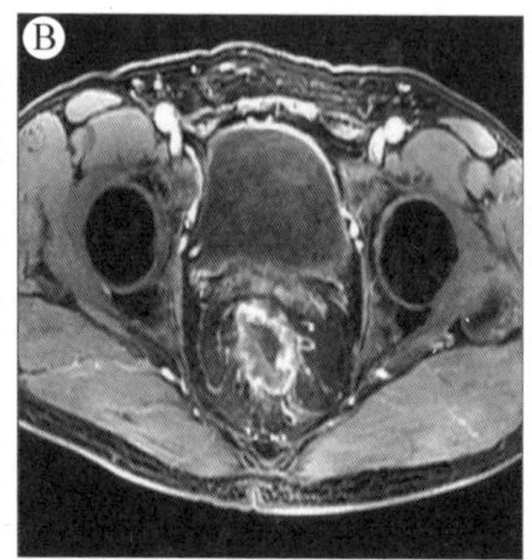

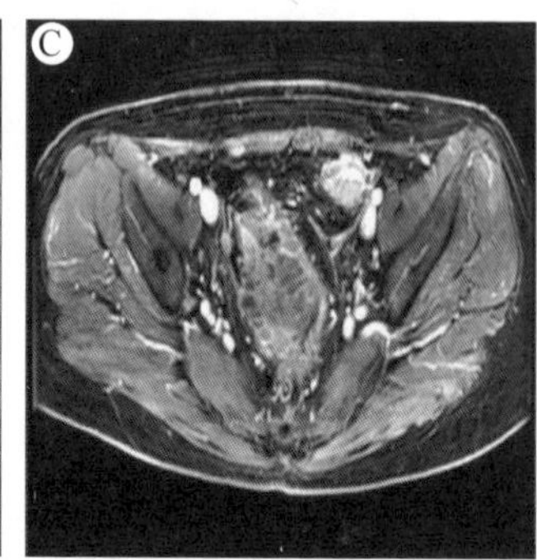

图 15-1 MRI轴位不同分期直肠侵犯程度

A，T2期，患者老年男性，低位直肠中分化管状腺癌，浸润至深肌层，未见明确的脉管及神经侵犯；B，T3期，患者老年男性，低位直肠中分化腺癌，溃疡型，肿瘤浸润至肌层外纤维脂肪组织，直肠系膜周围筋膜未受侵犯；C，T4a期，女性，54岁，高位直肠中分化腺癌，侵犯腹膜

第三节 人工智能在病理学方面诊断结直肠癌

病理学是癌症治疗的基础，病理学对疾病诊断和分类有着重要的意义。近年来个性化癌症治疗需要准确的生物标记物评估，因此对肿瘤组织病理学诊断准确性的要求越来越高。然而肿瘤病理学诊断上面临着极大挑战，以下三点限制了病理学诊断的普及：① 世界上大部分地区都面临着病理学家的匮乏；② 生物标志物的评估很大程度上受主观因素制约；③ 生物标记物在肿瘤细胞或基质组织中的分布和强度模式缺乏可视化解释。以上因素导致了评价肿瘤病理学结果时，结果的重现性较差。虽然病理学中图像分析已经存在多年，但由于主观阅片上缺陷与客观如计算机硬件、图像分析方法、玻片数字化等方面的制约，图像分析在常规病理学中的应用受到限制。近年来，数字显微技术的快速发展使得组织切片的高分辨率和高速度的数字化成为可能，这为病理学的研究和诊断提供了坚实的基础。与此同时，基于AI和机器学习方法能实现诊断结果与人类专家相匹配或优于人类专家目标，在病理学领域运用AI是未来医学发展的一个重要趋势(图15-2)。

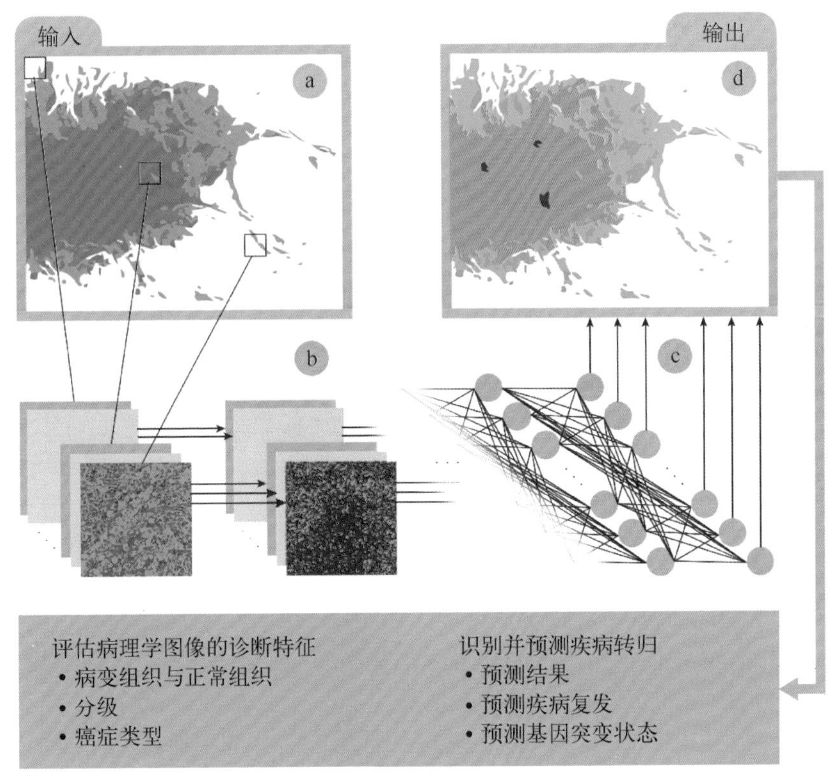

图 15-2　人工智能在病理学中应用

目前，AI 在结直肠癌病理组织图像的研究主要集中在对肿瘤间质比，肿瘤浸润淋巴细胞，肿瘤相关巨噬细胞以及肿瘤细胞异型性的判断。肿瘤间质比不仅能够反映结直肠癌肿瘤细胞周围间质成分，还有独立预测肿瘤预后的作用。但是肿瘤间质比的判读主要由医师通过显微镜肉眼判断，且大多以 50%作为间质丰富或缺乏的界定值，而结合 AI 来判断肿瘤间质比不仅能达到与病理学家类似的结果，还能大大提高病理诊断的效率。有研究用 AI 中深度卷积神经网络来识别结直肠癌患者肿瘤间质比，在该研究中共调取了 312 张 HE 染色组织片，提取了 36 000 余张高分辨率图片，最终准确率高达 90.2，充分证实了 AI 在识别肿瘤间质比中的可行性。肿瘤细胞异型性包括形状、纹理、方向和肿瘤结构特征，通过判断肿瘤细胞异型性可判断患者病情严重程度。但是基于病理图片进行肿瘤细胞异型性分析是一个乏味的过程，并且会因读片人的主观差异，造成最终结果缺乏准确性与说服力。AI 辅助图像分析具有克服上述缺陷的巨大潜力，定量组织形态计量学是利用计算机辅助图像来分析数字病理图像中肿瘤形态的亚视觉差异。随着 AI 辅助图像技术的发展，更多定量的形态学信息将被提取出来，从而来诊断患者并指导患者用药，提高患者的生存率。

第四节　人工智能与结肠镜辅助诊断

在结肠镜辅助下切除胃肠道肿瘤是降低结直肠癌患者发病率与病死率的有效措施，已有部分研究证实了结肠镜检查中腺瘤检出率与患者结直肠癌的发生率和病死率呈负相关。但是结肠镜检查质量因内镜医师的专业知识多寡而不同，甚至结肠镜检查操作不当会直接损害患者的健康，如何减少患者腺瘤的漏诊率，规范结肠镜检查质量是一个亟待解决的问题。与此同时，结肠镜检查另一个问题是需要病理检查的取样部位由肉眼确定，这就导致判读结果会存在一定误差。越来越多的人认识到，相当大一部分病变在结肠镜检查下是不易察觉的。用传统描述的形态学变化如扁平或凹陷病变，不仅难以检测，还有可能混淆已经晚期的病变。此外，无柄锯齿状腺瘤具有的内镜特征如充满黏液、模糊的边界、苍白的颜色都使它们比一般的腺瘤更难以从背景黏膜中鉴别出来。随着算法开发的进步、计算机图形处理单元能力增强以及对大型数据集的构建，AI 结合结肠镜检查受到越来越多的重视。通过 AI 辅助能帮助内镜检查人员提高腺瘤诊出率，并通过提取相关特征实现检测息肉的精准光学诊断，这有效地减少了不必要的息肉切除术。

AI 在结肠镜中的应用主要集中在识别结直肠息肉与鉴别息肉性质上。目前在 AI 自动检测息肉方面的研究类型均为回顾性研究，2018 年 Misawa 等人开发了一种用于自动检测息肉的 3D 卷积网络模型，该模型特点为可以在实时工作中提供预测结果，该研究共纳入了 50 个息肉视频和 85 个非息肉视频作为测试集，最终结果该模型的敏感性为 90%，特异性为 63%。随后 Urban 等人开发了一个具有出色诊断能力的计算机辅助模型，其识别息肉的受试者工作特征（ROC）曲线下面积为 0.991，准确率为 96%（图 15－3）。Wang 等人将计算机辅助结肠镜诊断模型做了优化，由于在该研究中使用了大量的患者息肉图像与视频，其最终结果敏感性和特异性都>90%（图 15－4）。

在 AI 结合结肠镜识别结直肠息肉性质方面，离不开结肠镜本身技术发展的支持，如放大窄带成像技术、放大色素内镜技术、共聚焦显微内镜技术以及自体荧光内镜等技术的研发为准确识别息肉性质提供了有力的保障。Kominami 等人利用 AI 结合放大窄带成像技术构建了计算机辅助模型进行了前瞻性评估，其结果显示，该模型诊断正确率为 93.2%，阴性预测率为 93.3%，取得了良好的预测结果。Mori 等人通过一项规模更大的前瞻性研究，探讨了计算机辅助结肠镜诊断模型的有效性。在该研究中纳入了 791 名患者，并评估了 466 个小型息肉，其结果显示，在最差预估结果中，结直肠癌的小型腺瘤阴性预测率仍高达 93.7%。以上种种实验都论证了 AI 结合结肠镜在诊断结直肠癌方面有着广泛的应用前景。

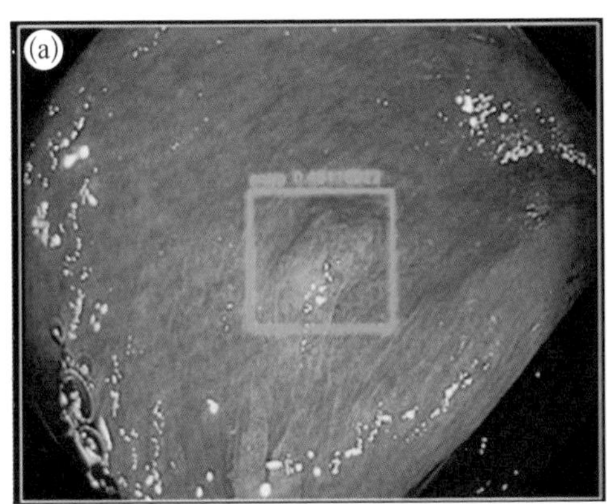

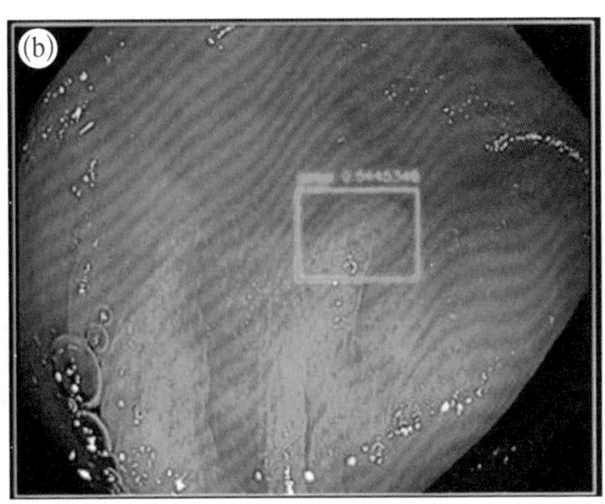

图 15-3　自动检测息肉

基于深度学习的计算机算法检测息肉的准确率为>96%

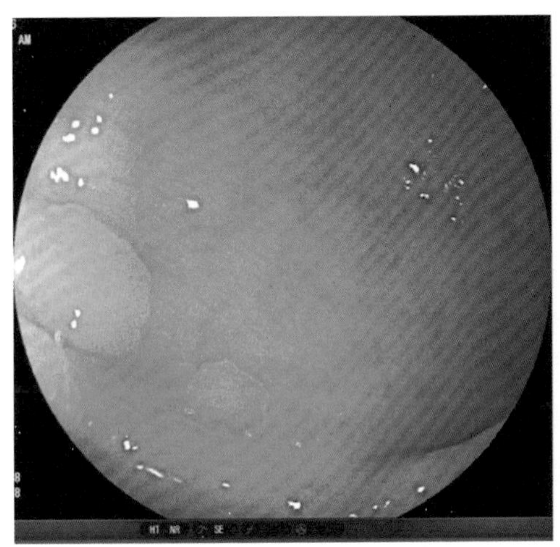

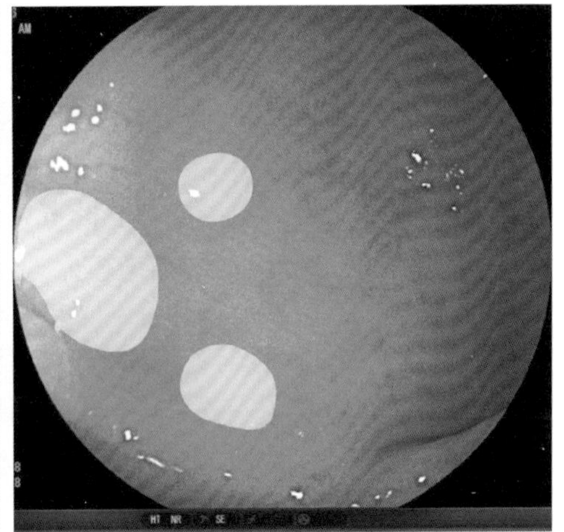

图 15-4　自动检测息肉

该算法自动检测并定位息肉的存在，具有 90%的灵敏度和特异性

第五节　人工智能与结直肠癌的治疗

针对不同的结直肠癌患者，需要制定针对性个体治疗方案。在临床中，手术切除病变部位是对于癌症治疗的首先原则，因此患者病变切除范围的选择与病变周围淋巴结的清扫至关重要。在早期结直肠癌患者的治疗方案中，都需要切除患者癌变部位并同时进行淋巴结清扫，然而 T1 期的患者大约只有 10%会有淋巴结转移。为了准确判断患者淋巴结转移情况，2016 年的一项研究共纳入了 326 例临床

病理证实是结直肠癌患者。该研究从术前结直肠癌的门静脉期 CT 扫描中提取放射学特征为基础，同时结合了术前 CEA 指标和 CT 报告中的淋巴结状态建立了多元 Logistic 回归模型并生成诺模图(nomogram)，其检测结果得到的 C-index 为 0.778，提示放射组学模型具有良好的辨别能力；校准曲线经 Hosmer-Lemeshow 检验，最终 $P=0.916$，提示模型拟合优度良好，结果证实了当影像组学技术配合临床指标可以有效预测患者的淋巴结转移。随后 Ichimasa 等人改进并研发了新的 AI 预测系统，在该研究中，AI 预测系统所有型号检测灵敏度均为 100%，该系统的研发在保证避免遗漏任何淋巴结转移阳性的患者基础上，有效减少不必要的手术。结合 AI 来判断结直肠癌患者在进行局部病变切除后是否有必要进行淋巴结转移的清扫有重要的指导意义。

结直肠癌患者在 T3 分期或有淋巴结转移时，在手术治疗后都主张进行化疗，但化疗所带来的副反应对人体危害甚大。近来已经报道可通过 AI 技术结合结直肠癌基因本体论构建了药物代谢复杂网络，通过基因网络生物信息的图形化处理，利用拓扑指数等不变值对结直肠癌药物代谢网络进行数值表征，从而可以挖掘结直肠癌突变、变性或进化过程中网络的动态，从而可以针对代谢过程的关键步骤设计特异性药物，或评估已有药物代谢对结直肠癌患者的影响，有助于结直肠癌患者个体化、精准化治疗方案的开展。除此之外，Sylvain Martel 等人研制了一款能给癌细胞组织部位靶向投药的纳米机器人，该机器人工作原理主要依赖于癌组织部位是“低氧区”，通过感应机体低氧浓度部位，对低氧区精准投递药物，实现靶向打击肿瘤的效果。同时针对癌组织部位需要大量血供来满足癌组织生长需要这一特性，有科研团队研发了一款 DNA 纳米机器人，通过在癌组织部位释放凝血物质来阻断癌组织血流供应，实现抑制肿瘤生长的目的。AI 在结直肠癌治疗中的应用显著提高了治疗药物的靶向性，最大程度减轻了药物对人体正常组织的杀伤作用。

个体化和精准化治疗是结直肠癌患者治疗过程中一直追求的目标，美国 IBM 公司联合了国际顶尖肿瘤治疗中心“纪念斯隆-凯特琳癌症中心”(MSKCC)开发了 Watson for Oncology(WFO)治疗系统，该系统是 AI 辅助下精准治疗癌症系统。WFO 系统目前已用于结直肠癌、胃癌、乳腺癌、前列腺癌等 8 类癌症的治疗决策，通过前期大量患者病例、治疗指南以及专家治疗经验的学习，能够对不同的癌症患者提出相对性个体化建议。临床医师只需要在该系统中输入患者的信息、一般疾病、病理资料、复发转移情况以及手术情况等，WFO 系统便会整合这些信息，在数据库中进行筛选，列出最符合当前条件下的治疗方案，提供治疗方案优先参考级别，并注明参考的临床指南及循证资料。WFO 辅助决策系统既吸收了 MSKCC 研究中心百年癌症治疗经验，又可借助互联网时刻更新最前沿的治疗方案与治疗药物。此外，WFO 系统提出的针对性的治疗方案与 MSKCC 肿瘤中心所提出的治疗方案有 90% 以上的一致性。目前上海多家医院将 WFO 系统应用于结直肠癌的多学科讨论,讨论结果显示 WFO 建议的治疗方案与人类专家所提出的治疗方案一致率高达 90% 以上。WFO 辅助诊疗系统有望可以为患者制定更个体化、精准化诊疗方案。

临床上,结直肠癌医师需要整合患者的基本信息、影像学资料、病理学资料及其他辅助检查信息判断患者疾病性质与疾病的严重程度,提出个性化治疗方案,最终提高患者的生存预后。目前,随着诊断技术的迅猛发展,检查工具所能提供给临床医师的信息资料也越来越繁琐与复杂,如何合理整合这些信息将是临床医师面临的新的难题。在治疗方面,旧药适应证的改变、新药的不断研发、治疗方案的不断调整对临床医师在治疗方案选择提出不小挑战。目前随着 AI 技术的发展,尤其是对图像处理识别能力的提高、算法的优化、深度学习概念的提出,AI 技术在结直肠癌诊疗过程中发挥着越来越重要的地位。正如前文所提及的 WFO 辅助诊疗系统与智能组织吻合机器人的研发,是 AI 技术在医学领域所取得的小里程碑。相信在未来通过整合 AI 技术的虚拟分支与物理分支,最终能实现机器人独立完成诊断与治疗的美好愿景。

第十六章

加速康复外科在结直肠癌外科中的应用

结直肠癌是我国最常见的恶性肿瘤之一，随着人口老龄化的加剧和人群饮食结构的调整，其发病率和病死率均呈不断上升的趋势。目前，根治性手术治疗仍是治愈结直肠癌最有效的手段。但传统的手术创伤大，加上围术期长时间禁食、禁水和大量外周静脉补液，不仅不利于患者的早期康复，而且也增加医疗资源的消耗。近 20 年来，随着微创外科、营养支持治疗和加速康复外科的不断发展和进步，结直肠癌的治疗正朝着微创化、精准化和功能化的方向迅速发展，患者的生活质量及生存时间大幅度提高，术后并发症减少，加速了患者的康复。本文集中探讨加速康复外科（Enhanced Recovery After Surgery, ERAS）在结直肠癌中的应用，分析加速康复外科对结直肠癌患者长期生存率和预后的影响。

第一节　加速康复外科概述

1. 加速康复外科的概念

加速康复外科是指采用一系列优化措施，以循证医学证据进行围术期管理，以减少手术患者的生理及心理的创伤应激，使患者达到快速康复的目的。因此，整个治疗过程更快捷、更安全、更愉快。

ERAS 一般包括以下重要内容：① 充分的术前患者教育和患者沟通。② 加强麻醉、围术期镇痛和手术管理，减少手术创伤、应激反应、疼痛及不良反应。③ 优化术后康复治疗，包括早下床活动和早期肠内营养。良好和完善的组织实施是保证其成功的重要前提，ERAS 需要多学科团队（Multi-disciplinary Team, MDT）共同完成，不仅包括外科医师、麻醉医师、护理团队、心理医师、营养师、药师的合作共同完成，也包括患者及家属的积极参与。通过这种 MDT 团队合作，更能发挥 ERAS 的好处，如创伤性压力控制、减少术后并发症、降低医疗费用，减轻社会、家庭负担，缩短住院时间，最终达到快速康复的目的（图 16-1）。

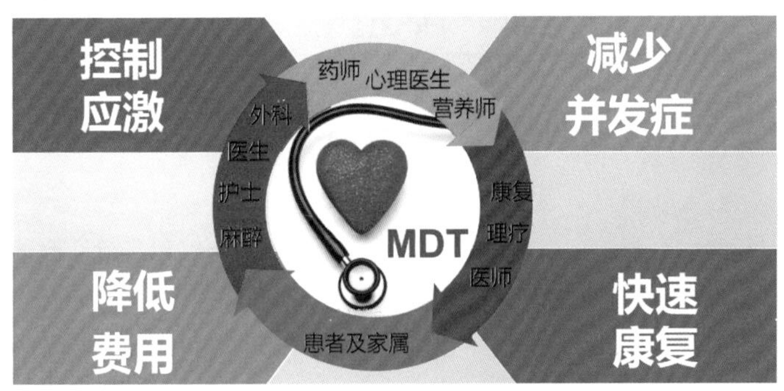

图 16-1 加速康复外科的概念

2. ERAS 国内外发展现状

目前，ERAS 已成为一项 21 世纪医学的最新理念和治疗康复模式，并在胃肠外科、骨科、乳腺外科、肝胆外科、心胸外科、妇产科等多个外科领域成功开展和推广。欧洲 ERAS 学会制订了与结直肠癌、胃、胰十二指肠手术相关的共识和指南。其在胃肠道手术及肝脏手术领域应用尤为广泛。我国至今已有多个 ERAS 相关学术团体成立，并召开了相关学术会议。多个国内专家共识的发布预示着我国 ERAS 的发展已经开始从起步进入加速阶段。

目前，尽管国内外关于 ERAS 的临床报道日益增多，但尚无统一的治疗规范，实际应用中也有许多因素限制其发展，其中传统模式是导致其推广障碍的重要原因之一。自 ERAS 模式提出以来，国内发展形势并不乐观，作为一种标准模式仍存在争议。临床体系缺少评估 ERAS 的有效指标，目前，临床评估体系都集中在计算平均住院天数，但对于主要并发症的发生率并无改善。此外，尚缺乏高质量的 RCT 临床研究支持 ERAS 的循证医学证据。ERAS 不仅能缩短平均住院天数，还体现了巨大的经济效益。作为多模式优化方案，ERAS 对于平均术后住院天数的缩短就是其有效性的体现，但随着 ERAS 实践应用的不断深化，大胆探索和优化有针对性的个体化 ERAS 方案，才能真正实现术后快速康复的目标。

3. ERAS 临床应用现状

ERAS 的施展始自心脏手术，已在许多择期手术中取得成功，其中以结肠切除手术最为成功。另外，成功应用的有骨科、泌尿外科、妇科等手术中。大多研究结果肯定了快速康复外科的效果，如可以缩短住院日、减少并发症、降低再住院率，而不影响安全性。与传统方法相比，快速康复计划对器官功能有保护及促进作用，其优点有早期下床活动，可以更好地维护术后肌肉功能；术后早期地口服营养摄入，可以更好地保存瘦肉质群，减少术后肺功能的损害，早期恢复胃肠蠕动功能，增加活动能力，增强心血管功能。快速康复计划还增加了患者的满意度，同时减少了治疗费用（表 16-1）。

表 16－1 ERAS 临床应用现状

	术后住院时间
结肠切除	2～4 天
乳腺部分切除	1 天
胆囊切除	>80％日间手术
胃底折叠术	>90％日间手术
髋关节置换	3～4 天
前列腺切除	1～2 天
肺叶切除	1～2 天

第二节　加速康复外科在结直肠癌中的应用和发展

1. 加速康复外科在结直肠癌中的应用

加速康复外科最早由丹麦的 Kehlet 教授在 1997 年提出。加速康复外科主要包括三个重要内容：① 术前患者及家属的教育，告知手术的重要性、目的及配合的要点；② 更好的麻醉、止痛、外科技术及减少不必要的医疗、护理措施以减轻手术应激反应、疼痛及不适反应；③ 强化术后康复治疗，包括早期下床活动及早期肠内营养。经过上述一系列优化措施，Basse 等人最早报道结肠手术患者的术后平均住院日由 6～12 天缩短至 2 天，同时减少了术后并发症。随后，国内外出现了许多关于 ERAS 应用于结直肠癌的临床研究，均证实了 ERAS 在缩短住院时间、减少术后并发症、提高器官功能、减轻手术应激反应、改善结直肠癌患者预后及延长患者的生存时间等方面具有明显的优势性。结直肠手术相关领域中国专家共识与指南《结直肠手术加速康复外科中国专家共识》包括术前、术中及术后 19 项建议，重点包括不长时间的术前禁食、多模式止痛、术后早期下床、早期饮食、推荐微创手术以及控制性输液等的发布加速了 ERAS 的开展，结直肠手术有关 ERAS 的研究相对比较成熟，因此，在实际执行中将会很快获益。

2. ERAS 在老年结直肠癌患者中的应用

虽然 ERAS 在临床应用有各种好处，但考虑各年龄阶层对 ERAS 方案的依从率不一，ERAS 在临床中的应用仍有许多限制。对于老年结直肠癌患者，由于其各系统功能处于衰退状态或存在并发症，目前大多 ERAS 临床研究对象排除老年患者。然而，目前超过 50％的结直肠癌患者都是>70 岁的老年人，而且中位年龄大约是 73 岁，所以更多地把老年患者作为 ERAS 的研究对象是合理和必需的。最近的一项多中心研究评估了 ERAS 应用于 188 位老年患者（>70 岁）的可行性和安全性，其对 ERAS 的总体依从率、术后并发症的发生率、二次住院率及二次手术率与传统手术管理方式相比等都具有显著统计学差异，证实了 ERAS 应用于老年患者是可行和安全的。Bagnall 等人系统回顾研究报道 ERAS 应用于年龄>65 岁的老年患者是安全的，相比于传统围手术期处理组，ERAS 组可明显减少术后住院日及降低术后并发症。韩国 Baek 等人亦评估了 ERAS 对年龄>70 岁的老年患者的安全性，研究显示在恢复排气排便、恢复进食、并发症发生率及术后住院日上，老年组与青年组相比差异无统计学意义。也有研究报道 ERAS 应用>75 岁的结直肠癌患者，其术后住院时间（7 天和 5 天）、术后 30 天并发症的发生率（37.2%和 21.4%）、术后病死率（6.3%和 1.2%）都明显高于年龄<74 岁的患者，从而会降低其对 ERAS 的依从率。来自英国的研究亦显示，ERAS 应用于高龄患者（≥75 岁），尽管住院时间会有所延长，但术后并发症的发生率及术后 30 天再次住院率与低龄组差异无统计学意义。近期来自意大利的研究指出，年龄增长不会影响老年患者对 ERAS 的依从率及术后并发症的发生率，但是年龄越大，其住院时间越长。但总体上看把老年患者作为 ERAS 的研究对象是合理和必需的。

3. ERAS 在急诊结直肠手术及晚期结直肠癌手术中的应用

既往观点认为急诊手术或晚期结直肠癌不适合加速康复方案，是 ERAS 的禁忌证。研究显示，有 20%的结直肠癌患者是以急性肠梗阻为首诊表现。目前已有相关临床研究评估了 ERAS 对于由于急性肠梗阻而行急诊结直肠癌手术的安全性，相比于传统围术期处理组，结果表明 ERAS 组能明显减少术后住院日（5.5 天和 7.5 天）、更快恢复排气排便（1.6 天和 2.8 天）及恢复正常进食（3.5 天和 5.5 天），而在术后并发症、术后 30 天病死率、二次住院率等方面与传统围术期处理组相比差异无统计学意义。

目前对于晚期结直肠癌是否行姑息性手术治疗仍有争议，反对者认为姑息性手术并未延长肿瘤患者的生存时间。但据相关研究报道，切除有症状的肿瘤对于患者是有益的，同时可预防肿瘤相关的严重并发症，如肠梗阻、肿瘤穿孔、慢性出血导致的严重贫血等。来自欧洲的临床研究评估了 ERAS 应用于Ⅳ期结直肠癌行姑息性手术的可行性，临床结果显示在术后并发症、术后住院时间及术后二次住院率等方面与Ⅰ～Ⅲ期患者相比差异无统计学意义；而且两组患者对快速康复方案的依从率都达到了 80%以上，差异无统计学意义，表明晚期结直肠癌也可行姑息性手术。但上述报道均属于单中心、小样本研究，未来仍需要大规模、多中心的临床研究来证实 ERAS 在急诊结直肠手术以及晚期结直肠癌应用的安全性和可行性。

4. ERAS 对结直肠癌患者长期生存率的影响

目前许多研究均已证实，ERAS 在缩短术后住院时间、减少手术并发症、提高器官功能等方面都是有效的，但 ERAS 是否提高结直肠癌患者长期生存率未见大量研究报道。目前有研究证实手术应激会影响结直肠癌患者的预后，机制可能与手术应激会抑制机体免疫功能相关。而 ERAS 已经证实可有效减轻手术应激、保护机体免疫。同时随着麻醉技术的发展和进步，研究显示全麻联合硬膜外麻醉联合 ERAS 可加速结肠患者术后肠道功能的恢复、减轻手术应激，更好地保护抗肿瘤免疫反应，从而可能改善肿瘤患者的长期预后。因此，ERAS 尤其联合新的麻醉方式、微创外科等技术下，加速了患者康复、减少术后并发症、减轻手术应激，可能对肿瘤患者的长期生存率产生影响。欧洲一项回顾研究证实，对 ERAS 高依从率的患者（>70%）5 年癌症死亡风险降低了 42%，多因素分析证实避免超量静脉输液、术后当天经口进食和术后第 1 天低 CRP 水平是提高术后 5 年生存率的独立影响因素，而 ERAS 在控制性输液、早期恢复正常饮食及降低炎症反应等方面具有明显优势。最近一项回顾性分析 911 位结直肠癌患者围术期依从 ERAS 处理原则的研究亦指出，手术当天限制性输液（<3 000 mL）会减少术后并发症的发生、缩短住院时间，同时癌症相关死亡风险会减少 55%（HR：0.45，95% CI：0.25～0.81）。

5. 制定推进结直肠癌相关重点病种手术 ERAS 临床路径

ERAS 牵涉入院前、术前、术中、术后、出院后多个环节的优化，包含了纵向深入和横向扩展，是个系统工程（表 16－2）。一系列 ERAS 措施中有几条核心地位，事半功倍。不常规放置鼻胃管、围术期控制性输液、良好的术后镇痛、术后早期经口饮食、术后早期下床活动。择期腹部手术术后尽早恢复经口进食、饮水及早期口服辅助营养可促进肠道运动功能恢复，有助于维护肠黏膜功能，防止菌群失调和异位，还可以降低术后感染发生率及缩短术后住院时间。一旦患者恢复通气可由流质饮食转为半流饮食，摄入量根据胃肠耐受量逐渐增加。

表 16－2　ERAS 临床路径方案

实施时间	实施项目	项目内容	介　绍	负责人
入院		生活方式教育	通过门诊宣教，宣传小册子等，告知患者戒烟戒酒	护士/外科医师
术前一个月（4 周）	患者教育评估	入院宣教及护理/优化身体情况	1. 所有患者在术前应接受专门的咨询服务，将手术和麻醉过程对患者进行宣教； 2. 行肺功能锻炼（爬楼梯、吹气球）；如何进行有效咳嗽排痰；术后进食（50 次咀嚼法）介绍；如何预防误吸（床头抬高 30 度、进食后下床活动）；注意口腔卫生（刷牙、漱口液）；做好对患者及其家属的教育，减轻患者的精神压力，并告知术后康复的详细步骤。 3. 临床门诊医生确定评估进入 ERAS 通道，口头或书面告知患者围术期各项相关事宜，告知患者预设的出院标准，告知患者随访时间安排等。	护士

续 表

实施时间	实施项目	项目内容	介　绍	负责人
术前	肠道准备	术前肠道准备	不提倡对结直肠手术的患者常规肠道准备。 术前肠道准备适用于需要术中结肠镜检查或有严重便秘的患者。	护士
术前	麻醉用药	术前麻醉用药	除特殊患者，不推荐常规术前麻醉用药(镇静及抗胆碱药)。 对于紧张型患者，在放置硬膜外导管时，给予短效的抗焦虑药可能有帮助。	麻醉医师
术前禁食禁饮	禁食禁饮	术前禁食禁饮	1. 暂时限于首台； 2. 术前禁食禁饮的方案具体如下：术前 10 h (8～10 pm)口服 5% GS 800～1 000 mL，术前 2 h(5～6 am)口服 5% GS 400～500 mL，2 h 内不再饮水。	护士
术前 15 min	预防性镇痛	术前镇痛	在术前采用 NSAIDs 类药物防止痛觉过敏的发生，进而减轻术后疼痛的发生	护士/外科医师
切开皮肤前 30 min 使用	预防性抗生素的使用	术前预防性抗生素的使用	1. 预防用药应同时包括针对需氧菌及厌氧菌。 2. 单一剂量与多剂量方案具有同样的效果。 3. 如果手术时间＞3 h，可以在术中重复 1 次剂量。	护士/外科医师
			术中管理目标	
切皮前	麻醉	麻醉方案	可采用全身麻醉、硬膜外阻滞、全麻联合硬膜外阻滞等麻醉方案。 中胸段硬膜外阻滞有利于抑制应激反应、减少肠麻痹，利于术后快速苏醒、术后良好镇痛、促进肠功能恢复。	麻醉医师
术中	切口和术式选择	手术方式	直肠手术鼓励应用微创技术，如腹腔镜、机器人技术等。 结肠开放手术应用 ERAS 取得的效果也较好。	外科医师
	体温控制	避免术中低体温	术中应常规监测体温及采用必要的保温措施，如覆盖保温毯、液体及气体加温等。	麻醉医师
	体液管理	减少术中液体及钠盐液体输入量	减少术中液体及钠盐液体输入量。	麻醉医师

续　表

<table>
<tr><th>实施时间</th><th>实施项目</th><th>项目内容</th><th>介　　绍</th><th>负责人</th></tr>
<tr><td rowspan="3">术中</td><td rowspan="3">医用管道放置</td><td>放置鼻胃管</td><td>1. 结直肠手术中不应常规放置鼻胃管减压，这样可以降低术后发热、肺不张及肺炎的发生率。
2. 如果在气管插管时有气体进入胃中，可以插入胃管排出气体，但应在患者麻醉清醒前予以拔除。
3. 在术后不应常规使用鼻胃管减压。通过鼻胃管给予流食有反流、误吸的情况。给予果胶类膳食纤维可以减少此类不良反应。</td><td>外科医师</td></tr>
<tr><td>腹腔引流</td><td>在结肠切除术不推荐常规放置腹腔引流管。</td><td>外科医师</td></tr>
<tr><td>尿道引流</td><td>1. 在胸段硬膜外止痛时，使用导尿管 24 h 后就应考虑拔除。
2. 行经腹低位直肠前切除术时，应放置导尿管 2 d左右。</td><td>外科医师</td></tr>
<tr><td colspan="5">术后管理目标</td></tr>
<tr><td colspan="3">术后第一天</td><td>1. 如果术中放置胃管，应在患者麻醉清醒前予以拔除。
2. 应避免使用可能引起呕吐的药物如新斯的明、阿片类药物等，而使用不良反应少的其他药物。
3. 有呕吐风险的患者应预防性使用止吐药如昂丹斯琼、地塞米松等。
4. 嘱患者多咳嗽，帮助患者下床活动 1～2 h。
5. 术后 4 h 就应鼓励患者口服进食，进食量根据胃肠耐受量逐渐增加。
6. 根据疼痛评分，采用多模式镇痛。以 NSAIDs 为基础用药，尽量减少阿片类药物的应用，以减少如肠麻痹等并发症的发生风险。具体治疗方案见#</td><td>护士/外科医师</td></tr>
<tr><td colspan="3">术后第二天</td><td>1. 在胸段硬膜外镇痛患者，在导尿管放置 24 h 后拔除。
2. 应下床活动 4～6 h。
3. 根据胃肠耐受量逐渐增加进食量。
4. 术后镇痛：根据疼痛评分，采用多模式镇痛。以 NSAIDs 为基础用药，尽量减少阿片类药物的应用，以减少如肠麻痹等并发症的发生风险。具体治疗方案见#</td><td>护士/外科医师</td></tr>
</table>

续　表

实施时间	实施项目	项目内容	介　绍	负责人
术后第三天			1. 行经腹低位直肠前切除术的患者，在导尿管放置 2 d 左右拔除。 2. 应下床活动 4～6 h。 3. 根据胃肠耐受量逐渐增加进食量。 4. 术后镇痛：根据疼痛评分，采用多模式镇痛。以 NSAIDs 为基础用药，尽量减少阿片类药物的应用，以减少如肠麻痹等并发症的发生风险。具体治疗方案见#	护士/外科医师
术后第四天			符合下列标准可以出院 1. 恢复进食固体食物，无须静脉补液；口服止痛药可以很好地止痛；可以自由活动到卫生间。 2. 患者达到以上全部要求并愿意出院时，应给予出院。 3. 应充分遵守确定的出院指征。 4. 患者出院当日，完善效果评价，回收自评表。	护士/外科医师
出院后	随访及结果评估	出院后随访及结果评估	患者回家 24～48 h 内应进行电话随访及指导，术后 7～10 d 应来门诊进行回访，如进行伤口拆线以及讨论病理检查结果，计划进一步的抗肿瘤治疗等。一般而言，ERAS 的临床随访至少应持续到术后 30 天。	外科医师/护士

第三节　加速康复外科和营养支持治疗、微创外科在结直肠癌中的综合应用

1. ERAS 和营养支持治疗

ERAS 通过减少手术及相关治疗措施引起机体的应激反应，稳定机体内在生理功能，从而使机体从手术创伤中加速康复。在 ERAS 临床实践中，有些入选的患者不能按程序进行或术后不能快速康复。分析其原因，可能与患者术前的体质、营养状况和并发症有关。相关研究已经证实对于术前存在营养不良的结直肠癌患者，入选加速康复实验组会增加术后住院日、延长术后肠道恢复时间、提高术后并发症等。所以对于术前存在营养不良的患者，给予相应的营养支持治疗以改善术前体质和营养状况，与术后的快速康复密切相关。在术后阶段，按照 ERAS 的理念，鼓励术后早期进食以保护肠道黏膜。但对于术后需要继续化疗或术后出现消

化道并发症的患者，营养支持治疗将是一个重要的措施，肠内营养（Enteral Nutrition，EN）为首选；必要时，需要建立术后持续给予 EN 的通道，如行胃肠置管造口术等。所以，围术期营养支持治疗应贯穿在 ERAS 的各个阶段。

2. ERAS 和微创外科

近年来，随着微创技术的发展，腹腔镜手术已在结直肠外科领域得到广泛认可和普及。目前 NCCN 指南已将腹腔镜结肠切除术推荐为常规标准术式。虽然腹腔镜直肠癌手术未获得指南的推荐，但已有研究报道，腹腔镜全直肠系膜切除（Total Mesorectal Excision，TME）与开腹手术相比，虽然手术时间延长，但术中出血更少、术后排气排便时间更快、术后住院日缩短、住院费用减少，同时手术死亡率、手术并发症发生率差异无统计学意义。而在 2015 年初发表的 COLOR Ⅱ 研究显示在直肠癌根治术的疗效方面，腹腔镜与传统开腹手术一样，支持腹腔镜手术用于直肠癌根治切除。尽管 ACOSOG Z605 研究和 ALaCaRT 研究均未能证实腹腔镜直肠癌手术与传统开腹手术在肿瘤学疗效方面的非劣效性，但实际情况是腹腔镜直肠癌手术在我国临床中应用越来越广泛。另外，随着科技的不断发展和创新，3D 腹腔镜、机器人手术、经自然腔道内镜手术（Natural Orifice Transluminal Endoscopic Surgery，NOTES）及类 NOTES、经肛门全直肠系膜切除术（Transanal Total Mesorectal Excision，taTME）逐渐成为结直肠癌手术领域的研究热点，推动着结直肠癌手术不断向着更加微创化的方向发展。

既往 ERAS 的研究多用于开腹结直肠癌手术患者，随着近年来腹腔镜等微创外科的不断发展和进步，开展微创外科联合 ERAS 的研究越来越多。欧洲一项多中心随机对照研究结果显示：腹腔镜手术联合 ERAS 组患者的中位术后住院日（5 天）低于开腹手术联合 ERAS 组（7 天），而围术期的病死率和并发症、术后 1 个月的生活质量、术后病理标本的质量等各组间均无明显差别。因此，该研究推荐，需择期结直肠手术患者最佳的围术期处理措施是腹腔镜手术联合 ERAS，有利于减少术后住院日。另外，美国一项回顾性研究也有类似结果，该研究报道对于直肠手术微创加 ERAS 组患者的平均总体住院天数为（4.1 天）低于微创传统组（6.1 天），而术后并发症、术后 30 天内二次住院率等各组间无明显差别；同时多因素回归分析显示，ERAS、腹腔镜手术、机器人手术等是减少术后住院日的独立预测因素。也有研究评估术后免疫反应的报道，腹腔镜加 ERAS 组患者相可以明显抑制术后炎症因子的释放、减轻围术期创伤和应激，保护术后的免疫功能，进而可能提高患者术后的生存结果。因此，ERAS 联合结直肠癌微创外科，可以缩短住院时间，保护患者的免疫功能，改善预后。

对于结直肠癌患者施行 ERAS 处理方案后，延长患者长期生存时间应视为 ERAS 最重要的成果。因此，未来需要将 ERAS 更多地应用于提高结直肠癌患者长期生存率的研究中，以期更好地指导临床实践。

第十七章

结直肠癌围术期并发症管理

第一节 结直肠癌术后常见并发症

1. 出血

术后出血是手术常见并发症之一，在结肠手术后，其中右半结肠因为其解剖结构，较少发生术后出血情况。左半结肠手术，尤其是左侧脾曲结肠癌切除后，可能因其与脾周围粘连从而导致出血。如果术后结扎不紧、脱落造成的出血也很常见，其中最常见的类型为吻合口出血和腹腔出血。

(1) 吻合口出血

结直肠癌吻合口出血是结直肠癌术后严重并发症之一，其发病率为0.4%～4%，若处理不当，容易造成低血容量性休克从而引发一系列不良后果，也是造成术后死亡的原因之一。吻合口出血是由术前、术中多因素导致的，其中术前因素包括营养不良、肠道准备不充分、术前未能很好地评估手术风险、长期服用阿司匹林等抗血小板凝集药物等因素都是造成术后吻合口出血的原因，而术中操作不当也是导致吻合口出血的重要原因之一。① 术中操作不规范，在分离肠管的系膜和脂肪垂时，分离不彻底导致其部分血管进入吻合器闭合后的吻合口，导致吻合口出血；② 选择不适宜的手术器材，选用不合适的吻合器械、手法粗暴，荷包缝合不完全，从而导致肠壁水肿，吻合器机械吻合后肠道黏膜撕裂导致术后出现吻合口出血，肠内镜检查显示吻合口处黏膜撕裂伤，导致的渗血；③ 吻合器吻合处不均匀，手术操作不当导致的吻合口封闭不全，其未形成"B"字吻合形状，导致封闭不全和吻合钉未起到压迫止血效果，或腹腔镜下切割闭合器吻合钉重叠，从而导致吻合口出血。结直肠癌术后吻合口出血具有一些临床特点，如反复排便有血块引起直肠刺激症状。一般来说，单纯药物可以治疗吻合口出血。然而，由于吻合口出血可能严重到足以引起失血性休克，有时需要再次创伤性检查，如结肠镜检查，甚至二次手术。这种急症通常发生在术后早期。据报道，吻合术后出血的时间间隔为4小时到9天，持续性出血较少见。

(2) 吻合口出血预防及管理

术中预防吻合口出血最关键的一点是规范手术操作和技巧：在暴露解剖结构

时尽量手法柔和，不仅要防止吻合口出血，也要保障血供，保证吻合口无张力，同时吻合器进行操作时应尽量选择符合肠管管径的匹配产品，操作技巧规范，吻合后仔细检查吻合口情况，防止吻合口吻合不全导致术后出血，必要时可加以手工吻合加固。若发生结直肠癌术后吻合口出血，必须进行临床干预，防止不良后果发生。随着低位直肠癌保肛手术推广及手术病例增多，直肠癌术后的并发症也随之增多，直接影响患者术后恢复及术后生活质量的重要因素，而吻合口漏是其中最严重的并发症。术中吻合口段肠管的血流灌注及吻合技术是两个影响吻合口漏发生的重要因素。最近的研究表明荧光腹腔镜还可以用于减少结直肠手术并发症，尤其是吻合口漏。目前荧光腹腔镜技术研究还不够广广泛，尚无足够的研究文献及长期随访实验论证其长期安全性及可行性，目前其应用不广泛。临床上亟待一种高效、便捷的示踪技术，使术者在术中可以清楚地对肿瘤周围淋巴组织进行实时、准确定位，同时还可以帮助术中明确病灶附近组织的空间位置。Watanabe 等人在对 20 例须行腹腔镜下全结肠系膜切除术的结肠癌患者行淋巴结清扫前，将 ICG 注射到肿瘤周围黏膜下层；30 min 后通过近红外线腹腔镜清晰显示了 19 例患者的淋巴引流。其中 5 例患者因为术中荧光显示的淋巴引流区域与术前诊断不一致，结肠系膜切除范围需要调整，另有 3 例患者提示需要调整中央血管结扎部位。而淋巴结转移灶则观察到了 4 例。可见荧光腹腔镜监测淋巴引流是对结肠全系膜切除术的良好补充。由于其操作比常规腹腔镜更加复杂，术者需要更长的学习曲线，同时可能存在罕见的荧光标记物引起过敏性休克、荨麻疹、低血压等情况。这些都在一定程度上制约了荧光腹腔镜技术的开展。但由于其优势显而易见，其未来应用前景广阔。

(3) 吻合口出血处理

① 结肠镜检查止血。若术后发现持续便血或怀疑吻合口出血情况，应立即实施结肠镜检查。结肠镜检查可以直接检查吻合口，随后应用各种止血方法。此外，这种方法具有巨大的优势。首先，与再次手术相比，结肠镜对患者施加的生理压力较小。其次，不需要麻醉，尽管有些患者可能需要使用温和的镇静剂。第三，避免了再次手术和相关并发症。最后，在手术费用和住院时间上都节省了成本。然而，这种干预有两个局限性，由于空气吸入、局部结肠镜损伤和扭力的影响，结肠镜检查在术后早期可能显得很有攻击性，甚至有危险。因此，结肠镜下止血需要由经验丰富的医生来完成。另一个限制是术后早期结肠镜下电凝可能导致吻合口破裂和随后的渗漏，但其发生率较低。② 对未能用结直肠镜缓解出血的患者或出血量大的患者，需再次手术止血。再次手术中，要探查肠管情况、吻合口部位情况，确定出血部位和出血量，之后再决定手术方式。一般采用缝合止血，在原吻合口用可吸收缝线或丝线缝合一圈，确认止血完全、吻合口无出血后结束手术。③ 压迫止血。对于低位吻合口的出血，也可采取压迫止血的方法止血，有学者应用气囊肛门管压

迫止血压迫止血增加吻合口张力，会增加吻合口漏的风险，宜谨慎使用。

(4) 腹腔出血

术后腹腔出血可分为原发性和继发性 2 种。前者多见于手术早期，多为血性液体自引流管流出，多因术中止血不彻底或凝血功能障碍所致。后者多是继发于术后 1～2 周，可能是由于吻合口瘘导致的。术后腹腔出血诊断一般无困难，如腹腔引流通畅，短时间内出现血性液体增多，可考虑为腹腔出血。但若引流管弯曲不畅，导致未引流出血性液体，则应结合实验室诊断来判断腹腔出血情况，严重者可出现失血性休克，需及时进行干预治疗。

(5) 腹腔出血的预防措施

一旦确诊或怀疑腹腔出血，应立刻进行临床干预。总原则如下：① 建立静脉通道维持血容量，进行液体复苏，全场外营养，纠正电解质失衡。② 检查和检测凝血参数功能必要时要及时纠正异常情况。③ 判断使治疗加重的因素，排除干扰因素。④ 遇到严重失血患者则进行输血治疗。⑤ 手术探查出血源。

首先输入等渗晶体液，保证液路通畅。同时抽取血液样本评估红细胞、血小板计数、部分凝血活酶时间、凝血酶原时间等指标，若患者服用过抗血小板药物，则视情况输血小板；若快速失血量超过 30%，则输血治疗。要治疗出血部位，需要结直肠镜检查或剖腹探查。内镜检查出血灶时，可用肾上腺素、电凝、探热针等凝固，活用结扎出血点。活动性出血或内镜下未能控制出血处，则应实施内脏血管造影，一旦确定出血灶，行栓塞治疗，或效果仍不理想，则实施再次手术治疗。

2. 吻合口瘘

(1) 吻合口瘘(Anastomotic Leakage)

其定义为结肠-直肠吻合处、结扎处肠壁完整性缺失，从而导致肠腔内外的空间相同，导致内容物外流入腹腔的一类并发症，其中吻合口附近的盆腔脓肿也视为吻合口漏。吻合口瘘(AL)仍然是结直肠手术中最令人担忧的并发症之一，结肠的发生率高达 15%，直肠手术的发生率高达 28%。在许多病例中，吻合口瘘仍有显著的病死率。吻合口漏的发生率受手术或技术方面的影响，也受患者相关因素的影响。其危险因素有很多，主要是术前、术中、术后多种因素，其中术前因素主要是：① 肥胖、高龄的男性为主；② 营养不良、吸烟、贫血、低蛋白血症会增加术后吻合口漏的风险；③ 肠道准备不充分，且有糖尿病史也是术后增加吻合口漏的高危因素；④ 中低位直肠癌尤其是 5 cm 以下的直肠癌，发生吻合口漏的风险会增高。而术中因素主要受手术时间延长、术中出血量、吻合口张力过大、吻合口血运、吻合器械不良等因素相关。术后风险因素主要与非甾体抗炎药的使用、血糖控制不良、低蛋白血症、贫血等因素有关。其临床可表现为发热、直肠刺激征、急性弥漫性腹膜炎、盆腔引流量增加及形状改变(呈浑浊、脓性、引流出粪渣样物质或者气体)。行直肠指检可触及吻合口漏口，严重患者可出现麻痹性肠梗阻症状和感染性休克等严重临床表现。虽然腹腔内放置引流管对于清除血液和脓肿效果不错，但对吻合口漏的治疗是无效的，如果超过 24～48 h 还会增加感染风险，而吻合口漏也是造成二次手术的主要原因。

(2) 吻合口瘘预防和治疗

在择期患者中，对营养不良或体重明显减轻的患者 5～7 天的营养支持是必须的。同时术前的肠道准备现在仍是缓解并发症的选择之一。治疗前 CT 检查、钡灌肠和结肠镜检查可判断患者是否有吻合口并发症风险。若是急诊病例，尤其是血流动力学不稳定者，合并免疫功能低下、营养不良者，施肠道吻合术后并发吻合口漏风险高，因慎重考虑。术中应充分暴露解剖组织，裸露肠管时尽量避免严格遵守无菌防护措施，充分游离组织，避免张力。同时充分的微循环对吻合口愈合至关重要，结直肠癌切除术中，保留结肠缘动脉和小肠肠系膜末梢血管弓充分的微循环对吻合口愈合至关重要。手缝吻合口瘘时，小肠浆膜剥脱不得超过 3～4 cm。在远端结肠，可能需要以下操作来确保无张力吻合。对于结、直肠吻合术，只要遵循合理的手术技术，各种吻合技术并无太大差异。然而，自从吻合器出现以来，骨盆深处的吻合术是最常用的吻合器。这项技术不仅速度更快，而且提高了无菌性，因为与手缝式吻合术相比，这种吻合术是以封闭的方式进行的，而手缝式吻合术被认为是"开放式吻合术"，并允许更多的污染。在低位前切除术中，大网膜可能会移到骨盆并放置在结直肠吻合口周围。这种手术可以减少吻合口瘘或破裂的发生率，但多数情况下可以降低并发症的严重程度。当遇到技术问题或使用新辅助治疗时，在困难的情况下，结肠吻合术的引流是可取的，或当遇到手术困难或新辅助治疗后，失去功能的胃可用于腹膜外吻合。

当怀疑患者出现吻合口漏的情况，立即建立静脉通路，进行液体复苏，纠正电解质紊乱。同时检测血常规，判断有无贫血情况，若出现贫血，用晶体液体和输血恢复血管内容量。避免进食，以减少管腔内容物和胃肠刺激和分泌。如果出现阻塞症状，放置鼻胃管。如果出现弥漫性腹膜炎、腹腔内出血、疑似肠缺血、严重伤口破裂或剔骨，则应二次手术。

3. 肺炎

肺炎是住院患者最常见的医院感染，也是结直肠癌术后常见并发症之一。文献报道其发生约为 1.0%左右。术后口咽分泌物吸入是医院获得性肺炎发生发展的重要因素。诱发因素主要包括以下几点：① 患者自身免疫状态低下：如伴发基础性问题如糖尿病、高血压、营养不良、吸烟、高龄、尿毒症、饮酒等；② 延长插管导致呼吸机相关性肺炎通常在术后 48 h 后发生；③ 限制性和阻塞性通气障碍可能直接影响呼吸功能，如排痰和(或)肺部充分扩张，导致肺不张和肺炎；④ 脑血管病史可能与身体损伤有关，妨碍术后快速康复。肺炎与先前脑血管病史之间关系的另一个可能解释是吞咽功能障碍或咳嗽反射减弱，导致吸入性肺炎；⑤ 经消化道的鼻饲管会把细菌迁移到下呼吸道，导致医院获得性肺炎；⑥ 吸烟史等其他因素。在早期医院获得性肺炎且未经抗生素治疗的患者中，最常见的微生物是肺炎链球菌（定植于上呼吸道）、流感嗜血杆菌、肠杆菌科（大肠埃希菌、克雷伯菌和肠杆菌）和金黄色葡萄球菌（主要是耐甲氧西林金黄色葡萄球菌）。早期医院获得性肺炎和抗生素治疗的患者以及晚期医院获得性肺炎患者也有革兰阴性杆菌感染。这种细菌偶尔会对第一代头孢菌素产生耐药性。迟发性医院获得性肺炎患者和既往抗生素史患者的病原菌呈多药耐药。

预防肺炎，术后适当的疼痛控制和肺部卫生是很重要的。患者自控镇痛装置减少疼痛感很关键，硬膜外输液导管的使用也要注意卫生问题，尤其是在腹部切口的患者，鼓励患者早期咳嗽，同时在腹部切口部位应用带枕头的反压最有帮助。较少需要其他方式，如间歇正压呼吸和胸部理疗。使用呼吸机的患者最好保持半卧位，并保持适当的口腔卫生。氯己定漱口液或鼻用凝胶可以降低呼吸机相关性肺炎的发生率。对于胃肠道出血风险不高的患者，可考虑使用硫糖铝治疗，而不是PPI预防应激性溃疡。适当的气管导管护理、清除积聚在气管袖套周围的分泌物、使用闭合吸引技术频繁吸痰，以及使用旨在尽量减少机械通气的方案，可减少呼吸机相关性肺炎。确诊后，在等待培养结果的同时，经验性抗生素治疗可降低病死率。抗菌药物的选择取决于患者的危险因素、住院时间、机械通气时间、先前的抗生素治疗和培养结果以及免疫抑制。

4. 肠梗阻

(1) 肠梗阻（Intestinal Obstruction）

尤其是术后早期肠梗阻指的是术后30天内发生的梗阻。术后在无诱因的情况下立即发生并在2～4天内缓解的肠梗阻称为原发性或术后肠梗阻。由一个或多个诱因的引起的肠梗阻，称为继发性肠梗阻、动力性肠梗阻或麻痹性肠梗阻，多因肠功能恢复延迟导致机械性肠梗阻可由肠腔、肠壁或肠外屏障引起。术后肠梗阻的确切机制和原因尚不完全清楚。在腹部手术和围术期发生的一些诱因可能会干扰或改变小肠的收缩活动，小肠收缩活动受肠神经系统、中枢神经系统、激素和局部分子和细胞炎症因子之间复杂的相互作用控制。手术应激和肠道操作导致持续抑制交感神经活动，释放激素和神经递质，激活局部分子炎症反应，从而抑制神经肌肉装置，限制口服和术后麻醉镇痛也有助于改变小肠运动。肠神经系统中的阿片类和阿片肽可抑制神经元兴奋性，小肠横断再通后，肠远端对起搏器可出现无反应、收缩频率降低等情况。术后早期机械性小肠梗阻通常由黏连（92%）、痰或脓肿、腹股沟疝、肠缺血或肠套叠引起。一个罕见的结直肠手术后并发症是肠套叠。在机械性肠梗阻中，肠梗阻附近的离散、丛集性收缩的发生率增加，这些收缩推动肠内容物通过梗阻点（在部分梗阻的情况下），并导致痉挛。在严重或完全梗阻的情况下，内容物不会向远端移动，而是积聚在肠的近端，并开始逆行收缩，将小肠内容物排空到胃中，以备呕吐时排出。

(2) 肠梗阻的预防和管理

预防措施必须在术中开始，并在术后即刻继续。文献研究表明，益生菌、早期喂养联合多模式方案、戊酮昔芬、氟比洛芬、伐地昔布、酮咯酸、可乐定、罗哌卡因、利多卡因或脊髓镇痛，可以增加肠蠕动。嚼口香糖、术前碳水化合物量、双吸和多普勒引导的液体处理对肠蠕动有不明确的影响。非药物干预、鞘内吗啡、限制液体疗法和枸橼酸胆碱的使用没有产生明显的肠蠕动加速。在术中尽量减少对肠和其他腹膜表面的损伤，这几点是公认的粘连形成的来源。在手术过程中，外科医生必须温和地处理组织，并仅限于必要的腹膜解剖。在没有保护的情况下，不能让肠道长期暴露在空气中而干燥。潮湿的剖宫产垫必须用于覆盖肠道，如果与肠道接触时间延长，则必须经常湿润。必须避免器械损伤肠道。鉴于粘连形成的重要性和与粘连有关的严重问题，可以考虑附加措施，如抗粘连屏障。许多抗黏附屏障是可用的，包括一种氧化纤维素产品和一种由透明质酸钠和羧甲基纤维素组合而成的产品。这些药物可以抑制任何地方的黏连。然而，应用部位粘连数量的减少并不能转化为小肠梗阻率的降低，并且术后需要监测电解质水平，纠正电解质失衡。在可能的情况下，可以使用麻醉剂的替代镇痛，如非甾体抗炎药和局部麻醉剂放置胸段硬膜外。目前，胃管插管需要选择性应用，常规插管不会产生任何明显的效果。促动力药物的使用不会改变结直肠手术后的结果，其他药物治疗，如副交感神经药物、肾上腺素能阻断剂和甲氧氯普胺，对解决术后肠梗阻没有影响。术后早期喂养的作用尚不清楚。当怀疑或诊断术后早期梗阻时，三步入路是保证良好复苏、调查和外科干预结果的关键。如果出现闭合性、高级别或复杂的小肠梗阻、肠套叠或腹膜炎，应进行紧急重复剖腹手术。动力性肠梗阻的，通常不需要手术。部分性机械性小肠梗阻最初也得到了预期的治疗，如果患者病情稳定，临床和放射学继续改善，则治疗时间更长，为 7～14 天。在此期间，开始提供营养支持，如果有恶化或没有改善的迹象，则进行外科治疗。

第二节 静脉血栓栓塞症预防与治疗

静脉血栓栓塞症(Venous Thromboembolism, VTE) 包括深静脉血栓形成(Deep Vein Thrombosis, DVT)和肺栓塞(Pulmonary Embolism, PE)。DVT 是指血液在深静脉内形成凝血块，使静脉管腔部分或完全堵塞，致使静脉回流障碍。DVT 多数发生于下肢，少数发生于上肢、肠系膜静脉或脑静脉。PE 为来自静脉或右心的血栓堵塞肺动脉及其分支，导致以肺循环障碍和呼吸功能障碍为主要表现的疾病，90%继发于 DVT。DVT 和 PE 统称为 VTE，是同一疾病在不同阶段、不同部位的两种表现形式。

静脉血管壁损伤、血流停滞或缓慢以及血液高凝状态是导致 VTE 的重要原因。手术后导致 VTE 的危险因素包括患者自身因素和手术相关因素。在未采取预防措施的外科围术期患者中，DVT 的发病率高达 10%～40%，而 DVT 继发的 PE 导致了 10%的住院患者死亡。因此，采用科学、规范、有效的防控方法对 VTE 进行及时而准确的管理，达到事前预防减少静脉血栓栓塞的形成，事后控制降低 VTE 后遗症，从而改善 VTE 防控现状，达到最优化的综合管理效应，是围术期安全管理的重要任务。有证据显示，如采取合适的预防措施，DVT 相对风险可降低 50%～60%，PE 相对风险可降低近 2/3。

1. 围术期结直肠癌患者 VTE 发生的危险因素

(1) 患者个体相关因素：高龄、VTE 病史、恶性肿瘤及其治疗史(使用激素、放化疗)、妊娠或产后、肥胖、脓毒血症、炎症性肠病、肾病综合征、遗传性或获得性易栓症、瘫痪、制动、中心静脉置管、促红细胞生成药物、口服避孕药等。

(2) 手术操作相关因素：手术时间、手术类型、麻醉方式等。腹盆腔开放性手术、恶性肿瘤手术 VTE 发生风险较高。全身麻醉的 VTE 发生风险比椎管内和硬膜外麻醉高。

2. 围术期结直肠癌患者 VTE 的评估方式

推荐使用 Caprini 模型对围术期结直肠癌患者进行 VTE 风险评估(表 17 - 1)。评估流程为：① 计算患者的风险评分；② 判断患者的风险等级(表 17 - 2)。

3. 围术期结直肠癌患者 VTE 预防措施

(1) 机械预防：① 弹力袜。对于下肢 DVT 初级预防，脚踝水平的压力建议在 18～23 mmHg(1 mmHg=0.133 kPa)。过膝弹力袜优于膝下弹力袜。② 间歇充气加压泵(IPC)。建议每天使用时间至少保证 18 h。

(2) 药物预防：① 普通肝素。5 000 IU 皮下注射，2 次/天。可在术前 2 h 开始给药。② 低分子肝素。皮下注射，1 次/天。不同的低分子肝素用于普通外科预防 VTE 的剂量有所不同，建议参照药品说明书给药。考虑出血风险，目前推荐术前 12 h 给药。以依诺肝素为例，对于 VTE 中等风险的普通外科患者，可术前 12 h 开始给予 2 000 IU 或 4 000 IU 皮下注射，1 次/天。对于 VTE 高危患者特别是合并恶性肿瘤的患者，建议术前 12 h 开始给药，4 000 IU 皮下注射，每天 1 次。对于肥胖症患者，可能需要更大剂量的低分子肝素。③ 磺达肝癸钠。2.5 mg 皮下注射，每天一次。术后 6～8 h 开始给药。与低分子肝素相比，磺达肝癸钠虽可进一步降低 DVT 风险，但同时增加大出血风险，因此，不建议作为围术期结直肠癌手术患者 VTE 预防的一线用药。具体推荐见表 17 - 3。

目前尚无新型口服抗凝药物用于围术期结直肠癌患者的证据。根据结直肠癌不同类型手术特点，VTE 预防建议：结直肠癌根治伴肝段切除手术：除伴有出血

表 17-1 结直肠癌患者围术期血栓危险因素评估

年龄(岁)	身体质量指数(BMI)	活动能力	创伤风险种类	现有高风险疾病	实验室指标	其他
① 0分：10～40岁；② 1分：41～60岁；③ 2分：61～74岁；④ 3分：≥75岁	① 0分：<25 ② 1分：≥25	① 0分：自主活动 ② 1分：卧床休息 ③ 2分：卧床(≥72 h)	① 无：0分 ② 石膏固定(2分) ③ 髋关节、骨盆或下肢骨折(1个月内)(5分) ④ 急性脊髓损伤(瘫痪)(1个月内)(5分) ⑤ 多处创伤(1个月内)(5分)	① 无：0分；② 呼吸系统疾患：Ⅰ肺功能异常、Ⅱ严重肺部疾病，含肺炎(1个月内)(1分)、Ⅲ COPD(1分)；③ 循环系统疾患：Ⅰ充血性心力衰竭(1个月内)(1分)、Ⅱ急性心肌梗死(1分)；④ 妇产科疾患：Ⅰ妊娠期或产后1个月内(1分)、Ⅱ不明原因死产或习惯性流产≥3次(1分)、Ⅲ口服避孕药或激素代替治疗(1分)；⑤ 消化系统疾患：Ⅰ肠炎病史(1分)；⑥ 特殊感染：Ⅰ如脓毒血症(1个月内)(1分)；⑦ 周围血管疾患：Ⅰ下肢水肿(1分)、Ⅱ静脉曲张(1分)；⑧ 恶性肿瘤(2分)；⑨ 血液系统相关因素：Ⅰ血栓病史及家族史(3分)、Ⅱ肝素诱导的血小板减少症(3分)、Ⅲ其他先天性或获得性血栓疾病(3分)；⑩ 脑血管疾患：Ⅰ脑卒中(1个月内)(5分)；⑪ 大手术史(1个月内)(1分)	① 无：0分；② 狼疮抗凝物阳性(3分)；③ 抗心磷脂抗体阳性(3分)；④ 血清同型半胱氨酸升高(3分)；⑤ 因子VLeiden阳性(3分)；⑥ 凝血酶原20210A突变(3分)	① 无：0分；② 其他风险因素(1分)；③ 中央静脉通路(2分)
护理措施：① 健康教育；② 早期活动；③ 下床活动；④ 循序减压弹力袜(GECS)；⑤ 间歇充气压缩泵(IPC)						

表 17-2 结直肠癌手术患者 VTE 风险分层

	普通外科手术	无预防措施时，预计 VTE 基线风险(%)
非常低危	Caprini 0	<0.5
低危	Caprini 1～2	<1.5
中危	Caprini 3～4	<3.0
高危	Caprini ≥5	6.0

表 17-3　结直肠癌手术患者 VTE 预防措施推荐

VTE 风险	出血风险	预防措施
极低风险(Caprini 0)	—	早期活动,无须使用机械或药物抗凝措施
低风险(Caprini 1～2)	—	机械预防措施,建议使用间歇充气加压泵(IPC)
中等风险(Caprini 3～4)	不伴高出血风险	低分子肝素、普通肝素或使用 IPC
中等风险(Caprini 3～4)	伴高出血风险	使用 IPC
高风险(Caprini≥5)	不伴高出血风险	低分子肝素、普通肝素,建议同时使用机械预防措施,如弹力袜或 IPC
高风险(Caprini≥5)	伴高出血风险	使用 IPC,直到出血风险消失可启用药物预防
高风险(Caprini≥5)但对低分子肝素、普通肝素禁忌的患者	不伴高出血风险	磺达肝癸钠,小剂量阿司匹林,建议同时使用机械预防措施,如 IPC

性疾病或明显正在出血的患者外,有肝脏切除术患者应在充分评估出血风险的基础上,考虑应用 VTE 药物预防措施。

建议患者术后早期下床活动;建议对低危及以上风险的结直肠癌患者进行 VTE 预防。动态评估患者的 VTE 风险及出血风险,选择 1 种机械和(或)1 种药物预防措施,并及时调整预防策略。具体推荐见表 17-3。一般手术患者推荐预防 7～14 天或直至出院,对腹盆腔恶性肿瘤等 VTE 高危患者,推荐使用低分子肝素预防 4 周。对于 VTE 高风险但无大出血风险的患者,若不能耐受低分子肝素或普通肝素,可考虑使用磺达肝癸钠或阿司匹林预防。

第三节　结直肠癌非计划二次手术预防和管理

1. 非计划二次手术

非计划二次手术是指在同一次住院期间,对经过手术处理后的患者实施再次或者多次手术,以治疗初次手术后出现的并发症。其最早是在 1948 年,由明尼苏达大学的 Wangensteen 教授提出,最初是以改进腹腔内癌症的治疗效果,他认为手术是治疗原发性胃肠道癌的唯一有效手段;因此,可以采用更多的根治性肿瘤手术来根除疾病,从而提高生存率。最初,患者仅在无症状状态下接受手术;然而,随着再手术治疗策略的临床结果的发展,有复发疾病症状的患者被纳入该系列。随着时代发展,手术技术的不断更新换代,非计划再手术现在被认为是外科手术的质量指标。目前已知的会增加结肠切除术后再手术风险的几个因素,如美国麻醉学会(ASA)评分、男性、伤口污染、手术范围和适应证、功能状态差、播散性癌症、慢性阻塞性肺病、高脂血症、贫血、高血压和体重指数等。这些因素会增加实施再次手术的风险并且提高了并发症的风险，而再手术相关的手术应激可通过诱发全身损伤和免疫系统功能的短暂变化进一步影响术后早期结局。

结肠切除术后再手术，通常是由第一次手术的严重并发症和糟糕的早期结局有关。然而，据报道，对于因感染、出血等不同指征接受再次手术的患者，早期结果是可比的。二次手术与手术损伤有关，手术损伤可引起全身内分泌代谢和免疫反应，并可能与短暂的免疫低下状态有关。这种反应取决于手术应激的严重程度，并由多种细胞因子介导。在结肠癌中，细胞因子可诱导结肠炎相关的结肠癌发生和发展，并且结肠癌细胞在腹膜转移过程中黏附到腹膜上。另一方面，在术后，结肠肿瘤细胞在血液、骨髓和淋巴结中循环。因此，可以想象，再手术时可能发生的免疫变化可能会影响循环肿瘤细胞的扩散或粘连的发展和转移的形成。此外，如输血和推迟辅助治疗，这些因素也可影响肿瘤的预后。再手术相关的全身损伤，尤其是在结肠癌切除术后早期发生的损伤，是否与更糟糕的长期肿瘤预后相关，还没有得到很好的研究。国外文献报道称，术后并发症导致的早期再入院与结肠癌切除术后 1 年病死率之间存在显著相关性。

2. 非计划二次手术常见原因和预防

非计划二次手术会增加患者治疗风险和住院费用，主要的手术因素包括：① 其中吻合口漏是引起非计划再次手术的主要原因。其中男性、糖尿病和术前新辅助化疗的直肠癌患者术后吻合口瘘的发生率较高，多数吻合口瘘患者经双套管冲洗、营养支持等保守治疗后瘘口能够愈合，但是少数也会出现需要及时手术干预的严重并发症；② 肠梗阻往往是发生在 Mils 术后或严重吻合口漏，其中回肠造口术是唯一被证明能降低吻合口瘘的发病率和败血症并发症的方法，建立回肠造口术的缺点是，一旦远端吻合被认为是安全和闭合的，就需要第二次手术来恢复肠的连续性。回肠造口闭合术对术后并发症有很大风险。术后肠梗阻是最常见的发病率，范围为 15%～32%。肠梗阻高患病率是由于回肠造口术远端的失功能肠中发生的结构和功能改变，这些变化使得远端小肠和结肠功能未能很好恢复，随后出现肠梗阻；③ 严重的腹腔出血导致的低血容量休克，需要开腹探查出血点；④ 术后患者咳嗽加重、免疫力低下和营养不良等因素导致的缺口裂开和感染；⑤ 严重造口瘘狭窄坏死、回缩导致的电解质失衡和低蛋白血症，也应该及时外科干预；⑥ 其他：腹腔脓肿、肠缺血坏死等也是非计划再手术的原因。致非计划二次手术发生的原因较多，但是主要原因是没有达到手术预期效果、术后活动性出血、切口问题、手术区域感染以及手术损伤等五种，以上原因在总发生率的比例约为 88.2%。由于手术并发症是造成非计划性二次手术发生的主要因素，这说明医院在围术期，特别是患者诊断治疗环节中存在医疗服务问题，这也暴露出医疗服务质量管理上具有的不足与缺陷。足以说明非计划二次手术的发生率可以客观地来评价医院围术期的医疗质量。

对于非计划二次手术发生率过高的状况，医院必须加强警惕性，改进围术期诊断治疗过程中暴露的问题，并全面分析问题的发生的原因，通过针对性的预防措施来促进手术质量的提高为避免术后非计划再手术的发生。术前全面评估、完善准备和术中仔细操作极其重要。主要措施：① 术前纠正并发症，维持机体良好的营养状况，控制血糖水平；② 对于吻合口瘘的高危人群，在保证淋巴结清扫的前提下，保留吻合口的良好血供；③ 对于术前严重肠梗阻的患者，应行结肠造口，对于轻度不全性肠梗阻的患者，可行一期吻合，必要时预防性末端回肠造口，以减少术后吻合口瘘的发生率；④ 腹腔镜经验丰富的医生尽量选择微创手术；⑤ 术中止血彻底；⑥ 术中应避免造瘘口肠段系膜分离过多、术中压迫或过度牵拉肠系膜、造瘘口腹壁切口过小等因素，减少术后造瘘口坏死和狭窄的概率；⑦ 关腹前理顺肠管，放置通畅引流，减少术后渗出引起粘连。

| 第十八章 |

结直肠癌的围术期护理

第一节　术 前 护 理

一、护理评估

(一) 健康史

1. 一般情况　性别、年龄、职业、生活习惯、烟酒嗜好等。

2. 现病史　自发病以来健康问题发生、发展及应对过程。尤其排便性状、次数、习惯的改变。

3. 既往史　各系统伴随疾病高血压、糖尿病、心律失常、冠心病、脑梗死等合并基础性疾病,以及过敏史、外伤手术史等。

4. 用药史、过敏史　如抗凝药、抗生素、镇静药、降压药、利尿药、皮质激素、甾类化合物(类固醇)等的使用情况及不良反应。

5. 月经、婚育史　如女性患者的月经情况,包括初潮年龄、月经周期、绝经年龄;婚育史主要包括的初婚年龄、婚次、女性患者还包括妊娠次数、流产次数和生产次数等情况。

6. 家族史　家庭成员有无同类疾病、遗传病史等。

(二) 身体状况

1. 主要器官及系统功能状况

(1) 循环系统　脉搏速率、节律和强度;血压;皮肤色泽、温度、有无水肿、体表血管有无异常,有无颈静脉怒张和四肢浅静脉曲张;有无心肌炎、有无心脏瓣膜疾病、心绞痛、心肌梗死、心力衰竭。

(2) 呼吸系统　胸廓形状、呼吸频率、深度、节律和形态(胸式/腹式呼吸);呼吸运动是否对称;有无呼吸困难、发绀、咳嗽、咳痰、哮鸣音、胸痛等;有无肺炎、肺结核、支气管扩张、慢性阻塞性病或长期吸烟史。

(3) 泌尿系统　无排尿困难、尿频、尿急,有无前列腺增生等。

(4) 神经系统　无头晕、头痛、眩晕、耳鸣、瞳孔不对等或步态不稳;有无意识障碍等。

（5）血液系统　无牙龈出血、皮下紫癜或外伤后出血不止。

（6）消化系统　无黄疸、腹水、呕血、黑便、肝掌、蜘蛛痣等症状或体征，并通过实验室检查评估肝功能，了解有无增加手术危险性的因素，如肝功能不全和肝硬化等。

（7）内分泌系统　无甲状腺功能亢进、糖尿病及肾上腺皮质功能不全。

2. 营养状况

评估有无营养不良或低蛋白血症。

（1）营养支持(预康复理念)

预康复（Prehabilitation）是新兴的加速康复外科（Enhanced Recovery After Surgery, ERAS）术前麻醉管理理念。预康复是以运动为核心的术前方案，在术前提高患者的功能能力，优化其生理储备使其适应和承受手术应激的过程，从而使患者术后的功能状态更快恢复至术前水平，可使患者更快的回到日常的工作和生活状态。加速康复外科 ERAS，也称快速康复，是指在围术期采用有循证医学证据的一系列优化措施。加速康复外科的核心要素：① 多模式镇痛；② 术后早期下床活动；③ 术后早期经口进食；④ 术前缩短禁食/禁水时间；⑤ 术中避免补液过渡或补液不足；⑥ 减少鼻胃管减压；⑦ 鼓励使用微创技术。

（2）预康复的背景

预康复理念是基于 ERAS 术前优化而提出的术前管理新策略。2001 年丹麦外科医师 Kehlet 教授与 Wilemore 共同提出 ERAS 概念，倡导在多学科合作下，针对围术期患者实施一系列有循证医学证据的优化措施，从而加速患者的术后康复过程。传统观念认为促进康复起始于手术之后，然而术后康复仍存在较多问题，如伤口疼痛、担心影响伤口愈合、心情焦虑或抑郁、需要继续接受治疗等。而在术前进行康复，患者心情相对平静，身体状况也较术后急性期更好，同时对于大部分医疗机构来说，择期手术前会有一段等待时间。因此，术前预康复理念和术前干预措施应成为新的临床目标。

3. 疼痛评估

“疼痛”现已被认定为第五大生命体征。围术期的疼痛管理至关重要，不仅可减轻患者痛苦，促进患者快速康复，也可预防术后一系列并发症的发生。而疼痛评估是实施一切疼痛管理方案的前提。

（1）疼痛评估尺的改良及应用

根据患者主诉及临床上对疼痛评估的实施难点，上海市交通大学附属第一人民医院针对国际上通用的疼痛评估尺进行了改良。图 18－1 是上海市交通大学附属第一人民医院正在使用的疼痛评估尺。它是从快乐逐步过渡到悲伤，0 分是无痛，就是没有疼痛的感觉。1～3 分是轻度疼痛，有点痛，但不影响睡眠。4～6 分是中度疼痛，比轻度的疼痛更剧烈，可能会影响睡眠。7～10 分是重度疼痛，这时痛感会非常强烈，同时也会严重影响睡眠。

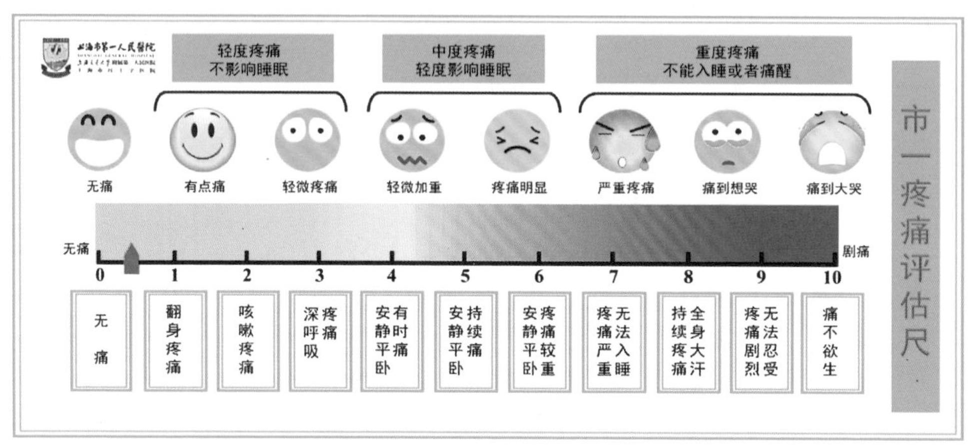

图 18－1 上海市交通大学附属第一人民医院疼痛评估尺

（2）优化疼痛评估流程

★入院时常规进行疼痛评估	
无交流障碍：NRS 数字评估工具或 Faces 脸谱评估工具(配有具体文字说明)	
0 分	评估 1 次／日 14：00
1～3 分(轻度)	评估 1 次／日 14：00
4～6 分(中度)	处置前后各评估 1 次
7～10 分(重度)	处置前后各评估 1 次，凌晨 2：00 酌情评估
★ 评分频次以上一次疼痛评分为准	
爆发性疼痛	立即评估
使用镇痛泵	评估 1 次／日，疼痛时再按要求评估
静脉	15 min 后
皮下、肌内注射	30 min 后
口服	60 min 后
纳肛	60 min 后
特殊	按药物说明

续　表

1. 将疼痛评分绘制在体温单上
2. 入院首次评估≥4 分要书写一般护理记录单
3. 疼痛予药物治疗、给药后再次评估要及时书写一般护理记录
4. 需评估每 4 h 分值的，或由下一班评估的，应交接班清楚，及时评估

(3) ERAS 理念下的疼痛管理　主要强调了全程性，整体性，准确性及个体性。ERAS 理念推荐应用多学科模式对患者的疼痛进行管理。

1) 医生、药师及护理人员对患者的疼痛进行评估。

2) 医生和药师共同为患者制定出整体的疼痛管理计划，包含了术前至出院整个时期。

3) 麻醉师根据患者的个体化情况选择麻醉药及镇痛泵的用药种类及剂量。

4) 护士根据患者的疼痛情况进行动态评估并根据药师和医生的医嘱执行。

4. 辅助检查　了解实验室各项检查结果，如血、尿、大便三大常规和血生化检查结果。以及甲肝、乙肝、梅毒等感染指标结果。了解 X 线、超声、CT 及 MRI 等影像学检查结果，以及心电图、内镜检查报告和特殊检查结果。

5. 手术耐受力　评估患者的手术耐受力。① 耐受良好：全身情况较好、无重要内脏器官的损害、疾病对全身影响较小者；② 耐受不良：全身情况不良、重要内脏器官功能损害较严重，疾病对全身影响明显、手术损害大者。

6. 自理能力　入院前评估患者在进食、洗澡、修饰、穿衣、控制大小便、如厕、床椅转移、平地行走、上下楼梯等方面进行自理能力分级评估。

(三) 心理-社会状况

患者手术前难免有紧张、恐惧等情绪，或对手术及预后有多种顾虑，医护人员应给予鼓励和关怀。

(四) 高危风险评估

护理人员应重视静脉血栓、压力性损伤、跌倒/坠床、导管的风险评估、预报、登记。

二、护理干预

(一) 心理准备

1. 建立良好的护患关系

了解患者病情及需要，给予解释和安慰。通过适当的沟通技巧，取得患者的信任，对待患者态度温和礼貌，尊重患者的权利和人格，为患者营造一个安全舒适的术前环境。

2. 心理支持和疏导

鼓励患者表达感受，倾听其诉说，帮助患者宣泄恐惧、焦虑等不良情绪，耐心解释手术的必要性，介绍手术成功案例，增强患者对治疗成功的信心，动员患者的社会支持系统，使其感受到被关心和重视。

（二）生理干预

帮助患者正确认识病情，指导患者提高认知和应对能力，及配合治疗和护理。

1. 饮食和休息　加强饮食指导，鼓励摄入营养丰富、高蛋白、高热量、高维生素、易消化的少渣饮食。消除引起不良睡眠的诱因，创造安静舒适的环境，告知放松技巧，促进患者睡眠。病情允许者，适当增加白天活动，必要时遵医嘱予以镇静安眠药。

2. 适应性训练　床上排大小便、调整卧位。① 指导患者床上使用便盆，以适应术后床上排尿和排便；② 教会患者自行调整卧位和床上翻身，以适应术后体位的变化；③ 部分患者还应指导其进行术中体位训练。

3. 营养支持

（1）由于各种原因所致，许多患者术前即存在不同程度的营养不良，研究证实严重营养不良是手术并发症、病死率、住院时间和住院费用的独立危险因素。因此对于存在营养不良风险的患者，推荐在术前给予包括口服营养补充在内的营养支持。术前评估会针对患者情况给予饮食指导，包括改善疾病相关的症状（如腹泻、便秘等），必要时控制血糖，优化体制成分（如增重或减重）和适当的饮食平衡选择，必要时使用血和白蛋白等血制品，以纠正贫血和低蛋白血症，增强患者对手术的耐受性。

（2）术前进行预康复处理是一项非常重要的措施。术前应改变患者的营养状况和体能，特别是手术风险较大的患者和癌症患者，术前预干预是有必要的。

4. 呼吸道准备

（1）戒烟：吸烟者术前 2 周戒烟，防止呼吸道分泌物过多引起窒息。

（2）深呼吸运动：对腹部手术者，指导其进行胸式呼吸训练，胸式呼吸只是肋骨上下运动及胸部微微扩张，具体做法是先用鼻深吸气，使胸部隆起，略微停顿，然后由口呼气。

（3）控制感染：已有呼吸道感染者，术前给予有效治疗。

5. 术前疼痛管理　ERAS 理念推荐多模式阵痛：在传统的疼痛管理理念中，并未明确术前疼痛管理的意义和内容。而 ERAS 相关指南及专家共识推荐多模式阵痛与个体化阵痛的理念及方案。提倡阵痛应贯穿于整个围术期。

6. 预防感染　术前应采取措施增强患者的体质，及时处理已知感染灶，避免与其他感染者接触，严格遵循无菌技术原则，遵医嘱合理应用抗生素。

(三) 特殊干预

1. 护理分级

患者入院时应及时做好护理分级的评估，且评估应客观、真实、准确、完整。正确的护理评级对于后续一系列护理干预起着指导性的作用。所有患者应每周至少评估一次，如有特殊情况变化应及时复评。以 Barthel 量表为例，评分指数为 41～100 分者。根据评分结果与医生共同确定患者的护理级别；若评分≤40 分，患者自理能力属于重度依赖者，应给予其一级护理。

2. 高危安全管理

(1) 压力性损伤(Pressure Injury)管理

及时、正确评估患者的皮肤情况，每周至少 1 次，当患者病情变化时应及时评估记录，确定压力性损伤、带入压力性损伤等皮肤不良情况，报告并做好护理记录，并告诉患者及其家属。根据 PI 的分期以及临床表现相应给予相应的护理措施以及预防性的处理，包括翻身的频率、皮肤的清洁等。

(2) 跌倒/坠床管理

全面、定期(每周至少 1 次)评估住院患者，当患者情况改进时或变化时应随时评估。评分 13 分者属高危患者，须做好护士、患者及家属告知和宣教，悬挂警示标识，预防跌倒/坠床。主要根据患者年龄、跌倒史、大小便的排泄情况、药物治疗以及留置导管情况、活动能力、认知能力等情况进行评分并予以相应的护理措施。

(3) 血栓风险管理

静脉血栓多见于下肢。起初患者常感腓肠肌疼痛和紧束，或腹股沟区出现疼痛和压痛，继而出现下肢凹陷性水肿，沿静脉走行有触痛，可扪及条索变硬的静脉。一旦血栓脱落可引起肺栓塞，导致死亡。静脉血栓栓塞症是患者在围术期发生的严重的并发症之一。评估表单如图 18－2、图 18－3。

1) 及时、正确评估住院患者发生静脉血栓的风险因素，包括患者姓名、科室、床号、住院号、诊断、风险因素、总分、护理措施、护士签名等。

2) 院内血栓风险管控新进展：现通过对已有的院内数据进行整理，筛选出可明显提高患者获得血栓的主要风险因素。

3) 住院患者入院、术后两到三天常规检查凝血常规、D－二聚体以及下肢静脉血管彩超从而进行排查患者血栓发生情况，干预关口提前。

(4) MEWS 评分

1) 内容：早期预警风险评分表(MEWS)是一种简易的病情及预后评估系统。通过测量患者的生命体征进行综合评分，将病情危重度分值化，能快速、简捷、科学姓名：　　性别：　　年龄：　　床号：　　住院号：　　入院日期：
诊断：　　科室：

时间	年龄（岁）	身体质量指数（BMI）	出血危险因素评估	活动能力	创伤风险种类	外科干预	现有高风险疾病	实验室指标	其他	总分	护理措施	护士签名
	① 0分：10～40岁； ② 1分：41～60岁； ③ 2分：61～74岁； ④ 3分：≥75岁	① 0分：<25； ② 1分：≥25	非高危 高危	① 0分：自主活动； ② 1分：卧床休息； ③ 2分：卧床（≥72 h）	① 无：0分； ② 石膏固定(2分)； ③ 髋关节、骨盆或下肢骨折（1个月内）（5分）； ④ 急性脊髓损伤(瘫痪)(1个月内)(5分)； ⑤ 多处创伤（1个月内)(5分)	① 无：0分； ② 小手术<30 min(1分)； ③ 关节镜手术(2分)； ④ 开放式大手术（≥45 min）(2分)； ⑤ 腹腔镜手术（≥45 min）(2分)； ⑥ 择期下肢主要关节成形术(5分)	① 无：0分； ② 呼吸系统疾患：Ⅰ肺功能异常、Ⅱ严重肺部疾病，含肺炎(1个月内)(1分)、Ⅲ COPD (1分)； ③ 循环系统疾患：Ⅰ充血性心力衰竭(1个月内)(1分)、Ⅱ急性心肌梗塞(1分)； ④ 妇产科疾患：Ⅰ妊娠期或产后1个月内(1分)、Ⅱ不明原因死产或习惯性流产≥3次(1分)、Ⅲ口服避孕药或激素代替治疗(1分)； ⑤ 消化系统疾患：Ⅰ肠炎病史(1分)； ⑥ 特殊感染：Ⅰ如脓毒血症(1个月内)(1分)； ⑦ 周围血管疾患：Ⅰ下肢水肿(1分)、Ⅱ静脉曲张(1分)； ⑧ 恶性肿瘤 (2分)； ⑨ 血液系统相关因素：Ⅰ血栓病史及家族史(3分)、Ⅱ肝素诱导的血小板减少症(3分)、Ⅲ其他先天性或获得性血栓疾病 (3分)； ⑩ 脑血管疾患：Ⅰ脑卒中(1个月内)(5分)； ⑪ 大手术史(1个月内)(1分)	① 无：0分； ② 狼疮抗凝物阳性（3分)； ③ 抗心磷脂抗体阳性(3分)； ④ 血清同型半胱氨酸升高(3分)； ⑤ 因子VLeiden阳性(3分)； ⑥ 凝血酶原20210A突变(3分)	① 无：0分； ② 其他风险因素(1分)； ③ 中央静脉通路(2分)	总分	护理措施	护士长审核

出血危险危险因素：① 活动性出血；② 既往大出血病史；③ 已知、未治疗的出血疾病；④ 严重肾功能或肝功能衰竭；⑤ 血小板减少症；⑥ 急性脑卒中；⑦ 未控制的高血压；⑧ 腰穿，硬膜外或椎管内麻醉前4 h后12 h；⑨ 同时使用抗凝药、抗血小板治疗或溶栓药物；⑩ 开颅手术11脊柱手术；⑫ 脊柱创伤；⑬ 游离皮瓣重建手术；⑭ 腹部手术：恶性肿瘤男性患者，术前血红蛋白<13 g/dL，行复杂手术(联合手术、分离难度高或超过一个吻合术)；⑮ 心脏手术：Ⅰ使用阿司匹林、Ⅱ术前3天使用氯吡格雷、Ⅲ BMI<25 kg/m^2，非择期手术，放置5个以上支架，老龄Ⅳ老龄，肾功能不全，非搭桥手术但心脏体外循环时间较长；⑯ 胰十二指肠切除术：败血症，胰瘘，定点出血；⑰ 肝切除术：肝叶切除数量，伴随肝外器官切除，原发性肝癌，术前血红蛋白数量和血小板计数低；⑱ 胸部手术：全肺切除术或扩大切除术

护理措施：① 健康教育；② 早期活动；③ 下床活动；④ 循序减压弹力袜(GECS)；⑤ 间歇充气压缩泵(IPC)；⑥ 观察双下肢肿胀及皮肤温度QD；⑦ 观察双下肢肿胀及皮肤温度BID；⑧ 观察双下肢肿胀及皮肤温度Q8H；⑨ 药物预防

图18－2　血栓风险评估表

一般项目	姓名________　　性　别________　　年龄________ 科室________　　住院号________　　床号________ 目前诊断：________　　体　温________　　药物过敏________
评估项目	意识：□清醒　□障碍(□模糊　□烦躁　□嗜睡　□昏迷　□老年痴呆) 疾病认识：□知晓　□不知晓 既往病史：□糖尿病　□高血压　□脑梗　□肿瘤　□其他(　　　　) 血液检查：HIV(　　)　RPR(　　)　乙肝定量(　　)　丙肝定量(　　) 服用抗凝药史：□无　□有(药物名称__________) 淋巴结肿大：□无　□有(左侧________右侧________其他________) 手术史：□无 □有(□左乳腺手术　□右乳腺手术　□左肺部手术　□右肺部手术 □纵隔手术　□左上肢手术　□右上肢手术　□其他________) 血栓史：□无　□有(部位________) 起搏器：□无　□有(安置部位________) 近期异常血指标：□无　□有(白细胞________血小板________) 置管部位皮肤：□清洁　□完整　□红肿　□破损　□瘢痕 既往置管史：□无 □有(导管类型________　置管部位________　留置时间________) 置管肢体活动：□主动　□被动(□左　□右) 输液种类：□抗生素　□高渗　□TPN　□血管活性药　□化疗药　□其他________ 选择导管：□开口式　□三向瓣膜式　□耐高压(□单腔　□多腔) 评估者签名________　日期________

图 18-3　外周中心静脉导管(PICC)置管前患者评估表

地对患者危险性进行预测。

2）评价方法：患者入院时常规评估，有病情变化或护理级别改变时及时评估。一级护理每班一次，二级护理每日一次，每日交接班前完成。

3. 血管通路管理

对于手术前需要建立血管通路的患者，一般建议行经外周静脉置入中心静脉导管（Periperally Inserted Central Catheter，PICC）或植入式静脉输液港（Port）。根据患者体温、意识、药物过敏史、既往史、血栓史、检验指标等方面进行评估：

（1）适应证

1）有缺乏外周静脉通道的倾向。

2）抗肿瘤药物、持续腐蚀性药物或已知刺激性药物、胃肠外营养，各种抗生素及许多 pH＞9 或 pH＜5 的液体或药物，以及渗透压＞600 mmol/L 的液体或药物。

3）需反复输血或血制品，或反复采血。

4）需要长期、连续或者间歇的静脉输液给药。

5）行 PICC 置管的患者应选择乳腺癌术后健侧上肢。

适用于长时间经静脉输入各种药物，尤其是化疗药物、肠外营养或病情不稳定需要随时用药的患者。

（2）护理措施

1）PICC 导管敷料的更换：评估患者导管情况，每日至少一次。对于门诊患者或家庭护理患者，必须告知至少 1 次/每日检查置管部位及敷料。PICC 穿刺及维护时宜选用专用护理包。

2）PICC 导管输液接头的更换：接头更换的时间至少每 7 天一次。由于任何原因引起的输液接头移动、完整性受损、接头内有血液或残留物、从导管内抽出血液样本前、输液接头被污染的时候，均应及时更换输液接头。

3）冲管和封管：

① 在每次给药输液之前，使用 10 mL 的注射器或一次性预冲式专用冲洗装置，冲洗前应先慢慢地抽回血，以评估导管功能。

② 在每次输液之后，应使用脉冲式冲管技术进行冲洗 PICC 导管，以清除导管腔内输入的药物。完成冲管后应对 PICC 进行正压封管，减少内腔堵塞和导管相关性血流感染的风险。

③ 不可用 10 mL 以下的注射器以暴力冲洗 PICC 导管。

④ 输血、血制品、全胃肠外营养、造影剂等高粘滞性药物后以及静脉采血后必须立即用 0.9%生理盐水 10 mL×2 脉冲式冲洗导管，必要时反复冲洗，防止堵塞。

4）PICC 导管的拔除：

① 导管异位后，导管尖端不在上腔静脉与右心房交界处，应该拔除 PICC。

② 当终止输液治疗时，应尽早拔除，以降低导管相关性血液感染的风险。

③ 当发生 PICC 血栓时，决定是否拔除导管，需要考虑血栓的相关症状及严重程度。

④ 在拔除导管的过程中，如遇阻力不能强力拔除，必要时请 IVTEAM 护理专家会诊。

⑤ PICC 置管后常见并发症：出血/血肿；导管异位、导管堵塞；心律失常；空气栓塞；机械性、细菌性静脉炎；感染；血栓形成等；医用黏胶相关性皮肤损伤。

植入式静脉输液港（PORT）是一种完全植入体内的闭合输液装置，包括尖端位于上腔静脉的导管部分和埋植于皮下的注射座。

（3）观察要点

1）观察植入部位是否肿胀、渗出、感染等。

2）PORT 使用期间每日检查输液港的通畅性以及穿刺点的情况和敷料完整性。

（4）护理措施

1）严格无菌技术的原则：加强手卫生的处理，不应以戴手套取代洗手。

2）插针：必须使用 PORT 专用注射针头（无损伤安全针），忌用一般针头穿刺。根据泵体的大小及液体的黏稠性，选择合适长短及型号的弯型输液针。

3）冲洗：为了保证静脉输液港通畅，每次治疗结束后都应该冲洗导管。抽取 0.9%生理盐水 10 mL×2 支以脉冲方式进行推注，冲洗完毕夹管、固定。当使用正压接头时，冲管后应先分离注射器，再关闭夹子；使用非正压接头时，冲管后先关闭夹子再分离注射器。

4）拔针：以无张力方式取下贴膜，戴无菌手套，对穿刺部位消毒，生理盐水冲管之后用肝素稀释液（100 U/mL）封管；用无菌纱布覆盖穿刺部位，嘱患者深呼吸，在屏气时快速拔出针头，并用纱布压迫止血约 5 min，拔针后仔细检查针头是否完整，无菌敷料覆盖 24 h。

5）注意事项：输液过程中，如果出现输液不顺畅；抽不到回血；改变体位或者抬高上臂可见回血或输液顺畅，需警惕导管夹闭综合征的发生，应及时拍片，一旦确诊应尽早取出港体。

6）常见并发症：① 夹闭综合征；② 导管相关性血液感染；③ 囊袋感染；④ 静脉血栓形成；⑤ 导管阻塞；⑥ 导管断裂；⑦ 导管移位；⑧ 导管栓塞；⑨ 港座翻转。

第二节　术前准备

（一）一般准备

1. 术前检查　遵医嘱协助患者完成术前各项心、肺、肝、肾功能及凝血时间、凝血酶原时间、血小板计数等检查，必要时监测凝血因子。

2. 定血型、备血　遵医嘱审核做好血型鉴定和交叉配血试验。

3. 皮肤准备

(1) 洗浴：术前1日沐浴或擦浴更衣、理发、剃须、修剪指(趾)甲，防止皮肤破损，注意保暖以防感冒。术前清洁脐孔手术部位可用氯己定(洗必泰)清洗。

(2) 备皮：手术部位若毛发细小，可不必剃毛。若毛发影响手术操作，术前应予剃除。手术区皮肤准备范围包括切口至少15 cm的区域。

4. 手术标记

(1) 原则上均应术前做好标示，标示前医生应仔细核对患者信息和手术方案。

(2) 标示应由负责该手术的手术组医师生完成，非手术组人员不得代为标示。

(3) 为避免标示洗脱，标示应术晨在病房完成。标示时，医师生以黑色记号笔"Y"字样，在患者手术部位的体表进行标示，并与患者或家属共同确认及核对。

5. 胃肠道准备

(1) 成人择期手术前禁食8～12 h，禁饮4 h，以防窒息或吸入性肺炎。

(2) 无肠梗阻患者术前3天予少渣半流质饮食，如稀饭、面条、米粉、蒸蛋等，术前1日进食流食，肠梗阻者禁食补液，纠正水、电解质及酸碱失衡。

(3) 术前晚口服复方聚乙二醇电解质散通便，观察服用缓泻剂后的效果及不良反应，必要时给予清洁灌肠。

(4) 有肠梗阻者禁服缓泻剂，遵医嘱给予患者清洁灌肠。

国内结直肠外科ERAS专家共识推荐术前2 h可口服清饮料，不包括含酒精类的饮品。禁食时间延后至术前6 h，之前可进食淀粉类固体食物，但油炸、脂肪及肉类食物则需要更长的禁食时间。并且在手术前，医护人员可能会给你口服含碳水化合物的饮品：通常是在术前10 h予患者饮用12.5%的碳水化合物饮品800 mL，或术前2 h饮用≤400 mL。

6. 物品准备　麻醉床，床旁用物，如负压吸引装置、输液架、心电监护仪、吸氧装置等。患者(家属)术前应准备毛巾、弯头吸管、一次性尿垫包等日常用品。另外，女患者备塑料便盆、男患者备夜壶塑料便盆。

7. 术中药物、用物准备　特殊药品、X线片、CT片、MRI片、造口袋(miles手术等需做造口者)、腹带等。

8. 术日晨护理

(1) 手术日晨测生命体征；体温升高或月经来潮时，通知医生。

(2) 认真检查、确定各项准备工作的落实情况。

(3) 进入手术室前，指导患者排尽尿液；必要时遵医嘱留置导尿管。

(4) 遵医嘱予以术前用药。

(5) 拭去指甲油、口红等化妆品，取下假牙及金银首饰、贵重物品交家属保管。

（6）备好病历、影像学资料、腹带、特殊用药或物品等，送患者至手术室。

（7）与手术室接诊人员仔细核对患者、手术部位、手术标记及名称，做好交接。

（二）特殊准备

1. 急症手术　在最短时间内做好急救处理的同时进行必要的术前准备。若患者处于休克状态，立即建立 2 条以上静脉通道，迅速补充血容量，尽快处理伤口等。

2. 心理护理　护士应倾听患者主诉，关心体贴患者，需行肠造口的手术者鼓励其树立与疾病作斗争的勇气及信心，调动家人给予患者多方面的关怀。

3. 肠道清洁　目前临床采用的肠道准备方法是术前一日口服复方聚乙二醇电解质散，需特殊行肠道准备的患者，如患者年老体弱无法耐受或存在心、肾功能不全或灌洗不充分时，多配合灌肠法。高位直肠癌应避免采用高压灌肠。

4. 营养不良　营养不良与多种因素相关，术前患者的营养状态对术后的胃肠道功能恢复起着至关重要的作用。

（1）体重：3 个月内体重下降＞5％或 6 个月内体重下降＞10％，即存在营养不良。

（2）体质指数：BMI＝体重/身高^2。中国肥胖问题工作组提出中国成人 BMI 正常参考值为 18.5 kg/m^2≤BMI＜24 kg/m^2，＜18.5 kg/m^2 为消瘦，≥24 kg/m^2 为超重。

（3）生化检查：人血白蛋白低于 30 g/L，血清转铁蛋白低于 15 mg/L. 体重 1 个月内下降 5％者，存在营养不良。营养不良患者常伴随低蛋白血症，可引起组织水肿。

5. 肠造口定位

（1）定位方法

患者去枕平卧位，暴露腹部，注意保暖，操作者站在患者造口的一侧，嘱患者逐渐抬头，眼睛注视脚尖，把肠造口定位在腹直肌上，乙状结肠造口：脐与左髂前上棘连线中上 1/3 处，回肠造口：脐与右髂前上棘连线中上 1/3 处，或脐、髂前上棘、耻骨联合三点形成的三角形的三条中线相交点；横结肠造口：宜在上腹部以脐和肋缘分别做一水平线，两线之间，且旁开腹中线 5～7 cm，以防术中损伤到胃大弯，双造口：定位不宜在同一条水平线上，造口之间相距 5～7 cm，在选定的位置上用手术记号笔画实心圆标记，嘱患者做站立、弯腰、坐位及半坐卧位等不同体位时能看到造口为原则调整位置。

（2）定位目的

1）便于自我照顾

2）恢复从前生活质量，不影响日常活动、爱好的运动及衣着。

3）减少并发症

4）避免造口护理器材选择上的困难。

5）心理重建的问题

（3）定位基本原则

1）病患自己能看见。2）腹部平坦无皱褶处，面积足够贴袋。避开瘢痕、皱褶、皮肤凹陷、骨突处、腰围。3）无慢性皮肤病处。4）宜位于腹直肌上。

（三）术前评估

1. 生命体征：体温、脉搏、呼吸、意识、疼痛、血压以及身高、体重、血型等基本情况。

2. 术前准备确认：胃肠道准备（禁食、禁水）；清洁肠道；术前皮肤准备（剪短指甲、沐浴理发）；口腔假牙取下保管；贵重物品妥善保管；手术标志；术前宣教（手术、麻醉相关知识）；呼吸功能训练；体位训练；大小便训练。

3. 特殊评估项：进手术室方式；手术认知情况；目前心理状态；药物过敏史；特殊服药史；皮肤情况；女性月经；特殊感染。

（四）健康教育

1. 告知患者手术名称、部位、时间、地点等相关的知识，使之理解手术的必要性。

2. 告知麻醉方法、手术医生等相关知识，使其掌握术前准备的具体内容。

3. 术前加强营养，注意休息和活动，提高抗感染能力。

4. 注意保暖，预防上呼吸道感染。

5. 戒烟，早晚刷牙，饭后漱口，保持口腔卫生。

6. 指导患者进行术前适应性锻炼，包括呼吸功能锻炼、床上活动、床上使用便盆等。

第三节　术后护理

一、护理评估

（一）术中情况

了解手术方式和麻醉类型，手术过程是否顺利，术中出血、输血、补液量以及留置引流管的情况等，以判断手术创伤大小及对机体的影响。

（二）身体状况

1. 一般状况　评估患者的体温、脉搏、呼吸、血压，疼痛同时观察意识状态。

2. 伤口状况　了解伤口部位及敷料包扎情况，有无渗血、渗液。

3. 伤口引流管　了解引流管种类、数量、位置及作用。引流是否通畅，引流液的颜色、性状和量等。

4. 肢体功能　了解术后肢体知觉恢复情况及四肢活动度。

5. 出入水量　评估术后患者尿量，各种引流的丢失量、失血量及术后补液量和种类等。

6. 营养状态　评估术后患者每日摄入营养素的种类、量和途径，了解术后体重变化。临床上使用的多种营养筛查工具分为营养风险筛查工具和营养不良筛查工具。

7. 术后不适　了解有无伤口疼痛或术后活动性疼痛、恶心、呕吐、腹胀、呃逆、尿潴留等术后不适及不适的程度。

8. 术后并发症　评估有无术后出血、感染、伤口裂开、静脉血栓形成等并发症及危险因素。

9. 辅助检查　了解血常规、生化检查等实验室结果。尤其注意血白细胞、红细胞、血红蛋白、血清电解质、人血白蛋白等的变化。

(三) 心理-社会状况

评估术后患者及家属对手术的认识和看法，了解患者术后的心理感受，进一步评估有无引起术后心理变化的原因：① 担心不良的病理检查结果，预后差或危及生命；② 手术致正常生理结构和功能改变，担忧手术对今后生活、工作及社交带来不利影响，如结肠造口等；③ 术后出现伤口疼痛等各种不适；④ 身体恢复缓慢，出现并发症；⑤ 担忧住院费用昂贵，经济能力难以维持后续治疗。

二、一般护理

(一) 术后安置

1. 与麻醉师和手术室护士做好床旁交接，复苏室护士和病房护士做好交接；
2. 搬运患者动作轻柔，注意保护头部、手术部位引流管和输液管道；
3. 正确连接并固定各引流装置；
4. 检查输液是否通畅；
5. 遵医嘱给氧、心电监护；
6. 注意保暖，但避免放置热水袋，以免烫伤。

(二) 病情观察

严密观察患者神志和意识状态，是否存在循环容量不足、低血压，是否需频繁如厕，是否行动不便或步态异常，是否存在视力障碍，有无使用中枢神经系统药物等情况，以便做出相应的处理。手术当日应对患者行一级护理相关措施。

（三）麻醉后护理

全麻未清醒者，取平卧位，头偏向一侧，使口腔分泌物或呕吐物易于流出，避免误吸。

（四）体位

根据麻醉类型及手术方式安置患者体位：

1. 腹部手术者，取低半坐卧位或斜坡卧位，以减少腹壁张力，便于引流，并可使腹腔渗血渗液流入盆腔避免形成膈下脓肿；
2. 腹腔内有污染者，在病情许可的情况下，尽早改为半坐位或头高脚低位；
3. 休克患者，取中凹卧位或平卧位；
4. 肥胖患者取侧卧位，以利于呼吸和静脉回流。

（五）保暖

注意保暖，防止意外损伤。患者若有烦躁不安，应使用约束带或床栏保护，防止坠床。保持呼吸道通畅，观察有无呼吸道阻塞现象，防止舌后坠、痰痂堵塞气道引起缺氧、窒息。

（六）饮食护理

对于术后早期禁食的患者，常经静脉补充水、电解质、营养物质。术后待肠蠕动恢复、肛门排气后可遵医嘱逐步进食少量温开水，流质饮食及全量流质饮食；如无不良反应，1 周可进食少渣半流质，2 周左右可进食普食。

（七）营养支持

患者术后根据患者的手术方式、个人情况综合制定管理。在 ERAS 理念中，术后早期进食有助于促进肠道运动功能恢复，有利于维护肠黏膜功能，降低机体高分解代谢、减轻胰岛素抵抗和炎症反应，防止菌群失调和异位降低术后感染发生率。

（八）伤口护理

观察伤口有无渗血、渗液，伤口及周围皮肤有无发红及伤口愈合情况，及时发现伤口感染、伤口裂开等异常。保持伤口敷料清洁干燥，并注意观察术后伤口包扎是否限制胸、腹部呼吸运动。对躁动、昏迷患者及不合作患者，可适当使用约束带并防上敷料脱落。伤口缝线拆除时间：根据切口部位，局部血液供应情况和患者年龄、营养状况决定。

（九）休息与活动

为患者制定个性化的早期活动方案，不仅降低了并发症的发生概率，也有效缩短了患者的住院时间，减轻患者家庭的经济负担，对患者的快速康复也起着积极的促进作用。早期活动有利于增加肺活量、减少肺部并发症、改善血液循环、促进伤口愈合、预防静脉血栓形成、促进肠蠕动恢复及减少尿潴留的发生。有特殊制动要求如休克、心力衰竭、严重感染、出血、极度衰弱的手术患者不宜早期活动。患者术后早期下床活动时，注意看护，避免发生跌倒、坠床等不良事件。

（十）功能锻炼

对于麻醉清醒后即可鼓励患者在床上做深呼吸、间歇翻身、四肢主动与被动运动等。可进行呼吸肌的功能锻炼，从而改善呼吸功能，同时也可促进呼吸道分泌物的排出和术后肺的复张，如腹式呼吸训练、缩唇呼吸锻炼、有效咳嗽锻炼、呼吸操、呼吸训练器的练习等。对于结肠造口术后第 1 天根据患者的切口疼痛程度进行有意识的腹式呼吸运动。术后第 3 天待切口疼痛缓解后可行造口旁按压练习。指导家属及患者四指并拢，自外向造口方向随腹式呼吸有节奏的按压，以刺激腹膜外结肠。建议患者自行按压以便其可根据切口疼痛程度决定按压度和腹式呼吸深度。每日至少锻炼 3 次，每次至少 3 min。若伤口疼痛减轻，可逐渐增加锻炼次数和持续时间。术后 1 个月若出现腹胀、肠鸣、左下腹壁蠕动感等排便、排气信号，嘱患者压迫造口，同时收缩腹肌，并坚持 30 s。可根据患者情况延长腹肌收缩时间，次数不限，坚持锻炼 3 个月以上。

（十一）胃肠道功能

结合患者营养状况、病情、年龄、术中及术后患者排气排便情况予以肠内外联合营养支持。

肠外营养是经静脉途径提供营养素的营养支持方式。所有营养素完全经肠外获得的营养支持方式称为全肠外营养（Total Prenteral Nutrition，TPN），凡是需要营养支持但又不能或不宜接受肠内营养的患者，包括预计 1 周以上不能进食，或因胃肠道功能障碍、不能耐受肠内营养者，或通过肠内营养无法达到机体需要的目标量者均是肠外营养支持的适应证。

1. 适应证

肠外营养的基本适应证是胃肠道功能障碍或衰竭者，以及家庭肠外营养支持者。

2. 禁忌证

（1）胃肠功能正常、适应肠内营养或 5 天内可恢复胃肠功能者。

（2）不可治愈、无存活希望、临终或不可逆昏迷患者。

(3) 需急诊手术、术前不可能实施营养支持者。

(4) 心血管功能或严重代谢紊乱需要控制者。

3. 注意事项

(1) 全胃肠外营养液的输入一般不宜过快，应保持匀速，并注意有无异性蛋白输入引起过敏反应。

(2) 在输液配置中心严格无菌操作条件下，将胃肠外营养液的高渗葡萄糖、氨基酸与脂肪乳剂、各类电解质、维生素等按要求混合入专用营养袋内。

(3) 胃肠外营养输液导管，不宜作抽血、输血、输血浆、输血小板等用，并应防止回血，避免堵塞导管。

(4) 患者如发高热，应寻找病因，如怀疑为静脉导管引起，或找不到其他病因，均应拔除导管，并将末端剪去一段，送细菌培养及药敏试验，同时全身应用抗生素，周围静脉补充适量液体。

(5) 输液过程中，每2～3天测定血电解质1次，必要时每天测定。如有条件，应测定氮平衡情况。定期复查肝、肾功能。

(6) 注意观察有无高渗性非酮性昏迷症状，如血糖>11.2 mmol/L(200 mg/dl)或尿糖超过(+++)，应增加胰岛素用量，并减慢滴速。

(7) 长期全胃肠外营养疗法中，如病情需要，应每周输血或血浆1～2次。

4. 护理措施

(1) 合理输注 合理安排输液顺序和控制输注速度：

1) 对已有缺水者，先补充部分平衡盐溶液；已有电解质紊乱者，先予纠正；2) 输注速度不超过每小时20 mL，常连续匀速输注，不可突然大幅度改变输液速度；3) 根据患者24 h出入水量，合理补液。维持水电解质、酸碱平衡。

(2) 定期监测和评价 最初3日每日监测血清电解质、血糖水平，3日后视情况每周测1～2次。人血白蛋白、转铁蛋白、前白蛋白、淋巴细胞计数等营养指标及肝肾功能每1～2周测定1次，每周称体重，有条件时进行氮平衡实验，以动态评价营养支持的效果和安全性。

(3) 并发症的护理

1) 置管相关并发症 原因：与静脉插管或留置有关。表现：患者出现气、血管损伤，胸导管损伤、空气栓塞、导管移位或堵塞等。护理：置管并发症重在预防，因此必须做好静脉导管护理：

① 掌握静脉导管留置技术，遵循静脉治疗临床实践指南规范；

② 妥善固定静脉导管，防止导管扭曲、移位，每班查看体外导管长度，确保输注装置、接头紧密连接；

③ 在静脉穿刺置管、输液、更换输液瓶(袋)冲管以及导管拔除过程中，应严格遵守操作流程，防止空气进入血液，引发空气栓塞；

④ 在应用不相溶的药物或液体前、后采用脉冲式冲管，确保导管畅通，如果导管堵塞不能再通，不可强行推注通管，应拔除或更换导管；

⑤ 停止输注时采用脉冲式正压封管技术，防止回血凝固致导管堵塞。

2）感染

① 导管性脓毒症

原因：与输入液污染、插管处皮肤感染或其他部位感染的病原菌经血行种植于导管有关。

表现：患者发热、寒战，局部穿刺部位红肿、渗出等。

护理　a. 管道维护：穿刺 24 h 后消毒置管口皮肤，更换透明敷贴并注明时间，以后每周至少更换 1 次，局部有异常时及时消毒和更换敷贴。每日更换输液管道，遵守无菌操作原则；

b. 规范配制和使用肠外营养混合液：配制过程由专人负责，在层流环境、按无菌操作技术要求进行；配制过程符合规定的程序，按医嘱将各种营养素均匀混合，添加电解质、微量元素等时注意配伍禁忌，保证混合液中营养素的理化性质保持在正常状态；营养液现配现用，不得加入抗生素、激素、升压药等；肠外营养混合液在 24 h 内输完，暂时不用者保存于 4℃冰箱内，输注前 0.5～1 h 取出置室温下复温后再输。

c. 处理：怀疑出现导管性脓毒血症者，应做营养液细菌培养及血培养；更换输液袋及输液管；观察 8 h 后仍不退热者，拔除静脉导管，导管尖端送培养；24 h 后仍不退热者，遵医嘱用抗生素。

② 肠源性感染　与长期全肠外营养时肠道缺少食物刺激而影响胃肠激素分泌、体内谷氨酰胺缺乏等引起肠黏膜萎缩、肠屏障功能减退、肠内细菌和内毒素移位有关。

3）糖代谢紊乱

① 高血糖和高渗性非酮性昏迷　较常见，当血糖浓度超过 40 mmol/L 可致高渗性非酮性昏迷。

原因：与外科应激患者对葡萄糖的耐受力及利用率降低、输入葡萄糖浓度过高、速度过快有关。

表现：患者出现血糖异常升高、渗透性利尿、脱水、电解质紊乱和神志改变等。

预防：葡萄糖的输注速度应＜5 mg/(kg · min)。

处理：一旦血糖异常升高立即报告医师，停止输注葡萄糖液或含大量糖的营养液；静脉输注低渗或等渗盐水以纠正高渗环境，内加适量胰岛素以降低血糖，但应避免血浆渗透压下降过快引发急性脑水肿。

② 低血糖　因很少单独输注高浓度葡萄糖溶液，此类并发症已少见。原因：外源性胰岛素用量过大，或高浓度葡萄糖输入促使机体持续释放胰岛素，若突然停止输注葡萄糖后可出现低血糖。表现：患者出现脉搏加速、面色苍白、四肢湿冷和

低血糖性休克。护理：一旦发生应协助医师处理，推注或输注葡萄糖溶液。

4）肝功能异常　原因：主要是葡萄糖超负荷引起肝脂肪变性，其他相关因素包括必需脂肪酸缺乏、长期全肠外营养时肠道缺少食物刺激、体内谷氨酰胺大量消耗，以及肠黏膜屏障功能降低、内毒素移位。表现：患者出现转氨酶升高、磷酸酶升高、高胆红素血症等。

5）血栓性静脉炎　多发生于经外周静脉肠外营养支持。

原因：① 化学性损伤：静脉管径细小时，血流缓慢，输入的高渗营养液不能得到有效稀释，导致血管内皮受损。

② 机械性损伤：静脉穿刺针或留置的导管对血管壁的摩擦刺激引起损伤。表现：局部红肿，疼痛，可触及痛性索状硬条或串珠样结节等。护理：一般经局部湿热敷、更换输液部位或外涂经皮吸收的抗凝消炎软膏后可逐渐消退。

6）健康教育

① 相关知识告知患者及家属合理输注营养液及控制输注速度的重要性，不能自行调节速度；告知保护静脉导管的方法，避免翻身、活动、更衣时将导管脱出。

② 尽早经口摄食，当患者胃肠道功能恢复或允许摄食时，鼓励患者经口摄食以降低和防治肠外营养相关并发症。

③ 出院指导制定饮食计划，指导均衡营养，定期到医院复诊。

7）预防感染　术后予以合理使用抗生素抗感染，保持伤口的清洁干燥，及时换药；观察体温及切口有无红、肿、热、痛表现，发现感染应开放创口，彻底清创。

三、术后不适护理

（一）麻醉插管后咽部黏膜损伤

麻醉插管后会引起咽喉部疼痛、咳痰等症状；对此可引导患者有效咳嗽：指导患者取坐位或者半坐位，双手交叉，手掌根部放在切口两侧，向切口方向按压，以保护伤口，先轻轻咳嗽几次，使痰液松动，然后再深吸气后用力咳嗽，排出痰液。对于痰液黏稠的患者，可采用雾化吸入，或遵医嘱用药使痰液稀薄，利于咳出。

（二）疼痛

疼痛为患者术后最常见的症状之一。术后疼痛控制不佳可严重影响患者术后和疾病的康复，增加经济负担，降低患者舒适度。

1. 术后疼痛的危害

（1）限制患者呼吸运动，降低呼吸功能。

（2）限制患者用力咳嗽，不利于痰液排出，增加肺不张、肺部感染等风险。

（3）限制患者早期活动，阻碍患者快速康复，增加深静脉血栓形成等风险。

（4）增加尿潴留发生率。

(5) 引起心率增快、血压升高，甚至诱发心肌梗死。

(6) 降低睡眠质量，甚至导致患者无法入睡。

(7) 影响患者情绪，产生焦虑、忧郁、沮丧、恐惧。

(8) 急性疼痛控制不好有可能发展为慢性疼痛，长期困扰患者。

2. *术后疼痛的一般护理*

(1) 密切观察患者疼痛的时间、部位、性质和规律。

(2) 鼓励患者表达疼痛的感受，主动倾听患者的疼痛主诉，解释切口疼痛的规律及特点。

(3) 尽可能满足患者对缓解疼痛的需求，协助其变换体位，并告知减缓疼痛的方法。

(4) 指导患者正确使用非药物的镇痛方法，减轻自身机体对疼痛的敏感性。

(5) 手术后 1～2 天内，可指导患者持续使用患者自控镇痛泵进行止痛。同时，当患者感觉疼痛时，可通过按压计算机控制的微量泵按钮，向体内注射事先设定的药物剂量进行镇痛。给药途径以静脉、硬膜外最为常见，常用药物有吗啡、芬太尼、曲马朵或合用非甾体抗炎药等。

(6) 遵医嘱给予镇静、镇痛药如地西泮、布桂嗪(强痛定)、哌替啶等。

(7) 在指导患者开展功能活动前，一方面告知早期活动的重要性，取得配合，另外还要根据患者的身体状况，循序渐进地指导其开展功能活动，若患者因疼痛无法完成某项功能活动时，及时终止该活动并采取镇痛措施。

3. *术后疼痛管理新进展*

疼痛治疗是 ERAS 理念推广中非常重要的环节。充分阵痛是多项 ERAS 核心内容得以实践的前提。

(1) 术后充分阵痛的获益

1) 减轻术后疼痛，改善患者术后体验。

2) 降低患者焦虑，减少心、脑、血管系统并发症。

3) 让患者敢于深呼吸和咳嗽，减少肺不张、肺部感染等发生率。

4) 促进早期下床活动，减少下肢深静脉血栓形成等并发症，加速胃肠道功能恢复，预防肠麻痹。

(2) ERAS 推荐普外科手术阵痛使用非甾类药物——NSAIDS，而尽量减少阿片类药物的使用。

(三) 发热

是术后患者最常见的症状。由于手术创伤的反应，术后患者的体温可略升高 0.1～1℃，一般不超过 38℃，称为外科手术热或吸收热，术后 1～2 日逐渐恢复正常。

(1) 监测体温及伴随症状。

(2) 及时检查切口部位有无红、肿、热、痛或波动感。寻找病因并针对性治疗。

(3) 遵医嘱应用退热药物或(和)物理降温。

(4) 结合病史进行胸部X线、超声、CT、切口分泌物涂片和培养、血培养、尿液检查等，寻找病因并针对性治疗。

(四) 恶心呕吐

(1) 呕吐时，头偏向一侧，及时清理呕吐物。

(2) 使用镇痛泵者，暂停使用。

(3) 行针灸治疗或遵医嘱给予止吐药物、镇静药物及解痉药物。

(4) 持续性呕吐者，应查明原因并处理。

(五) 呃逆

(1) 术后早期发生者，压迫眶上缘，抽吸胃内积气，积液。

(2) 遵医嘱给予镇静或解痉药物。

(3) 上腹部手术后出现顽固性呃逆者，要警惕吻合口漏或十二指肠残端漏、膈下积液或感染的可能，作超声检查时可明确病因。一旦明确，配合医生处理。

(4) 未查明病因且一般治疗无效时，协助医生行颈部膈神经封闭治疗。

(六) 腹胀

(1) 胃肠减压、肛管排气或高渗溶液低压灌肠等。

(2) 协助患者多翻身，下床活动。

(3) 遵医嘱使用促进肠蠕动的药物，如新斯的明肌内注射。

(4) 若是因腹腔内感染，或机械性肠梗阻导致的腹胀，非手术治疗不能改善者，做好再次手术的准备。

(七) 认知功能障碍

谵妄是一组表现为急性、一过性、广泛性的认知障碍，尤以意识障碍为主要特征，起病急、发展迅速。患者主要表现为焦虑、抑郁、恐惧等精神创伤。术后谵妄是指患者在经历外科手术后出现的认知功能障碍，其症状主要发生在术后1～5天。临床上，认知功能障碍为患者手术预后差即住院时间延长、围术期死亡风险增加和术后功能障碍的主要原因。其中，老年患者为术后谵妄的高发人群。

(1) 护士应主动关心，做好术前及术后的健康教育，耐心解释，指导患者家属做好日常的生活护理，如戒烟、呼吸道功能锻炼等。保证患者充足、良好的睡眠。

(2) 术后协助患者取舒适体位，及时动态疼痛评估，施以疼痛等相关治疗，密切观察患者的生命体征、意识变化、药物的不良反应，为患者提供干净、整洁、安静的休息环境。

(3) 设定专人陪护，防止患者发生跌倒、坠床等意外事故，必要时对患者进行保护性约束。

(4) 对于谵妄发作期的患者，护士应配合医生完成临床治疗。

四、特殊护理

(一) 肠造口护理

1. 评估

(1) 患者的体力及术后恢复情况。

(2) 患者手的灵活性。

(3) 患者及家属的学习能力。

2. 物品准备　一件式造口袋(闭口袋或开口袋)1 只或两件式造口袋一套(底盘和造口袋)，剪刀、造口量度表或尺子、温水、擦手纸或柔软小毛巾。

3. 造口袋的更换

(1) 准备用物：造口袋(术后早期选用透明一件式或两件式)、测量尺、温水毛巾/湿纸巾(不含酒精和润肤油)、卫生纸、棉签、剪刀，必要时备造口护肤粉和防漏膏。

(2) 揭除原造口袋：由上向下，一手按压皮肤另一手轻轻揭除造口底盘。

(3) 检查造口底盘及皮肤：有无粪汁渗漏残留。

(4) 清洁造口：先用卫生纸擦去造口处粪便，再用温水/湿纸巾清洁造口黏膜及周围皮肤。造口周围皮肤及造口黏膜应分开擦拭。

(5) 测量造口黏膜大小：准确测量造口根部大小。

(6) 剪裁底盘：底盘中心孔的剪裁尺寸应$>$造口 1～2 mm。剪裁后用手指磨圆，不留毛刺。

(7) 造口附件产品：容易发生渗漏的患者可选择使用护肤粉及防漏膏。

(8) 粘贴造口底盘：粘贴底盘前，确保皮肤清洁、干燥，除去底盘粘贴保护纸，将底盘沿着造口由底部开始，用手指压紧一会儿，然后平整的向上适度紧密的粘贴于造口处皮肤上。

(9) 安装造口袋：造口袋锁环处于打开状态，从底部开始，手指沿着袋接环外部由下向上将袋子和底盘按紧。调整袋子至最佳位置，锁上锁环。用夹子夹毕造口袋底部开口。

(10) 加固造口底盘：用手置于造口处轻轻按压 20 min，可使造口底盘粘贴更为牢固，液可促进防漏膏凝固。

(11) 注意事项

1) 更换造口袋不要用任何肥皂或消毒药和粗糙的纱布、卫生纸等，避免刺激皮肤。

2）当造口有渗漏或底盘失去粘贴力之前，及时更换底盘最佳。

3）更换底盘时先把原有底盘去除，再用温水清洁造口和皮肤。待皮肤干爽后再把新的底盘贴上。

4）必要时使用防漏膏以确保和皮肤粘贴紧密。

（二）造口护理

1. 造口黏膜的观察　观察包括造口的颜色、长度、大小/直径、一般外观。造口初期会有点水肿，一般会在术后 14 天内完全自然消退，但造口在术后 4～8 周内仍会有变化。

2. 观察造口功能　通过观察造口袋是否鼓胀是否有气体来判定患者的排气时间。观察造口袋内排泄物的颜色、性质和量。排泄物达到造口袋的 1/2～2/3 满时应该进行排放。

3. 术后早期换药　肠管周围用凡士林纱布保护，直至切口完全愈合。皮肤的观察：每次更换造口袋时应观察和检查皮肤状况。保护造口周围皮肤，减少肠液的刺激及湿疹的出现，可用氧化锌软膏、造口护肤粉、液体敷料或防漏膏等。

4. 注意事项

（1）了解患者对护理造口方法和知识掌握程度。根据患者情况选择合适的护理方式。

（2）观察评估造口黏膜及周围皮肤的情况，根据需要使用造口粉。

（3）选用合适的造口量度表量度造口的大小、形状。粘贴造口底盘时要注意造口底盘与造口黏膜之间保持适当距离（1～2 cm），缝隙过大，粪便刺激皮肤易引起皮炎，过小底盘边缘与黏膜摩擦将会导致不适当甚至出血。贴底盘前保持造口周围皮肤干燥，避免有皱褶，贴好底盘用掌心按压造口部位 1～3 min，以增加黏附力；装好造口袋后尽量 30 min 后改变体位。

（4）教会患者定期手扩造口，防止造口狭窄。观察造口周围皮肤的血运情况，更换造口袋时防止袋内容物排出污染伤口。

5. 开口式造口袋的清洁

（1）一件式造口袋的清洁：打开造口袋的夹子，将粪便排放后用冲洗器装温水从开口处伸入冲洗造口及造口袋。

（2）两件式造口袋的清洁：先将造口袋的胶环与底板胶环分开后，打开造口袋的夹子排放粪便，然后用清水清洗，造口袋清洗后可重复使用，清洗时不能用刺激性大的碱性物（如肥皂粉）清洗，可用刺激性较弱的清洗液清洗。造口袋清洗干净后放在阴凉处晾干，避免阳光直晒。

6. 造口患者的常规护理

（1）教会患者及家属观察造口、造口周围皮肤情况，如有不适或者异常，及时告知护士，配合护理治疗。

(2) 心理护理，告知患者及家属造口相关知识，理解患者不良情绪并及时疏导，耐心解释患者及家属疑问，取得信任和配合。

(3) 预防造口并发症的发生，做好个人清洁，教会患者更换造口用品。

(三) 造口并发症的护理

1. 造口出血　术后 4 h 以及术后次日晨检验血常规查看血红蛋白和红细胞等相关指标，明确患者是否有出血或出血倾向等情况。造口出血常发生在术后 72 h 内，多数是肠造口黏膜与连接处毛细血管及小静脉的出血，用纱布稍加压迫即可止血，若出血量较多，可用 1‰肾上腺素溶液浸湿的纱布压迫或用云南白药粉外敷后用纱布压迫止血，更多的出血则可能是肠系膜小动脉未结扎或结扎线脱落，此时应拆开 1～2 针黏膜—皮肤缝线，找寻出出血点加以钳扎，彻底止血。如果黏膜摩擦出血，可以涂上皮肤保护粉后用柔软的纸或纱布按压止血。在护理上要注意观察出血的量、颜色等，并做好记录和交班。

2. 造口缺血/坏死　是严重的早期并发症，往往发生在术后 24～48 h。正常的造口黏膜颜色为淡红色或者牛肉红色，有光泽，犹如口腔黏膜，富有弹性。坏死是因缺血所致，所以术后每天，特别是 48 h 内，密切观察造口血运尤其重要。术后宜选用透明造口袋，以便于观察造口的血运情况。造口黏膜暗红色或紫红色时应将围绕造口的碘伏纱布拆除，或将缺血区域缝线拆除 1～2 针、观察血运恢复情况。局部缺血/坏死范围＜2/3 者，可在黏膜上涂撒造口粉，≥2/3 或完全坏死者，应报告医生，应同时检查肠腔血运情况，坏死的深度和广度，可以通过玻璃管插入造口，电筒垂直照射观察，如肠腔颜色变黑，且有异变臭味时就可能需要再次进行剖腹探查术，切除坏死的肠道和重建造口。

3. 皮肤黏膜分离　皮肤黏膜分离是肠造口处肠黏膜与腹壁皮肤的缝合处分离，常发生于造口术后早期。根据分离部分的深度选择伤口敷料填塞，分离部分表浅，渗液少宜用造口护肤粉喷洒，如分离部分深，渗液多，宜去除黄色腐肉和坏死组织，选用藻酸盐敷料填充后再用防漏膏/条、防漏贴环或应用水胶体敷料隔离后贴上造口袋，合并感染时使用抗菌敷料。皮肤黏膜分离处愈合后，指导扩肛，以防造口狭窄。

4. 造口水肿　水肿常发生于手术后早期，造口显示隆起，肿胀和紧绷。轻微者不用处理，严重者用高渗盐水湿敷，注意造口袋的剪裁技巧，放射状剪裁造口底盘，剪裁孔径比造口根部大 3～6 mm，并观察水肿消退情况。

5. 造口狭窄　狭窄是造口紧窄或紧缩。表现为造口皮肤开口细小，难于看见黏膜，或造口皮肤开口正常，但指诊时肠管周围组织紧缩，手指难以进入，俗称“箍指”。检查时不能仅限于观察造口外观的大小(有的造口外观正常，但指检不能完全进入)，而且要注意造口腔的范围，肠壁的弹性以及周围组织的弹性，单腔造口较袢式造口常见，造口发生狭窄后，肠内若排空不畅，如是乙状结肠造口狭窄，可见于粪便变细及低位不完全性肠梗阻等症状。

(1) 程度较轻者可容小指或示指尖通过时，则可用手指或扩张器扩宽造口，但要小心，不可再损伤造口。扩宽造口的方法：戴手套用小手指(开始先用小拇指，慢慢好转后改用示指)黏润滑剂轻轻进入造口，停留 3～5 min，每天一次，需要长期进行。此法只是姑息治疗，最好还需要手术治疗。

(2) 降结肠或乙状结肠造口狭窄者观察是否有便秘，因便秘时粪便更容易阻塞造口，可遵医嘱服用泻药。

(3) 做好饮食指导，减少不溶性纤维摄入、增加液体摄入量，保持大便通畅，可使用粪便软化剂。

(4) 对因造口狭窄引起肠梗阻者，应及时进行临床治疗。

(5) 若情况严重，需要外科手术治疗。

6. *造口回缩* 造口内陷低于皮肤表层，可能发生在术后或随访期，容易引起排泄物渗漏，导致周围皮肤损伤，增加患者的痛苦和护理难度。

(1) 轻症者可使用凸面底板，重症者可能需要手术治疗。

(2) 皮肤有损伤者，可用造口粉或无痛保护膜。

(3) 乙状结肠造口皮肤有持续损伤者，可用结肠灌洗法。

(4) 过度肥胖者宜减轻体重。

7. *造口脱垂* 是指造口肠袢自腹部皮肤的过度突出，长度可由数厘米至 10～20 厘米，单腔造口和袢式造口均可发生，但后者较前者多见，可能会引起水肿、出血、溃疡、肠扭结、阻塞或缺血坏死。

(1) 选择正确尺寸的造口袋，可容纳脱垂的肠管。最好使用一件式造口袋。

(2) 指导患者准确测量造口大小及掌握正确的粘贴方法，尺寸要恰当(应与肠管直径最大为标准，不能单纯量度底部，以免套袋时会损伤脱垂肠管)。

(3) 指导患者了解肠梗阻和肠坏死的症状和体征。

(4) 将脱垂的肠管从造口回纳腹腔内。造口回纳腹腔后仍有可能脱出，如袢式造口的远端脱垂，回纳后可用奶嘴塞住肠口，再将奶嘴固定在造口底板的底环上，近端仍可排出大便，但单腔造口则不能采用此法，必要时行手术治疗。

(5) 反复回纳无效的严重病例需要手术治疗。

8. *造口周围肉芽肿* 肉芽肿为良性组织，通常发生于黏膜与皮肤接触处，或多或少的围绕着造口的边缘生长。

(1) 检查造口周围是否有缝线仍未脱落，指导患者正确量度造口大小，避免底盘经常摩擦造口边缘，引致肉芽增生。

(2) 较小的肉芽肿可消毒后使用钳夹法去除，局部喷洒造口粉饼压迫止血；较大的肉芽肿可用硝酸银棒分次点灼，一般 3 天一次，直至完全消退；有蒂肉芽肿可用无菌缝线套扎根部阻断血供而逐渐坏死脱落；处理困难的肉芽肿应报告医生。

9. 造口旁疝　造口旁疝是由于一部分肠管膜缺口穿孔至皮下组织，疝的程度可从患者咳嗽时出现小的突起到巨大的疝，患者会有局部坠胀不适感。

(1) 术后 6～8 周应避免做增加腹压的动作(如提举重)。

(2) 选择合适造口袋，如用较软底盘。

(3) 重新指导换袋技巧，如利用镜子帮助。

(4) 指导患者了解肠梗阻的症状和体征。

(5) 如采用结肠造口灌洗者要停止灌洗。

(6) 减轻腹压，如慢性便秘要药物治疗、咳嗽时用手按压造口部位。

(7) 减轻体重。

(8) 解释原因，心理辅导。

(9) 情况较轻，可佩戴腹带扶托，严重者需行手术修补。

10. 造口周围毛囊炎　由于底盘粘胶反复撕拉皮肤使得毛囊受损而发生毛囊炎。

(1) 指导患者贴袋前剪除长毛发。

(2) 重新指导患者选择合适的造口用品。

(3) 指导患者正确的演示撕拉底盘操作的正确护理技术。

(4) 底盘撕拉困难者可用松节油或润滑油棉签辅助。

11. 造口周围皮肤损伤

(1) 潮湿相关性皮肤损伤由于造口周围皮肤浸渍在尿液或粪便中，引起的皮肤侵蚀或炎症反应。1) 清洁造口周围皮肤，使用清水或者生理盐水清洁造口周围皮肤，确保皮肤干净及干爽。使用“粉膜”双重增强，使皮肤天然保湿屏障，使其功能最大化。2) 使用造口防漏可塑贴环灵活塑性，做好防护，避免皮肤再次暴露于排泄物中。

(2) 过敏性接触性皮炎 停止使用含过敏原的造口护理用品，遵医嘱局部用药。

(3) 机械性皮肤损伤可根据情况使用伤口敷料，黏胶相关性皮肤损伤应选择无胶带封边的造口底盘，压力性损伤应去除压力源。

(四) 血管通路护理

PICC 和 PORT 的护理措施可参照术前的相关章节，中心静脉通路(CVC)通常是术中由麻醉师完成，以下相关护理措施：

1. 严密观察置管部位局部情况，2～3 天更换置管处敷料，要做到无菌操作和护理，保持置管部位局部干燥，患者不要剧烈活动，防止置管周围渗血、渗液的发生。

2. 禁止从中心静脉置管内抽血，容易使血液在导管壁内附着，导致堵塞。

3. 输完血液制品或者肠外营养液后，及时用生理盐水对导管进行冲洗，以免出现堵管等情况发生。

4. 叮嘱患者在进行穿衣、脱衣等活动时，避免导管扭曲或受压。

5. 保持良好固定，避免导管脱落。

6. 应急处置

(1) 发现患者有导管滑出应立即通知医生。

(2) 在医生未到达现场之前应采取补救措施：先给患者置管处做必要的消毒、止血及导管的处理等。

(3) 查看导管的完整性并及时记录导管脱出的经过及处理的情况，必要时根据医嘱做好重新插管的准备。

(4) 导管发生断管，应立即摄片，确定断管位置，同时安抚，请介入科会诊、取管。

(5) 导管发生堵塞时，应判断堵塞的原因，根据医嘱予以药物疏通或拔管。

五、安全管理

(一) 导管护理

掌握各引流管放置的位置和作用，并做好标记，妥善固定。保持引流通畅，若引流液黏稠，可通过负压吸引防止引流阻塞；术后经常检查引流管有无扭曲、压迫或堵塞。观察并记录引流液的颜色、性状、和量，如异常及时通知医师。每日更换引流袋，注意无菌操作，熟悉各引流管的拔管指征。

(二) 预防发生压力性损伤相关护理

压力性损伤的相关评估方式及记录方法同术前护理相关内容。术后压力性损伤的相关护理内容如下。

1. 预防：定时翻身，常规间隔 2 h；正确使用腹带等固定医用器材；保持患者皮肤及床单清洁干燥，使用便盆时协助患者抬高臀部；协助并鼓励患者坚持每日进行主动或被动运动，鼓励早期下床；给予营养支持；使用翻身枕、气垫床或水胶体敷料等。

2. 处理：去除致病原因；小水疱未破裂可自行吸收；大水疱在无菌操作下用注射器抽出疱内液体，再用无菌敷料包扎；浅表溃疡用透气性好的保湿敷料覆盖；坏死溃疡者，清洁创面、去除坏死组织，保持引流通畅。

(三) 预防跌倒坠床护理

跌倒坠床相关护理措施及应急处置请参见术前相关内容。

(四) MEWS 评分

术后的 MEWS 评估办法及相关护理措施同术前。

(五) 预防静脉血栓栓塞症的护理

静脉血栓栓塞症的相关评估方式及记录方法同术前护理相关内容。术后静脉血栓栓塞症的相关护理内容如下：

1. 预防：卧床期间进行肢体的主动和被动运动；鼓励患者术后早期下床活动；按摩下肢比目鱼肌和腓肠肌，促进血液循环；术后穿弹力袜、遵医嘱使用间歇充气加压泵以促进下肢静脉回流；监测凝血常规、D-二聚体，术后 2～3 天查床旁下肢血管超声，对于血液处于高凝状态者或有血栓形成者，使用抗凝药物等治疗。

2. 处理：抬高患肢、制动，严禁经患肢静脉输液及局部按摩，以防血栓脱落；遵医嘱静脉输注低分子右旋糖酐和复方丹参溶液，以降低血液黏滞度，改善微循环；血栓形成 3 日内，遵医嘱使用溶栓剂（首选尿激酶）及抗凝剂（肝素、华法林），配合做好手术取栓和滤器植入治疗护理。

六、术后并发症护理

(一) 出血

(1) 严密观察患者生命体征、手术切口，若切口敷料被血液渗湿，可怀疑为手术切口出血，应打开敷料检查切口以明确出血状况和原因。

(2) 注意观察引流液的性状、量和颜色变化。

(3) 未放置引流管者，可通过密切的临床观察，评估有无低血容量性休克的早期表现，如烦躁、心率增快（常先于血压下降）、尿量少、中心静脉压低于 5 厘米水柱（0.49 kPa）等，特别是在输入足够的液体和血液后，休克征象仍未改善或加重，或好转后又恶化，都提示有术后出血。

(4) 腹部手术后腹腔内出血，早期临床表现不明显，只有通过密切的临床观察，必要时行腹腔穿刺，才能明确诊断。

(5) 少量出血时，一般经更换切口敷料、加压包扎或全身使用止血剂即可止血；出血量大时，应加快输液速度，遵医嘱输血或血浆，做好再次手术止血准备。

(二) 伤口裂开

常发生于术后 1 周左右或拆除皮肤缝线后 24 h 内。患者在一次突然用力或有切口的关节伸屈幅度较大时，自觉切口剧痛，随即有淡红色液体自切口流出，浸湿敷料。切口裂开可分为全层裂开和深层裂开而皮肤缝线完整的部分裂开。腹部切口全层裂开可有内脏脱出。

1. 预防：对年老体弱、营养状况差、估计切口愈合不良者，术前加强营养支持；

对估计发生此并发症可能性大者，在逐层缝合腹壁切口的基础上，加用全层腹壁减张缝线，术后用腹带适当加压包扎切口，减轻局部张力，延迟拆线时间；及时处理和消除慢性腹内压增高的因素。

2. 处理：一旦发生大出血，立即平卧，稳定患者情绪，避免惊慌，告知患者勿咳嗽和进食进饮；凡肠管脱出者，切勿将其直接回纳至腹腔，以免引起腹腔感染，用无菌生理盐水纱布覆盖切口，用腹带轻轻包扎，与医师联系，立即送往手术室重新缝合。

(三) 伤口感染

若术后 3～4 日，切口疼痛加重，切口局部有红、肿、热、压痛或波动感等，伴有体温升高、脉率加快和白细胞计数升高，可怀疑为切口感染。

1. 预防：术中严格遵守无菌原则、严密止血，防止残留无效腔、血肿或异物等；保持伤口清洁，敷料干燥；加强营养支持，增强患者抗感染能力；遵医嘱合理使用抗生素；术后密切观察患者手术切口情况。

2. 处理：感染早期给予局部理疗，使用有效抗生素；化脓切口需拆除部分缝线，清理切口后，放置凡士林油纱条(布)引流脓液，定期更换敷料，争取二期愈合：若需行二期缝合，做好术前准备。可转介伤口护理师联合处理。

(四) 肺部感染

腹部大手术后，特别是高龄、有长期吸烟史、术前合并呼吸道感染者。

(1) 保持病室适宜温度(18～22℃)、湿度(50%～60%)，维持每日液体摄入量在 2 000～3 000 mL。

(2) 术后卧床期间鼓励患者每小时重复做深呼吸 5～10 次，协助其翻身、叩背，促进气道内分泌物排出。

(3) 教会患者保护切口和有效咳嗽、咳痰的方法，即用双手按住肋部或切口两侧以限制咳嗽时胸部或腹部活动幅度，保护手术切口并减轻因咳嗽震动引起的切口疼痛，在数次短暂的轻微咳嗽后，再深吸气用力咳痰，并作间断深呼吸。

(4) 协助患者取半卧位，病情许可尽早下床活动。

(5) 痰液黏稠者予以雾化吸入。

(6) 遵医嘱应用抗生素及祛痰药物。

(五) 败血症

(1) 密切监测生命体征，卧床休息。

(2) 加强保护，避免多余的外伤及伤口的感染，保护皮肤及黏膜的完整与清洁。

（3）注意防止继发性的口腔炎、肺炎、泌尿系统的感染以及压疮的发生。

（六）肺栓塞

是由内源性或外源性的栓子堵塞肺动脉的主干或分支，引起肺血液循环障碍的临床和病理生理综合征，包括肺血栓栓塞症、脂肪栓塞综合征、肿瘤栓塞、羊水栓塞、空气栓塞和细菌栓塞。

（1）密切监测生命体征，绝对卧床休息。

（2）配合介入治疗，遵医嘱合理使用溶栓和抗凝药物治疗。

（3）呼吸支持，给予吸氧，必要时予以气管插管及机械通气。

（4）适当给予镇静镇痛药物缓解患者的焦虑和恐惧症状。

（七）泌尿系统感染

泌尿系统感染常见，常起自膀胱，若上行感染可引起肾盂肾炎。急性膀胱炎主要表现为尿频、尿急、尿痛，伴或不伴有排尿困难，一般无全身症状。急性肾盂肾炎多见于女性，表现为畏寒，发热，肾区疼痛等。

① 留置导尿管者，严格遵守无菌原则；② 鼓励患者多饮水，保持尿量在每天 1 500 mL 以上；③ 观察尿液，留取尿标本并及时送检，根据尿培养及药物敏感试验结果选用有效抗生素控制感染。

（八）急性胃扩张

腹腔手术后胃肠道功能的恢复一般在术后 12～24 h 开始，此时可闻及肠鸣音；术后 48～72 h 整个肠道蠕动可恢复正常，肛门排气、排便。预防措施：① 尽早下床活动；② 维持水、电解质和酸碱平衡，及早纠正低血钾、酸中毒等；③ 取半卧位，按摩腹部；④ 必要时禁食，胃肠减压。

（九）切口感染

切口感染通常发生于术后 3～4 天，表现为患者体温升高，伴切口局部异常情况。术后早期，患者体温＜38℃的发热较为常见。若术后 3～4 天，患者体温此前已达正常水平，突然出现体温再次升高，须即刻检查切口是否出现异常情况，包括有无红、肿、热痛、硬结或波动感等。Miles 术后 2～3 天内多取造口侧卧位，腹壁切口与造口间用纱布等隔开，及时更换渗湿的敷料，避免造口肠管的排泄物污染腹壁切口，并密切观察切口有无充血、水肿、剧烈疼痛及生命体征的变化。对会阴部切口，可于术后 4～7 天以 1∶5 000 高锰酸钾温水坐浴，每日 2 次。若发生感染，则彻底引流，根据培养结果应用抗生素，可转介伤口护理师联合处理。

（十）吻合口瘘 是直肠癌切除术后常见并发症之一。

为减少对吻合口的刺激，影响愈合，术后 7～10 天内切忌灌肠；密切观察患者有无吻合口瘘的表现；一旦发现，应立即通知医生，禁食、胃肠减压、负压吸引，同时予以肠外营养支持，必要时行急诊手术。

造口并发症：详见造口并发症内容。

（十一）与腹腔镜有关的并发症

1. 高碳酸血症：由于腹腔镜手术是在高压二氧化碳（CO_2）气腹下完成，CO_2 气具有高弥散性，腹膜具有一定的吸收功能。当大量的外源性 CO_2 吸收入血后致机体代偿，从而形成高碳酸血症，严重者可出现肺栓塞。严密观察患者的呼吸频率，节律、深度变化，并观察患者的精神情况，如出现烦躁、疲乏、呼吸深慢、面色发等应考虑体内气腹后 CO_2 潴留可能。给予患者持续低流量氧气吸入每分钟 2～3 L，鼓励患者深呼吸、有效咳嗽，改善氧饱和度，促进 CO_2 的排出。

2. 恶心、呕吐：为腹腔镜手术最常见的并发症，其发生与全身麻醉、术后使用镇以及手术时间、气腹时间等有关，一般给予对症处理即可缓解。术中减少气腹压力是预防恶心、呕吐的有效措施。

3. 腹胀及肩背酸痛：腹腔内残留的气体较多短时间不能吸收，常引起腹胀不适，腹腔引流管有利于残留气体排出，减轻腹胀，要严密观察腹膜后引流管引流。指导患者术后 6～8 h 可以床上翻身活动，24 h 后协助患者下床活动，促进肠蠕动恢复。肩背痛一般发生在术后第 2 天，CO_2 气腹产生的碳酸刺激膈肌是术后肩背痛的主要原因。指导患者多翻身，早日下床活动，有利于 CO_2 气体的吸收，如指导患者调整体位，采取头位或患侧卧位，以减轻疼痛。手术结束后尽量排空腹腔内的 CO_2 气体是预防和减少术后腹胀及肩背痛的主要方法。

4. 皮下气肿：皮下气肿是腹腔镜手术特有的并发症，临床上较为常见。其发生主要与气腹针穿刺未进入腹腔、腹腔内压力过高、手术时间过长、CO_2 气体向皮下组织扩散有关。严密观察患者的呼吸情况，注意有无胸闷、胸痛、咳嗽，胸背部皮肤有无捻发感，听双肺呼吸音。一般无需特殊处理，2～3 天可自行吸收，严重者需穿刺排气，及时报告医生及早处理。

七、心理干预

加强巡视，建立相互信任的护患关系，鼓励患者说出真实想法，明确其心理状态，给予适当的解释和安慰，满足其合理需要，提供有关术后康复、疾病方面的知识，帮助患者缓解术后不适；帮助患者建立疾病康复的信心，告知其配合治疗与护理的要点；鼓励患者加强生活自理能力，指导患者正确面对疾病及预后。

八、健康教育

(一) 休息与活动

保证充足的睡眠,活动量按照循序渐进的原则,从少到多、从轻到重,若出现不适症状,嘱咐患者及时就医。

(二) 康复锻炼

告知患者康复锻炼的知识,指导术后康复锻炼的具体方法。

(三) 饮食与营养

恢复期患者合理摄入均衡饮食,避免辛辣刺激食物。

(四) 用药指导

需继续治疗者,遵医嘱按时、按量服药,定期复查肝、肾功能。

(五) 切口处理

伤口拆线后用无菌纱布覆盖 1～2 天,以保护局部皮肤。若带开放性切口出院者,将门诊换药时间及次数向患者及家属交代清楚。

(六) 定期复诊

告知患者恢复期可能出现的症状,有异常立即返院检查。一般手术后 1～3 个月门诊随访 1 次,以评估和了解康复过程及伤口愈合情况。

第四节　出 院 护 理

一、伤口处理

(一) 处理伤口

拆线后用无菌纱布覆盖 1～2 天,以保护局部皮肤。若出院后需换药者,将门诊换药时间及频次向患者及家属交代清楚。

(二) 造口患者衣着

以柔软、舒适、宽松为原则,腰带松紧适宜,以免过紧压迫造口。

(三) 教会患者自我护理造口的知识

正确使用造口袋。出院后造口每1～2周扩张1次，持续2～3个月。

(四) 训练排便习惯

如为降结肠或乙状结肠造口术者，可定时反复刺激，以养成良好的排便习惯。

二、用药指导

(一) 按医嘱坚持服药。

(二) 需继续治疗者，遵医嘱按时、按量服药，定期复查。

三、社区宣教

鼓励患者，只要体力允许，应积极参加一般的社区活动，多与他人沟通交往，多参加造口联谊会，与众多的造口人士一起交流、娱乐。减轻孤独感，重新走向新生活，对促进心理康复有着积极的作用。

四、饮食运动

(一) 饮食与营养

恢复期患者合理摄入均衡饮食，避免辛辣刺激食物，多食蔬菜、水果、营养丰富的食物，保持大便通畅。

(二) 均衡饮食

造口患者避免进食易产气及腹泻食物，如豆类、空心菜、碳酸饮料、油炸食物等。避免进食易引起便秘及造成造口阻塞的过高纤维食物：如芹菜等。避免进食易产臭味的食物：如洋葱、大蒜等。进食时应细嚼慢咽、摄入足够液体。注意饮食卫生，不吃生冷食物。饮食规律，少吃油腻的食物。

(三) 康复锻炼

告知患者康复锻炼的知识，指导术后康复锻炼的具体方法。参加适当的运动，生活规律，术后初期可散步、做操、打太极拳等。术后3个月逐步恢复至原活动量。造口患者要避免接触性、重撞击及引起腹压增高的动作，如提重物、剧烈咳嗽等，避免引起造口脱垂或造口旁疝。

(四) 保证充足的睡眠

生活规律,保证睡眠时间,活动量按照循序渐进的原则,从少到多、从轻到重,若出现不适症状,嘱咐患者及时就医。

五、延续护理

(一) 化疗

利用肿瘤细胞对化学药品的高敏感性,选择性杀灭肿瘤,是中晚期肿瘤患者综合治疗的重要手段。化学治疗药物种类很多,应根据肿瘤特性、病理类型选用敏感的药物并制定联合化学治疗方案。常用途径有口服和静脉注射。

1. *化疗后护理*

(1) 化学治疗患者的护理

1) 恶心呕吐的护理:恶心呕吐是化疗患者常见不良反应,严重呕吐会导致营养不良,为了减少恶心呕吐发生,化学治疗前 1 h 禁食并给予止吐药。应严密观察患者呕吐情况,根据呕吐轻重,遵医嘱给予相应的止吐药。治疗期间鼓励患者少食多餐,食物多样化,注意食物的色、香、味,进食营养、清淡易消化的流质或半流质食物,并多进食蔬菜水果等绿色食品。

2) 腹泻的护理:腹泻会导致营养流失,严重时易导致肠出血及穿孔。应密切观察患者腹痛及排便情况,及时发现肠出血及穿孔等不良反应,遵医嘱用药并给予相应护理措施。饮食以易消化、低纤维食物为主,鼓励多饮水。

3) 保护皮肤黏膜:指导患者保持皮肤清洁、干燥,不用刺激性物质如肥皂等,治疗时要重视患者主诉,鉴别疼痛的原因,若怀疑药物外渗即停止输液,并针对外渗药液的性质给予相应的处理。

4) 防止静脉炎、静脉栓塞的发生:对刺激性强、作用时间长的药物,若患者的外周血管条件差,可行中心静脉、PICC、输液港进行置管治疗。根据药性选用适宜的溶媒稀释;合理安排给药顺序,掌握正确的给药方法,减少对血管壁的刺激;有计划地由远端开始选择静脉并注意保护,妥善固定针头以防滑脱、药物外漏。一旦发生药物外渗,及时停止药物输注,使用注射器回抽外渗药液,根据药物特性,相应选择冰袋冷敷、热敷、局部封闭治疗等措施。

5) 脏器功能障碍的预防和处理:化学治疗药物要现配现用,不可久置。化学治疗过程中密切观察病情变化、监测肝肾功能、了解患者的不适、准确记录 24 h 出入水量,鼓励多饮水、采用水化疗法、碱化尿液等以减少或减轻化学治疗所致的毒副作用。

6) 感染的预防:每周查 1 次血常规,白细胞计数低于 3.5×10^9/L 者应遵医嘱停药或减量。血小板计数低于 80×10^8/L、白细胞计数低于 1.0×10^9/L 时,应做好保护性隔离,预防交叉感染;给予必要的支持治疗,如中药调理、成分输血,必要时遵医嘱应用升血细胞类药。加强病室空气消毒，减少探视；预防医源性感染；对大剂量强化化学治疗者实施严密的保护性隔离或置于层流室。

7）一般护理：① 保持病区环境安静、清洁、空气新鲜、无异味，通风良好。② 做好饮食指导，灵活掌握进餐的时间，少量多餐，避免过饱，化疗前 2 h 内避免进食，化疗期间饮食清淡易消化，避免油腻厚重饮食。③ 加强观察患者用药后的不良反应，对出现全身不良反应者，应及时报告医师，配合做好对症处理。④ 加强安全措施，接受化疗的患者容易发生跌倒的危险，做好患者及家属的安全宣教，避免跌倒等不良事件的发生。

8）健康宣教：① 保持良好的情绪。② 饮食定量、适量，避免食用辛辣及刺激性食物，禁忌烟酒、浓茶、咖啡等，多食用蔬菜、水果，保持大便通畅。③ 合理安排休息，注意劳逸结合。④ 根据医嘱按时服用药物。⑤ 适当体育锻炼，增强体质，提高机体免疫力。⑥ 定期复查血象，门诊随访。

（2）化疗药外渗的处理

1）立即停止输注，外周静脉输注者不宜立即拔出，用空针尽量回抽渗漏于皮下的药液，根据化疗药物的理化性质采用针对的解毒剂进行处理，然后拔出针头。

2）渗漏发生的 24 h 内，根据药物性质采取局部间断冷或冰敷，每次 15～20 min，使局部血管收缩，减少药液向周围组织扩散和吸收。冰敷时注意加强局部观察，防止冻伤。但长春碱类和依托泊苷宜用热敷，热敷水温以不超过 50～60℃为宜；奥沙利铂类不主张冷敷，因其不良反应表现为感觉迟钝和感觉异常，遇冷会使这种感觉加重。

3）局部环形封闭，常用 2%利多卡因 2 mL＋地塞米松 5 mg＋生理盐水 4 mL 局部封闭，封闭方式为沿肿胀范围做环形封闭，既可以稀释渗漏的药液浓度和阻止药液的扩散，又可以镇痛。

4）抬高患肢 48 h，以利于静脉回流，减轻水肿。

5）如局部已形成溃疡，应外科换药处理。必要时申请护理专家会诊，给予及时进行正确有效的处理。

6）认真做好护理记录，详细记录渗漏发生的时间、部位、范围、渗漏药物名称、剂量、处理方法。严密观察局部变化，做好持续追踪及交接班。

（3）化疗外溢工具　病房定点配备化疗药物溢出包，内含防水隔离衣、一次性口罩、乳胶手套和 PVC 手套、护目镜、鞋套、吸水棉垫、纱布、双层垃圾袋及警示牌。当发生药物外溢时按以下步骤进行处理：

1）操作者应立即穿戴个人防护用品。

2）应立即标明污染范围，立警示牌。

3）粉剂药物外溢应使用湿纱布擦拭，水剂药物外溅应使用吸水棉垫吸附，污染表面应用清水反复冲洗。

4）记录外溢药物名称、时间、溢出量、处理过程以及受污染的人员。

2. 血管通路

（1）对于门诊患者或家庭护理患者，告知患者及家属必须至少1次/每日检查置管部位及敷料。每周换药一次。

（2）保持局部清洁干燥，不得擅自撕下贴膜。贴膜卷曲、松动、贴膜下有汗液时应及时到医院更换。

（3）PICC带管者不影响一般日常工作、家务劳动、体育锻炼，但避免使用携有PICC一侧的手臂提过重的物品，不得用这侧手臂做引起向上、托举重物，避免游泳等浸泡到无菌区的活动。

（4）PICC带管者可以淋浴，避免盆浴。淋浴前将保鲜膜包裹，淋浴后检查贴膜下有无进水，如有进水应及时到医院更换。

（5）注意保护泵体，避免撞击泵体部位；避免做甩臂及引体向上的活动。

（6）插针期间避免淋浴，防止感染。

（7）治疗间歇期每4周冲洗泵体一次。

（二）造口

1. 肠造口患者出院指导

（1）饮食指导：均衡饮食。

1）少进食容易产气的食物。

2）少进食容易产生异味的食物。

3）少进食容易引进腹泻的食物。

4）进食粗纤维食物应适量。

5）化疗期间注意加强营养，提高机体免疫力。

（2）生活指导

1）指导患者每天观察造口及排泄物的性状。注意观察造口及造口周围皮肤是否出现并发症。

2）衣着肠造口者不需要重新制作他们的衣着，穿回手术前的服装即可。以柔软、舒适、宽松为原则，最好避免穿紧身裤（裙），腰带松紧适宜，以免摩擦或压迫造口，影响肠造口的血液循环。

3）沐浴当手术的切口愈合，无论是粘贴着造口袋还是脱下造口袋均可选用淋浴。

4）锻炼和运动：适当的体力劳动。可以根据术前的爱好与身体的耐受力，选择一些力所能及的运动，剧烈的运动如拳击等则要避免。某些球类运动或会有轻微碰撞的运动，如壁球、篮球等，可能需要佩戴肠造口护理套来保护造口，以免肠造口意外受损。

5）工作康复期后当身体体力完全恢复，便可以恢复以前的工作，但应避免重体力劳动。

6）教会患者自我护理造口的知识，正确应用造口用品，掌握扩肛的方法和频次。

7）训练排便习惯如为降结肠或乙状结肠造口者，可定时功能训练，以养成良好的排便习惯。

8）社交活动当他们身体体力恢复，掌握造口的护理方法，就可以正常地进行社交活动，同时应鼓励造口者多参加造口联谊会。

9）旅行肠造口者在体力恢复健康后，同样可以外出旅游，领略大自然风光，陶冶情操，调节身心。无论坐船飞机，火车，对肠造口者均不会有影响，但在旅行中要注意：① 应携带比平常较多数量的造口袋，以备水土不服、有腹泻的情况发生；同时应将造口用品放在随身行李内，以便随时更换；在飞机上由于压力的变化，胃肠气会多一些，宜使用开口袋或配有过滤的用品。② 饮食选择：主要是注意饮食卫生，尽量不改变饮食习惯。最好养成随身自备一瓶矿泉水的习惯，这样既可以保证饮水，也可以在有意外时用于冲洗。

2. 结肠灌洗

灌洗原理是通过造口处灌入 39～41℃的 500～1 000 mL 温开水，以每分钟 100 mL 的灌洗速度进入结肠，从而刺激肠道排出粪便，使得造口在两次灌洗间隔内无或者仅有少量的排泄物排出。

（1）灌洗的目的

1）调整促进造口的排便规律。

2）刺激肠蠕动和治疗便秘。

3）结肠给药或手术和肠道检查准备。

（2）灌洗的优点

1）保持机体功能

① 养成定时排便习惯；② 清洁（24～48 h 无粪便排出）。

2）减少臭味：大便彻底排出，减少细菌的活动，从而消除或减轻了臭气和积气。

3）增强社交信心和自尊

① 可以减少佩带造口袋；② 恢复了一定的排便规律。

4）减少皮肤刺激：因无粪便渗漏，降低了造口周压皮肤的刺激。

5）节省费用

（3）灌洗的缺点

1）必须备有灌洗场所（厕所、浴室等安全隐蔽、独立的卫生间或房间）和灌洗必需品等。

2）从准备工作开始到结束为止的整个灌洗过程需 1 h 左右。

3）和自然排便法不同，不适用于每一位造口者。

4）患者可能会排斥灌洗的过程。

5）有肠穿孔的危险。

（4）结肠灌洗适应证

1）身体方面

① 降结肠或乙状结肠永久性单腔造口；② 患者肠道功能正常；③ 患者体质好。

2）精神方面

① 患者能接受灌洗方法；② 患者有能力进行自我灌洗操作；③ 家庭支持。

3）环境方面

① 有独立卫生间；② 时间充足。

（5）结肠灌洗禁忌证

1）年龄

① 婴儿：肠穿孔的机会大；② 儿童：不能坐太久；③ 高龄老人：可能难以保持体质或精神状态。

2）结肠

① 临时性结肠造口；② 升结肠或横结肠造口；③ 术前排便无规律；④ 造口脱垂或造口旁疝；⑤ 结肠持续性病变：如广泛的憩室炎、放射性结肠炎、结肠炎，增加肠穿孔的危险；化疗：增加结肠的脆性、增加肠穿孔的危险。

3）全身系统性疾患

① 关节炎、帕金森病、瘫痪；② 心脏或肾脏疾病；③ 预后差的病患。

4）其他

① 缺乏卫生设备；② 没有兴趣；③ 盆腔或腹部放射治疗期间，极易引起肠穿孔。

（6）结肠灌洗时间

1）术后康复后，造口排气，排便，普食后肠道功能正常，3～6 个月可开始使用灌洗器。

2）化疗后 3～6 个月。

3）放疗后 3～6 个月。

3. 造口门诊

造口师主要是针对造口护理心理咨询、各种造口及其周围并发症的预防和处理、造口用品的选择及使用指导、日常生活指导、失禁患者的护理及因失禁引致的皮肤糜烂的处理等。如果伤口造口评估处理过程中需其他护理专科协作的问题应请相应专科的专科护士会诊与指导，如糖尿病足患者的饮食、运动等请糖尿病专科的护士给予指导。造口治疗师通过门诊的出诊解决了非住院期造口、慢性伤口、失禁患者的实际护理问题。

4. 造口人线上线下

造口人线上咨询以电话随访、短信教育及网络交流方式等多种方式被广泛推广。同样，线下成立造口人自助团体，也是近年来的服务形式之一。其服务内容归纳起来主要包括以下几个方面。

(1) 重建认知：造口人自助团体的成员利用经验，协助其他成员、病友处理日常生活遇到的问题和压力，可通过会员之间的互动，协助其正确看待事物，打破原有错误认知，从而增加信心。

(2) 学习适应性技巧：自助团体的主要功能是提供信息和亲身经验的分享，新老成员可互相联系、分享并交流经验。同时，可免费发放造口护理小册子、举办讲座、聚会、参加培训班，从而获得更多的护理信息。教授各种放松、减压活动及会员之间的交流，使新的造口人士和他的家人可以更容易适应新生活。

(3) 情感支持：当团体中某个成员表达他的感受时，其他团体成员让他知道他们理解他，并且和他有共同的感受。让成员了解到原来其他人和自己一样，也有这样的问题和经历，使成员感觉自己并不孤单。在参与自助团体的时间，成员确信他们的问题将会得到积极的解决，也可以帮助成员释放压抑的情绪。

六、随访

1. 出院后1周左右查看病理报告。

2. 检查伤口是否有出血，有造口者造口是否通畅、是否有脱垂、回缩、皮炎等并发症的发生，有异常可伤口门诊随访。

3. 出院后2～3周定期复查血常规、肿瘤指标等检验。

4. 出院后2～3个月门诊复查肠镜、胸片、CT等检查。

5. 出院后每3～6个月定期门诊复查。

6. 如有行化学治疗、放射治疗者，定期检查血常规，出现白细胞和血小板计数明显减少时，应及时到医院就诊。

参 考 文 献

[1] 孙可欣，郑荣寿，张思维，等. 2015 年中国分地区恶性肿瘤发病和死亡分析[J]. 中国肿瘤，2019，28(1)：1－11.

[2] 郑荣寿，孙可欣，张思维，等. 2015 年中国恶性肿瘤流行情况分析[J]. 中华肿瘤杂志，2019，41(1)：19－28.

[3] 王枭杰，池畔，林惠铭，等. 建立非转移性结直肠癌患者预后的列线图预测模型[J]. 中华胃肠外科杂志，2017，20(06)：654－659.

[4] 尹明明，秦环龙. 基于临床指标和病理指标的三种预测模型用于结直肠癌的预后分析研究[J]. 中国全科医学，2017，20(27)：3353－3359.

[5] 王娟. 加速康复外科中国专家共识暨路径管理指南(2018)：结直肠手术部分[J]. 中华麻醉学杂志，2018，38(001)：29－33.

[6] 薛冬群，柳琪，亢东琴，等. 造口护理临床实践指南现状及推荐意见内容分析[J]. 中国实用护理杂志，2017，033(034)：2683－2687.

[7] 中华护理学会肿瘤护理专业委员会. 癌痛患者护理指引专家共识(2017 年版)[J]. 中国护理管理，2017(12)：1585－1587.

[8] 步宏，李一雷. 病理学(第 9 版)[M]. 人民卫生出版社，2018：231－234.

[9] 郑荣寿，等. 2015 年中国恶性肿瘤流行情况分析. 中华肿瘤杂志，2019. 41(1)：19－28.

[10] 王理，等. 结肠癌肝转移模型构建方法的优化. 中国组织工程研究，2014. 18(36)：5855－5860.

[11] Wong MCS, Chan CH, Lin J, et al. Lower Relative Contribution of Positive Family History to Colorectal Cancer Risk with Increasing Age: A Systematic Review and Meta-Analysis of 9.28 Million Individuals[J]. Am J Gastroenterol, 2018, 113(12): 1819－1827.

[12] Dekker E, Tanis PJ, Vleugels JLA, et al. Colorectal cancer[J]. The Lancet, 2019, 394(10207): 1467－1480.

[13] Sung JJY, Chiu HM, Jung KW, et al. Increasing Trend in Young-Onset Colorectal Cancer in Asia: More Cancers in Men and More Rectal Cancers[J]. Am J Gastroenterol, 2019, 114(2): 322－329.

[14] Siegel RL, Torre LA, Soerjomataram I, et al. Global patterns and trends in colorectal cancer incidence in young adults[J]. Gut, 2019, 68(12): 2179 - 2185.

[15] Zhu J, Tan Z, Hollis-hansen K, et al. Epidemiological Trends in Colorectal Cancer in China: An Ecological Study[J]. Dig Dis Sci, 2017, 62(1): 235 - 243.

[16] Nguyen LH, Goel A, Chung DC. Pathways of Colorectal Carcinogenesis [J]. Gastroenterology, 2020, 158(2): 291 - 302.

[17] Zheng R, Du M, Zhang B, et al. Body mass index (BMI) trajectories and risk of colorectal cancer in the PLCO cohort[J]. Br J Cancer, 2018, 119(1): 130 - 132.

[18] Gu MJ, Huang QC, Bao CZ, et al. Attributable causes of colorectal cancer in China[J]. BMC Cancer, 2018, 18(1): 38.

[19] Dickson I. Colorectal cancer: Bacterial biofilms and toxins prompt a perfect storm for colon cancer[J]. Nat Rev Gastroenterol Hepatol, 2018, 15(3): 129.

[20] Chung L, Thiele Orberg E, Geis AL, et al. Bacteroides fragilis Toxin Coordinates a Pro-carcinogenic Inflammatory Cascade via Targeting of Colonic Epithelial Cells[J]. Cell Host Microbe, 2018, 23(2): 203 - 214.

[21] Dejea CM, Fathi P, Craig JM, et al. Patients with familial adenomatous polyposis harbor colonic biofilms containing tumorigenic bacteria[J]. Science, 2018, 359(6375): 592 - 597.

[22] Butt J, Varga MG, Blot WJ, et al. Serologic Response to Helicobacter pylori Proteins Associated With Risk of Colorectal Cancer Among Diverse Populations in the United States[J]. Gastroenterology, 2019, 156(1): 175 - 186.

[23] Sanz-pamplona R, Cordero D, Berenguer A, et al. Gene expression differences between colon and rectum tumors[J]. Clin Cancer Res, 2011, 17(23): 7303 - 7312.

[24] Missiaglia E, Jacobs B, D'ario G, et al. Distal and proximal colon cancers differ in terms of molecular, pathological, and clinical features[J]. Ann Oncol, 2014, 25(10): 1995 - 2001.

[25] Kaminski MF, Robertson DJ, Senore C, et al. Optimizing the Quality of Colorectal Cancer Screening Worldwide[J]. Gastroenterology, 2020, 158(2): 404 - 417.

[26] Sonnenverg A. Review article: historic changes of Helicobacter pylori-associated diseases[J]. Aliment Pharmacol Ther, 2013, 38(4): 329 - 342.

[27] Wolf AMD, Fonham ETH, Church TR, et al. Colorectal cancer screening for average-risk adults: 2018 guideline update from the American Cancer Society[J]. CA Cancer J Clin, 2018, 68(4): 250 - 281.

[28] Robertson DJ, Ladabaum U. Opportunities and Challenges in Moving From Current Guidelines to Personalized Colorectal Cancer Screening[J]. Gastroenterology, 2019, 156(4): 904 - 917.

[29] Rusiecki J, Cifu AS. Colonoscopy Surveillance After Colorectal Cancer Resection[J]. JAMA, 2017, 318(23): 2346 - 2347.

[30] Gupta N, Kupfer SS, Davis AM. Colorectal Cancer Screening [J]. JAMA, 2019, 321(20): 2022 - 2023.

[31] Barcellos-hoff MH, Lyden D, Wang TC. The evolution of the cancer niche during multistage carcinogenesis[J]. Nature reviews Cancer, 2013, 13(7): 511 - 518.

[32] Marsh T, Pietras K, Mcallister SS. Fibroblasts as architects of cancer pathogenesis[J]. Biochimica et biophysica acta, 2013, 1832(7): 1070 - 1078.

[33] Naito Y, Saito K, Shiiba K, et al. CD8+ T cells infiltrated within cancer cell nests as a prognostic factor in human colorectal cancer[J]. Cancer research, 1998, 58(16): 3491 - 3494.

[34] Park JH, Richards CH, Mcmillan DC, et al. The relationship between tumour stroma percentage, the tumour microenvironment and survival in patients with primary operable colorectal cancer[J]. Annals of oncology: official journal of the European Society for Medical Oncology, 2014, 25(3): 644 - 651.

[35] Jerome G, Anne C, Fatima S, et al. Density, and Location of Immune Cells Within Human Colorectal Tumors Predict Clinical Outcome[J]. Science, 29; 313(5795): 1960 - 1964.

[36] Sickert D, Aust DE, Langer S, et al. Characterization of macrophage subpopulations in colon cancer using tissue microarrays [J]. Histopathology, 2005, 46(5): 515 - 521.

[37] Feng Q, Chang W, Mao Y, et al. Tumor-associated Macrophages as Prognostic and Predictive Biomarkers for Postoperative Adjuvant Chemotherapy in Patients with Stage II Colon Cancer[J]. Clinical cancer

research：an official journal of the American Association for Cancer Research，2019，25(13)：3896－3907.

[38] Dekker E，Tanis PJ，Vleugels JLA，et al. Colorectal cancer[J]. Lancet，2019，394(10207)：1467－1480.

[39] Mahar AL，Compton C，Halabi S，et al. Personalizing prognosis in colorectal cancer：A systematic review of the quality and nature of clinical prognostic tools for survival outcomes[J]. J Surg Oncol，2017，116(8)：969－982.

[40] Li J，Guo BC，Sun LR，et al. TNM staging of colorectal cancer should be reconsidered by T stage weighting[J]. World J Gastroenterol，2014，20(17)：5004－5012.

[41] Win AK，Macinnis RJ，Hopper JL，et al. Risk prediction models for colorectal cancer：a review[J]. Cancer Epidemiol Biomarkers Prev，2012，21(3)：398－410.

[42] Steffen A，MacInnis RJ，Joshy G，et al. Development and validation of a risk score predicting risk of colorectal cancer[J]. Cancer Epidemiol Biomarkers Prev，2014，23(11)：2543－2552.

[43] Touijer K，Scardino PT. Nomograms for staging，prognosis，and predicting treatment outcomes[J]. Cancer，2009，115(13 Suppl)：3107－3111.

[44] Valentini V，van Stiphout RG，Lammering G，et al. Nomograms for predicting local recurrence，distant metastases，and overall survival for patients with locally advanced rectal cancer on the basis of European randomized clinical trials[J]. J Clin Oncol，2011，29(23)：3163－3172.

[45] Jover R，Nguyen TP，Pérez-Carbonell L，et al. 5－Fluorouracil adjuvant chemotherapy does not increase survival in patients with CpG island methylator phenotype colorectal cancer[J]. Gastroenterology，2011，140(4)：1174－1181.

[46] Weiser MR，Gönen M，Chou JF，et al. Predicting survival after curative colectomy for cancer：individualizing colon cancer staging[J]. J Clin Oncol，2011，29(36)：4796－4802.

[47] Weiser MR，Landmann RG，Kattan MW，et al. Individualized prediction of colon cancer recurrence using a nomogram[J]. J Clin Oncol，2008，26(3)：380－385.

[48] Liu M，Qu H，Bu Z，et al. Validation of the Memorial Sloan-Kettering

Cancer Center Nomogram to Predict Overall Survival After Curative Colectomy in a Chinese Colon Cancer Population[J]. Ann Surg Oncol, 2015, 22(12): 3881 - 3887.

[49] Scott R. Steele, Tracy L. Hull, Neil Hyman, et al. The ASCRS Manual of Colon and Rectal Surgery (third edition)[J]. Springer, Cham, 2019: 301 - 326.

[50] Nguyen LH, Goel A, Chung DC. Pathways of Colorectal Carcinogenesis [J]. Gastroenterology. 2020; 158(2): 291 - 302.

[51] Crockett S D, Nagtegaal I. Terminology, Molecular Features, Epidemiology, and Management of Serrated Colorectal Neoplasia[J]. Gastroenterology, 2019; 157(4): 949 - 966.

[52] Yang Z-H, Dang Y-Q, Ji G. Role of epigenetics in transformation of inflammation into colorectal cancer[J]. World journal of gastroenterology 2019; 25(23): 2863 - 2877.

[53] González N, Prieto I, Del Puerto-Nevado L, et al. 2017 update on the relationship between diabetes and colorectal cancer: epidemiology, potential molecular mechanisms and therapeutic implications [J]. Oncotarget, 2017; 8(11): 18456 - 18485.

[54] Purcell RV, Visnovska M, Biggs PJ, et al. Distinct gut microbiome patterns associate with consensus molecular subtypes of colorectal cancer [J]. Sci Rep 2017; 7(1): 11590.

[55] Antoaneta Belcheva, Thergiory Irrazabal, Susan J. Robertson, et al. Gut Microbial Metabolism Drives Transformation of Msh2 - Deficient Colon Epithelial Cells[J]. Cell, 2014; 158(2): 288 - 299.

[56] Bhattacharya N, Yuan R, Prestwood TR, et al. Normalizing Microbiota-Induced Retinoic Acid Deficiency Stimulates Protective CD8(+) T Cell-Mediated Immunity in Colorectal Cancer[J]. Immunity. 2016; 45(3): 641 - 655.

[57] Dienstmann R, Vermeulen L, Guinney J, et al. Consensus molecular subtypes and the evolution of precision medicine in colorectal cancer[J]. Nature reviews Cancer 2017; 17(2): 79 - 92.

[58] Chang K, Willis JA, Reumers J, et al. Colorectal premalignancy is associated with consensus molecular subtypes 1 and 2[J]. Ann Oncol 2018; 29(10): 2061 - 2067.

[59] Wang G, Wang J-J, Yin P-H, et al. Strategies to target energy metabolism in

consensus molecular subtype 3 along with Kirsten rat sarcoma viral oncogene homolog mutations for colorectal cancer therapy[J]. J Cell Physiol 2019; 234(5): 5601 - 5612.

[60] Geijsen AJMR, Brezina S, Keski-Rahkonen P, et al. Plasma metabolites associated with colorectal cancer: A discovery-replication strategy[J]. International journal of cancer 2019; 145(5): 1221 - 1231.

[61] Lam M, Roszik J, Kanikarla-Marie P, et al. The potential role of platelets in the consensus molecular subtypes of colorectal cancer[J]. Cancer Metastasis Rev 2017; 36(2): 273 - 288.

[62] Xie HJ, Ren XL, Xin SN, et al. Emerging roles of circRNA_001569 targeting miR-145 in the proliferation and invasion of colorectal cancer[J]. Oncotarget, 2016, 7(18): 26680 - 26691.

[63] Wang XZY, Huang L, Zhang J, et al. Decreased expres-sion of hsa_circ_001988 in colorectal cancer and its clinical[J]. Int J Clin Exp Patho, 2015, 8(12): 16020 - 16025.

[64] Zheng Q, Bbao C, Guo W, et al. Circular RNA profiling re-veals an abundant circHIPK3 that regulates cell growth by sponging multiple miRNAs[J]. Nat Commun, 2016, 7: 11215.

[65] Weng W, Wei Q, Toden S, et al. Circular RNA ciRS - 7 - A promising prognostic biomarker and a potential therapeutic tar-get in colorectal cancer[J]. Clin Cancer Res, 2017, 23(14): 3918 - 3928.

[66] Zhang R, Xu J, Zhao J, et al. Silencing of hsa_circ_0007534 suppresses proliferation and induces apoptosis in colorectal cancer cells[J]. Eur Rev Med Pharmaco, 2018, 22(1): 118 - 126.

[67] Guo JN, Li J, Zhu CL, et al. Comprehensive profile of differentially expressed circular RNAs reveals that hsa_circ_0000069 is upregulated and promotes cell proliferation, migration, and invasion in colorectal cancer [J]. Onco Targets Ther, 2016, 9: 7451 - 7458.

[68] Shi D, Liang L, Zheng H, et al. Silencing of long non-coding RNA SBDSP1 suppresses tumor growth and invasion in colorectal cancer [J]. Biomed Pharmacother, 2017, 85: 355 - 361.

[69] Zhang M, Xin Y. Circular RNAs: a new frontier for cancer diagnosis and therapy[J]. J Hematol Oncol, 2018, 11(1): 21.

[70] Lugano, R., M. Ramachandran, and A. Dimberg, Tumor angiogenesis: causes, consequences, challenges and opportunities. Cell Mol Life Sci,

2020. 77(9): 1745 - 1770.

[71] Frese, K. K. and D. A. Tuveson, Maximizing mouse cancer models. Nature Reviews Cancer, 2007. 7: 654.

[72] Oh, B. Y., et al., Animal models of colorectal cancer with liver metastasis. Cancer Lett, 2017. 387: 114 - 120.

[73] Khanna, C. and K. Hunter, Modeling metastasis in vivo. Carcinogenesis, 2005. 26(3): 513 - 523.